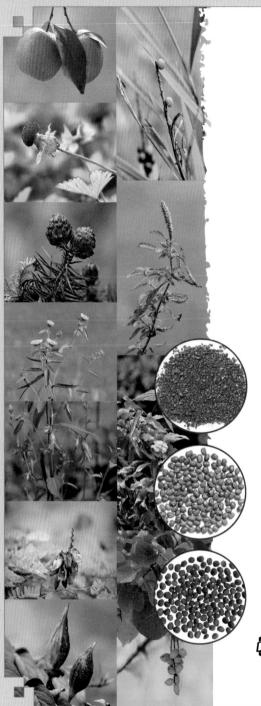

（明）李时珍 ◎ 著

岳桂华 范丽丽 黄克南 ◎ 主编

本草纲目

彩色图鉴

化学工业出版社

·北京·

本书根据权威《本草纲目》校注本编写，编者根据原著中各品种特征的描述内容对所选品种进行了逐一考证，同时参考其他较权威的有关《本草纲目》品种考证的图书内容进行印证，最终选择了考证明确、现代常见常用的530多个品种。按照实用性原则，将这些品种在治病、保健等方面的实用性内容如主治、附方等有针对性地选择列出，共收录实用方剂4500余首。同时配有最能突出药材及药用植物、动物特征的精美彩图700余幅，以便于读者认识和识别这些品种。本书适合中医药工作者和中医药爱好者阅读和参考。

图书在版编目（CIP）数据

本草纲目彩色图鉴 / （明）李时珍著；岳桂华，范丽丽，黄克南主编 . —北京：化学工业出版社，2013.10（2024.2 重印）
ISBN 978-7-122-18258-6

Ⅰ.①本… Ⅱ.①李…②岳…③范…④黄… Ⅲ.①《本草纲目》–图集 Ⅳ.① R281.3-64

中国版本图书馆 CIP 数据核字（2013）第 200134 号

责任编辑：赵兰江　　　　　　　　　　装帧设计：韩　飞
责任校对：边　涛

出版发行　化学工业出版社
　　　　　（北京市东城区青年湖南街13号　邮政编码100011）
印　　装　盛大（天津）印刷有限公司
889mm×1194mm　1/32　印张20　字数602千字
2024 年 2 月北京第 1 版第 11 次印刷

购书咨询：010-64518888
售后服务：010-64518899
网　　址：http://www.cip.com.cn
凡购买本书，如有缺损质量问题，本社销售中心负责调换。

定　　价：98.00元

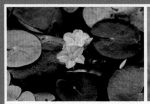 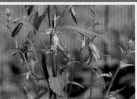 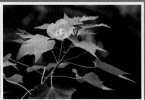

编写人员名单

主　　编：岳桂华　范丽丽　黄克南

副主编：孙　超　于英伟　步云慧

编　　者：于英伟　王　伟　孔令芝　孙　超　许明东

　　　　　步云慧　李洪波　张爱珍　张　娟　岳桂华

　　　　　范丽丽　赵晓芳　黄克南

摄　　影：黄克南

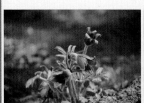 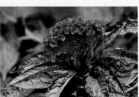 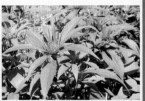

前言

  《本草纲目》为明李时珍所著，载有药物1892种，书中还绘制了1160幅插图，方剂11096首，约190万字，分为16部、60类。每种药物分列释名、集解、正误、修治、气味、主治、发明、附方等项内容，是我国医药宝库中的一份珍贵遗产，是对16世纪以前中医药学的系统总结，被誉为"东方药物巨典"，对人类近代科学以及医学方面影响巨大。

  《本草纲目》所载药物品种近1900种，但有许多品种没有在释名和集解两项中对药物的特征进行描述或给出插图，一千多幅插图为线条图，对品种的细节表现也不清。因为该书形成年代距现代有几百年，虽然有些药物名称与现代药物名称相同，也不能据此确定与现代药物为同一品种。故我们在选择品种时，尽量选择考证明确的品种。在选择品种时，我们主要依据刘衡如、刘山永《本草纲目》校点本中药物品种特征及分布有描述及插图与描述特征相符来选择品种，同时参考了谢宗万编写的《本草纲目彩色图鉴》中对《本草纲目》所载品种的考证内容。我们按照考证明确、现代常见常用的原则选择了《本草纲目》中常用的中药530多种。

  《本草纲目》中许多品种的描述非常详细，甚至包括药物名称的由来、典故等内容。我们本着突出实用性的原则，选择原著中对药物应用的描述文字，如气味、主治、附方，文字编写尽量忠于原著，目的是呈献给读者实用的原汁原味的内容。并给530多个品种配上药材、矿物、药用植物、动物等的彩色图片。

  由于编者水平有限，本书难免存在不妥及疏漏之处，特别是品种考证及配图方面，不同的学者根据自己所掌握的知识会有不同的解读，敬请读者批评指正。

编 者

2013 年 5 月

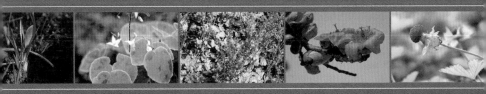

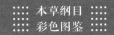

目　录

第一卷　金石部

铜青 / 1

铁锈 / 2

玉 / 2

珊瑚 / 3

云母 / 3

白石英 / 4

紫石英 / 4

丹砂 / 5

雄黄 / 6

石膏 / 7

滑石 / 9

炉甘石 / 10

石钟乳 / 11

石灰 / 12

浮石 / 13

砒石 / 14

阳起石 / 15

慈石（磁石）/ 15

代赭石 / 16

禹余粮 / 17

石胆（胆矾）/ 18

礞石 / 19

花乳石 / 19

姜石 / 20

蛇黄 / 20

食盐 / 21

朴消（朴硝）/ 23

芒硝 / 24

玄明粉 / 24

硇砂 / 25

硫黄 / 26

矾石 / 28

蓬砂（硼砂）/ 30

第二卷　山草类

甘草 / 31

黄耆（黄芪）/ 33

人参 / 35

沙参 / 40

桔梗 / 41

黄精 / 42

萎蕤（玉竹）/ 44

知母 / 45

肉苁蓉 / 46

锁阳 / 47

天麻 / 48

术（白术）/ 49

狗脊 / 51

贯众 / 52

巴戟天 / 53

远志 / 54

淫羊藿 / 55

仙茅 / 57

玄参 / 58

地榆 / 59

丹参 / 60

紫草 / 61

白头翁 / 62

紫参 / 63

白及 / 64

三七 / 65

黄连 / 66

胡黄连 / 70

黄芩 / 71

秦艽 / 73

茈胡（柴胡）/ 74

前胡 / 75

防风 / 76

独活 / 78

升麻 / 79

苦参 / 80

白鲜（白藓）/ 82

延胡索 / 83

贝母 / 84

石蒜 / 86

水仙 / 87

白茅 / 87

龙胆 / 88

细辛 / 90

杜衡 / 91

徐长卿 / 92

白微（白薇）/ 93

白前 / 94

第三卷　芳草类

当归 / 95

芎藭（川芎）/ 97

蛇床 / 99

藁本 / 100

白芷 / 101

芍药 / 103

牡丹 / 105

山柰 / 106

高良姜 / 107

白豆蔻 / 109

缩砂蔤（砂仁）/ 110

益智子 / 111

荜茇 / 113

肉豆蔻 / 114

补骨脂 / 115

姜黄 / 117

郁金 / 118

蓬莪茂(蓬莪术) / 119

荆三棱 / 120

莎草、香附子 / 122

茉莉 / 126

藿香 / 126

兰草（佩兰）/ 127

泽兰 / 128

马兰 / 129

香薷 / 130

假苏（荆芥）/ 131

薄荷 / 133

苏（紫苏）/ 134

水苏 / 136

第四卷　隰草类

菊 / 137

野菊 / 138

艾 / 139

茵陈蒿 / 142

青蒿 / 142

茺蔚（益母草）/ 144

夏枯草 / 146

刘寄奴草 / 147

旋覆花 / 148

青葙 / 149

鸡冠 / 150

红蓝花（红花）/ 151

番红花 / 152

大蓟、小蓟 / 153

续断 / 154

漏卢 / 155

苎麻 / 156

大青 / 157

胡卢巴（胡芦巴）/ 158

蠡实（马蔺子）/ 159

恶实（牛蒡子）/ 161

枲耳（苍耳）/ 162

天名精 / 163

芦 / 164

甘蕉（芭蕉）/ 166

麻黄 / 166

木贼 / 168

灯心草 / 169

地黄 / 170

牛膝 / 174

紫菀 / 176

麦门冬 / 177

淡竹叶 / 179

鸭跖草 / 179

龙葵 / 180

败酱 / 181

酸浆 / 182

迎春花 / 183

款冬花 / 184

决明 / 185

地肤 / 186

瞿麦 / 187

王不留行 / 188

葶苈 / 190

车前 / 191

马鞭草 / 192

蛇含 / 194

连翘 / 195

青黛 / 196

狗尾草 / 197

甘蓝 / 198

火炭母草 / 198

虎杖 / 198

萹蓄 / 200

蒺藜 / 201

谷精草 / 202

海金沙 / 203

半边莲 / 204

紫花地丁 / 205

大黄 / 206

商陆 / 210

狼毒 / 211

大戟 / 212

甘遂 / 214

续随子 / 216

莨菪 / 217

云实 / 219

蓖麻 / 220

常山、蜀漆 / 223

藜芦 / 225

附子 / 226

乌头 / 228

虎掌、天南星 / 232

半夏 / 235

鬼臼 / 239

蚤休 / 240

射干 / 241

鸢尾 / 242

玉簪 / 243

凤仙 / 244

曼陀罗花 / 245

羊踯躅 / 246

芫花 / 247

石龙芮 / 249

毛茛 / 249

海芋 / 250

第五卷　蔓草类

菟丝子 / 251

五味子 / 252

覆盆子 / 254

悬钩子 / 255

蛇莓 / 256

使君子 / 256

木鳖子 / 257

番木鳖（马钱）/ 259

马兜铃 / 260

榼藤子 / 261

牵牛子 / 262

紫葳（凌霄）/ 264

营实、蔷薇 / 266

月季花 / 266

栝楼 / 267

王瓜 / 269

葛 / 271

天门冬 / 272

百部 / 274

何首乌 / 275

萆薢 / 278

菝葜 / 279

土茯苓 / 280

白蔹（白蔹）/ 281

山豆根 / 282

威灵仙 / 283

茜草 / 285

防己 / 286

通脱木 / 288

钩藤 / 289

白英 / 290

乌蔹莓 / 290

葎草 / 291

络石 / 292

忍冬 / 293

清风藤 / 295

千里及（千里光）/ 296

第六卷　水草类

泽泻 / 297

羊蹄 / 298

菖蒲 / 299

香蒲、蒲黄 / 301

菰 / 302

水萍 / 302

荇菜 / 304

海藻 / 305

海带 / 305

昆布 / 306

第七卷　石草类

石斛 / 307

骨碎补 / 308

石韦 / 309

酢浆草 / 310

地锦 / 311

虎耳草 / 312

石胡荽 / 313

第八卷　苔类

地衣草 / 315

昨叶何草（瓦松）/ 316

卷柏 / 316

马勃 / 317

第九卷　谷部

胡麻子 / 319

胡麻油 / 321

亚麻 / 322

大麻 / 323

小麦 / 325

雀麦 / 326

大麦 / 326

荞麦 / 327

稻米 / 328

玉蜀黍（玉米）/ 330

梁（粟）/ 331

稗 / 332

狼尾草 / 332

薏苡仁 / 333

罂粟 / 334

黑大豆 / 335

赤小豆 / 338

绿豆 / 340

豌豆 / 342

蚕豆 / 343

刀豆 / 343

白扁豆 / 344

大豆豉 / 344

豆腐 / 346

豆黄 / 347

陈廪米 / 347

神麹（神曲）/ 348

麦芽 / 349

饴糖 / 349

酱 / 350

米醋 / 350

酒 / 351

糟 / 352

第十卷 菜部

韭 / 353

葱 / 355

葫（大蒜）/ 357

芸薹（油菜）/ 359

菘（白菜）/ 360

白芥 / 361

菜菔（萝卜）/ 362

生姜 / 364

干姜 / 366

胡荽 / 368

水靳（芹菜）/ 368

蘹香（茴香）/ 369

胡萝卜 / 371

菠薐（菠菜）/ 372

荠（荠菜）/ 372

苜蓿 / 373

苋（紫苋）/ 374

马齿苋 / 374

苦菜 / 376

莴苣 / 377

蒲公英 / 378

蕺（鱼腥草）/ 379

藜 / 380

薯蓣 / 381

百合 / 382

竹笋（竹笋）/ 384

茄 / 384

壶卢（葫芦）/ 386

苦瓠 / 386

冬瓜 / 387

胡瓜（黄瓜）/ 389

丝瓜 / 389

苦瓜 / 391

木耳 / 392

第十一卷 果部

李 / 393

杏 / 393

梅 / 397

桃 / 399

栗 / 403

枣 / 404

梨 / 405

木瓜 / 406

山楂 / 408

庵罗果（芒果）/ 409

奈（苹果）/ 409

林檎（沙果）/ 410

柿 / 410

安石榴 / 412

橘 / 413

柑 / 415

橙 / 415

柚 / 416

枸橼 / 416

金橘 / 417

枇杷 / 418

杨梅 / 418

樱桃 / 419

银杏 / 419

胡桃 / 421

榛 / 423

橡实 / 424

荔枝 / 425

龙眼 / 426

橄榄 / 427

五敛子（阳桃）/ 428

榧实 / 428

槟榔 / 429

无花果 / 431

枳椇 / 432

蜀椒 / 432

胡椒 / 435

毕澄茄 / 437

吴茱萸 / 438

茗（茶）/ 440

甜瓜 / 442

西瓜 / 444

葡萄 / 444

狝猴桃 / 445

甘蔗 / 446

沙糖 / 446

莲藕 / 447

芡实 / 448

芰实（菱角）/ 449

乌芋（荸荠）/ 450

慈姑 / 451

第十二卷　木部

柏 / 453

松 / 454

杉 / 456

桂 / 457

辛夷 / 458

沉香 / 459

丁香 / 461

檀香 / 463

樟 / 463

乌药 / 464

薰陆香（乳香）/ 466

没药 / 467

骐骥竭 / 468

安息香 / 469

龙脑香 / 470

阿魏 / 471

卢会（芦荟）/ 473

檗木（黄皮树）/ 473

厚朴 / 475

杜仲 / 476

椿樗 / 477

漆 / 478

梓 / 479

桐 / 480

梧桐 / 480

罂子桐 / 481

海桐（刺桐）/ 482

楝 / 482

槐 / 484

秦皮 / 485

合欢 / 486

皂荚 / 487

诃黎勒 / 489

柳 / 490

柽柳 / 491

榆 / 491

桦木 / 492

棕榈 / 493

相思子 / 494

桑 / 495

枳 / 496

卮子（栀子）/ 497

酸枣 / 498

山茱萸 / 499

金樱子 / 500

郁李 / 501

鼠李 / 502

女贞 / 503

卫矛 / 504

五加 / 504

枸杞、地骨皮 / 506

牡荆 / 508

蔓荆 / 509

紫荆 / 510

木槿 / 511

扶桑 / 512

木芙蓉 / 513

山茶 / 514

腊梅 / 514

密蒙花 / 514

木绵 / 515

柞木 / 515

黄杨木 / 516

茯苓 / 516

琥珀 / 518

猪苓 / 519

雷丸 / 519

桑上寄生 / 520

第十三卷　虫部

蜂蜜 / 521

蜜蜡 / 522

蜜蜂 / 524

土蜂 / 525

露蜂房 / 526

五倍子 / 527

桑螵蛸 / 531

蚕 / 531

蜻蛉（蜻蜓）/ 534

斑蝥 / 534

蜘蛛 / 536

蝎 / 537

水蛭 / 538

蚱蝉 / 539

蝉蜕 / 540

蟒螂 / 542

天牛 / 543

蝼蛄 / 544

蟗虫 / 545

蟾蜍 / 546

蛙 / 548

蝌斗（蝌蚪）/ 549

蜈蚣 / 550

马陆 / 551

蚯蚓 / 551

蜗牛 / 554

蛞蝓 / 555

水龟 / 556

第十四卷　鳞部

鲮鲤（穿山甲）/ 557

石龙子（蜥蜴）/ 558

蛤蚧 / 559

蛇蜕 / 560

白花蛇 / 561

蝮蛇 / 563

鲤鱼 / 563

鲩鱼（草鱼）/ 564

鲂鱼（鲢鱼）/ 564

章鱼 / 565

鳡鱼 / 565

鲫鱼 / 565

鲈鱼 / 567

石斑鱼 / 568

金鱼 / 568

泥鳅 / 568

河豚 / 569

乌贼鱼 / 569

水母 / 571

鰕（虾）/ 572

海马 / 572

鲍鱼 / 573

第十五卷　介部

水龟 / 575

瑇瑁 / 576

鳖 / 577

蟹 / 578

牡蛎 / 579

真珠 / 581

石决明 / 582

海蛤 / 582

文蛤 / 583

蛤蜊 / 584

魁蛤 / 585

贝子 / 586

紫贝 / 587

海螺 / 587

田螺 / 588

第十六卷　禽部

鹅 / 591

雁 / 592

鹜（鸭）/ 592

鸡 / 592

鹖鴠（山鸡）/ 596

雉 / 597

鹧鸪 / 597

鸽 / 598

雀 / 599

燕 / 601

鹍鸠（布谷）/ 602

啄木鸟 / 602

乌鸦 / 603

鹊 / 605

杜鹃 / 605

第十七卷　兽部

豕（猪）/ 607

狗 / 608

羊 / 609

牛 / 611

驼 / 612

阿胶 / 612

牛黄 / 613

狗宝 / 614

象 / 615

鹿 / 616

马 / 617

兔 / 618

鼬鼠（黄鼠狼）/ 618

猬（刺猬）/ 619

附录A　古今度量衡对照表 / 621

附录B　古代医家用药剂量对照表 / 622

索引 / 623

第一卷　金石部

铜　青

【释名】铜绿。

【气味】酸，平，微毒。

【主治】妇人血气心痛，合金疮止血，明目，去肤赤息肉。主风烂眼泪出。治恶疮、疳疮，吐风痰，杀虫。

铜青

【附方】①风痰卒中。碧林丹，治痰涎潮盛，卒中不语，及一切风瘫。用生绿二两，乳细，水化去石，慢火熬干，取辰日、辰时、辰位上修合，再研入麝香一分，糯米粉糊和丸弹子大，阴干。卒中者，每丸作二服，薄荷酒研下。余风，朱砂酒化下。吐出青碧涎，泻下恶物，大效。治小儿，用绿云丹：铜绿不计多少，研粉，醋面糊丸芡子大。每薄荷酒化服一丸，须臾吐涎如胶，神效。②烂弦风眼。铜青，水调涂碗底，以艾熏干，刮下，涂烂处。③赤发秃落。油磨铜钱衣，涂之即生。④面黡黑痣。以草划破，铜绿末敷之，三日勿洗水，自落；厚者，再上之。⑤走马牙疳。铜青、滑石、杏仁等分，为末，擦之立愈。⑥口鼻疳疮。铜青、枯矾等分，研敷之；又方。人中白一钱，铜绿三分，研敷之。⑦杨梅毒疮。铜绿醋煮研末，烧酒调搽，极痛出水，次日即干；或加白矾等分，研掺。⑧臁疮顽癣。铜绿七分研，黄蜡一两化熬，以厚纸拖过，表里别以纸隔贴之。出水妙。亦治杨梅疮及虫咬。⑨诸蛇螫毒。铜青敷之。⑩百虫入耳。生油调铜绿滴入。⑪头上生虱。铜青、明矾末，掺之。

铁 锈

【释名】铁衣。

【气味】咸，平，无毒。

【主治】恶疮疥癣，和油涂之。蜘蛛虫咬，蒜磨涂之。平肝坠热，消疮肿、口舌疮。醋磨，涂蜈蚣咬。

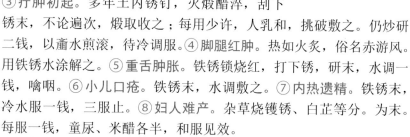

铁锈

【附方】①风瘙瘾疹。锈铁磨水涂之。②汤火伤疮。青竹烧油，同铁锈搽之。③疗肿初起。多年土内锈钉，火煅醋淬，刮下锈末，不论遍次，煅取收之；每用少许，人乳和，挑破敷之。仍炒研二钱，以廲水煎滚，待冷调服。④脚腿红肿。热如火炙，俗名赤游风。用铁锈水涂解之。⑤重舌肿胀。铁锈锁烧红，打下锈，研末，水调一钱，噙咽。⑥小儿口疮。铁锈末，水调敷之。⑦内热遗精。铁锈末，冷水服一钱，三服止。⑧妇人难产。杂草烧镬锈、白芷等分。为末。每服一钱，童尿、米醋各半，和服见效。

玉

【释名】玄真，玉屑。

【气味】甘，平，无毒。

【主治】除胃中热，喘息烦满，止渴，屑如麻豆服之，久服轻身长年，润心肺，助声喉，滋毛发。滋养五脏，止烦躁，宜共金、银、麦门冬等同煎服，有益。

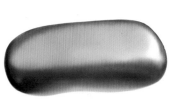

玉

【附方】①小儿惊啼。白玉二钱半，寒水石半两，为末，水调涂心下。②疝癖鬼气。往来疼痛，及心下不可忍者，不拘大人小儿。白玉，赤玉等分，为末，糊丸梧子大。每服三十丸，姜汤下。③面身瘢痕。真玉日日磨之，久则自灭。

珊 瑚

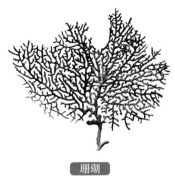

珊瑚

【释名】钵摆娑福罗。

【气味】甘，平，无毒。

【主治】去目中翳，消宿血。为末吹鼻，止鼻衄。明目镇心，止惊痫。点睛，去飞丝。

【附方】小儿麸翳未坚，不可乱药。宜以珊瑚研如粉，日少少点之，三日愈。

云 母

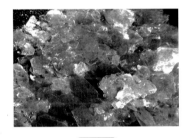

云母

【释名】云华、云珠、云英、云液、云砂、磷石。

【气味】甘，平，无毒。

【主治】身皮死肌，中风寒热，如在车船上，除邪气，安五脏，益子精，明目，久服轻身延年。下气坚肌，续绝补中，疗五劳七伤，虚损少气，止痢，久服悦泽不老，耐寒暑，志高神仙。主下痢肠澼，补肾冷。

【附方】①痰饮头痛，往来寒热。云母粉二两炼过，桓山一两，为末。每服方寸匕，汤服取吐。忌生葱、生菜。②牝疟多寒。云母烧二日夜，龙骨，蜀漆烧去腥，等分为散。未发前，浆水服半钱。③小儿下痢，赤白及水痢。云母粉半两，煮白粥调食之。④赤白久痢，积年不愈。饮调云母粉方寸匕服。二服立见神效。⑤妇人带下。水和云母粉方寸匕服，立见神效。⑥小便淋疾。温水和云母粉服三钱。⑦妇人难产，经日不生。云母粉半两，温酒调服，入口即产，不顺者即顺，万不失一。陆氏云。此是何德扬方也，已救三五十人。⑧粉滓面黚。云母粉、杏仁等分为末，黄牛乳拌，略蒸，夜涂旦洗。⑨风疹遍身。百计不愈。煅云母粉，清水调服二钱良。⑩一切恶疮。云母粉敷之。⑪火疮败坏。云母粉和生羊髓涂之。⑫金疮出血。云母粉敷之绝妙。⑬风热汗出。水和云母粉，服三钱，不过再服立愈。

白石英

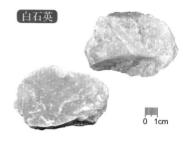

白石英

0 1cm

【气味】白石英：甘，微温，无毒。

【主治】白石英：消渴，阴痿不足，咳逆，胸膈间久寒，益气，除风湿痹，久服轻身长年。疗肺痿，下气，利小便，补五脏，通日月光，耐寒热。治肺痈吐脓，咳逆上气，疸黄。实大肠。五色石英：心腹邪气，女人心腹痛，镇心，胃中冷气，益毛发，悦颜色，治惊悸，安魂定魄，壮阳道，下乳。随脏而治。青治肝，赤治心，黄治脾，白治肺，黑治肾。

【附方】①风虚冷痹。诸阳不足，及肾虚耳聋，益精保神。白石英三两，坩锅内火煅酒淬三次，入瓶中密封，勿泄气。每早温服一钟，以少饭压之。一法。磁石（火煅醋淬五次）、白石英各五两，绢袋盛，浸一升酒中五六日，温服。将尽，更添酒。②惊悸善忘。心脏不安，上膈风热，化痰安神。白石英一两，朱砂一两，为散。每服半钱，食后煎金银汤下。③石水腹坚胀满。用白石英十两，捶豆大，瓷瓶盛好酒二斗浸之，以泥重封，将马粪及糠火烧之，常令小沸，从卯至午住火。次日暖一中盏饮之，日三度。酒尽，可再烧一度。

紫石英

【气味】甘，温，无毒。

【主治】心腹咳逆邪气，补不足，女子风寒在子宫，绝孕十年无子。久服温中，轻身延年。疗上气心腹痛，寒热邪气结气，补心气不足，定惊悸，安魂魄，填下焦，止消渴，除胃中久寒。散痈肿，令人悦泽。养肺气，治惊痫，蚀脓。

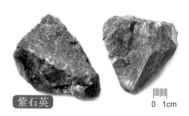

紫石英

0 1cm

【附方】①虚劳惊悸。补虚止惊，令人能食。紫石英五两，打如豆大，水淘一遍，以水一斗，煮取三升，细细服，或煮粥食，水尽可再煎之。②痈肿毒气。紫石英火烧醋淬，为末。生姜、米醋煎敷之，摩亦得。

丹 砂

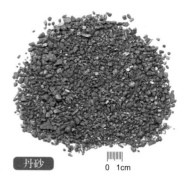

丹砂

0　1cm

【释名】朱砂。

【气味】甘，微寒，无毒。

【主治】身体五脏百病，养精神，安魂魄，益气明目，杀精魅邪恶鬼。久服通神明不老。能化为汞。通血脉，止烦满消渴，益精神，悦泽人面，除中恶腹痛，毒气疥瘘诸疮。轻身神仙。镇心，主尸痓抽风。润心肺，治疮痂息肉，并涂之。治惊痫，解胎毒痘毒，驱邪疟，能发汗。

【附方】①小神丹方。真丹末三斤，白蜜六斤，搅合日曝，至可丸，丸麻子大，每旦服十丸。一年白发反黑，齿落更生，身体润泽，老翁成少。②明目轻身，去三尸，除疮癫。美酒五升，浸朱砂五两，五宿，日干研末，蜜丸小豆大。每服二十丸，白汤下，久服见效。③乌髭变白。小雌鸡二只，只与乌油麻一件同水饲之。放卵时，收取先放者打窍，以朱砂末填入糊定，同众卵抱出鸡取出，其药自然结实，研粉，蒸饼和丸绿豆大。每酒下五、七丸。不惟变白，亦且愈疾。④预解痘毒，初发时或未出时。以朱砂末半钱，蜜水调服。多者可少，少者可无，重者可轻也。⑤急惊搐搦。丹砂半两，天南星一个，一两重者，炮裂酒浸，大蝎三个，为末。每服一字，薄荷汤下。⑥惊忤不语。打扑惊忤，血入心窍，不能言语。朱砂为末，以雄猪心血和，丸麻子大。每枣汤下七丸。⑦癫痫狂乱。归神丹：治一切惊忧，思虑多忘，及一切心气不足，癫痫狂乱。獭猪心二个，切，入大朱砂二两、灯心三两在内，麻扎，石器煮一伏时，取砂为末，以茯神末二两，酒打薄糊丸梧子大。每服九丸至十五丸、至二十五丸，麦门冬汤下，甚者乳香、人参汤下。⑧心虚遗精。猪心一个，批片相连，以飞过朱砂末掺入，线缚，白水煮熟食之。⑨心腹宿症及猝得症。朱砂研细，搜饭，以雄鸡一只，饿二日，以饭饲之，收粪曝燥为末。温酒服方寸匕，日三服。服尽更服，愈乃止。⑩伤寒发汗。《外台秘要》：治伤寒时气温疫，头痛壮热脉盛，始得一二日者。取真丹一两，水一斗，煮一升，顿服，覆被取汗。忌生血物。《肘后》：用真丹末，酒调，遍身涂之，向火坐，得汗愈。⑪诸般吐血。朱砂、蛤粉等分，为末。酒服二钱。又方：丹砂半两，金箔四片，蚯蚓三条，同研，丸小豆大。每冷酒下二丸。⑫目生障翳。生辰砂一块，日日擦之，自退。王居云病此，用之如故。⑬目膜息肉。丹砂一两，五月五日研匀，铜器中以水浆一盏，腊水一盏，浸七日，曝干，铜刀刮下，再研瓶收。每点少许眦上。⑭目生弩肉及珠管。真丹、贝母等分，为末。点注，日三、四度。⑮沙蜂叮螫。朱砂末，水涂之。

雄 黄

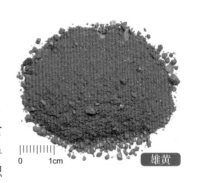

雄黄

【释名】 黄金石、石黄、熏黄。

【气味】 苦，平、寒，有毒。

【主治】 寒热，鼠瘘恶疮，疽痔死肌，杀精物恶鬼邪气百虫毒，胜五兵。炼食之，轻身神仙。疗疥虫蜃疮，目痛，鼻中息肉，及绝筋破骨，百节中大风，积聚癖气，中恶腹痛鬼疰，杀诸蛇虺毒，解藜芦毒，悦泽人面。饵服之者，皆飞入脑中，胜鬼神，延年益寿，保中不饥。得铜可作金。主疥癣风邪，癫痫岚瘴，一切虫兽伤。搜肝气，泻肝风，消涎积。治疟疾寒热，伏暑泄痢，酒饮成癖，惊痫，头风眩运，化腹中瘀血，杀劳虫疳虫。

【附方】 ①骨蒸发热。雄黄末一两，入小便一升，研如粉。乃取黄理石一枚，方圆一尺者，炭火烧之三食倾，浓淋汁于石上。置薄毡于上，患人脱衣坐之，衣被围住，勿令泄气，三、五度瘥。②伤寒咳逆，服药无效。雄黄二钱，酒一盏，煎七分，乘热嗅其气，即止。③伤寒狐惑，虫蚀下部，痛痒不止。雄黄半两，烧于瓶中，熏其下部。④偏头风病。至灵散：雄黄、细辛等分为末，每以一字吹鼻，左痛吹右，右痛吹左。⑤腹胁痞块。雄黄一两，白矾一两，为末，面糊调膏摊贴，即见功效。未效再贴，待大便数百斤之状乃愈，秘方也。⑥胁下痃癖及伤饮食。煮黄丸：用雄黄一两，巴豆五钱，同研，入白面二两，滴水为丸梧子大。每服二十四丸，浆水煮三十沸，入冷浆水沉冷吞下，以利为度，如神。⑦饮酒成癖。酒症丸：治饮酒过度，头旋恶心呕吐，及酒积停于胃间，遇饮即吐，久而成癖。雄黄皂角子大六个，巴豆连皮油十五个，蝎梢十五个，同研，入白面五两半，滴水丸豌豆大，将干，入麸内炒香。将一粒放水试之，浮则取起收之。每服二丸，温酒下。⑧小腹痛满，不得小便。雄黄末蜜丸，塞阴孔中。⑨阴肿如斗，痛不可忍。雄黄、矾石各二两，甘草一尺，水五升，煮二升，浸之。⑩中饮食毒。雄黄、青黛等分，为末。每服二钱，新汲水下。⑪虫毒蛊毒。雄黄、生矾等分，端午日研化，蜡丸梧子大。每服七丸，念药王菩萨七遍，熟水下。⑫结阴便血。雄黄不拘多少，入枣内，线系定，煎汤。用铅一两化汁，倾入汤内同煮，自早至晚，不住添沸汤，取出为末，共枣杵和丸梧子大。每服三十丸，煎黑铅汤空心下，只三服止。⑬中风舌强。正舌散：用雄黄、荆芥穗等分，为末。豆淋酒服二钱。⑭风狗咬伤。雄黄五钱，麝香二钱，为末，酒下，作二服。⑮百虫入耳。雄黄烧捻熏之，自出。⑯马汗入疮。雄黄、白矾各一钱，乌梅三个，巴豆一个，合研。以油调半钱敷之良。⑰蜘蛛伤人。雄黄末敷之。⑱金疮内漏。雄黄末豆大，纳之。仍以小便服五钱，血皆化为水。⑲杖疮肿痛。雄黄二分，密陀僧一分，研末。水调敷之，极妙。⑳解藜芦毒。水服雄黄末一钱。㉑小儿痘疔。雄黄一钱，紫草三钱，为末，胭脂汁调。先以银簪挑破，搽之极妙。㉒白秃头疮。雄黄、猪胆汁和敷之。㉓眉毛脱落。雄黄末一两，醋和涂之。㉔风痒如虫。成炼雄黄、松脂等分，研末，蜜丸梧子大。每饮下十丸，日三服，百日愈。忌酒肉盐豉。㉕丁疮恶毒。千金方：刺四边及中心，以雄黄末敷之，神验。积德堂方：用雄黄、蟾酥各五分，为末，葱、蜜捣丸小米大，以针刺破疮顶，插入，甚妙。㉖小儿牙疳。雄黄一钱，铜绿二钱，为末贴之。㉗耳出臭脓。雄黄、雌黄、硫黄等分，为末，吹之。

石 膏

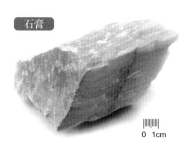

石膏

【释名】细理石、寒水石。

【气味】辛，微寒，无毒。

【主治】中风寒热，心下逆气惊喘，口

0 1cm

干舌焦，不能息，腹中坚痛，除邪鬼，产乳金疮。除时气头痛身热，三焦大热，皮肤热，肠胃中结气，解肌发汗，止消渴烦逆，腹胀暴气，喘息咽热，亦可作浴汤。治伤寒头痛如裂，壮热皮如火燥。和葱煎茶，去头痛。治天行热狂，头风旋，下乳，揩齿益齿。除胃热肺热，散阴邪，缓脾益气。止阳明经头痛，发热恶寒，日晡潮热，大渴引饮，中暑潮热，牙痛。

【附方】①伤寒发狂，逾垣上屋。寒水石二钱，黄连一钱。为末。煎甘草冷服，名鹊石散。②风热心躁，口干狂言，浑身壮热。寒水石半斤，烧半日。净地坑内盆合，四面湿土拥起，经宿取出。入甘草末、天竺黄各二两，龙脑二分，糯米糕丸弹子大。蜜水磨下。③乳石发渴。寒水石一块含，以瘥为度。④男女阴毒。寒水石不拘多少为末，用两馏饭捣丸栗子大，日干。每用一丸，炭火煅红烧研，以滚酒调服，饮葱醋汤投之，得汗愈。⑤骨蒸劳病，外寒内热，附骨而蒸也。其根在五脏六腑之中，必因患后得之。骨肉日消，饮食无味，或皮燥而无光。蒸盛之时，四肢渐细，足趺肿起。石膏十两，研如乳粉法，水和服方寸匕，日再，以身凉为度。⑥热盛喘嗽。石膏二两，甘草炙半两，为末。每服三钱，生姜、蜜调下。⑦痰热喘嗽，痰涌如泉。石膏、寒水石各五钱，为末。每入参汤服三钱。⑧食积痰火，泻肺火、胃火。白石膏火煅，出火毒，半斤，为末，醋糊丸梧子大。每服四五十丸，白汤下。⑨胃火牙疼。好软石膏一两，火煅，淡酒淬过，为末，入防风、荆芥、细辛、白芷五分，为末。日用揩牙，甚效。⑩老人风热。内热，目赤头痛，视不见物。石膏三两，竹叶五十片，砂糖一两，粳米三合，水三大盏，煎石膏、竹叶，去滓，取二盏煮粥，入糖食。⑪风邪眼寒。乃风入头系，败血凝滞，不能上下流通，故风寒客之而眼寒也。石膏煅二两，川芎二两，甘草炙半两，为末。每服一钱，葱白、茶汤调下，日二服。⑫头风流泪，疼痛不已。方同上。⑬鼻衄头痛心烦。石膏、牡蛎各一两。为末。每新汲水服二钱，并滴鼻内。⑭筋骨疼痛，因风热者。石膏三钱，飞罗面七钱，为末，水和煅红，冷定。滚酒化服，被盖取汗。连服三日，即除根。⑮湿温多汗，妄言烦渴。石膏、炙甘草等分为末。每服二钱匕，浆水调下。⑯小便卒数，非淋，令人瘦。石膏半斤捣碎，水一斗，煮五升，每服五合。⑰水泻腹鸣如雷，有火者。石膏火煅，仓米饭和丸梧子大，黄丹为衣。米饮下二十丸。不二服，效。⑱妇人乳痈。一醉膏：用石膏煅红，出火毒，研。每服三钱，温酒下，添酒尽醉。睡觉，再进一服。⑲油伤火灼，痛不可忍。石膏末敷之，良。⑳刀疮伤湿，溃烂不生肌。寒水石煅一两，黄丹二钱，为末，洗敷。甚者，加龙骨一钱，孩儿茶一钱。㉑疮口不敛。生肌肉，止疼痛，去恶水。寒水石烧赤，研，二两，黄丹半两，为末，掺之。名红玉散。㉒口疮咽痛，上膈有热。寒水石煅三两，朱砂三钱半，脑子半字，为末，掺之。

滑 石

【释名】 画石、液石、𦧊石、脱石、冷石、番石、共石。

【气味】 甘，寒，无毒。

【主治】 身热泄澼，女子乳难癃闭，利小便，荡胃中积聚寒热，益精气。久服轻身耐饥长年。通九窍六腑津液，去留结，止渴，令人利中。燥湿，分水道，

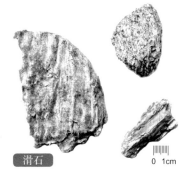

滑石

0　1cm

实大肠，化食毒，行积滞，逐凝血，解燥渴，补脾胃，降心火，偏主石淋为要药。疗黄疸水肿脚气，吐血衄血，金疮血出，诸疮肿毒。

【附方】 ①膈上烦热。多渴，利九窍。滑石二两捣，水三大盏，煎二盏，去滓，入粳米煮粥食。②女劳黄疸。日晡发热恶寒，小腹急，大便溏黑，额黑。滑石、石膏等分，研末。大麦汁服方寸匕，日三，小便大利愈。腹满者难治。③伤寒衄血。滑石末，饭丸梧子大。每服十丸，微嚼破，新水咽下，立止。汤晦叔云：鼻衄，乃当汗不汗所致。其血紫黑时，不以多少，不可止之。且服温和药，调其营卫；待血鲜时，急服此药止之也。④乳石发动，烦热烦渴。滑石粉半两，水一盏，绞白汁，顿服。⑤暴得吐逆不下食。生滑石末二钱匕，温水服，仍以细面半盏押定。⑥气壅关格。不通，小便淋结，脐下烦闷兼痛。滑石粉一两，水调服。⑦小便不通。滑石末一升，以车前汁和，涂脐之四畔，方四寸，干即易之。冬月水和。⑧伏暑水泄。白龙丸：滑石火煅过一两，硫黄四钱，为末，面糊丸绿豆大。每用淡姜汤随大小服。

⑨伏暑吐泄。或吐，或泄，或疟，小便赤，烦渴。玉液散。用桂府滑石烧四两，藿香一钱，丁香一钱。为末，米汤服二钱。⑩痘疮狂乱。循衣摸床，大热引饮。用益元散，加朱砂二钱，冰片三分，麝香一分。每灯草汤下，二三服。⑪风毒热疮，遍身出黄水。桂府滑石末敷之，次日愈。先以虎杖、豌豆、甘草等分，煎汤洗后乃搽。⑫阴下湿汗。滑石一两，石膏煅半两，枯白矾少许，研掺之。⑬杖疮肿痛。滑石、赤石脂、大黄等分为末。茶汤洗净，贴。

炉甘石

【释名】炉先生、甘石、浮水甘石。

【气味】甘，温，无毒。

【主治】止血，消肿毒，生肌，明目去翳退赤，收湿除烂。同龙脑点，治目中一切诸病。

【附方】①目暴赤肿。炉甘石火煅尿淬，风化消等分，为末。新水化一粟点之。②诸般翳膜。炉甘石、青矾、朴硝，等分，为末。每用一字，沸汤化开，温洗，日三次。③一切目疾。真炉甘石半升，用黄连四两，剉豆大，银石器内，水二碗，煮二伏时，去黄连为末，入片脑二钱半，研匀罐收。每点少许，频用取效。又方：炉甘石煅一钱，盆消一钱，为末，热汤泡洗。④目中诸病。石连光明散：治眼中五轮八廓诸证，神效。炉甘石半斤，取如羊脑、鸭头色者，以桑柴灰一斗，火煅赤研末，用雅州黄连各四两，切片，煎水浸石，澄取粉，晒干。用铅粉二定，以二连水浸过，炒之。雄黄研末。每用甘石、铅粉各三分，雄黄一分，片脑半分，研匀，点眼甚妙。⑤目暗昏花。炉甘石火煅，童尿淬七次；代赭石火煅，醋淬七次，黄丹水飞，各四两，为末。白沙蜜半斤，以铜铛炼去白沫，更添清水五六碗，熬沸下药，文武火熬至一碗，滴水不散，以夹纸滤入瓷器收之。频点目用。⑥聤耳出脓及黄汁。炉甘石研二钱，枯矾二钱，胭脂半钱，麝香少许，为末。用绵子缠缴耳中脓汁尽，别用绵子蘸药，或干吹少许入耳亦可。如积热上壅，耳出脓水，神芎丸百粒，泻三、五行。⑦齿疏陷物。炉甘石煅、寒水石等分，为末。每用少许擦牙，忌用刷牙，久久自密。

⑧漏疮不合。童尿制炉甘石、牡蛎粉，外塞之，内服滋补药。⑨下疳阴疮。炉甘石火煅醋淬五次一两，孩儿茶三钱，为末，麻油调敷，立愈。⑩阴汗湿痒。炉甘石一分，真蚌粉半分，研粉扑之。

石钟乳

【释名】公乳、虚中、芦石、鹅管石、夏石、黄石砂。

【气味】甘，温，无毒。

【主治】咳逆上气，明目益精，安五脏，通百节，利九窍，下乳汁。益气，补虚损，疗脚弱疼冷，下焦伤

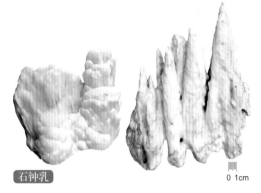

石钟乳

0 1cm

竭，强阴。久服延年益寿，好颜色，不老，令人有子。不炼服之，令人淋。主泄精寒嗽，壮元气，益阳事，通声。补五劳七伤。补髓，治消渴引饮。

【附方】①钟乳煎。治风虚劳损，腰脚无力，补益强壮。用钟乳粉炼成者三两，以夹练袋盛之，牛乳一大升，煎减三之一，去袋饮乳，分二服，日一作。不吐不利，虚冷人微溏无苦。一袋可煮三十度，即力尽，别作袋。每煎讫，须濯净，令通气。其滓和面喂鸡，生子食之。②钟乳酒。安五脏，通百节，利九窍，主风虚，补下膲，益精明目。钟乳炼成粉五两，以夹练袋盛之，清酒六升，瓶封，汤内煮减三之二，取出添满，封七日，日饮三合。忌房事、葱、豉、生食、硬食。③一切劳嗽，胸膈痞满。焚香透膈散：用鹅管石、雄黄、佛耳草、款冬花等分，为末。每用一钱，安香炉上焚之，以筒吹烟入喉中，一日二次。④肺虚喘急，连绵不息。生钟乳粉光明者五钱，蜡三两化和。饭甑内蒸熟，研丸梧子大。每温水下一丸。⑤吐血损肺。炼成钟乳粉，每服二钱，糯米汤下，立止。⑥大肠冷滑，不止。钟乳粉一两，肉豆蔻煨半两，为末，煮枣肉丸梧子大。每服七十丸，空心米饮下。⑦乳汁不通。气少血衰，脉涩不行，故乳少也。炼成钟乳粉二钱，浓煎漏卢汤调下。或与通草等分为末，米饮服方寸匕，日三次。⑧元气

虚寒。钟乳石、阳起石（煅研）等分，酒煮附子末同面糊丸梧子大，每空心米饮服五十丸，以愈为度。

石　灰

【释名】 石垩、垩灰、希灰、锻石、白虎、矿灰。

【气味】 辛，温，有毒。

【主治】 疽疡疥瘙，热气，恶疮癞疾，死肌堕眉，杀痔虫，去黑子息肉。疗髓骨疽。治疯疥，蚀恶肉。止金疮血，甚良。生肌长肉，止血，白癜疬疡，瘢疵痔瘘，瘿赘疣子。妇人粉刺，产后阴不能合。解酒酸，治酒毒、暖水脏，治气。堕胎。散血定痛，止水泻血痢，白带白淫，收脱肛阴挺，消积聚结核，贴口㖞，黑须发。

【附方】 ①痰厥气绝，心头尚温者。千年石灰一合，水一盏，煎滚去清水，再用一盏煎极滚，澄清灌之。少顷痰下自愈。②中风口㖞。新石灰醋炒，调如泥，涂之。左涂右，右涂左，立便牵正。③风牙肿痛。二年石灰、细辛等分，研。擦即止。④虫牙作痛。矿灰，砂糖和，塞孔中。⑤风虫牙痛。百年陈石灰（为末）四两，蜂蜜三两，拌匀，盐泥固济，火煅一日，研末。擦牙神效。名神仙失笑散。⑥偏坠气痛。陈石灰炒、五倍子、山栀子等分，为末。面和醋调，敷之，一夜即消。⑦产后血渴不烦者。新石灰一两，黄丹半钱。渴时浆水调服一钱。名桃花散。⑧白带白淫。风化石灰一两，白茯苓三两，为末，糊丸梧子大。每服二、三十丸，空心米饮下，绝妙。⑨酒积下痢。石灰五两，水和作团，黄泥包，煅一日夜，去泥为末，醋糊丸梧子大。每服三十丸，姜汤空心下。⑩血痢十年。石灰三升熬黄，水一斗投之，澄清。一服一升，日三服。⑪虚冷脱肛。石灰烧热，故帛裹坐，冷即易之。⑫产门不闭。产后阴道不闭，或阴脱出。石灰一斗熬黄，以水二斗投之，澄清，熏。⑬腹胁积块。风化石灰半斤，瓦器炒极热，入大黄末一两，炒红取起，入桂末半两，略烧，入米醋和成膏，摊绢上贴之。内服消块药，甚效。⑭疟疾寒热。**一日一发或二、三发，或三日一发。**古城石灰二钱，头垢、五灵脂各一钱。研末，饭丸皂子大。每服一丸，五更无根水下，即止。⑮老小暴嗽。石灰一两，蛤粉四钱，为末，蒸饼丸豌豆大，焙干。每服三十丸，温齑汁下。⑯**卒暴吐血**。石灰于刀头上烧研，井水下二钱。⑰**发落不止。乃肺有劳热，瘙痒**。用石灰三升，水拌炒焦，酒三升浸之。每服三合，常令酒气相接，则新发更生，神验。⑱**染发乌须**。矿灰一两，水化开，七日，用铅粉一两研匀，好醋调搽，油纸包一夜。先以皂角水洗净乃用。⑲**身面疣目**。苦酒浸石灰，六、七日，取汁频滴之，自落。⑳**面靥疣痣**。水调矿灰一盏，好糯米全者，半插灰中，半在灰外，经宿米色变如水精。先以针微拨动，点少许于上，经半日汁出，剔去药，不得着水，二日而愈也。㉑**疣痣瘤赘**。石灰一两，用桑灰淋汁熬成膏。刺破点之。㉒**痛疽瘀肉**。石灰半斤，荞麦秸灰半斤，淋汁煎成霜，密封。每以针画破涂之，自腐。㉓**疔疮恶肿**。石灰、半夏等分，为末，敷之。㉔**脑上痛疖**。石灰入饭内捣烂，合之。㉕**痄腮肿痛**。醋调石灰敷之。㉖**多年恶疮**。多年石灰，研末，鸡子清和成块，煅过再研，姜汁调敷。㉗**瘘疮不合**。古冢中石灰，浓敷之。㉘**痔疮有虫**。古石灰、川乌头炮等分，为末，烧饭丸梧子大。每服二三十丸，白汤下。㉙**疥疮有虫**。石灰淋汁，洗之数次。㉚**血风湿疮**。千年陈石灰研搽，痛即止，疮即愈，神效。㉛**火焰丹毒**。醋和石灰涂之，或同青靛涂。㉜**卒发风疹**。醋浆和石灰涂之，随手灭。元希声侍郎秘方也。㉝**夏月痱疱**。石灰煅一两，蛤粉二两，甘草一两，研，扑之。㉞**汤火伤灼**。年久石灰，敷之。或加油调。㉟**杖疮肿痛**。新石灰，麻油调搽，甚妙。㊱**刀刃金疮**。石灰裹之，定痛止血，又速愈。疮深不宜速合者，入少滑石敷之。㊲**误吞金银或钱，在腹内不下**。石灰、硫黄一皂子大，同研为末。酒调服之。

浮 石

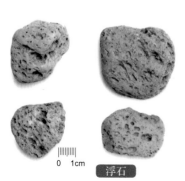

0　1cm

浮石

【**释名**】海石、水花。

【**气味**】咸，平，无毒。

【**主治**】煮汁饮，止渴，治淋，杀野兽毒。止咳。去目翳。清金降火，消积块，化老痰。消瘤瘿结核疝气，下气，消疮肿。

【附方】 ①咳嗽不止。浮石末汤服，或蜜丸服。②消渴引饮。《本事方》。浮石、舶上青黛等分，麝香少许，为末。温汤服一钱。又方：白浮石、蛤粉、蝉壳等分，为末。鲫鱼胆汁七个，调服三钱，神效。③血淋砂淋，小便涩痛。用黄烂浮石为末。每服二钱，生甘草煎汤调服。④石淋破血。浮石满一手，为末，以水三升，酢一升，和煮二升，澄清，每服一升。⑤小肠疝气，茎缩囊肿者。直指方：用浮石为末。每服二钱，木通、赤茯苓、麦门冬煎汤调下。丹溪方：用海石、香附等分，为末。每服二钱，姜汁调下。⑥头核脑痹。头枕后生痰核，正者为脑，侧者为痹。用轻虚白浮石烧存性，为末，入轻粉少许，麻油调，扫涂之。勿用手按，即涨。或加焙干黄牛粪尤好。亦治头瑱。⑦底耳有脓。海浮石一两，没药一钱，麝香一字，为末。缴净吹之。⑧疳疮不愈。海浮石烧红醋淬数次二两，金银花一两，为末。每服二钱半，水煎服。病在上，食后；病在下，食前。一年者，半年愈。⑨疔疮发背。白浮石半两，没药二钱半。为末，醋糊丸梧子大。每服六、七丸，临卧，冷酒下。⑩诸般恶疮。方同上。

砒 石

【释名】 信石、人言，生者名砒黄，炼者名砒霜。

【气味】 苦，酸，暖，有毒。

【主治】 砒黄：治疟疾肾气，带之辟蚤虱。冷水磨服，解热毒，治痰壅。磨服，治癖积气。除齁喘积痢，烂肉，蚀瘀腐瘰疬。砒霜：疗诸疟，风痰在胸膈，可作吐药。不可久服，伤人。治妇人血气冲心痛，落胎。蚀痈疽败肉，枯痔杀虫，杀人及禽兽。

【附方】 ①中风痰壅，四肢不收，昏愦若醉。砒霜如绿豆大，研，新汲水调下少许，以热水投之，大吐即愈。未吐再服。②一切积痢。砒霜、黄丹等分。蜡和收，旋丸绿豆大。每米饮下三丸。③休息下痢，经一二年不瘥，羸瘦衰弱。砒霜成块者为末、黄蜡各半两。化蜡入砒，以柳条搅，焦则换，至七条，取起收之。每旋丸梧子大，冷水送下。小儿，黍米大。④脾疼腰痛。即上方，用冷水下。⑤走马牙疳恶疮。砒石、铜绿等分，为末。摊纸上贴之，其效如神。又方：砒霜半两，醋调如糊，碗内盛，待干刮下。用粟米大，绵裹安齿缝，来日取出，有虫自死。久患者，不过三日即愈。⑥项上瘰疬。信州砒黄研末，浓墨汁丸梧子大，铫内炒干，竹筒盛之。每用针破，将药半丸贴之，自落，蚀尽为度。⑦一切漏疮有孔。用信石，新瓦火煅，研末，以津调少许于纸捻上，插入，蚀去恶管，漏多，勿齐上。最妙。

阳起石

【释名】羊起石、白石、石生。

【气味】咸，微温，无毒。

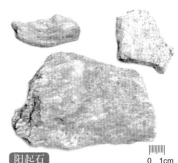

阳起石

0 1cm

【主治】崩中漏下，破子脏中血，癥瘕结气，寒热腹痛，无子，阴痿不起，补不足。疗男子茎头寒，阴下湿痒，去臭汗，消水肿。久服不饥，令人有子。补肾气精乏，腰疼膝冷湿痹，子宫久冷，冷症寒瘕，止月水不定。治带下温疫冷气，补五劳七伤。补命门不足。散诸热肿。

【附方】①丹毒肿痒。阳起石煅研，新水调涂。②元气虚寒。精滑不禁，大腑溏泄。手足厥冷。阳起石煅研、钟乳粉各等分，酒煮附子末同面糊丸梧子大，每空心米饮服五十丸，以愈为度。③阴痿阴汗。阳起石煅为末，每服二钱，盐酒下。

慈石（磁石）

【释名】玄石、处石、熁铁石、吸针石。

【气味】辛，寒，无毒。

【主治】周痹风湿，肢节中痛，不可持物，洗洗酸消，除大热烦满及耳聋。养肾脏，强骨气，益精除烦，通关节，消痈肿鼠瘘，颈核喉痛，小儿惊痫，炼水饮之。亦令人有子。补男子肾虚风虚。身强，腰中不利，加而用之。治筋骨羸弱，补五劳七伤，眼昏，除烦躁。小儿误吞针铁等，即研细末，以筋肉莫令断，与末同吞，下之。明目聪耳，止金疮血。

【附方】 ①**耳卒聋闭**。磁石半钱，入病耳内，铁砂末入不病耳内，自然通透。②**肾虚耳聋**。真磁石一豆大，穿山甲烧存性研一字。新绵裹塞耳内，口含生铁一块，觉耳中如风雨声即通。③**老人耳聋**。磁石一斤捣末，水淘去赤汁，绵裹之。猪肾一具，细切。以水五斤煮石，取二斤，入肾，下盐豉作羹食之。米煮粥食亦可。④**老人虚损，风湿，腰肢痹痛**。磁石三十两，白石英二十两，捶碎瓮盛，水二斗浸于露地。每日取水作粥食，经年气力强盛，颜如童子。⑤**阳事不起**。磁石五斤研，清酒渍二七日。每服三合，日三夜一。⑥**小儿惊痫**。磁石炼水饮之。⑦**大肠脱肛**。《直指方》：磁石半两，火煅醋淬七次，为末。每空心米饮服一钱。《简便方》：用磁石末，面糊调涂囟上。入后洗去。⑧**金疮肠出**。纳入，以磁石、滑石各三两，为末。米饮服方寸匕，日再。⑨**金疮血出**。磁石末敷之，止痛断血。⑩**误吞针铁**。真磁石枣核大，钻孔线穿吞，拽之立出。⑪**疗肿热毒**。磁石末，酢和封之，拔根立出。⑫**诸般肿毒**。吸铁石三钱，金银藤四两，黄丹八两，香油一斤，如常熬膏，贴之。

代赭石

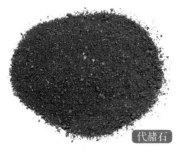

代赭石

【释名】 须丸、血师、土朱、铁朱。

【气味】 苦，寒，无毒。

【主治】 鬼疰贼风蛊毒，杀精物恶鬼，腹中毒邪气，女子赤沃漏下。带下百病，产难胞不出。堕胎，养血气，除五脏血脉中热，血痹血瘀。大人小儿惊气入腹，及阴痿不起。安胎健脾，止反胃吐血鼻衄，月经不止，肠风痔瘘，泻痢脱精，遗溺夜多，小儿惊痫疳疾，金疮长肉。辟鬼魅。

【**附方**】①**哮呷有声，卧睡不得**。土朱末，米醋调，时时进一二服。②**伤寒无汗**。代赭石、干姜等分为末。热醋调涂两手心，合掌握定，夹于大腿内侧，温覆汗出，乃愈。③**急慢惊风，吊眼撮口，搐搦不定**。代赭石火烧醋淬十次，细研水飞，日干。每服一钱，或半钱，煎真金汤调下，连进三服。儿脚胫上有赤斑，即是惊气已出，病当安也。无斑点者，不可治。④**小肠疝气**。代赭石火煅醋淬，为末。每白汤服二钱。⑤**肠风下血**。血师一两，火煅，米醋淬，尽醋一升，捣罗如面。每服一钱，白汤下。⑥**堕胎下血不止**。代赭石末一钱，生地黄汁半盏调。日三五服，以瘥为度。⑦**妇人血崩**。赭石火煅醋淬七次，为末。白汤服二钱。⑧**赤眼肿闭**。土朱二分，石膏一分，为末。新汲水调敷眼头尾及太阳穴。⑨**喉痹肿痛**。紫朱煮汁饮。⑩**诸丹热毒**。土朱、青黛各二钱，滑石、荆芥各一钱，为末。每服一钱半，蜜水调下，仍外敷之。⑪**一切疮疖**。土朱、虢丹、牛皮胶等分，为末。好酒一碗冲之，澄清服。以渣敷之，干再上。

禹余粮

【**释名**】白余粮。

【**气味**】甘，寒，无毒。

【**主治**】咳逆寒热烦满，下赤白，血闭癥瘕，大热。炼饵服之，不饥轻身延年。疗小腹痛结烦疼。主崩中。治邪气及骨节疼，四肢不仁，痔瘘等疾。久服耐寒暑。催生，固大肠。

【**附方**】①**大肠咳嗽。咳则遗矢者**，赤石脂禹余粮汤主之。方同下。②**冷劳肠泄不止**。神效太一丹：禹余粮四两，火煅醋淬，乌头一两，冷水浸一夜，去皮、脐，焙，为末，醋糊丸梧子大。每食前温水下五丸。③**伤寒下痢不止。心下痞硬，利在下焦者，赤石脂禹余粮汤主之**。赤石脂、禹余粮各一斤，并碎之，水六升，煮取一升，去滓，分再服。④**赤白带下**。禹余粮火煅醋淬、干姜等分，赤下干姜减半，为末。空心服二钱匕。⑤**崩中漏下**。青黄赤白，使人无子。禹余粮煅研、赤石脂煅研、牡砺煅研、乌贼骨、伏龙肝炒、桂心等分，为末。温酒服方寸匕，日二服。忌葱、蒜。⑥**身面瘢痕**。禹余粮、半夏等分。为末，鸡子黄和敷。先以布拭赤，勿见风日，三十日，十年者亦灭。⑦大风疠疾。眉发落落，遍身顽痹。禹余粮二斤，白矾一斤，青盐一斤，为末。罐子固济，炭火一秤煅之，从辰至戌。候冷研粉，埋土中，三日取出。每一两，入九蒸九暴炒熟胡麻木二两。每服二钱，荆芥茶卜，日二服。

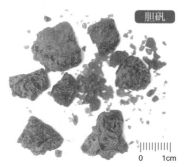

胆矾

石胆（胆矾）

【释名】胆矾、黑石、毕石、君石、铜勒、立制石。

【气味】酸、辛，寒，有毒。

【主治】明目目痛，金疮诸痫痉，女子阴蚀痛，石淋寒热，崩中下血，诸邪毒气，令人有子。炼饵服之，不老。久服，增寿神仙。散癥积，咳逆上气，及鼠瘘恶疮。治虫牙，鼻内息肉。带下赤白，面黄，女子脏急。入吐风痰药最快。

【附方】①老小风痰。胆矾末一钱（小儿一字），温醋汤调下，立吐出涎，便醒。②女人头晕。天地转动，名曰心眩，非血风也。胆子矾一两，细研，用胡饼剂子一个，按平一指厚，以箆子勒成骰子，大块勿界断，于瓦上焙干。每服一骰子，为末，灯心竹茹汤调下。③喉痹喉风。二圣散：用鸭觜胆矾二钱半，白僵蚕炒五钱，研。每以少许吹之，吐涎。④齿痛及落。研细石胆，以人乳和膏擦之，日三、四次，止痛，复生齿，百日后复故乃止。每日以新汲水漱净。⑤口舌生疮，众疗不瘥。胆矾半两，入银锅内火煅赤，出毒一夜，细研。每以少许敷之，吐出酸涎水，二三次瘥。⑥走马牙疳。北枣一枚去核，入鸭觜胆矾。纸包煅赤，出火毒，研末敷之，追涎。⑦小儿齿疳。鸭觜胆矾一钱（匙上煅红），麝香少许，研匀。敷齿上，立效。⑧小儿鼻疳蚀烂。胆矾烧烟尽，研末。掺之，一二日愈。⑨风眼赤烂。胆矾三钱，烧研，泡汤日洗。⑩百虫入耳。胆矾末，和醋灌之，即出。⑪疯犬咬毒。胆矾末敷之，立愈。⑫一切诸毒。胆子矾末，糯米糊丸如鸡头子大，以朱砂为衣，仍以朱砂养之。冷水化一丸服，立愈。⑬腋下狐臭。胆矾半生半熟，入腻粉少许，为末。每用半钱，以自然姜汁调涂，十分热痛乃止。数日一用，以愈为度。⑭赤白癜风。胆矾、牡蛎粉各半两，生研，醋调，摩之。⑮甲疽肿痛。石胆一两，烧烟尽，研末。敷之，不过四五度瘥。⑯痔疮热肿。鸭觜青胆矾煅研，蜜水调敷，可以消脱。⑰肿毒不破。胆矾、雀屎各少许，点之。

礞 石

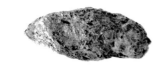

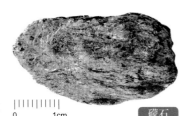

礞石

【释名】青礞石。

【气味】甘、咸，平，无毒。

【主治】食积不消，留滞脏腑，宿食癥块久不瘥。小儿食积羸瘦，妇人积年食癥，攻刺心腹。得巴豆、硇砂、大黄、荆三棱作丸服，良。治积痰惊痫，咳嗽喘急。

【附方】①滚痰丸。通治痰为百病，惟水泻双娠者不可服。礞石、焰硝各二两，煅过研飞晒干，一两，大黄酒蒸八两，黄芩酒洗八两，沉香五钱。为末，水丸梧子大。常服一二十丸，欲利大便则服一二百丸，温水下。②急慢惊风。夺命散：治急慢惊风，痰涎壅塞咽喉，命在须臾，服此坠下风痰，乃治惊利痰之圣药也。真礞石一两，焰硝一两，同煅过为末。每服半钱或一钱。急惊痰热者，薄荷自然汁入生蜜调下；慢惊脾虚者，木香汤入熟蜜调下。亦或雪糕丸绿豆大，每服二三丸。③小儿急惊。青礞石，磨水服。

花乳石

【释名】花蕊石。

【气味】酸、涩，平，无毒。

【主治】金疮出血，刮末敷之即合，仍不作脓。又疗妇人血晕恶血。治一切失血伤损，内漏目翳。

【附方】①花蕊石散。治五内崩损，喷血出斗升，用此治之。花蕊石煅存性，研如粉。以童子小便一钟。男入酒一半；女入醋一半，煎温，食后调服二钱，甚者五钱。能使瘀血化为黄水，后以独参汤补之。②**花蕊石散**。治一切金刃箭镞伤，及打扑伤损，狗咬至死者。急以药掺伤处，其血化为黄水，再掺便活，更不疼痛。如内损血入脏腑，煎童子小便，入酒少许，热调一钱服，立效。硫黄四两，花蕊石一两。并为粗末拌匀，以胶泥固济，日干，瓦罐一个盛之，泥封口，焙干，安在四方砖上。用炭一秤簇匝，从巳午时自下生火，至炭消冷定，取出为细末，瓶收用。③**多年障翳**。花蕊石水飞焙、防风、川芎、甘菊花、白附子、牛蒡子各一两，甘草炙半两，为末。每服半钱，腊茶下。④**脚缝出水**。好黄丹，入花蕊石末，掺之。

姜 石

【释名】硗砺石。

【气味】咸，寒，无毒。

【主治】热豌豆疮，疔毒等肿。

【附方】①**疔疮肿痛**。白姜石末，和鸡子清敷之，干即易，疔自出，神效。②**乳痈肿大，如碗肿痛**：方同上。③**产后胀冲，气噎**。姜石、代赭石等分，为末，醋糊丸梧子大。每服三五十丸，醋汤下。④**通身水肿**。姜石烧赤，纳黑牛尿中，热服，日饮一升。

蛇 黄

【气味】冷，无毒。

【主治】心痛疰忤，石淋，小儿惊痫，妇人产难，以水煮研服汁。镇心。磨汁，涂肿毒。

【附方】①**暗风痫疾**。忽然仆地，不知人事，良久方醒。蛇黄，火煅醋淬七次，为末。每调酒服二钱，数服愈。年深者亦效。②**惊风痫疴**。

神穴丹：治急惊风、痫疾、天弔、疳热等证。用紫色蛇黄四两煅过，獖猪屎二两小者泥固煅过，铁粉一两，朱砂半两，麝香一钱，为末，糯粉糊丸芡子大，漆盘晒干。看之每丸有一小穴，故名神穴丹。每服一丸，薄荷酒化下，立苏。疳热，冷水化下。③小儿项软，因风虚者。蛇黄一块，煅七次，醋淬七次研，郁金等分，为末，入麝香少许，白米饭丸龙眼大。每服一丸，薄荷汤化服，一日一服。④瘴疟、鬼疟、食疟。蛇黄末一两，信石末一两。研匀，入水火鼎内，上以盏盖，六一泥固济，煅至药升在盏，刮下为末，米糕糊丸绿豆大，雄黄为衣。每服一丸，黑豆研水，五更送下。⑤血痢不止。蛇黄二枚。火煅醋淬，研末。每服三钱，米饮下。⑥肠风下血，脱肛。蛇黄二颗。火煅醋淬七次，为末。每服三钱，陈米饮下。

食 盐

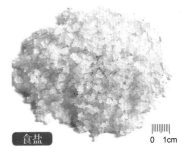

食盐

0 1cm

【释名】 醝（音磋）。

【气味】 甘、咸，寒，无毒。

【主治】 肠胃结热喘逆，胸中病，令人吐。伤寒寒热，吐胸中痰癖，止心腹卒痛，杀鬼蛊邪疰毒气，下部䘌疮，坚肌骨。除风邪，吐下恶物，杀虫，去皮肤风毒，调和脏腑，消宿物，令人壮健。助水脏，及霍乱心痛，金疮，明目，止风泪邪气，一切虫伤疮肿火灼疮，长肉补皮肤，通大小便，疗疝气，滋五味。空心揩齿，吐水洗目，夜见小字。解毒，凉血润燥，定痛止痒，吐一切时气风热、痰饮关格诸病。

【附方】 ①中恶心痛，或连腰脐。盐如鸡子大，青布裹，烧赤，纳酒中，顿服。当吐恶物愈。②中风腹痛。盐半斤，熬水干，着口中，饮热汤二升，得吐愈。③脱阳虚证。四肢厥冷，不省人事，或小腹紧痛，冷汗气喘。炒盐熨脐下气海，取暖。④心腹胀坚，痛闷欲死。盐五合，水一升，煎服。吐下即定，不吐更服。⑤腹胀气满。黑盐，酒服六铢。⑥酒肉过多，胀满不快。用盐花揩牙，温水漱下二三次，即如汤沃雪也。⑦肝虚转筋。肝脏气虚，风冷抟于筋，遍体转筋，入腹不可忍。热汤三斗，入盐半斤，稍热渍之。⑧一切脚气。盐三升，蒸热分裹，近壁，以脚踏之，令脚心热。又和槐白皮蒸之，尤良。夜夜用之。⑨脚气疼痛。每夜用盐擦腿膝至足甲，淹少时，以热汤泡洗。⑩胸中痰饮。伤寒热病疟疾须吐者，并以盐汤吐之。⑪病后胁胀。天行病后，两胁胀满，熬盐熨之。⑫妊娠心痛不可忍。盐烧赤，酒服一撮。⑬妊妇逆生。盐摩产妇腹，并涂儿足底，仍急爪搔之。⑭妇人阴痛。青布裹盐，熨之。⑮小儿疝气，并内吊肾气。以葛袋盛盐，于户口悬之，父母用手捻抖尽，即愈。⑯气淋脐痛。盐和醋服之。⑰二便不通。盐和苦酒敷脐中，干即易。仍以盐汁灌肛内，并内用纸裹盐投水中饮之。⑱漏精白浊。雪白盐一两（并筑紧固济，煅一日，出火毒），白茯苓、山药各一两，为末，枣肉和蜜丸梧子大。每枣汤下三十丸。盖甘以济咸，脾肾两得也。⑲下痢肛痛不可忍者。熬盐包坐熨之。⑳血痢不止。白盐，纸包烧研，调粥吃，三四次即止也。㉑中蛊吐血，或下血如肝。盐一升，苦酒一升，煎化顿服，得吐即愈。㉒金疮血出甚多，若血冷则杀人。宜炒盐三撮，酒调服之。㉓金疮中风。煎盐令热，以匙抄，沥却水，热泻疮上。冷更着，一日勿住，取瘥，大效。㉔小儿撮口。盐豉捣贴脐上，灸之。㉕病笑不休。沧盐煅赤，研入河水煎沸，啜之，探吐热痰数升，即愈。《素问》曰：神有余，笑不休。神，心火也。火得风则焰，笑之象也。一妇病此半年，张子和用此方，遂愈。㉖饮酒不醉。凡饮酒，先食盐一匕，则后饮必倍。㉗明目坚齿。去翳，大利老眼。海盐，以百沸汤泡散，清汁于银石器内，熬取雪白盐花，新瓦器盛。每早揩牙漱水，以大指甲点水洗目，闭坐良久，乃洗面。名洞视千里法，极神妙。㉘风热牙痛。槐枝煎浓汤二碗，入盐一斤，煮干炒研，日用揩牙，以水洗目。㉙齿龈宣露。每旦噙盐，热水含百遍。五日后齿即牢。㉚齿疼出血。每夜盐末浓封龈上，有汁沥尽乃卧。其汁出时，叩齿勿住。不过十夜，疼血皆止。忌猪、鱼、油菜等。极验。㉛喉中生肉。绵裹箸头，拄盐揩之，日五六度。㉜帝钟喉风。垂长半寸。煅食盐，频点之，即消。㉝风病耳鸣。盐五升蒸热，以耳枕之，冷复易之。㉞目中泪出。盐点目中，冷水洗数次，瘥。㉟目中浮翳遮睛。白盐生研少许，频点屡效，小儿亦宜。㊱小儿目翳，或来或去，渐大侵睛。雪白盐少许，灯心蘸点，日三五次。不痛不碍，屡用有效。㊲尘物眯目。以少盐并豉置水中，视之立出。㊳**口鼻急疳，蚀烂腐臭**。斗子盐、白面等分。为末。每以吹之。㊴**面上恶疮五色者**。盐汤浸绵搨疮上，五六度即瘥。㊵**体如虫行，风热也**。盐一斗，水一石，煎汤浴之，三、四次。亦疗一切风气。㊶**疮癣痛痒初生者**。嚼盐频擦之，妙。㊷**手足心毒，风气毒肿**。盐末、椒末等分。酢和，敷之，立瘥。㊸**手足疣目**。盐敷上，以舌舐之。不过三度，瘥。㊹**一切漏疮**。故布裹盐，烧赤为末。每服一钱。㊺**蜈蚣咬人**。嚼盐涂之，或盐汤浸之，妙。㊻**蜂虿叮螫**。嚼盐涂之。㊼**解黄蝇毒**。乌蒙山峡多小黄蝇，生毒蛇鳞中，啮人初无所觉，渐痒为疮。勿搔，但以冷水沃之，擦盐少许，即不为疮。㊽**毒蛇伤螫**。嚼盐涂之，灸三壮，仍嚼盐涂之。㊾**热病生䘌，下部有疮**。熬盐绵裹熨之，不过三次瘥。㊿**解狼毒**。盐汁饮之。(51)**热痛作痒**。以盐摩其四周，即止。

朴消（朴硝）

【释名】硝石朴、盐硝、皮硝。

【气味】苦，寒，无毒。

【主治】百病，除寒热邪气，逐六腑积聚，结固留癖。能化七十二种石。炼饵服之，轻身神仙。胃中食饮热结，破留血闭绝，停痰痞满，推陈致新。疗热胀，养胃消谷。治腹胀，大小便不通。女子月候不通。通泄五脏百病及癥结，治天行热疾，头痛，消肿毒，排脓，润毛发。

【附方】①**腹中痞块**。皮硝一两，独蒜一个，大黄末八分；捣作饼；贴于患处，以消为度。②**时气头痛**。朴硝末二两，生油调涂顶上。③**赤眼肿痛**。朴硝置豆腐上蒸化，取汁收点。④**风眼赤烂**。明净皮硝一盏，水二碗煎化，露一夜，滤净澄清。朝夕洗目。三日其红即消，虽半世者亦愈也。⑤**牙齿疼痛**。皂荚浓浆，同朴硝煎化，淋于石上，待成霜，擦之。⑥**食蟹龈肿**。朴硝敷之，即消。⑦**喉痹肿痛**。用朴硝一两，细细含咽，立效。或加丹砂一钱。气塞不通，加生甘草末二钱半，吹之。⑧**口舌生疮**。朴硝含之，良。

芒 硝

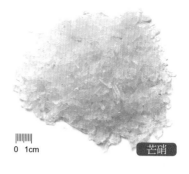

芒硝

0 1cm

【气味】辛、苦，大寒，无毒。

【主治】五脏积聚，久热胃闭，除邪气，破留血，腹中痰实结搏，通经脉，利大小便及月水，破五淋，推陈致新。下瘰疬黄疸病，时疾壅热，能散恶血，堕胎，敷漆疮。

【附方】①凉膈驱积。王山人甘露饮，治热壅，凉胸膈，驱积滞：蜀芒硝末一大斤；用蜜十二两，冬加一两，和匀，入新竹筒内，半筒以上即止，不得令满；却入炊甑中，令有药处在饭内，其虚处出其上，蒸之；候饭熟取出，绵滤入瓷钵中，竹篦搅勿停手，待凝，收入瓷盒；每卧时含半匙，渐渐咽之；如要通转，即多服之。②乳石发动烦闷。芒硝，蜜水调服一钱，日三服。③骨蒸热病。芒硝末，水服方寸匕，日二服。④关格不通。大小便闭，胀欲死，两三日则杀人。芒硝三两，泡汤一升服，取吐即通。⑤小便不通。白花散：用芒硝三钱，茴香酒下。⑥逐月洗眼。芒硝六钱，水一盏六分，澄清；依法洗目，至一年，眼如童子也；正月初三，二月初八，三月初四，四月初四，五月初五，六月初四，七月初三，八月初一，九月十三，十月十三，十一月十六，十二月初五日。⑦豌豆毒疮未成脓者。猪胆汁和芒硝末涂之。⑧代指肿痛。芒硝煎汤渍之。⑨火焰丹毒。水调芒硝末涂之。⑩一切风疹。水煮芒硝汤拭之。⑪漆疮作痒。芒硝汤，涂之。

玄明粉

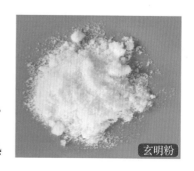

玄明粉

【释名】白龙粉。

【气味】辛、甘，冷，无毒。

【主治】心热烦躁，并五脏宿滞癥结。明目，退膈上虚热，消肿毒。

【附方】①热厥气痛。玄明粉三钱，热

童尿调下。②**伤寒发狂。**玄明粉二钱，朱砂一钱，末之，冷水服。③**鼻血不止。**玄明粉二钱，水服。

硇　砂

【**释名**】碅砂、狄盐、北庭砂、气砂、透骨将军。

【**气味**】咸、苦、辛，温，有毒。

【**主治**】积聚，破结血，止痛下气，疗咳嗽宿冷，去恶肉，生好肌，烂胎。亦入驴马药用。主妇人丈夫羸瘦积病，血气不调，肠鸣，食饮不消，腰脚痛冷，痃癖痰饮，喉中结气，反胃吐水。令人能食肥健。除冷病，大益阳事。补水脏，暖子宫，消瘀血，宿食不消，食肉饱胀，夜多小便，丈夫腰胯酸重，四肢不任，妇人血气心疼，气块痃癖，及血崩带下，恶疮息肉。敷金疮生肉。去目翳弩肉。消内积。治噎膈癥瘕，积痢骨哽，除黑痣疣赘。

【**附方**】①**元脏虚冷，气攻脐腹疼痛。**用硇砂一两，以纤霞草末二两和匀，用小砂罐不固济，慢火烧赤，乃入硇在罐内，不盖口，加顶火一秤，待火尽炉寒取出。用川乌头去皮脐，生研末二两，和匀，汤浸蒸饼丸梧子大。每服三丸，木香汤、醋汤任下，日一服。②**肾脏积冷，气攻心腹疼痛，面青足冷。**硇砂二两，桃仁一两去皮，酒一小盏，煎硇十余沸，去砂石，入桃仁泥，旋旋煎成膏，蒸饼和丸梧子大。每热酒下二十丸。③**积年气块，脐腹痛疼。**硇砂醋煮二两，木瓜三枚切，须去瓤，入硇在内，碗盛，于日中晒至瓜烂，研匀，以米醋五升，煎如稀饧，密收。用时旋以附子末和丸梧子大，热酒化下一丸。④**噎膈反胃。**邓才清兴：用北庭砂二钱，水和荞麦面包之，煅焦，待冷，取中间湿者，焙干一钱，入槟榔二钱，丁香二个，研匀。每服七厘，烧酒送下，日三服，愈即止。后吃白粥半月，仍服助胃丸药。孙天仁集效方：用北庭砂二两：一两，用人言末一两，同入罐内，文武火升三炷香，取出，灯盏上末；一两，以黄丹末一两，同入罐内，如上法升过，取末。用桑灰霜一两，研匀。每服三分，烧酒下，愈即止。又方：平胃散各一钱，入硇砂、生姜各五分，为末。沸汤点服二钱，当吐出黑物如石，屡验。⑤一切积痢。灵砂丹：用硇砂、朱砂各二钱半，为末。用黄蜡半两，巴豆仁三七粒去膜，同入石器内，重汤煮一伏时，候豆紫色为度。去二七粒，只将一七粒同二砂研匀，溶蜡和收。每旋丸绿豆大；或三丸、五丸，淡姜汤下。⑥月水不通，脐腹积聚疼痛。硇砂一两，皂荚五挺去皮子，剉为末，以头醋一大盏，熬膏，入陈橘皮末三两，捣三百杵，丸梧子大。每温酒下五丸。⑦喉痹口噤。硇砂、马牙硝等分，研匀，点之。⑧悬痈卒肿。硇砂半两，绵裹含之，咽津即安。⑨牙齿肿痛。老鼠一个去皮，以硇砂淹擦，三日肉烂化尽，取骨，瓦上焙干，为末，入樟脑一钱，蟾酥二分。每以少许点牙根上，立止。⑩偏头风痛。硇砂末一分，水润豉心一分，捣丸皂子大。绵包露出一头，随左右内鼻中，立效。⑪损目生瘀，赤肉弩出不退。杏仁百个，蒸熟去皮尖研，滤取净汁，入硇砂末一钱，水煮化。日点一二次，自落。⑫鼻中息肉。硇砂点之，即落。⑬鼻中毛出。昼夜可长一二尺，渐渐粗圆如绳，痛不可忍，摘去复生，此因食猪羊血过多致生；用乳香、硇砂各一两，为末，饭丸梧子大。每空心临卧各服十丸，水下，自然退落。⑭鱼骨哽咽。硇砂少许，嚼咽立下。⑮蚰蜒入耳。硇砂、胆矾等分，为末；每吹一字，虫化为水。⑯割甲侵肉久不瘥。硇砂、矾石，为末，裹之，以瘥为度。⑰蝎虿叮螫。水调硇砂涂之，立愈。⑱代指肿痛。唾和白硇砂，以面作碗子，套指入内，一日瘥。⑲面上疣目。硇砂、硼砂、铁锈、麝香等分研，搽三次自落。⑳疔疮肿毒。好硇砂、雄黄等分研。以银篦刺破疮口，挤去恶血，安药一豆入内，纸花贴住即效。毒气入腹呕吐者，服护心散。㉑疝气卵肿，胀痛不可忍。用硇砂、乳香各二钱，黄蜡一两，研溶和丸，分作一百单八丸，以绵缝，露一夜，次日取出，蛤粉为衣。每用一丸，乳香汤吞下，日二服，取效。

硫 黄

【释名】石硫黄、黄硇砂、黄牙、阳侯、将军。
【气味】酸，温，有毒。

【主治】妇人阴蚀疽痔恶血，坚筋骨，除头秃。能化金银铜铁奇物。疗心腹积聚，邪气冷癖在胁，咳逆上气，脚冷疼弱无力，及鼻衄恶疮，下部疮，止血，杀疥虫。治妇人血结。下气，治腰肾久

硫黄

0 1cm

冷，除冷风顽痹，寒热。生用治疥癣，炼服主虚损泄精。壮阳道，补筋骨劳损，风劳气，止嗽，杀脏虫邪魅。长肌肤，益气力，老人风秘，并宜炼服。主虚寒久痢，滑泄霍乱，补命门不足，阳气暴绝，阴毒伤寒，小儿慢惊。

【附方】①风毒脚气，痹弱。硫黄末三两，钟乳五升；煮沸入水，煎至三升，每服三合；牛乳三升，煎一升半，以五合调硫黄末一两服，浓盖取汗，勿见风；未汗再服，将息调理数日，更服；北人用此多效；亦可煎为丸服。②阴证伤寒。极冷，厥逆烦躁，腹痛无脉，危甚者。舶上硫黄为末；艾汤服三钱，就得睡汗出而愈。③一切冷气，积块作痛。硫黄、焰硝各四两结砂，青皮、陈皮各四两；为末，糊丸梧子大；每空心米饮下三十丸。④气虚暴泄。朝真丹：用硫黄二两，枯矾半两；研细，水浸蒸饼丸梧子大，朱砂为衣；每服十五丸至二十丸，温水下，或米饮盐汤任下。⑤伏暑伤冷。二气交错，中脘痞结，或泄或呕，或霍乱厥逆。二气丹：硫黄、硝石等分研末，石器炒成砂，再研，糯米糊丸梧子大；每服四十丸，新井水下。⑥伤暑吐泻。硫黄、滑石等分为末；每服一钱，米饮下，即止。⑦霍乱吐泻。硫黄一两，胡椒五钱，为末，黄蜡一两化，丸皂子大；每凉水下一丸。⑧小儿吐泻。二气散：用硫黄半两，水银二钱半；研不见星；每服一字至半钱，生姜水调下，其吐立止；或同炒结砂为丸，方见灵砂下。⑨脾虚下白。脾胃虚冷，停水滞气，凝成白涕下出：舶上硫黄一两研末，炒面一分同研，滴冷热水丸梧子大；每米汤下五十丸。⑩下痢虚寒。硫黄半两，蓖麻仁七个，为末；填脐中，以衣隔，热汤熨之，止乃已。⑪协热下痢，赤白。用硫黄、蛤粉等分，为末，糊丸梧子大；每服十五丸，米饮下。⑫老人冷秘、风秘或泄泻，暖元脏，除积冷，温脾胃，进饮食，治心腹一切癖冷气。硫黄柳木槌研细、半夏汤泡七次焙研，等分；生姜自然汁调，蒸饼和杵百下，丸梧子大；每服十五丸至二十丸，空心温酒或姜汤下，妇人醋汤下。⑬酒鳖气鳖。嗜酒任

气，血凝于气，则为气鳖；嗜酒癖冷，败血入酒，则为血鳖；摇头掉尾，大者如鳖，小者如钱；上侵人喉，下蚀人肛，或附胁背，或隐肠腹。用生硫黄末，老酒调下，常服之。⑭咳逆打呃。硫黄烧烟，嗅之立止。⑮头痛头风。光明硫黄、硝石各一两，细研，水丸芡子大；空心嚼一丸，茶下。⑯肾虚头痛。用硫黄一两，胡粉半两，为末，饭丸梧子大；痛时冷水服五丸，即止；用硫黄末、食盐等分；水调生面糊丸梧子大；每薄荷茶下五丸；用生硫黄六钱，乌药四钱，为末，蒸饼丸梧子大；每服三五丸，食后茶清下。⑰鼻上作痛。上品硫黄末，冷水调搽。⑱鼻面紫风。乃风热上攻阳明经络，亦治风刺瘾疹。舶上硫黄、白矾枯等分，为末；每以黄丹少许，以津液和涂之，一月见效。⑲身面疣目。蜡纸卷硫黄末少许，以火烧点之，之有声便拨，根去。⑳小儿口疮糜烂。生硫黄水调，涂手心、足心；效即洗去。㉑耳卒聋闭。硫黄、雄黄等分研末；绵裹塞耳，数日即闻人语也。㉒诸疮弩肉，如蛇出数寸。硫黄末一两，肉上敷之，即缩。㉓痈疽不合，石硫黄粉。以箸蘸插入孔中，以瘥为度。㉔顽癣不愈。倾过银有盖罐子，入硫黄一两熔化，取起，冷定打开，取硫同盖研末，搽之。㉕女子阴疮。硫黄末，敷之，瘥乃止。㉖玉门宽冷。硫黄，煎水频洗。

矾 石

【释名】涅石、羽涅、羽泽，煅枯者名巴石，轻白者名柳絮矾。

【气味】酸，寒，无毒。

【主治】寒热，泄痢白沃，阴蚀恶疮，

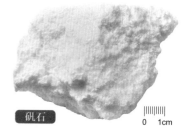
矾石

0   1cm

目痛，坚骨齿。炼饵服之，轻身不老增年。除固热在骨髓，去鼻中息肉。除风去热，消痰止渴，暖水脏，治中风失音。和桃仁、葱汤浴，可出汗。生含咽津，治急喉痹。枯矾贴嵌甲，牙缝中血出如衄。吐下痰涎饮，燥湿解毒追涎，止血定痛，食恶肉，生好肉，治痈疽疔肿恶疮，癫痫疸疾，通大小便，口齿眼目诸病，虎犬蛇蝎百虫伤。

【附方】①中风痰厥，四肢不收，气闭膈塞者。白矾一两，牙皂角五钱；为末；每服一钱，温水调下，吐痰为度。②胸中痰澼，头痛不欲食。矾石一两，水二升，煮一升，纳蜜半合，顿服；须臾大吐，未吐，饮少热汤引之。③风痰痫病。化痰丸：生白矾一两，细茶五钱，为末，炼蜜丸如梧子大，一岁十丸，茶汤下；大人，五十丸，久服，痰自大便中出，断病根。④牙关紧急不开者。白矾、盐花等分；搽之，涎出自开。⑤咽喉谷贼肿痛。生矾石末少少点肿处，吐涎，以瘥为度。⑥风热喉痛。白矾半斤，研末化水，新砖一片，浸透取晒，又浸又晒，至水干，入粪厕中浸一月，取洗，安阴处，待霜出扫收。每服半钱，水下。⑦牙齿肿痛。白矾一两烧灰，大露蜂房一两微炙为散；每用二钱，水煎含漱去涎。⑧患齿碎坏欲尽者。常以绵裹矾石含嚼，吐去汁。⑨齿龈血出不止。矾石一两烧；水三升，煮一升，含漱。⑩木舌肿强。白矾、桂心等分，为末；安舌下。⑪太阴口疮。生甘草二寸，白矾一粟大，噙之，咽津。⑫口舌生疮，下虚上壅。用白矾泡汤濯足；用白矾末、黄丹水飞炒等分研，擦之。⑬口中气臭。明矾，入麝香为末，擦牙上。⑭衄血不止。枯矾末吹之，妙。⑮眉毛脱落。白矾十两；烧研，蒸饼丸梧子大；每空心温水下七丸，日加一丸，至四十九日减一丸，周而复始，以愈为度。⑯目翳弩肉。白矾石纳黍米大入目，令泪出；日日用之，恶汁去尽，其疾日减。⑰目生白膜。矾石一升；水四合，铜器中煎半合，入少蜜调之，以绵滤过；每日点三四度。⑱赤目风肿。甘草水磨明矾敷眼胞上，效；或用枯矾频擦眉心。⑲烂弦风眼。白矾煅一两，铜青三钱；研末，汤泡澄清，点洗。⑳耳出汁。枯矾一两，铅丹炒一钱；为末，日吹之。㉑男妇遗尿。枯白矾、牡蛎粉等分；为末；每服方寸匕，温酒下，日三服。㉒二便不通。白矾末填满脐中，以新汲水滴之，觉冷透腹内，即自然通；脐平者，以纸围环之。㉓霍乱吐泻。枯白矾末一钱，百沸汤调下。㉔伏暑泄泻。玉华丹：白矾煅为末，醋糊为丸，量大小，用木瓜汤下。㉕老人泄泻不止。枯白矾一两，诃黎勒煨七钱半，为末，米饮服二钱，取愈。㉖赤白痢下。白矾飞过为末，好醋、飞罗面为丸梧子大；赤痢，甘草汤，白痢干姜汤下。㉗蛇咬蝎螫。烧刀矛头令赤，置白矾于上，汁出热滴之，立瘥，此神验之方也；真元十三年，有两僧流南方，到邓州，俱为蛇啮，令用此法便瘥，更无他苦。㉘折伤止痛。白矾末一匙，泡汤一碗，帕蘸乘热熨伤处；少时痛止，然后排整筋骨，点药。㉙牛皮癣疮。石榴皮蘸明矾末，抹之；切勿用醋，即虫沉下。㉚**干湿头疮**。白矾半生半煅，酒调涂上。㉛**身面瘊子**。白矾、地肤子等分，煎水；频洗之。㉜**腋下狐臭**。矾石绢袋盛之，常粉腋下，甚妙。㉝**阴疮作臼**。取高昌白矾、麻仁等分；研末，猪脂和膏；先以槐白皮煎汤洗过，涂之；外以楸叶粘贴；不过三度愈。㉞**嵌甲作疮。足趾甲入肉作疮，不可履靴**。矾石烧灰敷之；蚀恶肉，生好肉；细细割去甲角，旬日取愈，此方神效。㉟**鸡眼肉刺**。枯矾、黄丹、朴硝等分；为末，搽之；次日浴二三次，即愈。㊱**阴汗湿痒**。枯矾扑之；又泡汤沃洗。㊲**女人阴痛**。矾石三分炒，甘草末半分；绵裹导之，取瘥。㊳**疔肿恶疮**。二仙散：用生矾、黄丹临时等分；以三棱针刺血，待尽敷之；不过三上，决愈；乃太医李管勾方。

蓬砂（硼砂）

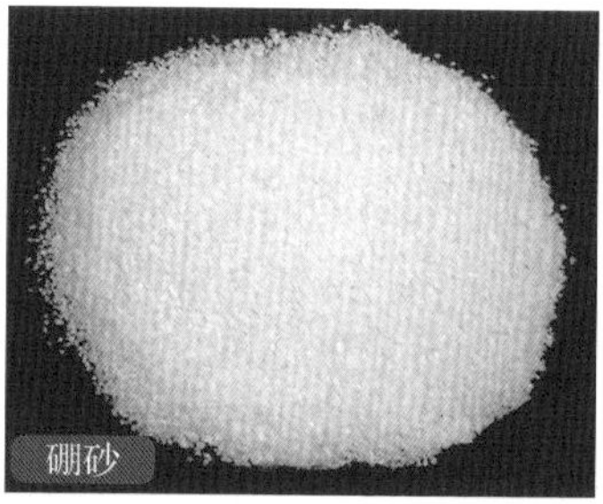
硼砂

【释名】鹏砂、盆砂。

【气味】苦、辛，暖，无毒。

【主治】消痰止嗽，破癥结喉痹。上焦痰热，生津液，去口气，消障翳，除噎膈反胃，积块结瘀肉，阴㿉骨哽，恶疮及口齿诸病。

【附方】①**鼻血不止**。硼砂一钱，水服立止。②**木舌肿强**。硼砂末，生姜片蘸揩，少时即消。③**咽喉谷贼肿痛**。硼砂、牙硝等分为末。蜜和半钱，含咽。④**咽喉肿痛**。破棺丹：用硼砂、白梅等分，捣丸芡子大。每噙化一丸。⑤**喉痹牙疳**。硼砂末，吹，并擦之。⑥**饮酒不醉**。先服硼砂二钱，妙。⑦**饮食毒物**。硼砂四两，甘草四两，真香油一斤，瓶内浸之。遇有毒者，服油一小盏，久浸尤佳。

第二卷　山草类

甘　草

【释名】蜜甘、蜜草、美草、蔗草，灵通，国老。

【气味】根：甘，平，无毒。

【主治】根：五脏六腑寒热邪气，坚筋骨，长肌肉，倍气力，金疮<ruby>䐜</ruby>，解毒。久服轻身延年。温中下气，烦满短气，伤脏咳嗽，止渴，通经脉，利血气，解百药毒，为九土之精，安和七十二种石，一千二百种草。主腹中冷痛，治惊痫，除腹胀满，补益五脏，养肾气内伤，令人阴不痿，主妇人血沥腰痛，凡虚而多热者加用之。安魂定魄，补五劳七伤，一切虚损，惊悸烦闷健忘，通九窍，利百脉，益精养气，壮筋骨。生用泻火热；熟用散表寒，去咽痛，除邪热，缓正气，养阴血，补脾胃，润肺。吐肺痿之脓血，消五发

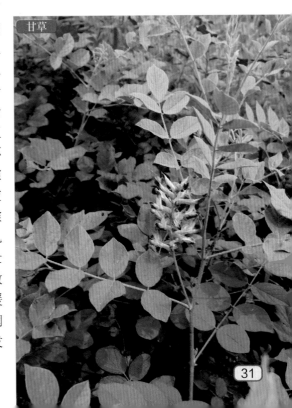

甘草

31

之疮疽。解小儿胎毒惊痫，降火止痛。

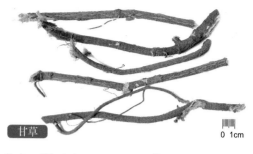

甘草

0 1cm

【附方】①伤寒心悸，脉结代者。甘草二两，水三升，煮一半，服七合，日一服。②伤寒咽痛。少阴证，甘草汤主之。用甘草二两蜜水炙，水二升，煮一升半，服五合，日二服。③肺热喉痛有痰热者。甘草炒二两，桔梗米泔浸一夜一两。每服五钱，水一钟半，入阿胶半片，煎服。④肺痿多涎。肺痿吐涎沫，头眩，小便数而不咳者，肺中冷也，甘草干姜汤温之。甘草炙四两，干姜炮二两，水三升，煮一升五合，分服。⑤肺痿久嗽涕唾多，骨节烦闷，寒热。以甘草三两炙，捣为末。每日取小便三合，调甘草末一钱，服。⑥小儿热嗽。甘草二两，猪胆汁浸五宿，炙，研末，蜜丸绿豆大，食后薄荷汤下十丸，名凉膈丸。⑦小儿遗尿。大甘草头，煎汤，夜夜服之。⑧小儿羸瘦。甘草三两，炙焦为末，蜜丸绿豆大。每温水下五丸，日二服。⑨大人羸瘦。甘草三两炙，每旦以小便煮三四沸，顿服之，良。⑩赤白痢下。崔宣州衍所传方：用甘草一尺，炙，劈破，以淡浆水蘸三二度，又以慢火炙之，后用生姜去皮半两，二味以浆水一升半，煎取八合，服之立效。梅师方：用甘草一两炙，肉豆蔻七个煨到，以水三升，煎一升，分服。⑪舌肿塞口，不治杀人。甘草煎浓汤，热漱频吐。⑫太阴口疮。甘草二寸，白矾一粟大，同嚼，咽汁。⑬发背痈疽。李北海言，此方乃神授，极奇秘；用甘草三大两生捣筛末，大麦面九两，和匀，取好酥少许入内，下沸水搜如饼状，方圆大于疮一分，热敷肿上，以绸片及故纸隔，令通风，冷则换之；已成者脓水自出；未成者肿便内消，仍当吃黄粥为妙。又一法：甘草一大两，水炙，捣碎，水一大升浸之，器上横一小刀子，露一宿，平明以物搅，令沫出，去沫服之，但是疮肿发背，皆甚效。⑭诸般痈疽。甘草三两，微炙，切，以酒一斗，同浸瓶中，用黑铅一片溶成汁，投酒中取出，如此九度。令病者饮酒至醉，寝后即愈也。⑮一切痈疽诸发。预期服之，能消肿逐毒，使毒不内攻，功效不可具述；用大横纹粉草二斤捶碎，河水浸一宿，揉取浓汁，再以密绢过，银石器内慢火熬成膏，以瓷罐收之；每服一二匙，无灰酒或白汤下；曾服丹药者，亦解之，或微利无妨，名国老膏。⑯痈疽秘塞。生甘草二钱半，井水煎服，能疏导下恶物。⑰乳痈初起。炙甘草二钱，新水煎服，仍令人呷之。⑱些小痈疖。发热时，即用粉草节，晒干为末，热酒服一二钱，连进数服，痛热皆止。⑲痘疮烦渴。粉甘草炙、栝蒌根等分，水煎服之。甘草能通血脉，发疮痘也。⑳阴下湿痒。甘草，煎汤，日洗三五度。㉑代指肿痛。甘草，煎汤渍之。㉒冻疮发裂。甘草，煎汤洗之。次以黄连、黄柏、黄芩末，入轻粉、麻油调敷。㉓汤火灼疮。甘草，煎蜜涂。㉔蛊毒药毒。甘草节，以真麻油浸之，年久愈妙。每用嚼咽，或水煎服，神妙。㉕牛马肉毒。甘草，煮浓汁，饮一二升，或煎酒服，取吐或下。如渴，不可饮水，饮之即死。饮馔中毒，未审何物，猝急无药。只煎甘草荠汤，入口便活。㉖水莨菪毒。菜中有水莨菪，叶圆而光，有毒，误食令人狂乱，状若中风，或作吐。以甘草煮汁服之，即解。

黄耆（黄芪）

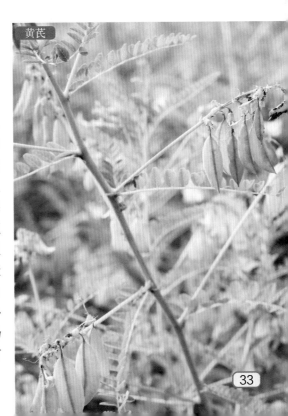

黄芪

【释名】 黄芪，戴糁、戴椹，芰草，百本。

【气味】 根：甘，微温，无毒。

【主治】 根：痈疽久败疮，排脓止痛，大风癞疾，五痔鼠瘘，补虚，小儿百病。妇人子脏风邪气，逐五脏间恶血，补丈夫虚损，五劳羸瘦，止渴，腹痛泄痢，益气，利阴气。主虚喘，肾衰耳聋，疗寒热，治发背，内补。助气壮筋骨，长肉补血，破症癖，瘰疬瘿赘，肠风血崩，带下赤白痢，产前

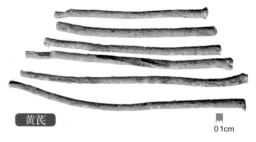

黄芪

0 1cm

后一切病，月候不匀，痰嗽，头风热毒赤目。治虚劳自汗，补肺气，泻肺火、心火，实皮毛，益胃气，去肌热及诸经之痛。主太阴疟疾，阳维为病，苦寒热；督脉为病，逆气里急。

【附方】 ①小便不通。绵黄耆二钱，水二盏，煎一盏，温服，小儿减半。②酒疸黄疾。心下懊痛，足胫满，小便黄，饮酒发赤黑黄斑，由大醉当风，入水所致。黄耆二两，木兰一两，为末，酒服方寸匕，日三服。③气虚白浊。黄耆盐炒半两，茯苓一两，为末。每服一钱，白汤下。④治渴补虚。男子妇人诸虚不足，烦悸焦渴，面色萎黄，不能饮食，或先渴而后发疮疖，或先痈疽而后发渴，并宜常服此药，平补气血，安和脏腑，终身可免痈疽之疾。用绵黄耆箭杆者，去芦六两，一半生焙，一半以盐水润湿，饭上蒸三次，焙，锉，粉甘草一两，一半生用，一半炙黄为末。每服二钱，白汤点服，早晨、日午各一服，亦可煎服，名黄耆六一汤。⑤老人秘塞。绵黄耆、陈皮去白各半两，为末。每服三钱，用大麻子一合，研烂，以水滤浆，煎至乳起，入白蜜一匙，再煎沸，调药空心服，甚者不过二服；此药不冷不热，常服无秘塞之患，其效如神。⑥肠风泻血。黄芪、黄连等分，为末。面糊丸绿豆大。每服三十丸，米饮下。⑦尿血沙淋，痛不可忍。黄芪、人参等分，为末，以大萝卜一个，切一指浓大，四五片，蜜二两，淹炙令尽，不令焦，点末，食无时，以盐汤下。⑧吐血不止。黄芪二钱半，紫背浮萍五钱，为末。每服一钱，姜、蜜水下。⑨咳嗽脓血。咽干，乃虚中有热，不可服凉药。以好黄芪四两，甘草一两，为末。每服二钱，点汤服。⑩肺痈得吐。黄芪二两，为末。每服二钱，水一中盏，煎至六分，温服，日三四服。⑪甲疽疮脓。生足趾甲边，赤肉突出，时常举发者。黄芪二两，蔄茹一两，醋浸一宿，以猪脂五合，微火上煎取二合，绞去滓，以封疮口上，日三度，其肉自消。⑫痈疽内固。黄芪、人参各一两，为末，入真龙脑一钱，用生藕汁和丸绿豆大。每服二十丸，温水下，日三服。

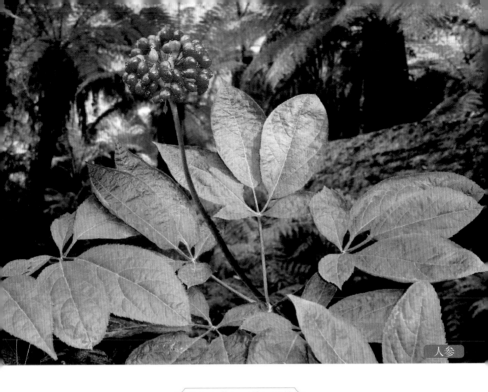

人参

人　参

【释名】人薓，黄参、血参、人衔、鬼盖、神草、土精、地精、海腴、皱面还丹。

【气味】根：甘、微寒、无毒。

【主治】根：补五脏，安精神，定魂魄，止惊悸，除邪气，明目开心益智。久服轻身延年。疗肠胃中冷，心腹鼓痛，胸胁逆满，霍乱吐逆，调中，止消渴，通血脉，破坚积，令人不忘。主五劳七伤，虚损瘦弱，止呕哕，补五脏六腑，保中守神。消胸中痰，治肺痿及痫疾，冷气逆上，伤寒不下食，凡虚而多梦纷纭者加之。止烦躁，变酸水。消食开胃，调中治气，杀金石药毒。治肺胃阳气不足，肺气虚促，短气少气，补中缓中，泻心、肺、脾、胃中火邪，止渴生津液。治男妇一切虚证，发热自汗，眩晕头痛，反胃吐食，疟疾，滑泻久痢，小便频数淋沥，劳倦内伤，中风中暑，痿痹，吐血、嗽血、下血，血淋、血崩，胎前、产后诸病。

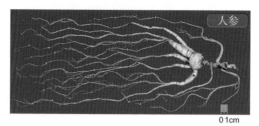

人参

01cm

【附方】①人参膏。用人参十两细切，以活水二十盏浸透，入银石器内，桑柴火缓缓煎取十盏，滤汁，再以水十盏，煎取五盏，与前汁合煎成膏，瓶收，随病作汤使。丹溪云：多欲之人，肾气衰惫，咳嗽不止，用生姜、橘皮煎汤，化膏服之；浦江郑兄，五月患痢，又犯房室，忽发昏晕，不知人事，手撒目暗，自汗如雨，喉中痰鸣如曳锯声，小便遗失，脉大无伦，此阴亏阳绝之证也。予令急煎大料人参膏，仍与灸气海十八壮，右手能动，再三壮，唇口微动，遂与膏服一盏，半夜后服三盏，眼能动，尽三斤，方能言而索粥，尽五斤而痢止，至十斤而全安，若作风治则误矣；一人背疽，服内托十宣药已多，脓出作呕，发热，六脉沉数有力，此溃疡所忌也。遂与大料人参膏，入竹沥饮之，参尽一十六斤，竹伐百余竿，而安。后经旬余，值大风拔木，疮起有脓，中有红线一道，过肩胛，抵右肋。予曰：急作参膏，以芎、归、橘皮作汤，入竹沥、姜汁饮之，尽三斤而疮溃，调理乃安，若痈疽溃后，气血俱虚，呕逆不食，变证不一者，以参、当归、术等分，煎膏服之，最妙。②治中汤。张仲景治胸痹，心中痞坚，留气结胸，胸满，胁下逆气抢心，治中汤主之，即理中汤，人参、术、干姜、甘草各三两，四味以水八升，煮三升，每服一升，日三服，随证加减。此方自晋宋以后至唐名医，治心腹病者，无不用之，或作汤，或蜜丸，或为散，皆有奇效。胡洽居士治霍乱，谓之温中汤。陶隐居《百一方》云：霍乱余药乃或难求，而治中方、四顺汤、浓朴汤不可暂缺，常须预合自随也。唐石泉公王方庆云：数方不惟霍乱可医，诸病皆疗也。四顺汤，用人参、甘草、干姜、附子炮各二两，水六升，煎二升半，分四服。③四君子汤。治脾胃气虚，不思饮食，诸病气虚者，以此为主。人参一钱，白术二钱，白茯苓一钱，炙甘草五分，姜三片，枣一枚。水二钟，煎一钟，食前温服，随证加减。④开胃化痰。不思饮食，不拘大人小儿。人参焙二两，半夏姜汁浸，焙五钱，为末，飞罗面作糊，丸绿豆大。食后姜汤下三、五十丸，日三服。⑤胃寒气满，不能传化，易饥不能食。人参末二钱，生附子末半钱，生姜二钱。

水七合，煎二合，鸡子清一枚，打转空心服之。⑥**脾胃虚弱，不思饮食**。生姜半斤取汁，白蜜十两，人参末四两，银锅煎成膏。每米饮调服一匙。⑦**胃虚恶心，或呕吐有痰**。人参一两；水二盏，煎一盏，入竹沥一杯，姜汁三匙，食远温服，以知为度，老人尤宜。⑧**胃寒呕恶**。不能腐熟水谷，食即呕吐。人参、丁香、藿香各二钱半，橘皮五钱，生姜三片，水二盏，煎一盏，温服。⑨**反胃呕吐**。饮食入口即吐，困弱无力，垂死者。上党人参三大两拍破，水一大升，煮取四合，热服，日再。兼以人参汁，入粟米、鸡子白、薤白，煮粥与啖。李直方司勋，于汉南患此，两月余，诸方不瘥，遂与此方，当时便定，后十余日，遂入京师。绛每与名医论此药，难可为俦也。⑩**食入即吐**。人参半夏汤，用人参一两，半夏一两五钱，生姜十片，水一斗，以杓扬二百四十遍，取三升，入白蜜三合，煮一升半，分服。⑪**妊娠吐水，酸心腹痛，不能饮食**。人参、干姜炮等分，为末，以生地黄汁和丸梧子大。每服五十丸，米汤下。⑫**阳虚气喘，自汗盗汗，气短头晕**。人参五钱，熟附子一两，分作四帖，每帖以生姜十片，流水二盏，煎一盏，食远温服。⑬**喘急欲绝，上气鸣息者**。人参末，汤服方寸匕，日五、六服效。⑭**产后发喘**。乃血入肺窍，危症也。人参末一两，苏木二两，水二碗，煮汁一碗，调参末服，神效。⑮**产后不语**。人参、石菖蒲、石莲肉等分，每服五钱，水煎服。⑯**产后诸虚，发热自汗**。人参、当归等分，为末，用猪腰子一个，去膜，切小片，以水三升，糯米半合，葱白二茎，煮米熟，取汁一盏，入药煎至八分，食前温服。⑰**产后秘塞，出血多**。以人参、麻子仁、枳壳麸炒为末，炼蜜丸梧子大，每服五十丸，米饮下。⑱**开心益智**。人参末一两，炼成猪肥肪十两，以淳酒和匀。每服一杯，日再服，服至百日，耳目聪明，骨髓充盈，肌肤润泽，日记千言，兼去风热痰病。⑲**闻雷即昏**。一小儿七岁，闻雷即昏倒，不知人事，此气怯也。以人参、当归、麦门冬各二两，五味子五钱，水一斗，煎汁五升，再以水五升，煎滓取汁二升，合煎成膏。每服三匙，白汤化下，服尽一斤，自后闻雷自若矣。⑳**离魂异疾**。有人卧则觉身外有身，一样无别，但不语。盖人卧则魂归于肝，此由肝虚邪袭，魂不归舍，病名曰离魂。用人参、龙齿、赤茯苓各一钱，水一盏，煎半盏，调飞过朱砂末一钱，睡时服。一夜一服，三夜后，真者气爽，假者即化矣。㉑**怔忡自汗，心气不足也**。人参半两，当归半两，用猪腰子二个，以水二碗，煮至一碗半，取腰子细切，人参、当归同煎至八分，空心吃腰子，以汁送下。其滓焙干为末，以山药末作糊丸绿豆大。每服五十丸，食远枣汤下，不过两服即愈。此昆山神济人师方也，一加乳香二钱。㉒心下结气。凡心下硬，按之则无，常觉膨满，多食则吐，气引前后，噫呃不除，由思虑过多，气不以时而行则结滞，谓之结气。人参一两，橘皮去白四两，为末，炼蜜丸梧子大，每米饮下五六十丸。㉓房后困倦。人参七钱，陈皮一钱，水一盏半，煎八分，食前温服，日再服，千金不传。㉔虚劳发热。愚鲁汤：用上党人参、银州柴胡各三钱，大枣一枚，生姜三片，水一钟半，煎七分，食远温服，日再服，以愈为度。㉕肺热声哑。人参二两，诃子一两，为末噙咽。㉖肺虚久咳。人参末二两，鹿角胶炙，研一两。每服三钱，用薄荷、豉汤一盏，葱少许，入铫子煎一二沸，倾入盏内。遇咳时，温呷三五口，甚佳。㉗止嗽化痰。人参末一两，明矾二两，以酽醋二升，熬矾成膏，入参末、炼蜜和收。每以豌豆大一丸，放舌下，其嗽即止，痰自消。㉘小儿喘咳。发热自汗吐红，脉虚无力者。人参、天花粉等分，每服半钱，蜜水调下，以瘥为度。㉙喘咳嗽血。 咳喘上气，喘急，嗽血吐血，脉无力者。人参末每服三钱，鸡子清调之，五更初服便睡，去枕仰卧，只一服愈。年深者，再服，咯血者，服尽一两甚好。一方以乌鸡子水磨千遍，自然化作水，调药尤妙。忌醋、咸、腥、酱，面酢、醉饱，将息乃佳。㉚咳嗽吐血。人参、黄耆、飞罗面各一两，百合五钱，为末，水丸梧子大。每服五十丸，食前茅根汤下；用人参、乳香、辰砂等分，为末，乌梅肉和丸弹子大。每白汤化下一丸，日一服。㉛虚劳吐血甚者。先以十灰散止之，其人必困倦，法当补阳生阴，独参汤主之。好人参一两，肥枣五枚，水二钟，煎一钟服，熟睡一觉，即减五六，继服调理药。㉜吐血下血。因七情所感，酒色内伤，气血妄行，口鼻俱出，心肺脉破，血如涌泉，须臾不救。用人参焙、侧柏叶蒸焙，荆芥穗烧存性，各五钱，为末，用二钱入飞罗面二钱，以新汲水调如稀糊服，少倾再啜，一服立止。㉝衄血不止。 人参、柳枝（寒食采者）等分，为末。每服一钱，东流水服，日三服。无柳枝，用莲子心。㉞齿缝出血。人参、赤茯苓、麦门冬各二钱，水一钟，煎七分，食前温服，日再。苏东坡得此，自谓神奇，后生小子多患此病，予累试之，累如所言。

㉟阴虚尿血。人参焙、黄耆盐水炙等分，为末，用红皮大萝卜一枚，切作四片，以蜜二两，将萝卜逐片蘸炙，令干再炙，勿令焦，以蜜尽为度。每用一片，蘸药食之，仍以盐汤送下以瘥为度。㊱消渴引饮。人参为末，鸡子清调服一钱，日三四服；用人参、栝蒌根等分，生研为末，炼蜜丸梧子大。每服百丸，食前麦门冬汤下，日二服，以愈为度，名玉壶丸，忌酒面炙爆；《郑氏家传》消渴方：人参一两，粉草二两。以雄猪胆汁浸炙，脑子半钱，为末，蜜丸芡子大，每嚼一丸，冷水下；《圣济总录》：用人参一两，葛粉二两，为末，发时以烊猪汤一升，入药三钱，蜜二两，慢火熬至三合，状如黑饧，以瓶收之，每夜以一匙含咽，不过三服，取效也。㊲虚疟寒热。人参二钱二分，雄黄五钱，为末，端午日用粽尖捣丸梧子大，发日侵晨，井华水吞下七丸，发前再服，忌诸般热物，立效，一方：加神曲等分。㊳下痢噤口。人参、莲肉各三钱。以井华水二盏，煎一盏，细细呷之，或加姜汁炒黄连三钱。㊴老人虚痢不止，不能饮食。上党人参一两，鹿角去皮，炒研五钱，为末。每服方寸匕，米汤调下，日三服。㊵伤寒坏证。凡伤寒时疫，不问阴阳，老幼妊妇，误服药饵，困重垂死，脉沉伏，不省人事，七日以后，皆可服之，百不失一，此名夺命散，又名复脉汤。人参一两，水二钟，紧火煎一钟，以井水浸冷服之，少顷鼻梁有汗出，脉复立瘥。苏韬光侍郎云：用此救数十人。予作清流宰，县申屠行辅之子妇患时疫三十余日，已成壊病，令服此药而安。㊶伤寒厥逆。身有微热，烦躁，六脉沉细微弱，此阴极发躁也。无忧散：用人参半两，水一钟，煎七分，调牛胆南星末二钱，热服，立苏。㊷夹阴伤寒。先因欲事，后感寒邪，阳衰阴盛，六脉沉伏，小腹绞痛，四肢逆冷，呕吐清水，不假此药，无以回阳。人参、干姜炮各一两，生附子一枚破作八片，水四升半，煎一升，顿服，脉出身温，即愈。㊸筋骨风痛。人参四两酒浸三日，晒干，土茯苓一斤，山慈菇一两，为末，炼蜜丸梧子大。每服一百丸，食前米汤下。㊹脾虚慢惊。黄耆汤，见黄耆发明下。㊺痘疹险证。保元汤，见黄耆发明下。㊻惊后瞳斜。小儿惊后瞳人不正者。人参、阿胶糯米炒成珠各一钱，水一盏，煎七分，温服，日再服，愈乃止，效。㊼酒毒目盲。一人形实，好饮热酒，忽病目盲而脉涩，此热酒所伤，胃气污浊，血死其中而然。以苏木煎汤，调人参末一钱服，次日鼻及两掌皆紫黑，此滞血行矣，再以四物

汤，加苏木、桃仁、红花、陈皮，调人参末服，数日而愈。⑱**酒毒生疽。**一妇嗜酒，胸生一疽，脉紧而涩。用酒炒人参、酒炒大黄，等分为末，姜汤服一钱，得睡汗出而愈，效。⑲**狗咬风伤，**肿痛。人参置桑柴炭上烧存性，以碗覆定，少顷为末，掺之，立瘥。⑳**蜈蚣咬伤。**嚼人参涂之。㉑**蜂虿螫伤。**人参末敷之。㉒**胁破肠出。**急以油抹入，煎人参、枸杞汁淋之，内吃羊肾粥，十日愈。

沙 参

【释名】白参、知母、羊乳、羊婆奶、铃儿草、虎须、苦心。

【气味】根：苦，微寒，无毒。

【主治】根：血积惊气，除寒热，补中，益肺气。疗胃痹心腹痛，结热邪气头痛，皮间邪热，安五脏。久服利人。羊乳，主头眩痛，益气，长肌肉。去皮肌浮风，疝气下坠，治常欲眠，养肝气，宣五脏风气。补虚，止惊烦，益心肺，并一切恶疮疥癣及身痒，排脓，消肿毒。清肺火，治久咳肺痿。

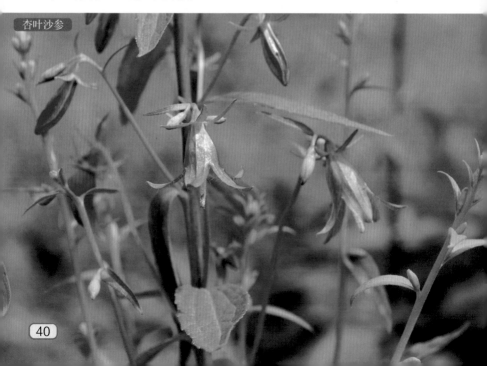

杏叶沙参

【**附方**】①肺热咳嗽。沙参半两，水煎服之。②卒得疝气。小腹及阴中相引痛如绞，自汗出，欲死者。沙参，捣筛为末，酒服方寸匕，立瘥。③妇人白带。多因七情内伤或下元虚冷所致。沙参为末，每服二钱，米饮调下。

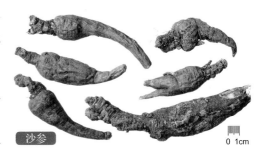

沙参

0 1cm

桔 梗

【**释名**】白药、梗草、荠苨。

【**气味**】根：辛，微温，有小毒。

【**主治**】根：胸胁痛如刀刺，腹满肠鸣幽幽，惊恐悸气。利五脏肠胃，补血气，除寒热风痹，温中消谷，疗喉咽痛，下蛊毒。治下痢，破血

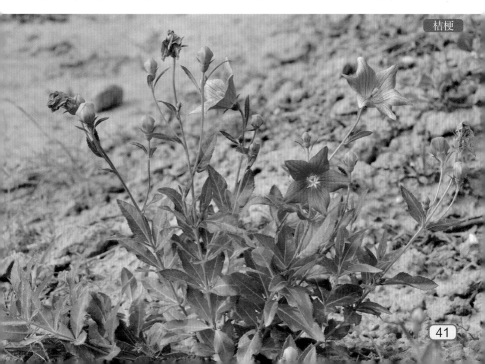

桔梗

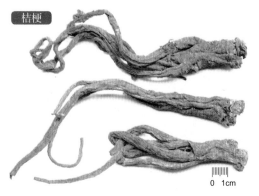

桔梗

去积气，消积聚痰涎，去肺热气促嗽逆，除腹中冷痛，主中恶及小儿惊痫。下一切气，止霍乱转筋，心腹胀痛，补五劳，养气，除邪辟温，破癥瘕肺痈，养血排脓，补内漏及喉痹。利窍，除肺部风热，清利头目咽嗌，胸膈滞气及痛，除鼻塞。治寒呕。主口舌生疮，赤目肿痛。

【附方】①**胸满不痛。**桔梗、枳壳等分，水二钟，煎一钟，温服。②**伤寒腹胀。**阴阳不和也，桔梗半夏汤主之。桔梗、半夏、陈皮各三钱，姜五片，水二钟，煎一钟服。③**痰嗽喘急。**桔梗一两半，为末，用童子小便半升，煎四合，去滓，温服。④**肺痈咳嗽。**胸满振寒，脉数咽干，不渴，时出浊唾腥臭，久久吐脓如粳米粥者，桔梗汤主之。桔梗一两，甘草二两，水三升，煮一升，分温再服，朝暮吐脓血则瘥。⑤**喉痹毒气。**桔梗二两，水三升，煎一升，顿服。⑥**少阴咽痛。**少阴证，二三日咽痛者，可与甘草汤，不瘥者，与桔梗汤主之。桔梗一两，甘草二两，水三升，煮一升，分服。⑦**口舌生疮。**方同上。⑧**齿䘌肿痛。**桔梗、薏苡仁等分，为末服。⑨**骨槽风痛，牙根肿痛。**桔梗为末，枣瓤和丸皂子大，绵裹咬之，仍以荆芥汤漱之。⑩**牙疳臭烂。**桔梗、茴香等分，烧研，敷之。⑪**肝风眼黑。**目睛痛，肝风盛也，桔梗丸主之。桔梗一斤，黑牵牛头末三两，为末，蜜丸梧子大。每服四十丸，温水下，日二服。⑫**鼻出衄血。**桔梗为末，水服方寸匕，日四服，一加生犀角屑。⑬**打击瘀血。**在肠内，久不消，时发动者。桔梗为末，米汤下一刀圭。

黄　精

【释名】黄芝、戊己芝、菟竹、鹿竹、仙人余粮、救穷草、米铺、野生姜、重楼，鸡格、龙衔、垂珠。

【气味】根：甘，平，无毒。

【主治】根：补中益气，除风湿，安五脏。久服轻身延年不饥。补五劳七伤，助筋骨，耐寒暑，益脾胃，润心肺。单服九蒸九曝食之，驻颜断谷。补诸虚，止寒热，填精髓，下三尸虫。

【附方】①服食法。用黄精根茎不限多少，细锉阴干捣末，每日水调末服，任多少，一年内变老为少，久久成地仙。《臞仙神隐书》：以黄精细切一石，用水二石五斗煮之，自旦至夕，候冷，以手碎，布袋榨取汁煎之，渣焙干为末，同入釜中，煎至可丸，丸如鸡头子大，每服一丸，日三服，绝粮轻身，除百病，渴则饮水。②补肝明目。黄精二斤，蔓菁子一淘，同和，九蒸九晒，为末，空心每米饮下二钱，日二服，延年益寿。③大风癞疮。营气不清，久风入脉，因而成癞，鼻坏色败、皮肤痒溃。用黄精根去皮、洗净二斤，日中曝令软，纳粟米饭甑中，同蒸至二斗米熟，时时食之。④补虚精气。黄精、枸杞子等分，捣作饼，日干为末，炼蜜丸梧子大，每汤下五十丸。

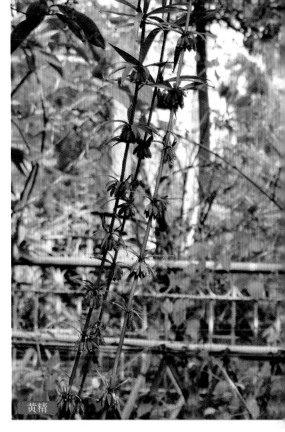

黄精

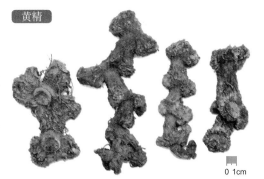

黄精

萎蕤（玉竹）

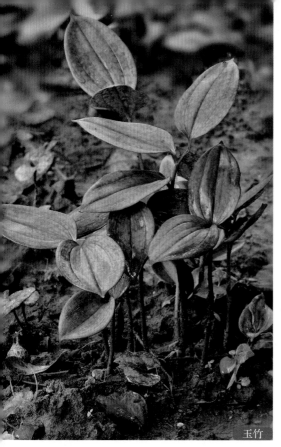

玉竹

【释名】女萎、葳蕤、萎蕤、委萎、萎香、荧、玉竹、地节。

【气味】根：甘，平，无毒。

【主治】根：主心腹结气，虚热湿毒腰痛，茎中寒，及目痛烂泪出。时疾寒热，内补不足，去虚劳客热。头痛不安，加而用之，良。补中益气。除烦闷，止消渴，润心肺，补五劳七伤虚损，腰脚疼痛。天行热狂，服食无忌。服诸石人不调和者，煮汁饮之。主风温自汗灼热，及劳疟寒热，脾胃虚乏，男子小便频数，失精，一切虚损。

【附方】①服食法。二月、九月采葳蕤根，切碎一石，以水二石煮之，从旦至夕，以手浸烂，布囊榨取汁，熬稠，其渣晒为末，同熬至可丸，丸如鸡头子大，每服一丸，白汤下，日三服，导气脉，强筋骨，治中风湿毒，去面皱颜色，久服延年。②赤眼涩痛。葳蕤、赤芍药、当归、黄连等分，煎汤，熏洗。③眼见黑花，赤痛昏暗。甘露汤：

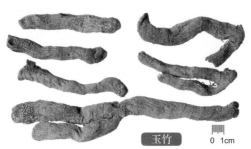

玉竹

0 1cm

用葳蕤焙四两，每服二钱，水一盏，入薄荷二叶，生姜一片，蜜少许，同煎七分，卧时温服，日一服。④小便卒淋。葳蕤一两，芭蕉根四两，水二大碗，煎一碗半，入滑石二钱，分三服。⑤发热口干，小便涩。用葳蕤五两，煎汁饮之。⑥乳石发热。葳蕤三两，炙甘草二两，生犀角一两，水四升，煮一升半，分三服。⑦痫后虚肿。小儿痫病瘥后，血气上虚，热在皮肤，身面俱肿。葳蕤、葵子、龙胆、茯苓、前胡等分，为末，每服一钱，水煎服。

知　母

【释名】 蚔母、连母、蝭母、货母、地参、水参、茪藩、苦心、儿草。

【气味】 根：苦，寒，无毒。

【主治】 根：消渴热中，除邪气，肢体浮肿，下水，补不足，益气。疗伤寒久疟烦热，胁下邪气，膈中恶，及风汗内疸。多服令人泄。心烦躁闷，骨热劳往来，产后蓐劳，肾气劳，憎寒虚烦。热劳传尸疰痛，通小肠，消痰止嗽，润心肺，安心，止惊悸。凉心去热，治阳明火热，泻膀胱、肾经火，热厥头痛，下痢腰痛，喉中腥臭。泻肺火，滋肾水，治命门相火有余。安胎，止子烦，辟射工、溪毒。

【附方】 ①久近痰嗽。自胸膈下塞停饮，至于脏腑。用知母、贝母各

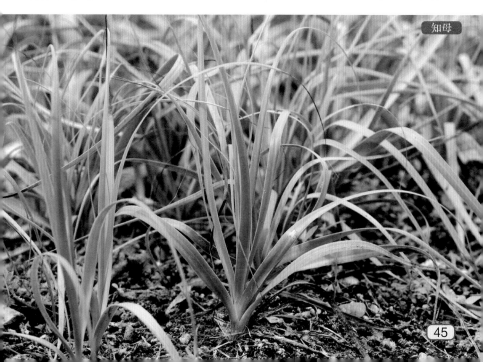

知母

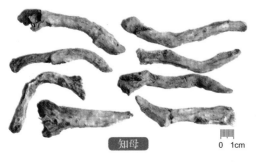

知母

一两为末，巴豆三十枚去油，研匀，每服一字，用姜三片，二面蘸药，细嚼咽下，便睡，次早必泻一行，其嗽立止。壮人乃用之。一方不用巴豆。②**久嗽气急**。知母去毛，切五钱隔纸炒，杏仁姜水泡，去皮尖，焙五钱，以水一钟半，煎一钟，食远温服。次以萝卜子、杏仁等分，为末，米糊丸，服五十丸，姜汤下，以绝病根。③**妊娠子烦**。因服药致胎气不安，烦不得卧者。知母一两洗焙，为末，枣肉丸弹子大，每服一丸，人参汤下。医者不识此病，作虚烦治，反损胎气。产科郑宗文得此方于陈藏器《本草拾遗》中，用之良验。④**妊娠腹痛**。月未足，如欲产之状。用知母二两为末，蜜丸梧子大，每粥饮下二十丸。⑤**溪毒射工**。凡中溪毒，知母连根叶捣作散服，亦可投水捣绞汁饮一二升，夏月出行，多取其屑自随，欲入水，先取少许投水上流，便无畏，兼辟射工，亦可煮汤浴之，甚佳。⑥**紫癜风疾**。醋磨知母擦之，日三次。⑦**嵌甲肿痛**。知母烧存性研，掺之。

肉苁蓉

【**释名**】肉松容、黑司命。

【**气味**】甘，微温，无毒。

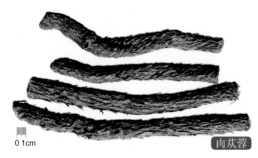

肉苁蓉

【**主治**】五劳七伤，补中，除茎中寒热痛，养五脏，强阴，益精气，多子，妇人癥瘕。久服轻身。除膀胱邪气腰痛，止痢。益髓，悦颜色，延年，大补壮阳，日御过倍，治女人血崩。男子绝阳不兴，女子绝阴不产，润五脏，长肌肉，暖腰膝，男子泄精尿血遗沥，女子带下阴痛。

【附方】①补益劳伤，精败面黑。用肉苁蓉四两，水煮令烂，薄切细研精羊肉，分为四度，下五味，以米煮粥空心食。②肾虚白浊。肉苁蓉、鹿茸、山药、白茯苓等分，为末，米糊丸梧子大，每枣汤下三十丸。③汗多便秘。老人虚人皆可用。肉苁蓉酒浸，焙二两，研沉香末一两，为末，麻子仁汁打糊，丸梧子大，每服七十丸，白汤下。④消中易饥。肉苁蓉、山茱萸、五味子为末，蜜丸梧子大，每盐酒下二十丸。⑤破伤风病，口噤身强。肉苁蓉切片晒干，用一小盏，底上穿定，烧烟于疮上熏之，累效。

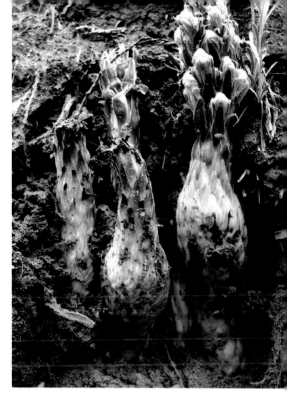

锁　阳

【气味】 甘，温，无毒。

【主治】 大补阴气，益精血，利大便。虚人大便燥结者，啖之可代肉苁蓉，煮粥弥佳。不燥结者勿用。润燥养筋，治痿弱。

锁阳

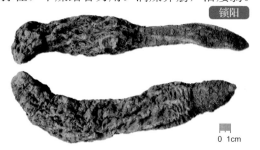

0 1cm

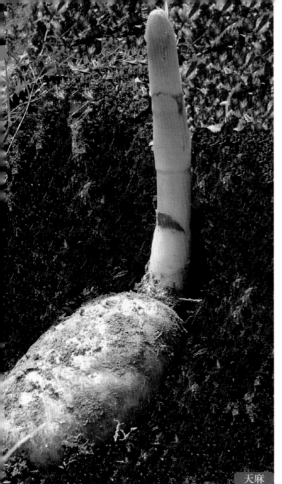

天麻

天麻

天麻

【释名】赤箭芝、独摇芝、定风草、离母、合离草、神草、鬼督邮。

【气味】辛，温，无毒。

【主治】杀鬼精物，蛊毒恶气。久服益气力，长阴肥健，轻身增年。消痈肿，下支满，寒疝下血。强筋力。久服益气，轻身长年。治冷气痹，摊缓不随，语多恍惚，善惊失志。助阳气，补五劳七伤，鬼疰，通血脉，开窍。服食无忌。治风虚眩运头痛。

【附方】①天麻丸。消风化痰，清利头目，宽胸利膈。治心忪烦闷，头晕欲倒，项急，肩背拘倦，神昏多睡，肢节烦痛，皮肤瘙痒，偏正头痛，鼻齆，面目虚浮，并宜服之。天麻半两，芎䓖二两，为末，炼蜜丸如芡子大，每食后嚼一丸，茶、酒任下。②腰脚疼痛。天麻、半夏、细辛各二两，绢袋二个，各盛药令匀，蒸热，交互熨痛处，汗出则愈，数日再熨。

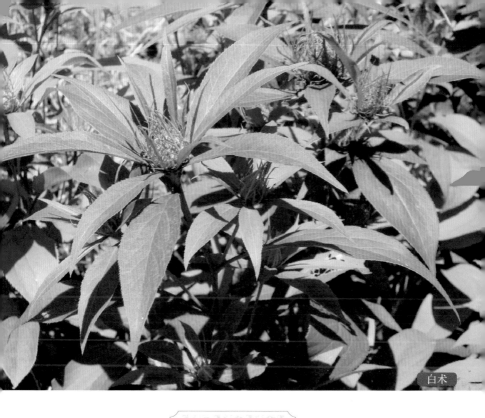

白术

术（白术）

【释名】山蓟、杨枹，枹蓟、马蓟、山姜、山连、吃力伽。

【气味】甘，温，无毒。

【主治】风寒湿痹，死肌痉疸，止汗除热消食。作煎饵，久服，轻身延年不饥。主大风在身面，风眩头痛，目泪出，消痰水，逐皮间风水结肿，除心下急满，霍乱吐下不止，利腰脐间血，益津液，暖胃消谷嗜食 。治心腹胀满，腹中冷痛，胃虚下利，多年气痢，除寒热，止呕逆。止反胃，利小便，主五劳七伤，补腰膝，长肌肉，治冷气痃癖气块，妇人冷癥瘕。除湿益气，和中补阳，消痰逐水，生津止渴，止泻痢，消足胫湿肿，除胃中热、肌热。得枳实，消痞满气分。佐黄芩，安胎清热。理胃益脾，补肝风虚，主舌本强，食则呕，胃脘痛，身体重，心下急痛，心下水痞。冲脉为病，逆气里急，脐腹痛。

【附方】①枳术丸。消痞强胃，久服令人食自不停也。白术二两，黄壁土炒过，去土，枳实麸炒，去麸一两，为末，荷叶包饭烧熟，捣和丸梧子大，每服五十丸，白汤下。气滞，加橘皮一两。有火，加黄连一两。有痰，加半夏一两。有寒，加干姜五钱，木香三钱。有食，加神曲、麦各五钱。②枳术汤。心下坚大如盘，边如旋杯，水饮所作。寒气不足，则手足厥逆，腹满胁鸣相逐，阳气不通即身冷，阴气不通即骨疼，阳前通则恶寒，阴前通则痹不仁。阴阳相得，其气乃行。大气一转，其气乃散，实则失气，虚则遗，名曰气分，宜此主之。白术一两，枳实七个，水五升，煮三升，分三服，腹中软，即散。③白术膏。服食滋补，止久泄痢。上好白术十斤，切片，入瓦锅内，水淹过二寸，文武火煎至一半，倾汁入器内，以渣再煎，如此三次，乃取前后汁同熬成膏，入器中一夜，倾去上面清水，收之，每服二三匙，蜜汤调下。④参术膏。治一切脾胃虚损，益元气。白术一斤，人参四两，切片，以流水十五碗浸一夜，桑柴文武火煎取浓汁，熬膏，入炼蜜收之，每以白汤点服。⑤胸膈烦闷。白术末，水服方寸匕。⑥心下有水。白术三两，泽泻五两，水三升，煎一升半，分三服。⑦五饮酒癖。一、留饮，水停心下；二、癖饮，水在两胁下；三、痰饮，水在胃中；四、溢饮，水在五脏间；五、流饮，水在肠间。皆因饮食冒寒，或饮茶过多致此。倍术丸：用白术一斤，干姜炮、桂心各半斤，为末，蜜丸梧子大，每温水服二三十丸。⑧四肢肿满。白术三两，咀，每服半两，水一盏半，大枣三枚，煎九分，温服，日三四服，不拘时候。⑨中风口噤，不知人事。白术四两，酒三升，煮取一升，顿服。⑩产后中寒，遍身冷直，口噤，不识人。白术四两，泽泻一两，生姜五钱，水一升，煎服。⑪头忽眩运，经久不瘥，四体渐羸，饮食无味，好食黄土。用术三斤，曲三斤，捣筛，酒和丸梧子大，每饮服二十丸，日三服，忌菘菜、桃、李、青鱼。⑫湿气作痛。白术切片，煎汁熬膏，白汤点服⑬中湿骨痛。术一两，酒三盏，煎一盏，顿服，不饮酒，以水煎之。⑭妇人肌热，血虚者。吃力伽散：用白术、白茯苓、白芍药各一两，甘草半两，为散，姜、枣煎服。⑮小儿蒸热，脾虚羸瘦，不能饮食。方同上。⑯风瘙瘾疹。白术为末，酒服方寸匕，日二服。⑰脾虚盗汗。白术四两，切片，以一两同黄炒，一两同牡蛎炒，一两同石斛炒，一两同麦麸炒，拣术为末，每服三钱，食远粟米汤下，日三服。⑱老小虚汗。白术五钱，小麦一撮，水煮干，去麦为末，用黄汤下一钱。⑲产后呕逆，别无他疾者。白术一两二钱，生姜一两五钱，酒、水各二升，煎一升，分三服。⑳脾虚胀满。脾气不和，冷气客于中，壅遏不通，是为胀满。宽中丸：用白术二两，橘皮四两，为末，酒糊丸梧子大，每食前木香汤送下三十丸，效。㉑脾虚泄泻。白术五钱，白芍药一两，冬月用肉豆蔻煨，为末，米饭丸梧子大，每米饮下。㉒湿泻暑泻。白术、车前子等分，炒为末，白汤下二三钱。㉓久泻滑肠。白术炒、茯苓各一两，糯米炒二两，为末，枣肉拌食，或丸服之。㉔老小滑泻。白术半斤黄土炒过，山药四两炒，为末，饭丸，量人大小，米汤服，或加人参三钱。㉕老人常泻。白术二两黄土拌蒸，焙干去土，苍术五钱泔浸炒，茯苓一两，为末，米糊丸梧子大，每米汤下七八十丸。㉖小儿久泻。脾虚，米谷不化，不进饮食。温白丸：用白术炒二钱半，半夏曲二钱半，丁香半钱，为末，姜汁面糊丸黍米大，每米饮随大小服之。㉗泻血萎黄。肠风痔漏，脱肛泻血，面色萎黄，积年不瘥者。白术一斤黄土炒过，研末，干地黄半斤，饭上蒸熟，捣和，干则入少酒，丸梧子大，每服十五丸，米饮下，日三服。

狗 脊

【释名】 强膂、扶筋、百枝、狗青。

【气味】 根：苦，平，无毒。

【主治】 根：腰背强，关机缓急，周痹寒湿膝痛，颇利老人。疗失溺不节，男子脚弱腰痛，风邪淋露，少气目暗，坚脊利俯仰，女子伤中关节重。男子女人毒风软脚，肾气虚弱，续筋骨，补益男子。强肝肾，健骨，治风虚。

【附方】 ①男子诸风。四宝丹：用金毛狗脊，盐泥固济，红去毛、苏木、萆薢、川乌头生用等分，为

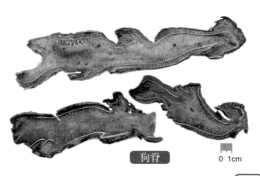

狗脊

0 1cm

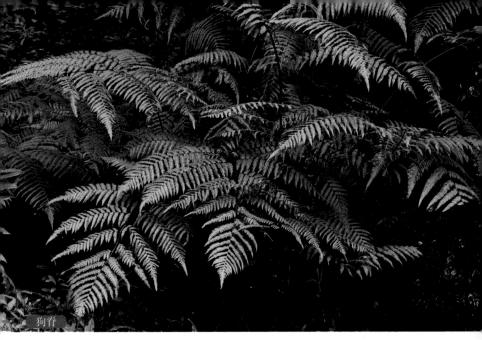

狗脊

末，米醋和丸梧子大，每服二十丸，温酒、盐汤下。②**室女白带，冲任虚寒**。鹿茸丸：用金毛狗脊燎去毛、白蔹各一两，鹿茸酒蒸，焙二两，为末，用艾煎醋汁打糯米糊丸梧子大，每服五十丸，空心温酒下。③**固精强骨**。金毛狗脊、远志肉、白茯神、当归身等分，为末，炼蜜丸梧子大，每酒服五十丸，病后足肿，但节食以养胃气，外用狗脊，煎汤渍洗。

贯 众

【释名】贯节、贯渠、百头、虎卷、扁苻、草鸱头、黑狗脊、凤尾草。

【气味】根：苦，微寒，有毒。

【主治】根：腹中邪热气，诸毒，杀三虫。去寸白，破癥瘕，除头风，止金疮。为末，水服一钱，止鼻血有效。治下血崩中带下，产后血气胀痛，斑疹毒，漆毒，骨哽。解猪病。

【附方】①**鼻衄不止**。贯众根末，水服一钱。②**诸般下血**。肠风酒痢，血痔鼠痔下血。黑狗脊，黄者不用，须内肉赤色者，即本草贯众也，去皮毛，剉焙为末，每服二钱，空心米饮下，或醋糊丸梧子大，

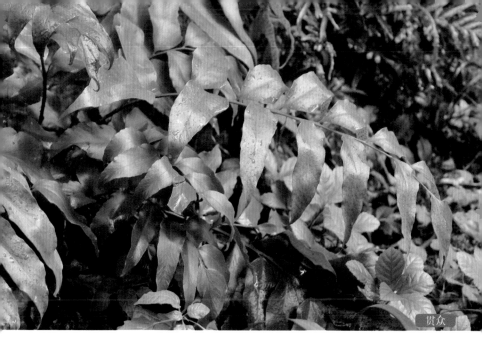

贯众

每米饮下三四十丸，或烧存性，出火毒为末，入麝香少许，米饮服二钱。③**女人血崩**。贯众半两，煎酒服之，立止。④**产后亡血**。过多，心腹彻痛者。用贯众状如刺猬者一个，全用不锉，只揉去毛及花萼，以好醋蘸湿，慢火炙令香熟，候冷为末，米饮空心每服二钱，甚效。⑤**赤白带下**。年深，诸药不能疗者，用上方治之亦验，名独圣汤，方同上。⑥**痘疮不快**。快斑散：用贯众、赤芍药各一钱，升麻、甘草各五分，入淡竹叶三片，水一盏半，煎七分，温服。⑦**头疮白秃**。贯众、白芷为末，油调涂之，又方：贯众烧末，油调涂。⑧**漆疮作痒**。油调贯众末，涂之。⑨**鸡鱼骨哽**。贯众、缩砂、甘草等分，为粗末，绵包少许，含之咽汁，久则随痰自出。⑩**解轻粉毒**。齿缝出血，臭肿。贯众、黄连各半两，煎水，入冰片少许，时时漱之。⑪**血痢不止**。贯众五钱，煎酒服。⑫**便毒肿痛**。贯众，酒服二钱，良。

巴戟天

【**释名**】不凋草、三蔓草。

【**气味**】根：辛、甘，微温，无毒。

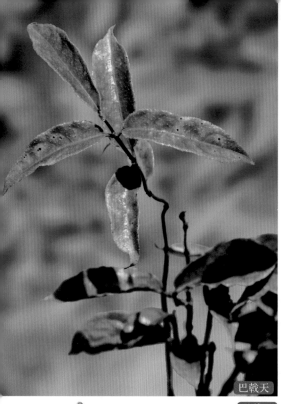

巴戟天

巴戟天

【主治】根：大风邪气，阴痿不起，强筋骨，安五脏，补中增志益气。疗头面游风，小腹及阴中相引痛，补五劳，益精，利男子。治男子夜梦鬼交精泄，强阴下气，治风癞。治一切风，疗水胀。治脚气，去风疾，补血海。

远 志

【释名】苗名小草、细草、棘菀、葽绕。

【气味】根：苦，温，无毒。

【主治】根：咳逆伤中，补不足，除邪气，利九窍，益智慧，耳目聪明，不忘，强志倍力，久服轻身不老。利丈夫，定心气，止惊悸，益精，去心下膈气，皮肤中热，面目黄。杀天雄、附子、乌头毒，煎汁饮之，治健忘，安魂魄，令人不迷，坚壮阳道。长肌肉，助筋骨，妇人血噤失音，小儿客忤。肾积奔豚。治一切痈疽。

【附方】①心孔昏塞，多忘善误。丁酉日密自至市买远志，着巾角中，还为末服之勿令人知。②胸痹心痛，

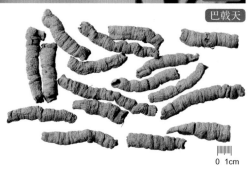

远志

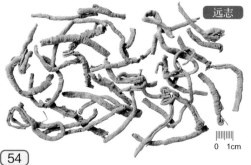

0 1cm

0 1cm

54

逆气，膈中饮不下。小草丸：用小草、桂心、干姜、细辛、蜀椒出汗各三分，附子二分炮，六物下筛，蜜和丸梧子大，先食米汁下三丸，日三服，不知稍增以知为度。忌猪肉、冷水、生葱、生菜。③喉痹作痛。远志肉为末，吹之，涎出为度。④吹乳肿痛。远志焙研，酒服二钱，以滓敷之。⑤一切痈疽：远志酒。治一切痈疽、发背、疖毒，恶候侵大。有死血，阴毒在中则不痛，敷之即痛；有忧怒等气积而怒攻则痛不可忍，敷之即不痛；或蕴热在内，热逼

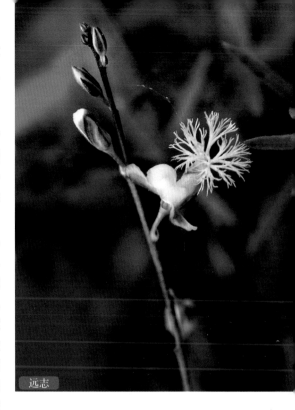

远志

人手不可近，敷之即清凉；或气虚血冷，溃而不敛，敷之即敛。此本韩大夫宅用以救人方，极验。若七情内郁，不问虚实寒热，治之皆愈。用远志不以多少，米泔浸洗，捶去心，为末，每服三钱，温酒一盏调，澄少顷饮其清，以滓敷患处。⑥小便赤浊。远志、甘草水煮半斤，茯神、益智仁各二两，为末，酒糊丸梧子大，每空心枣汤下五十丸。

淫羊藿

【释名】 仙灵脾、放杖草、弃杖草、千两金、干鸡筋、黄连祖、三枝九叶草、刚前。

【气味】 根叶：辛，寒，无毒。

【主治】 根叶：阴痿绝伤，茎中痛，利小便，益气力，强志。坚筋骨，消瘰疬赤痈，下部有疮，洗出虫。丈夫久服，令人无子。丈夫绝阳无

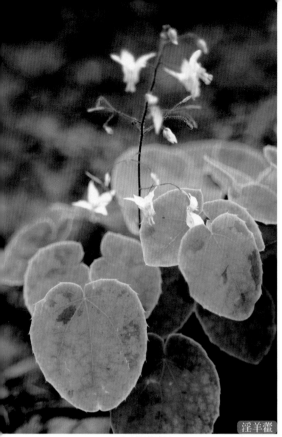

淫羊藿

淫羊藿

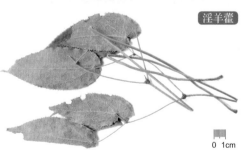

0 1cm

子，女人绝阴无子，老人昏耄，中年健忘，一切冷风劳气，筋骨挛急，四肢不仁，补腰膝，强心力。

【附方】①仙灵脾酒。益丈夫兴阳，理腰膝冷。用淫羊藿一斤，酒一斗，浸三日，逐时饮之。②偏风不遂、皮肤不仁。宜服仙灵脾酒：仙灵脾一斤，细锉，生绢袋盛，于不津器中，用无灰酒二斗浸之，重封，春、夏三日，秋、冬五日后，每日暖饮，常令醺然，不得大醉，酒尽再合，无不效验。合时，切忌鸡、犬、见。③三焦咳嗽，腹满不饮食，气不顺。仙灵脾、覆盆子、五味子炒各一两，为末，炼蜜丸梧子大，每姜茶下二十丸。④目昏生翳。仙灵脾，生王瓜即小栝蒌红色者等分，为末，每服一钱，茶下，日二服。⑤病后青盲，日近者可治。仙灵脾一两，淡豆豉一百粒，水一碗半，

煎一碗，顿服即瘳。⑥小儿雀目。仙灵脾根、晚蚕蛾各半两，炙甘草、射干各二钱半，为末，用羊子肝一枚，切开掺药二钱，扎定，以黑豆一合，米泔一盏，煮熟，分二次食，以汁送之。⑦牙齿虚痛。仙灵脾为粗末，煎汤频漱，大效。⑧痘疹入目。仙灵脾、威灵仙等分，为末，每服五分，米汤下。

仙 茅

【**释名**】独茅、茅爪子、婆罗门参。

【**气味**】根：辛，温，有毒。

【**主治**】根：心腹冷气不能食，腰脚风冷挛痹不能行，丈夫虚劳，老人失溺无子，益阳道。久服通神强记，助筋骨，益肌肤，长精神，明目。治一切风气，补暖腰脚，清安五脏。久服轻身，益颜色。丈夫五劳七伤，明耳目，填骨髓。开胃消食下气，益房事。

【**附方**】①仙茅丸。壮筋骨，益精神，明目，黑髭须。仙茅二斤，糯米泔浸五日，去赤水，夏月浸三日，车前子十二两，白茯苓去皮、茴香炒、柏子仁去壳各八两，生地黄焙、熟地黄焙各四两，为末，酒煮糊丸如梧子大，每服五十丸，食前温酒下，日二服。②定喘下气，补心肾。神秘散：用白仙茅半两，米泔浸三宿，晒炒，团参二钱半，阿胶一两半炒，鸡腴胵一两，烧，为末，每服二钱，糯米饮空心下，日二服。

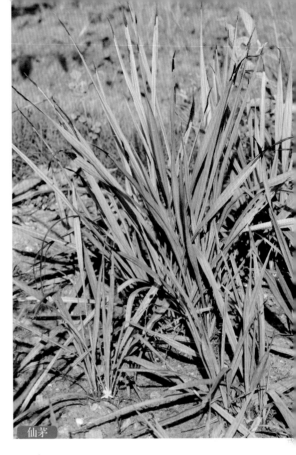

仙茅

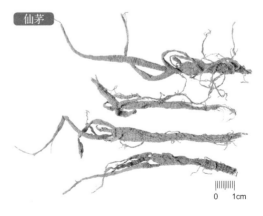

仙茅

|||||||||||
0   1cm

玄 参

【释名】 黑参、玄台、重台、鹿肠、正马、逐马、馥草、野脂麻、鬼藏。

【气味】 根：苦，微寒，无毒。

【主治】 根：腹中寒热积聚，女子产乳余疾，补肾气，令人目明。主暴中风伤寒，身热支满，狂邪忽忽不知人，温疟洒洒，血瘕，下寒血，除胸中气，下水止烦渴，散颈下核，痈肿，心腹痛，坚癥，定五脏。久服补虚明目，强阴益精。热风头痛，伤寒劳复，治暴结热，散瘤瘘瘰疬。治游风，补劳损，心惊烦躁，骨蒸传尸邪气，止健忘，消肿毒。滋阴降火，解斑毒，利咽喉，通小便血滞。

【附方】 ①诸毒鼠瘘。玄参渍酒，日日饮之。②年久瘰疬。生玄参，捣敷上，日二易之。③赤脉贯瞳。玄参为末，以米泔煮猪肝，日日蘸食之。④发斑咽痛。玄参升麻汤：用玄参、升麻、甘草各半两，水三盏，煎一盏半，温服。⑤急喉痹风。不拘大人小儿，玄参、鼠粘半生半炒各一两，为末，新水服一盏，立瘥。⑥鼻中生疮。玄参末涂之，或以水浸软，塞之。⑦三焦积热。玄参、黄连、大黄各一两，为末，炼蜜丸梧子大，每服三四十丸，白汤下。小儿，丸粟米大。⑧小肠疝气。黑参咬咀，炒，为丸，每服一钱半，空心酒服，出汗即效。

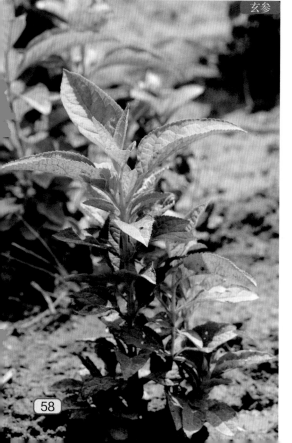

玄参

地 榆

【释名】 玉豉、酸赭。

【气味】 根：苦，微寒，无毒。

【主治】 根：妇人乳产痉痛七伤，带下五漏，止痛止汗，除恶肉，疗金疮。止脓血，诸瘘恶疮热疮，补绝伤，产后内塞，可作金疮膏，消酒，除渴，明目。止冷热痢疳痢，极效。止吐血鼻衄肠风，月经不止，血崩，产前后诸血疾，并水泻。治胆气不足。汁酿酒治风痹，补脑。捣汁涂虎犬蛇虫伤。主内漏，止血不足。

【附方】 ①男女吐血。地榆三两，米醋一升，煮十余沸，去滓，食前稍热服一合。②妇人漏下，赤白不止，令人黄瘦。方同上。③血痢不止。地榆晒研，每服二钱，掺在羊血上，炙熟食之，以捻头煎汤送下。一方：以地榆煮汁作饮，每服三合。④赤白下痢，骨立者。地榆一斤，水三升，煮一升半，去滓，再煎如稠饧，绞滤，空腹服三合，日再服。⑤久病肠风，痛痒不止。地榆五钱，苍术一两，水二钟，煎一钟，空心服，日一服。⑥下血不止二十年者。取地榆、鼠尾草各二

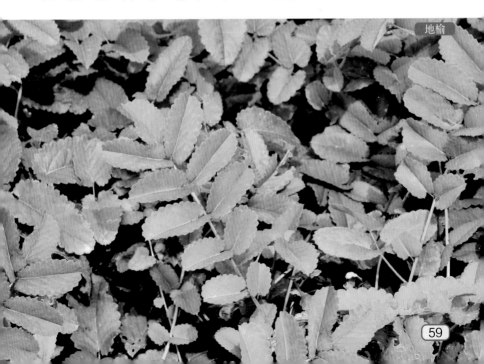

地榆

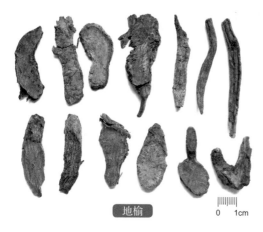

地榆

0 1cm

两，水二升，煮一升，顿服，若不断，以水渍屋尘饮一小杯投之。⑦结阴下血，腹痛不已。地榆四两，炙甘草三两，每服五钱，水三盏，入缩砂仁七枚，煎一盏半，分二服。⑧小儿疳痢。地榆煮汁，熬如饴糖，与服便已。⑨毒蛇螫人。新地榆根捣汁饮，兼以渍疮。⑩虎犬咬伤。地榆煮汁饮，并为末敷之。亦可为末，白汤服，日三。忌酒。⑪代指肿痛。地榆煮汁渍之，半日愈。⑫小儿湿疮。地榆煮浓汁，日洗二次。⑬小儿面疮，目赤肿痛。地榆八两，水一斗，煎五升，温洗之。

丹 参

【释名】赤参、山参、郗蝉草、木羊乳、逐马、奔马草。

【气味】根：苦，微寒，无毒。

【主治】根：心腹邪气，肠鸣幽幽如走水，寒热积聚，破癥除瘕，止烦满，益气。养血，去心腹痼疾结气，腰脊强脚痹，除风邪留热。久服利人。渍酒饮，疗风痹足软。主中恶及百邪鬼魅，腹痛气作，声音鸣吼，能定精。养神定志，通利落死胎，止血崩带下，调妇人经脉不匀，血邪心烦，恶疮疥癣，瘿赘肿毒丹毒，排脓止痛，生肌长肉。活血，通心包络，治疝痛。

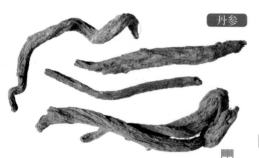

丹参

0 1cm

【附方】①丹参散。治妇人经脉不调，或前或后，

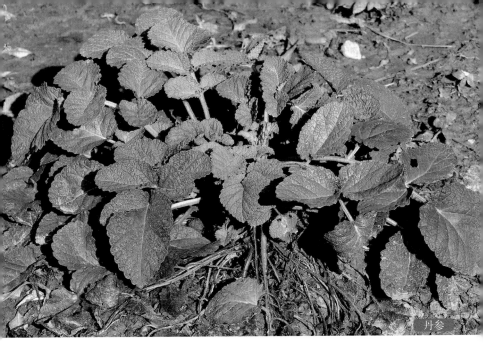

丹参

或多或少，产前胎不安，产后恶血不下，兼治冷热劳，腰脊痛，骨节烦疼。用丹参洗净，切晒为末，每服二钱，温酒调下。②寒疝腹痛。小腹阴中相引痛，白汗出，欲死。以丹参一两为末，每服二钱，热酒调下。③小儿身热，汗出拘急，因中风起。丹参半两，鼠屎炒三十枚，为末，每服三钱，浆水下。④惊痫发热。丹参膏：用丹参、雷丸各半两，猪膏二两，同煎七上七下，滤去滓盛之，每以摩儿身上，日三次。⑤妇人乳痈。丹参、白芷、芍药各二两，咀，以醋腌一夜，猪脂半斤，微火煎成膏，去滓敷之。⑥热油火灼，除痛生肌。丹参八两锉，以水微调，取羊脂二斤，煎三上三下，以涂疮上。

紫　草

【释名】紫丹、紫芙、茈茛、藐、地血、鸦衔草。

【气味】根：苦，寒，无毒。

【主治】根：心腹邪气，五疸，补中益气，利九窍，通水道。疗腹肿胀满痛。以合膏，疗小儿疮。治恶疮癣。治斑疹痘毒，活血凉血，利

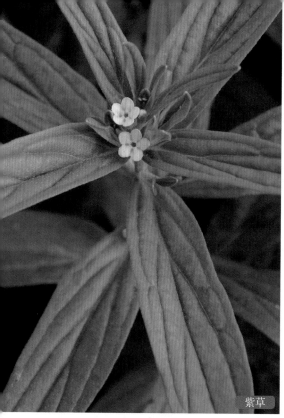

紫草

大肠。

【附方】①消解痘毒。紫草一钱，陈皮五分，葱白三寸，新汲水煎服。②婴童疹痘。三四日，隐隐将出未出，色赤便闭者。紫草二两锉，以百费汤一盏泡，封勿泄气，待温时服半合，则疮虽出亦轻，大便利者，勿用，煎服亦可。③痘毒黑疔。紫草三钱，雄黄一钱，为末，以胭脂汁调，银簪挑破，点之极妙。④痈疽便闭。紫草、栝蒌实等分，新水煎服。⑤小儿白秃。紫草煎汁涂之。⑥小便卒淋。紫草一两，为散，每食前用井华水服二钱。⑦恶虫咬人。紫草煎油涂之。⑧火黄身热。午后却凉，身有赤点，如生黑点者，不可治，宜烙手足心、背心、百会、下廉。紫草汤：紫草、吴蓝各一两，木香、黄连各半两，粗捣筛，每服五钱匕，水煎服。

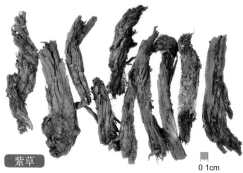

紫草

0 1cm

白头翁

【**释名**】野丈人、胡王使者、奈何草。

【**气味**】根：苦，温，无毒。

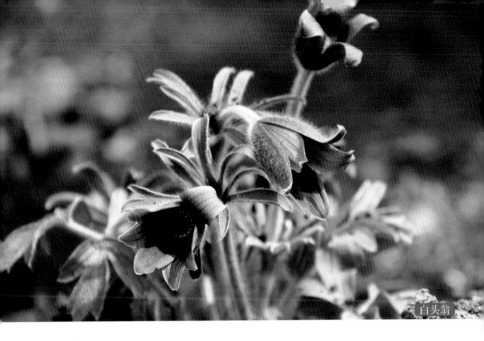

白头翁

【**主治**】根：温疟狂易寒热，癥瘕积聚瘿气，逐血，止痛，疗金疮。鼻衄。止毒痢。赤痢腹痛，齿痛，百骨节痛，项下瘤疬。一切风气，暖腰膝，明目消赘。

【**附方**】①白头翁汤。治热痢下重。用白头翁二两，黄连、黄柏、秦皮各三两，水七升，煮二升，每服一升，不愈更服。妇人产后痢虚极者，加甘草、阿胶各二两。②下痢咽痛。春夏病此，宜用白头翁、黄连各一两，木香二两，水五升，煎一升半，分三服。③外痔肿痛。白头翁草，一名野丈人，以根捣涂之，逐血止痛。④小儿秃疮。白头翁根捣敷，一宿作疮，半月愈。

紫 参

【**别名**】牡蒙、童肠、马行、众戎、五鸟花。

【**气味**】苦，辛，寒，无毒。

【**主治**】心腹积聚，寒热邪气，通九窍，利大小便。疗肠胃大热，唾血衄血，肠中聚血，痈肿诸疮，止渴益精。治心腹坚胀，散瘀血，治妇人血闭不通。主狂疟瘟疟，鼽血汗出。治血痢。牡蒙：治金疮，破

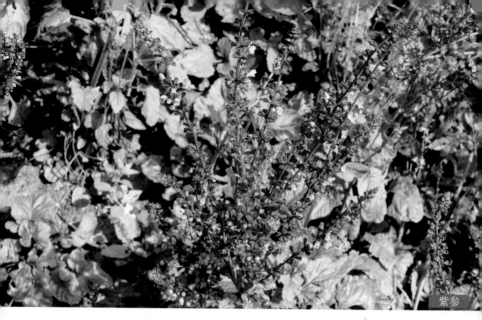
紫参

血，生肌肉，止痛，赤白痢，补虚益气，除脚肿，发阴阳。

【附方】①紫参汤。治痢下。紫参半斤；水五升，煎二升，入甘草二两，煎取半升，分三服。②吐血不止。紫参、人参、阿胶炒等分；为末；乌梅汤服一钱；一方去人参，加甘草，以糯米汤服。③面上酒刺。五参丸：用紫参、丹参、人参、苦参、沙参各一两；为末，胡桃仁杵和丸梧子大；每服三十丸，茶下。

白 及

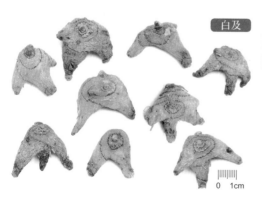
白及

0 1cm

【释名】连及草、甘根、白给。

【气味】根：苦，平，无毒。

【主治】根：痈肿恶疮败疽，伤阴死肌，胃中邪气，贼风鬼击，痱缓不收。除白癣疥虫。结热不消，阴下痿，面上皯疱，令人肌滑。止惊邪血邪血痢，痫疾风痹，赤眼症结，温热疟疾，发背瘰，肠风痔瘘，扑损，刀箭疮，汤火疮，生肌止痛。止肺血。主伏虫白癣肿痛。

【附方】①鼻衄不止。津调白芨末，涂山根上，仍以水服一钱，立止。②心气疼痛。白及，石榴皮各二钱，为末，练蜜丸黄豆大，每服三十丸，艾醋汤下。③重舌鹅口。白芨末，乳汁调涂足心。④妇人阴脱。白芨、川乌头等分，为末，绢裹一钱，纳阴中，入三寸，腹内热即止，日用一次。⑤疗疮肿毒。白芨末半钱，以水澄之，去水，摊于浓纸上贴之。⑥打跌骨折。酒调白芨末二钱服，其功不减自然铜、古铢钱也。⑦刀斧伤损。白芨、石膏等分，为末，掺之，亦可收口。⑧手足皲裂。白芨末水调塞之。勿犯水。⑨汤火伤灼。白芨末，油调敷之。

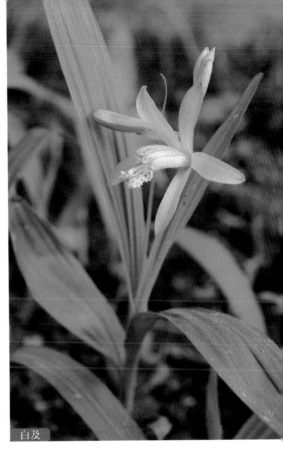
白及

三　七

【释名】山漆、金不换。

【气味】根：甘、微苦，温，无毒。

【主治】根：止血散血定痛，金刃箭伤、跌扑杖疮、血出不止者，嚼烂涂，或为末掺之，其血即止。亦主吐血衄血，下血血痢，崩中经水不止，产后恶血不下，血运血痛，赤目痈肿，虎咬蛇伤诸病。

【附方】①吐血衄血。三七一钱，自嚼，米汤送下，或以五分，加入

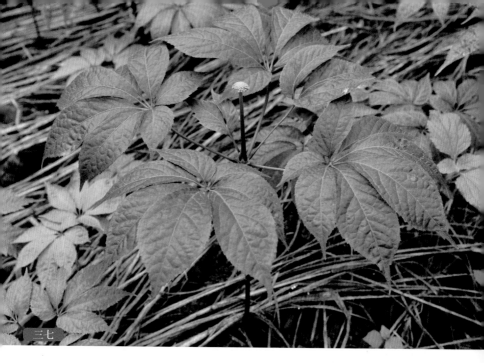

三七

八核汤。②赤痢血痢。三七三钱，研末，米泔水调服，即愈。③大
肠下血。三七研末，同淡白酒调一、二钱服，三服可愈，加五分入四
物汤亦可。④妇人血崩。方同上。⑤男妇赤眼，十分重者。以三七
根磨汁，涂四围，甚妙。⑥无名痈肿，疼痛不止。三七磨米醋调涂即
散，已破者，研末干涂。⑦虎咬蛇伤。三七研末，米饮服三钱，仍嚼
涂之。⑧产后血多。三七研末，米汤服一钱。

黄 连

【**释名**】王连、支连。

【**气味**】根：苦，寒，无毒。

【**主治**】根：热气，目痛眦伤泣出，明目，肠澼腹痛下痢，妇人阴中
肿痛。久服令人不忘。主五脏冷热，久下泄澼脓血，止消渴大惊，除
水利骨，调胃浓肠益胆，疗口疮。治五劳七伤，益气，止心腹痛，惊
悸烦躁，润心肺，长肉止血，天行热疾，止盗汗并疮疥。猪肚蒸为
丸，治小儿疳气，杀虫。羸瘦气急。治郁热在中，烦躁恶心，兀兀欲

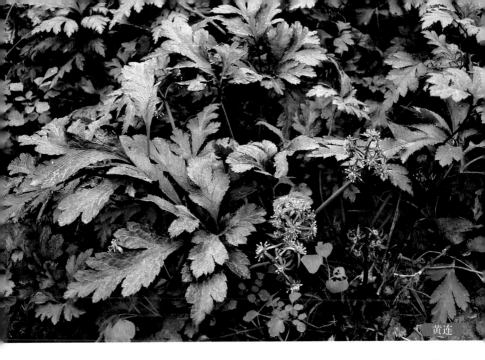

黄连

吐，心下痞满。主心病逆而盛，心积伏梁。去心窍恶血，解服药过剂烦闷及巴豆、轻粉毒。

【附方】 ①心经实热。泻心汤：用黄连七钱，水一盏半，煎一盏，食远温服，小儿减之。②卒热心痛。黄连八钱，咬咀，水煎热服。③肝火为痛。黄连姜汁炒，为末，粥糊丸梧子大，每服三十丸，白汤下。左金丸：用黄连六两，茱萸一两，同炒为末，神曲糊丸梧子大，每服三四十丸，白汤下。④伏暑发热，作渴呕恶，及赤白痢，消渴，肠风酒毒，泄泻诸病。并宜酒煮黄龙丸主之，川黄连一斤切，以好酒二升半，煮干焙研，糊丸梧子大，每服五十丸，熟水下，日三服。⑤阳毒发狂，奔走不定。宜黄连、寒水石等分，为末，每服三钱，浓煎甘草汤下。⑥骨节积热，渐渐黄瘦。黄连四分切，以童子小便五大合，浸经宿，微煎三四沸，去滓，分作二服。⑦小儿疳热流注，遍身疮蚀，或潮热，肚胀作渴。猪肚黄连丸：用猪肚一个洗净，宜黄连五两，切碎，水和，纳入肚中缝定，放在五升粳米上，蒸烂，石臼捣千杵，或入少饭同杵，丸绿豆大，每服二十丸，米饮下。仍服调血清心之药佐之，盖小儿之病，不出于疳，则出于热，常须识此。⑧三消骨蒸。黄连末，以冬瓜自然汁浸一夜，晒干又浸，如此七次，为末，以

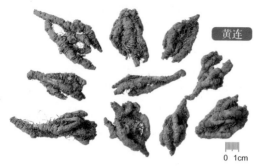

黄连

0 1cm

冬瓜汁和丸梧子大，每服三四十丸，大麦汤下。寻常渴，只一服见效。⑨消渴尿多。用黄连末，蜜丸梧子大，每服三十丸，白汤下；用黄连半斤，酒一升浸，重汤内煮一伏时，取晒为末，水丸梧子大，每服五十丸，温水下；治消渴，小便滑数如油，黄连五两，栝蒌根五两，为末，生地黄汁丸梧子大，每牛乳下五十丸，日二服，忌冷水、猪肉；用黄连末，入猪肚内蒸烂，捣，丸梧子大，饭饮下。⑩湿热水病。黄连末，蜜丸梧子大，每服二丸至五丸，饮下，日三四服。⑪破伤风病。黄连五钱，酒二盏，煎七分，入黄蜡三钱，溶化热服之。⑫小便白淫。因心肾气不足，思想无穷所致。黄连、白茯苓等分，为末，酒糊丸梧子大，每服三十丸，煎补骨脂汤下，日三服。⑬热毒血痢。宣黄连一两，水二升，煮取半升，露一宿，空腹热服，少卧将息，一二日即止。⑭赤痢久下，累治不瘥。黄连一两，鸡子白和为饼，炙紫为末，以浆水三升，慢火煎成膏，每服半合，温米饮下。一方：只以鸡子白和丸服。⑮热毒赤痢。黄连二两切，瓦焙令焦，当归一两焙，为末，入麝香少许，每服二钱，陈米饮下。佛智和尚在闽，以此济人。⑯赤白久痢，并无寒热，只日久不止。用黄连四十九个，盐梅七个，入新瓶内，烧烟尽，热研，每服二钱，盐米汤下。⑰赤白暴痢。如鹅鸭肝者，痛不可忍。用黄连、黄芩各一两，水二升，煎一升，分三次热服。⑱冷热诸痢。胡洽九盏汤：治下痢，不问冷热赤白，谷滞休息久下，悉主之。黄连长三寸三十枚，重一两半，龙骨如棋子大四枚，重一两，大附子一枚，干姜一两半，胶一两半，细切，以水五合著铜器中，去火三寸煎沸，便取下，坐土上，沸止，又上水五合，如此九上九下，纳诸药入水内，再煎沸，辄取下，沸止又上，九上九下，度可得一升，顿服即止。⑲下痢腹痛、赤白痢下。令人下部疼重，故名重下，日夜数十行，脐腹绞痛。以黄连一斤，酒五升，煮取一升半，分再服，当止绞痛也。⑳治痢香连丸。赤白诸痢，里急后重，腹痛。用宣黄连、青木香等分，捣筛，白蜜丸梧子大，每服二三十丸，空腹饮下，日再服，其效如神。久冷者，以煨蒜捣和丸之，不拘大人婴孺皆效。黄连、茱萸炒过四两，木香面煨一两，粟米饭丸。钱仲阳香连丸：治小儿冷热痢，加煨熟诃子肉，又治小儿泻痢，加煨熟肉豆蔻，又治小儿气虚泻痢腹痛，加白附子尖，刘河间治久痢，加龙骨。朱丹溪治禁口痢，加石莲肉。㉑**五疳八痢**。四治黄连丸：用连珠黄连一斤，分作四分，一分用酒浸炒，一分用自然姜汁炒，一分用吴茱萸汤浸炒，一分用益智仁同炒，去益智，研末，白芍药酒煮，切焙四两，使君子仁焙四两，广木香二两，为末，蒸饼和丸绿豆大，每服三十丸，米饮食前下，日三服，忌猪肉冷水。㉒**伤寒下痢，不能食者**。黄连一斤，乌梅二十枚去核，炙燥为末，蜡一棋子大，蜜一升，合煎，和丸梧子大，一服二十丸，日三服。又方：黄连二两，熟艾如鸭子大一团，水三升，煮取一升，顿服立止。㉓**气痢后重，里急或下泄**。用宣连一两，干姜半两，各为末，收，每用连一钱，姜半钱，和匀，空心温酒下，或米饮下，神妙。《济生方》秘传香连丸：用黄连四两，木香二两，生姜四两，以姜铺砂锅底，次铺连，上铺香，新汲水三碗，煮焙研，醋调仓米糊为丸，如常日服五次。㉔**小儿下痢，赤白多时，体弱不堪**。以宣连用水浓煎，和蜜，日服五六次。㉕**诸痢脾泄，脏毒下血**。雅州黄连半斤，去毛切，装肥猪大肠内，扎定，入砂锅中，以水酒煮烂，取连焙，研末，捣肠和丸梧子大，每服百丸，米汤下，极效。㉖**湿痢肠风**。变通丸：治赤白下痢，日夜无度，及肠风下血，用川黄连去毛、吴茱萸汤泡过各二两，同炒香，拣出各为末，以粟米饭和丸梧子大，各收；每服三十丸，赤痢，甘草汤下黄连丸；白痢，姜汤下茱萸丸；赤白痢，各用十五丸，米汤下；此乃浙西河山纯老方，救人甚效。戊己丸：治脾胃受湿，下痢腹痛，米谷不化，用二味加白芍药，同炒研，蒸饼和丸服。㉗**积热下血**。聚金丸：治肠胃积热，或因酒毒下血，腹痛作渴，脉弦数，黄连四两分作四面糊丸如梧子大，每服五十丸，米泔浸枳壳水，食前送下，冬月，加酒蒸大黄一两。㉘**脏毒下血**。黄连为末，独头蒜煨研，和丸梧子大，每空心陈米饮下四十丸。㉙**酒痔下血**。黄连酒浸，煮熟为末，酒糊丸梧子大，每服三四十丸，白汤下。一方：用自然姜汁浸焙炒。㉚**鸡冠痔疾**。黄连末敷之，加赤小豆末尤良。㉛**痔病秘结，用此宽肠**。黄连、枳壳等分，为末，糊丸梧子大，每服五十丸，空心米饮下。㉜**痢痔脱肛**。冷水调黄连末涂之，良。㉝脾积食泄。川黄连二两，为末，大蒜捣和丸梧子大，每服五十丸，白汤下。㉞水泄脾泄。神圣香黄散：宣连一两，生姜四两。同以文火炒至姜脆，各自拣出为末，水泄，用姜末，脾泄，用连末，每服二钱，空心白汤下，县者不过二服；亦治痢疾。㉟吐血不止。黄连一两捣散，每服一钱，水七分，入豉二十粒，煎至五分，去滓温服，大人、小儿皆治。㊱小儿赤眼。水调黄连末，贴足心，甚妙。㊲烂弦风眼。黄连十文，槐花、轻粉少许，为末，男儿乳汁和之，饭上蒸过，帛裹，熨眼上。㊳目猝痒痛。乳汁浸黄连，频点眦中，治目中百病。㊴泪出不止。黄连浸浓汁，渍拭之。㊵牙痛恶热。黄连末掺之，立止。㊶口舌生疮。用黄连煎酒，时含呷之。赴筵散：用黄连、干姜等分，为末掺之。㊷小儿口疳。黄连、芦荟等分，为末，每蜜汤服五分；走马疳，入蟾灰等分，青黛减半，麝香少许。㊸小儿食土。取好黄土，煎黄连汁搜之，晒干与食。㊹预解胎毒。小儿初生，以黄连煎汤浴之，不生疮及丹毒。㊺腹中儿哭。黄连煎浓汁，母常呷之。㊻因惊胎动、出血。取黄连末，酒服方寸匕，日三服。㊼痈疽肿毒。已溃、未溃皆可用。黄连、槟榔等分，为末，以鸡子清调搽之。㊽中巴豆毒，下利不止。黄连、干姜等分，为末，水服方寸匕。

胡黄连

【气味】苦，平，无毒。

【主治】补肝胆，明目，治骨蒸劳热，三消，五心烦热，妇人胎蒸虚惊，冷热泄痢，五痔，浓肠胃，益颜色。浸人乳汁，点目甚良。治久痢成疳，小儿惊痫、寒热、不下食，霍乱下痢，伤寒咳嗽温疟，理腰肾，去阴汗。去果子积。

【附方】①伤寒劳复。身热，大小便赤如血色；用胡黄连一两，山栀子二两去壳；入蜜半两，拌和，炒令微焦为末，用猪胆汁和丸梧子大；每服十丸，用生姜二片，乌梅一个，童子小便三合，浸半日去滓，食后暖小便令温吞之，卧时再服，甚效。②肥热疳疾。胡黄连丸：用胡黄连、黄连各半两，朱砂二钱半；为末，入猪胆内扎定，以杖子钩悬于砂锅内，浆水煮一炊久，取出研烂，入芦荟、麝香各一分，饭和丸麻子大；每服五七丸至一二十丸，米饮下。③五心烦热。胡黄连末，米饮服一钱。④小儿黄疸。胡黄连、川黄连各一两；为末，用黄瓜一个，去瓤留盖，入药在内合定，面裹煨熟，去面，捣丸绿豆

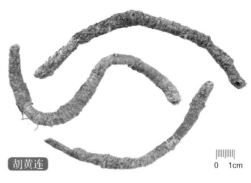

胡黄连

0　1cm

大；每量大小温水下。⑤吐血衄血。胡黄连、生地黄等分；为末，猪胆汁丸梧子大，卧时茅花汤下五十丸。⑥血痢不止。胡黄连、乌梅肉、灶下土等分，为末，腊茶清下。⑦热痢腹痛。胡黄连末，饭丸梧子大，每米汤下三十丸。⑧婴儿赤目。茶调胡黄连末，涂手足心，即愈。⑨痈疽疮肿。已溃、未溃皆可用之。胡黄连、穿山甲烧存性等分为末，以茶或鸡子清调涂。⑩痔疮疼肿，不可忍者。胡黄连末，鹅胆汁调搽之。

黄　芩

【释名】腐肠、空肠、内虚、妒妇、经芩、黄文、印头、苦督邮、内实者名子芩、条芩、独尾芩、鼠尾芩。

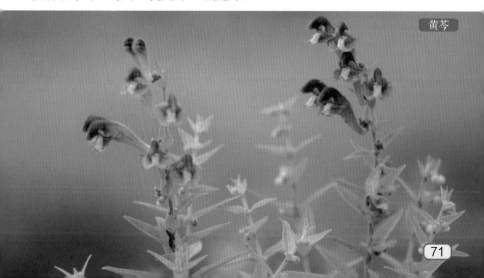

黄芩

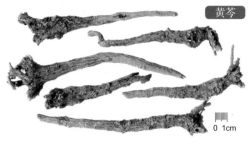

黄芩

【气味】根：苦，平，无毒。

【主治】根：诸热黄疸，肠澼泄痢，逐水，下血闭，恶疮疽蚀火疡。疗痰热胃中热，小腹绞痛，消谷，利小肠，女子血闭，淋露下血，小儿腹痛。治热毒骨蒸，寒热往来，肠胃不利，破拥气，治五淋，令人宣畅，去关节烦闷，解热渴。下气，主天行热疾，疗疮排脓，治乳痈发背。凉心，治肺中湿热，泻肺火上逆，疗上热，目中肿赤，瘀血壅盛，上部积血，补膀胱寒水，安胎，养阴退阳。治风热湿热头疼，奔豚热痛，火咳肺痿喉腥，诸失血。

【附方】①三黄丸。加减三黄丸，疗男子五痨七伤，消渴不生肌肉，妇人带下，手足寒热，泻五脏火。春三月，黄芩四两，大黄三两，黄连四两；夏三月，黄芩六两，大黄一两，黄连七两；秋三月，黄芩六两，大黄二两，黄连三两；冬三月，黄芩三两，大黄五两，黄连二两；三物随时合捣下筛，蜜丸乌豆大，米饮每服五丸，日三，不知，增至七丸，服一月病愈，久服走及奔马，人用有验，禁食猪肉。②三补丸。治上焦积热，泻五脏火。黄芩、黄连、黄柏等分，为末，蒸饼丸梧子大，每白汤下二三十丸。③肺中有火。清金丸：用片芩炒为末，水丸梧子大，每服二三十丸，白汤下。④小儿惊啼。黄芩、人参等分，为末，每服一字，水饮下。⑤肝热生翳，不拘大人小儿。黄芩一两，淡豉三两，为末，每服三钱，以熟猪肝裹吃，温汤送下，日二服，忌酒、面。⑥少阳头痛，亦治太阳头痛，不拘偏正。小清空膏：用片黄芩酒浸透，晒干为末，每服一钱，茶、酒任下。⑦眉眶作痛，风热有痰。黄芩酒浸、白芷等分，为末，每服二钱，茶下。⑧吐血衄血，或发或止，积热所致。黄芩一两，去中心黑朽者，为末，每服三钱，水一盏，煎六分，和滓温服。⑨吐衄下血。黄芩三两，水三升，煎一升半，每温服一盏，亦治妇人漏下血。⑩血淋热痛。黄芩一两，水煎热服。⑪经水不断。芩心丸：治妇人四十九岁以后，天癸当住，每月却行，或过多不止。用条芩心二两，米醋浸七日，炙干又浸，如此七次，为末，醋糊丸梧子大，每服七十丸，空心温酒下，日二次。

⑫崩中下血。黄芩为细末，每服一钱，霹雳酒下，以秤锤烧赤，淬酒中也。许学士云：崩中，多用止血及补血药，此方乃治阳乘于阴，所谓天暑地热，经水沸溢者也。⑬灸疮血出。一人灸火至五壮，血出不止如尿，手冷欲绝。以酒炒黄芩二钱为末，酒服即止。⑭老小火丹。黄芩末，水调涂之。

秦艽

【释名】 秦纠、秦爪。

【气味】 根：苦，平，无毒。

【主治】 根：寒热邪气，寒湿风痹，肢节痛，下水利小便。疗风无问久新，通身挛急。传尸骨蒸，治疳及时气。牛乳点服，利大小便，疗酒黄、黄疸，解酒毒，去头风。除阳明风湿，及手足不遂，口噤牙痛口疮，肠风泻血，养血荣筋。泄热，益胆气。治胃热虚劳发热。

【附方】 ①五种黄疸。凡黄有数种，伤酒发黄；误食鼠粪亦作黄；因劳发黄，多痰涕，目有赤脉，益憔悴，或面赤恶心者是也。用秦艽一

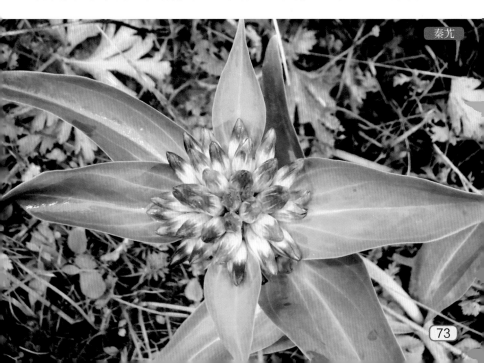

秦艽

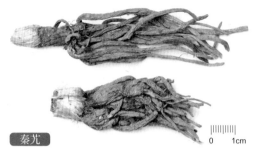
秦艽

0　1cm

两，锉作两帖，每帖用酒半升，浸绞取汁，空腹服，或利便止。就中饮酒人易治，屡用得力。治黄病内外皆黄，小便赤，心烦口干者，以秦艽三两，牛乳一大升，煮取七合，分温再服，此方出于许仁则。又孙真人方：加芒硝六钱。②暴泻引饮。秦艽二两，甘草炙半两，每服三钱，水煎服。③小便艰难或转胞，腹满闷，不急疗，杀人。用秦艽一两，水一盏，煎七分，分作二服。又方：加冬葵子等分，为末，酒服一匕。④发背初起，疑似者。便以秦艽、牛乳煎服，得快利三五行，即愈。⑤疮口不合，一切皆治。秦艽为末，掺之。

茈胡（柴胡）

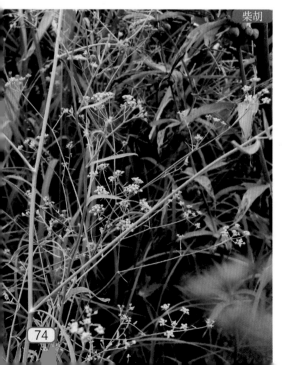
柴胡

【释名】地熏、芸蒿、山菜、茹草。

【气味】根：苦，平，无毒。

【主治】根：心腹，去肠胃中结气，饮食积聚，寒热邪气，推陈致新。久服轻身明目益精。除伤寒心下烦热，诸痰热结实，胸中邪逆，五脏间游气，大肠停积水胀，及湿痹拘挛，亦可作浴汤。治热劳骨节烦疼，热气肩背疼痛，劳乏羸瘦，下气消食，宣畅气血，主时疾内外热不解，单煮服之良。补五劳七伤，除烦止惊，益气力，消痰止嗽，润心肺，添精髓，健忘。除虚劳，散肌热，去早晨潮热，寒热往来，胆瘅，妇人产前、产后诸热，心下痞，胸胁痛。治阳气下陷，平肝胆三焦包络相火，及头痛眩

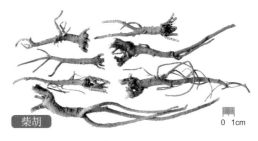

柴胡

运，目昏赤痛障翳，耳聋鸣，诸疟，及肥气寒热，妇人热入血室，经水不调，小儿痘疹余热。

【附方】①**伤寒余热**。伤寒之后，邪入经络，体瘦肌热，推陈致新，解利伤寒时气伏暑，仓卒并治，不论长幼。柴胡四两，甘草一两，每用三钱，水一盏，煎服。②**小儿骨热**。十五岁以下，遍身如火，日渐黄瘦，盗汗，咳嗽烦渴。柴胡四两，丹砂三两，为末猪胆汁拌和，饭上蒸熟，丸绿豆大，每服一丸，桃仁、乌梅汤下，日三服。③**虚劳发热**。柴胡、人参等分，每服三钱，姜、枣同水煎服。④**湿热黄疸**。柴胡一两，甘草二钱半，作一剂，以水一碗，白茅根一握，煎至七分，任意时时服，一日尽。⑤**眼目昏暗**。柴胡六铢，决明子十八铢，治筛，人乳汁和敷目上，久久夜见五色。⑥**积热下痢**。柴胡、黄芩等分，半酒半水煎七分，浸冷，空心服之。

前 胡

【**释名**】湔胡。

【**气味**】根：苦，微寒，无毒。

【**主治**】根：痰满，胸胁中痞，心腹结气，风头痛，去痰实，下气，治伤寒寒热，推陈致新，明目益精。能去热实，及时气内外俱热，单煮服之。治一切气，破症结，开胃下食，通五脏，主霍乱转筋，骨节烦闷，

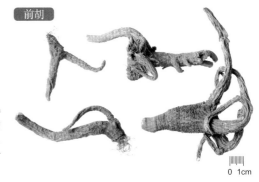

前胡

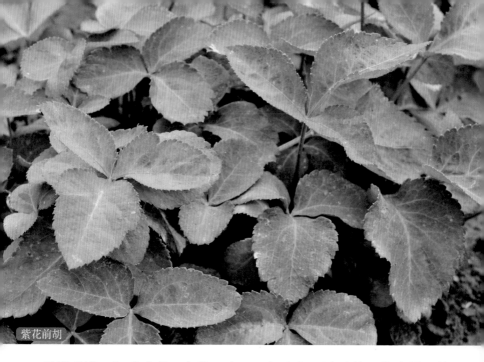
紫花前胡

反胃呕逆，气喘咳嗽，安胎，小儿一切疳气。清肺热，化痰热，散风邪。

【附方】 小儿夜啼。前胡捣筛，蜜丸小豆大，日服一丸，熟水下，至五、六丸，以瘥为度。

防 风

【释名】 铜芸、茴芸、茴草、屏风、蕳根、百枝、百蜚。

【气味】 根：甘，温，无毒。

【主治】 根：大风，头眩痛恶风，风邪目盲无所见，风行周身，骨节疼痹，烦满。久服轻身。胁痛胁风，头面去来，四肢挛急，字乳金疮内痓。治三十六般风，男子一切劳劣，补中益神，风赤眼，止冷泪及瘫痪，通利五脏关脉，五劳七伤，羸损盗汗，心烦体重，能安神定志，匀气脉。治上焦风邪，泻肺实，散头目中滞气，经络中留湿，主上部见血。搜肝气。叶：中风热汗出。花：四肢拘急，行履不得，经脉虚羸，骨节间痛，心腹痛。子：疗风更优，调食之。

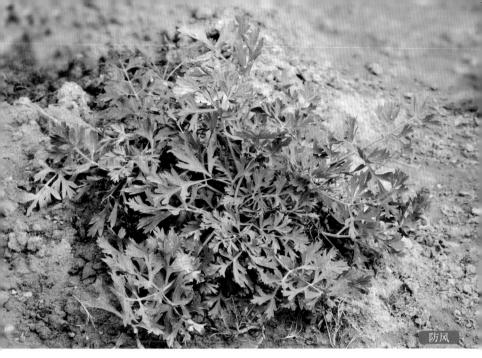

防风

【附方】 ①自汗不止。防风去芦为末，每服二钱，浮麦煎汤服；防风用麸炒，猪皮煎汤下。②睡中盗汗。防风二两，芎䓖一两，人参半两，为末，每服三钱，临卧饮下。③消风顺气，老人大肠秘涩。防风、枳

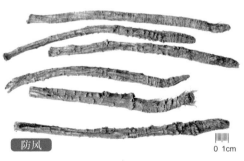

防风

0 1cm

壳麸炒一两，甘草半两，为末，每食前白汤服二钱。④偏正头风。防风、白芷等分，为末，炼蜜丸弹子大，每嚼一丸，茶清下。⑤破伤中风，牙关紧急。天南星、防风等分，为末，每服二三匙，童子小便五升，煎至四升，分二服，即止也。⑥小儿解颅。防风、白芨、柏子仁等分，为末，以乳汁调涂，一日一换。⑦妇人崩中。独圣散：用防风去芦头，炙赤为末，每服一钱，以面糊酒调下，更以面糊酒投之，此药累经效验。一方：加炒黑蒲黄等分。⑧解乌头毒。附子、天雄毒，并用防风煎汁饮之。⑨解芫花毒。同上。⑩解野菌毒。同上。

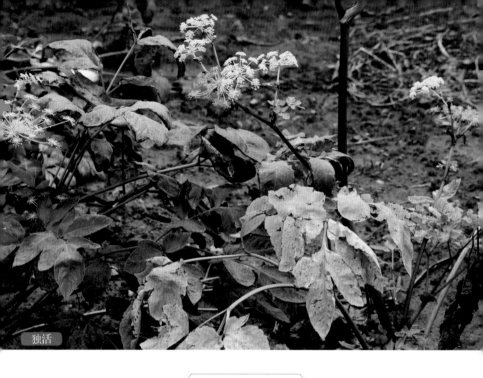

独活

独 活

【释名】羌活、羌青、独摇草、护羌使者、胡王使者、长生草。

【气味】根：苦、甘、平，无毒。

【主治】根：风寒所击，金疮止痛，奔豚痫痉，女子疝瘕。久服轻身耐老。疗诸贼风，百节痛风，无问久新。治诸中风湿冷，奔喘逆气，皮肤苦痒，手足挛痛劳损，风毒齿痛。治贼风失音不语，多痒，手足不遂，口面㖞斜，遍身㾴痹、血癞。治一切风并气，筋骨挛拳，骨节酸疼，头旋目赤疼痛，五劳七伤，利五脏及伏梁水气。治风寒湿痹，酸痛不仁，诸风掉眩，颈项难伸。去肾间风邪。

【附方】①中风口噤，通身冷，不知人。独活四两，好酒一升，煎半升服。②中风不语。独活一两，酒二升，煎一升，大豆五合，炒有声，以药酒热投，盖之良久，温服三合，未瘥再服。③**热风瘫痪，常举发者**。羌活二斤，构子一升，为末，每酒服方寸匕，日三服。④**产后中风语涩，四肢拘急**。羌活三两，为末，每服五钱，酒、水各一盏，煎减半服。⑤**产后风虚**。独活、白鲜皮各三两，水三升，煮二升，分三服，耐酒者，入酒同煮。
⑥产后腹痛。羌活二两，
煎酒服。⑦产肠脱出。方
同上。⑧风水浮肿。羌活、
萝卜子同炒香，只取羌活
为末，每服二钱，温酒调
下，一日一服，二日二服，
三日三服，乃嘉兴主簿张
昌明所传。⑨历节风痛。

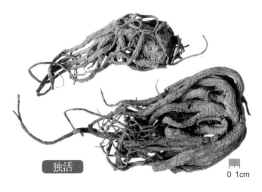

独活

0 1cm

独活、羌活、松节等分，用酒煮过，每日空心饮一杯。⑩风牙肿痛。
用独活煮酒，热漱之；用独活、地黄各三两，为末，每服三钱，水一
盏煎，和滓温服，卧时再服。⑪喉闭口噤。羌活三两，牛蒡子二两，
水煎一钟，入白矾少许，灌之取效。⑫睛垂至鼻。人睛忽垂至鼻，如
黑角色，痛不可忍，或时时大便血出，名曰肝胀。用羌活煎汁，服数
盏，自愈。⑬太阳头痛。羌活、防风，红豆等分为末，嗜鼻。

升 麻

【释名】周麻。

【气味】根：甘、苦，平、微寒，无毒。

【主治】根：解百毒，杀百精老物殃鬼，辟瘟疫瘴气邪气，蛊毒入口
皆吐出，中恶腹痛，时气毒疠，头痛寒热，风肿诸毒，喉痛口疮。久
服不夭，轻身长年。安魂定魄，鬼附啼泣，疳䘌，游风肿毒。小儿惊
痫，热壅不通，疗痈肿豌豆疮，水煎绵沾拭疮上。治阳明头痛，补脾
胃，去皮肤风邪，解肌肉间风热，疗肺痿咳唾脓血，能发浮汗。牙根
浮烂恶臭，太阳鼽衄，为疮家圣药。消斑疹，行瘀血，治阳陷眩运，
胸胁虚痛，久泄下痢，后重遗浊，带下崩中，血淋下血，阴痿足寒。

【附方】①服食丹砂。南方养生治病，无过丹砂。其方用升麻末三两，
研练过，光明砂一两，以蜜丸梧子大，每日食后服三丸。②豌豆斑疮。
比岁有病天行发斑疮，头面及身，须臾周匝，状如火烧疮，皆戴白
浆，随决随生，不治数日必死，瘥后瘢黯，弥岁方减，此恶毒之气所

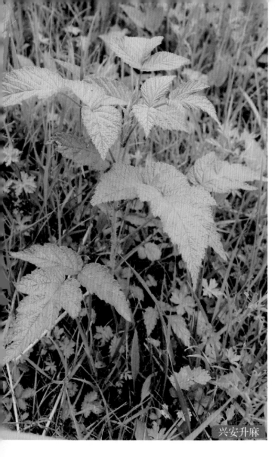
兴安升麻

为。云晋元帝时，此病自西北流起，名虏疮。以蜜煎升麻，时时食之。并以水煮升麻，绵沾拭洗之。③辟瘴明目。七物升麻丸：升麻、犀角、黄芩、朴硝、栀子、大黄各二两，豉二升微熬，同捣末，蜜丸梧子大，觉四肢大热，大便难，即服三十丸，取微利为度，若四肢小热，只食后服二十丸，非但辟瘴，甚能明目。④猝肿毒起。升麻磨醋，频涂之。⑤喉痹作痛。升麻片，含咽，或以半两，煎服取吐。⑥胃热齿痛。升麻煎汤，热漱咽之，解毒，或加生地黄。⑦口舌生疮。升麻一两，黄连三分，为末，绵裹含咽。⑧热痱瘙痒。升麻，煎汤饮，并洗之。⑨产后恶血不尽，或经月半年。以升麻三两，清酒五升，煮取二升，分半再服，当吐下恶物，极良。⑩解莨菪毒。升麻煮汁，多服之。

苦 参

【释名】苦茨、苦骨、地槐、水槐、菟槐、骄槐、野槐、白茎。

【气味】根：苦，寒，无毒。

【主治】根：心腹结气，癥瘕积聚，黄疸，溺有余沥，水，除痈肿，补中，明目止泪。养肝胆气，安五脏，平胃气，令人嗜食轻身，定志益精，利九窍，除伏热肠，止渴醒酒，小便黄赤，疗恶疮、下部蜃。渍酒饮，治疥杀虫。治恶虫、胫酸。治热毒风，皮肌烦躁生疮，赤癞眉脱，除大热嗜睡，治腹中冷痛，中恶腹痛。杀疳虫。炒存性，米饮服，治肠风泻血并热痢。

【附方】 ①热病狂邪，不避水火，欲杀人。苦参末，蜜丸梧子大，每服十丸，薄荷汤下，亦可为末，二钱，水煎服。②伤寒结胸。天行病四五日，结胸满痛壮热。苦参一两，以醋三升，煮取一升二合，饮之取吐，即愈。天行毒病，非苦参、醋药不解，及温覆取汗良。③谷疸食劳。食毕头旋，心怫郁不安而发黄，由失饥大食，胃气冲熏所致。苦参三两，龙胆一合，为末，牛胆丸梧子大，生大麦苗汁服五丸，日三服。④小儿身热。苦参，煎汤，浴之良。⑤毒热足肿，作痛欲脱者。苦参，煮酒渍之。⑥梦遗食减。白色苦参三两，白术五两，牡蛎粉四两，为末，用雄猪肚一具，洗净，砂罐煮烂，石臼捣和药，干则入汁，丸小豆大，每服四十丸，米汤下，日三服，久服身肥食进，而梦遗立止。⑦小腹热痛，青黑或赤色，不能喘者。苦参一两，醋一升半，煎八合，分二服。⑧中恶心痛。苦参三两，苦酒一升半，煮取八合，分二服。⑨饮食中毒，鱼肉菜等毒。上方煎服，取吐即愈。⑩血痢不止。苦参炒焦为末，水丸梧子大，每服十五丸，米饮下。⑪大肠脱肛。苦参、五倍子、陈壁土等分，煎汤洗之，以木贼末

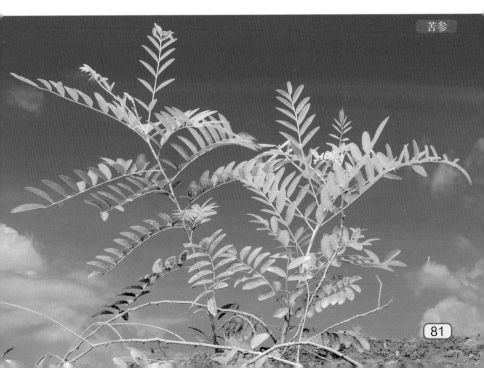

苦参

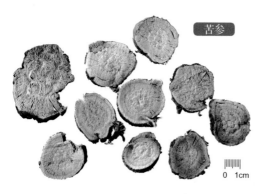

苦参

‖‖‖‖‖‖
0 1cm

敷之。⑫产后露风，四肢苦烦热。头痛者，与小柴胡；头不痛者，用苦参二两，黄芩一两，生地黄四两，水八升，煎二升，分数服。⑬齿缝出血。苦参一两，枯矾一钱，为末，日三揩之，立验。⑭鼻疮脓臭，有虫也。苦参、枯矾一两，生地黄汁三合，水二盏，煎三合，少少滴之。⑮肺热生疮，遍身皆是。用苦参末，粟米饮，丸梧子大，每服五十丸，空心米饮下。⑯遍身风疹。痒痛不可忍，胸颈脐腹及近隐皆然者，亦多涎痰，夜不得睡。用苦参末一两，皂角二两，水一升，揉滤取汁，银石器熬成膏，和末丸梧子大，每服三十丸，食后温水服，次日便愈。⑰肾脏风毒及心肺积热，皮肤生疥癫，瘙痒时出黄水，及大风手足坏烂，一切风疾。苦参三十二两，荆芥穗一十六两，为末，水糊丸梧子大，每服三十丸，茶下。⑱上下诸瘘，或在项，或在下部。用苦参五升，苦酒一斗，渍三四日服之，以知为度。⑲下部漏疮。苦参煎汤，日日洗之。⑳瘰疬结核。苦参四两捣末，牛膝汁丸绿豆大，每暖水下二十丸。㉑汤火伤灼。苦参末，油调敷之。㉒赤白带下。苦参二两，牡蛎粉一两五钱，为末，以雄猪肚一个，水三碗煮烂，捣泥和丸梧子大，每服百丸，温酒下。

白鲜（白藓）

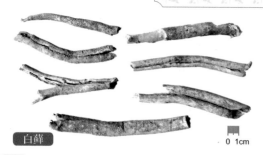

白藓

‖‖‖‖‖‖
0 1cm

【释名】白膻、白羊藓、地羊藓、金雀儿椒。

【气味】根皮：苦，寒，无毒。

【主治】根皮：头风黄疸，咳逆淋沥，女子阴中肿痛，湿痹死肌，不可屈伸起止行步。疗四肢不安，时行腹中大热饮水，欲走大呼，小儿惊痫，妇人产后余痛。治一切热毒风、恶风，风疮疥癣赤烂，眉发脱脆，皮肌急，壮热恶寒，解热黄、酒黄、急黄、谷黄、劳黄。通关节，利九窍及血脉，通小肠水气，天行时疾，头痛、眼疼。其花同功。治肺嗽。

【附方】①鼠瘘已破，出脓血者。白藓皮煮汁，服一升，当吐若鼠子也。②产后中风，人虚不可服他药者。一物白藓皮汤，用新汲水三升，煮取一升，温服。

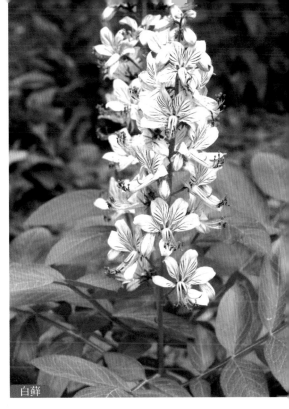
白藓

延胡索

【释名】玄胡索。

【气味】根：辛，温，无毒。

【主治】根：破血，妇人月经不调，腹中结块，崩中淋露，产后诸血病，血运，暴血冲上，因损下血。煮酒或酒磨服。除风治气，暖腰膝，止暴腰痛，破症癖，扑损瘀血，落胎。治心气小腹痛，有神。散气，治肾气，通经络。活血利气，止痛，通小便。

【附方】①老小咳嗽。玄胡索一两，枯矾二钱半，为末，每服二钱，软饧一块和，含之。②鼻出衄血。玄胡索末，绵裹塞耳内，左衄塞右，右衄塞左。③小便尿血。玄胡索一两，朴硝七钱半，为末，每服四钱，水煎服。④小便不通。捻头散。治小儿小便不通，用玄胡索、川苦楝子等分，为末，每服半钱或一钱，白汤滴油数点调下；膜外气疼及气

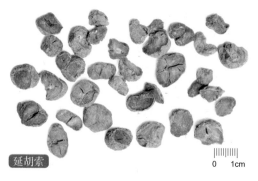

延胡索

|||||||||
0   1cm

块，玄胡索不限多少，为末，猪胰一具，切作块子，炙熟蘸末，频食之。⑤**热厥心痛**。或发或止，久不愈，身热足寒者。用玄胡索去皮、金铃子肉等分，为末，每温酒或白汤下二钱。⑥**妇女血气，腹中刺痛，经候不调**。用玄胡索去皮、醋炒、当归酒浸炒各一两，橘红二两，为末，酒煮米糊丸梧子大，每服一百丸，空心艾醋汤下。⑦**产后诸病**。凡产后，秽污不尽，腹满，及产后血运，心头硬，或寒热不禁，或心闷、手足烦热、气力欲绝诸病。并用玄胡索炒研，酒服一钱，甚效。⑧**疝气危急**。玄胡索盐炒、全蝎去毒生用等分，为末，每服半钱，空心盐酒下。⑨**冷气腰痛**。玄胡索、当归、桂心三味，方见发明下。⑩**肢体拘痛**。方同上。⑪**偏正头痛，不可忍者**。玄胡索七枚，青黛二钱，牙皂二个去皮子，为末，水和丸如杏仁大，每以水化一丸，灌入病患鼻内，随左右，口咬铜钱一个，当有涎出成盆而愈。⑫**坠落车马，筋骨痛不止**。玄胡索末，豆淋酒服二钱，日二服。

贝 母

川贝母

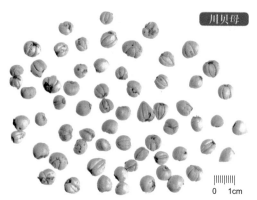

|||||||||
0   1cm

【**释名**】菌、勤母、苦菜、苦花、空草、药实。

【**气味**】根：辛，平，无毒。

【**主治**】根：伤寒烦热，淋沥邪气，疝瘕，喉痹乳难，金疮风痉。疗腹中结实，心下满，洗洗恶风寒，目眩项直，咳嗽上气，止烦热渴，出汗，安五脏，利骨髓。服之不饥断谷。消痰，润心肺。末和沙糖丸含，止嗽。烧灰油调，敷人畜恶疮，敛疮口。主胸胁逆气，时疾黄疸。研末点目，去肤翳。以七枚作末酒服，治产难及胞衣不出。与连翘同服，主项下瘤瘿疾。

【附方】 ①忧郁不伸，胸膈不宽。贝母去心，姜汁炒研，姜汁面糊丸。每服七十丸，征士锁甲煎汤下。②化痰降气，止咳解郁，消食除胀。用贝母去心一两，姜制浓朴半两，蜜丸梧子大。每白汤下五十丸。③妊娠尿难，饮食如故。用贝母、苦

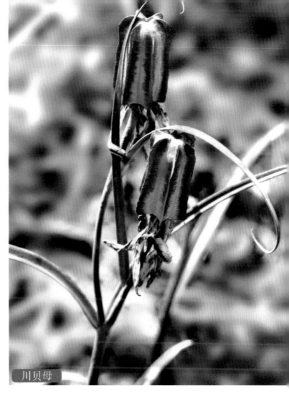

川贝母

参、当归各四两，为末，蜜丸小豆大。每饮服三丸至十丸。④乳汁不下。二母散：贝母、知母、牡蛎粉等分，为细末。每猪蹄汤调服二钱，此祖传方也。⑤冷泪目昏。贝母一枚，胡椒七粒，为末点之。⑥目生弩肉。用贝母、真丹等分为末，日点；用贝母、丁香等分，为末，乳汁调点。⑦吐血不止。贝母炮研，温浆水服二钱。⑧衄血不止。贝母炮研末，浆水服二钱，良久再服；小儿鹅口，满口白烂，贝母去心为末半钱，水五分，蜜少许，煎三沸，缴净抹之，日四五度。⑨乳痈初肿。贝母末，酒服二钱，仍令人吮之，即通。⑩便痈肿痛。贝母、白芷等分为末，酒调服或酒煎服，以滓贴之。⑪紫白癜斑。贝母、南星等分为末生姜带汁擦之；用贝母、干姜等分，为末，如澡豆，入密室中浴擦，得汗为妙；以生姜擦动，醋磨贝母涂之；用贝母、百部等分为末，自然姜汁调搽。⑫蜘蛛咬毒。缚定咬处，勿使毒行，以贝母末酒服半两，至醉。良久酒化为水，自疮口出，水尽，仍塞疮口，甚妙。⑬蛇蝎咬伤。方同上。

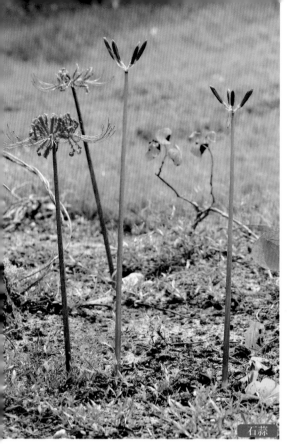

石蒜

石 蒜

【释名】乌蒜、老鸦蒜、蒜头草、婆婆酸、一枝箭，水麻。

【气味】根：辛、甘，温，有小毒。

【主治】根：敷贴肿毒。疔疮恶核，可水煎服取汗，及捣敷之。又中溪毒者，酒煎半升服，取吐良。

【附方】①便毒诸疮。一枝箭，捣烂涂之即消，若毒太甚者，洗净，以生白酒煎服，得微汗即愈。②产肠脱下。老鸦蒜即酸头草一把，以水三碗，煎一碗半，去滓熏洗，神效。③小儿惊风。大叫一声就死者，名老鸦惊。以散麻缠住胁下及手心足心，以灯火爆之，用老鸦蒜晒干、车前子等分，为末，水调贴手足心，仍以灯心淬手足心，及肩膊眉心鼻心，即醒也。

石蒜

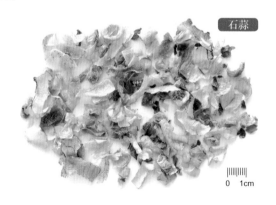

0   1cm

水 仙

【释名】金盏银台。

【气味】根：苦、微辛，滑，寒，无毒

【主治】根：痈肿及鱼骨哽。花：作香泽，涂身理发，去风气；又疗妇人五心发热，同干荷叶、赤芍药等分，为末，白汤每服二钱，热自退也。

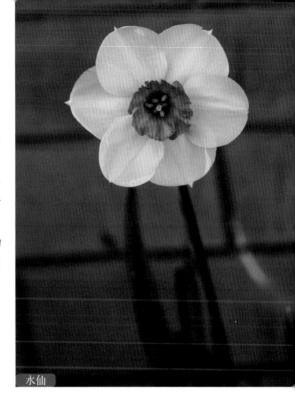
水仙

白 茅

【释名】根名茹根、兰根、地筋。

【气味】茅根：甘，寒，无毒。

【主治】茅根：劳伤虚羸，补中益气，除瘀血、血闭寒热，利小便。下五淋，除客热在肠胃，止渴坚筋，妇人崩中。久服利人。主妇人月经不匀，通血脉淋沥。止吐衄诸血，伤寒哕逆，肺热喘急，水肿黄疸，解酒毒。

【附方】①山中辟谷。凡辟难无人之境，取白茅根洗净，咀嚼，或石上晒焦捣末，水服方寸匕，

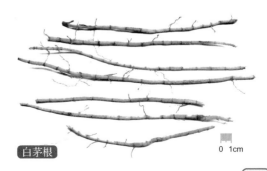
白茅根

0 1cm

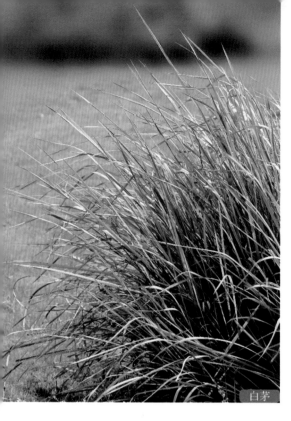
白茅

可辟谷不饥。②温病热哕。乃伏热在胃，令人胸满则气逆，逆则哕，或大下后，胃中虚冷，亦致哕也，茅反胃上气，食入即吐。茅根、芦根二两，水四升，煮二升，顿服得下，良。③肺热气喘。生茅根一握；咬咀，水二盏，煎一盏，食后温服，甚者三服止，名如神汤。④虚后水肿，因饮水多，小便不利。用白茅根一大把，小豆三升，水三升，煮干，去茅食豆，水随小便下也。⑤五种黄病，黄疸、谷疸、酒疸、女疸、劳疸也。黄汗者，乃大汗出入水所致，身体微肿，汗出如黄柏汁，用生茅根一把，细切，以猪肉一斤，合作羹食，解中酒毒，恐烂五脏，茅根汁，饮一升。⑥小便热淋。白茅根四升，水一斗五升，煮取五升，适冷暖饮之，日三服。⑦小便出血。茅根煎汤，频饮为佳。⑧劳伤溺血。茅根、干姜等分，入蜜一匙，水二钟，煎一钟，日一服。⑨鼻衄不止。茅根为末，米泔水服二钱。⑩吐血不止。用白茅根一握，水煎服之，用根洗捣汁，日饮一合。⑪竹木入肉。白茅根烧末，猪脂和涂之，风入成肿者，亦良。

龙 胆

【释名】陵游。

【气味】根：苦、涩，大寒，无毒。

【主治】根：骨间寒热，惊痫邪气，续绝伤，定五脏，杀蛊毒。除胃中伏热，时气温热，热泄下痢，去肠中小虫，益肝胆气，止惊惕，久服益智不忘，轻身耐老。治小儿壮热骨热，惊痫入心，时疾热黄，痈肿口疮。客忤疳气，热病狂语，明目止烦，治疮疥。去目中黄及睛赤肿胀，瘀肉高起，痛不可忍。退肝经邪热，除下焦湿热之肿，泻膀胱火。疗咽喉痛，风热盗汗。

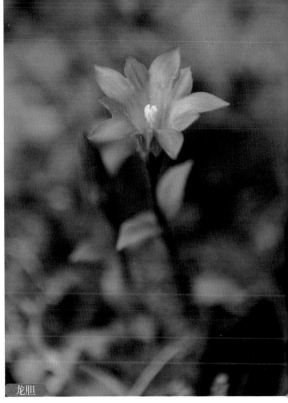

龙胆

【附方】 ①**伤寒发狂**。草龙胆为末，入鸡子清、白蜜，化凉水服二钱。②**四肢疼痛**。山龙胆根，细切，用生姜自然汁浸一宿，去其性，焙干捣末，水煎一钱匕，温服。③**谷疸、劳疸**。谷疸，因食而得；劳疸，因劳而得。用龙胆一两，苦参三两，为末，牛胆汁和丸梧子大；先食以麦饮服五丸，日三服，不愈稍增。劳疸，加龙胆一两，栀子仁三七枚，以猪胆和丸。④**一切盗汗**。妇人、小儿一切盗汗，又治伤寒后盗汗不止。龙胆草研末，每服一钱，猪胆汁三两，点入温

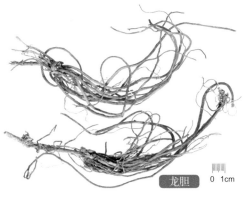

龙胆　　0 1cm

酒少许调服。⑤**咽喉热痛**。龙胆，擂水服之。⑥**暑行目涩**。生龙胆捣汁一合，黄连二寸切烂浸汁一匙，和点之。⑦**眼中漏脓**。龙胆草、当归等分，为末，每服二钱，温水下。⑧**蛔虫攻心刺痛，吐清水**。龙胆一两，去头锉，水二盏，煮一盏，隔宿勿食，平旦顿服之。⑨**卒然下血不止**。龙胆一虎口，水五升，煮取二升半，分为五服。

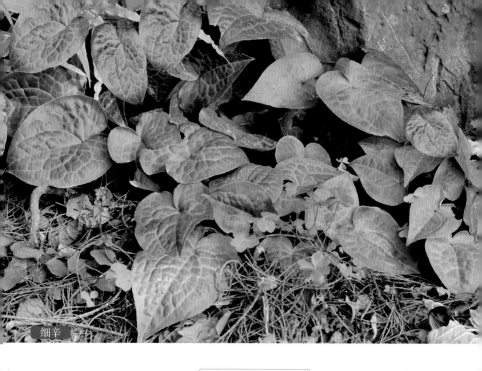
细辛

细 辛

【释名】小辛、少辛。

【气味】根：辛，温，无毒。

【主治】根：咳逆上气，头痛脑动，百节拘挛，风湿痹痛死肌。久服明目利九窍，轻身长年。温中下气，破痰利水道，开胸中滞结，除喉痹鼻不闻香臭，风痫癫疾，下乳结，汗不出，血不行，安五脏，益肝胆，通精气。添胆气、治嗽，去皮风湿痒，风眼泪下，除齿痛，血闭，妇人血沥腰痛。含之，去口臭。润肝燥，治督脉为病，脊强而厥。治口舌生疮，大便燥结，起目中倒睫。

【附方】①暗风卒倒，不省人事。细辛末，吹入鼻中，虚寒呕哕，饮食不下，细辛去叶半两，丁香二钱半，为末。每服一钱，柿蒂汤下。②小儿客忤，口不能言。细辛、桂心末等分，以少许纳口中。③小儿口疮。细辛末，醋调，贴脐上。④口舌生疮。细辛、黄连等分，为末掺之，漱涎甚效，名兼金散，一方用细辛、黄柏。⑤口疮蜃齿肿痛。细辛煮浓汁，热含冷吐，取瘥。⑥鼻中息肉。细辛末，时时吹之。⑦诸般耳聋。细辛末，溶黄蜡丸鼠屎大，绵裹一丸塞之，一二次即愈，须戒怒气，名聪耳丸。

杜 衡

【**释名**】杜葵、马蹄香、土卤、土细辛。

【**气味**】根：辛，温，无毒。

【**主治**】根：风寒咳逆。作浴汤，香人衣体。止气奔喘促，消痰饮，破留血、项间瘿瘤之疾。下气杀虫。

【**附方**】①风寒头痛，伤风伤寒，头痛发热，初觉者。马蹄香为末，每服一钱，热酒调下，少顷饮热茶一碗，催之出汗即愈，名香汗散。②饮水停滞。大热行极，及食热饼后，饮冷水过多不消，停滞在胸不利，呼吸喘息者。杜衡三分，瓜蒂二分，人参一分，为末。汤服一钱，日二服，取吐为度。③痰气哮喘。马蹄香焙研，每服二三钱，正

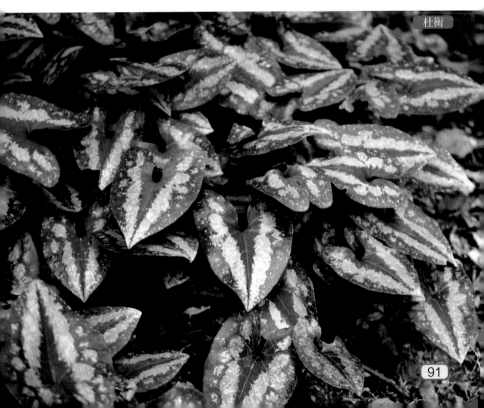

杜衡

发时淡醋调下，少顷吐出痰涎为验。④**噎食膈气**。马蹄香四两，为末，好酒三升，熬膏。每服二匙，好酒调下，日三服。⑤**吐血瘀聚**。凡吐血后，心中不闷者必止，若烦躁闷乱刺胀者，尚有瘀血在胃，宜吐之，方同饮水停滞。⑥**喉闭肿痛**。草药金锁匙，即马蹄草，以根捣，井华水调下即效。

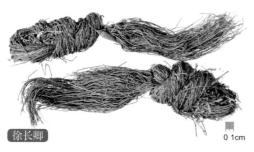

徐长卿

0 1cm

徐长卿

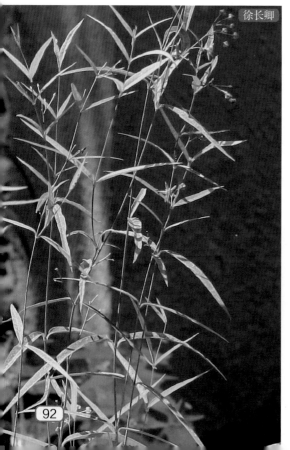

徐长卿

【**释名**】鬼督邮、别仙踪。

【**气味**】根：辛，温，无毒。

【**主治**】根：鬼物百精蛊毒，疫疾邪恶气，温疟。久服强悍轻身。益气延年。又曰：石下长卿：主鬼疰精物邪恶气，杀百精蛊毒，老魅注易，亡走啼哭，悲伤恍惚。

【**附方**】①**小便关格**。徐长卿汤：治气壅关格不通，小便淋结，脐下妨闷。徐长卿炙半两，茅根三分，木通、冬葵子一两，滑石二两，槟榔一分，瞿麦穗半两。每服五钱，水煎，入朴硝一钱，温服，日二服。②**注车注船**。凡人登车船烦闷，头痛欲吐者，宜用徐长卿、石长生、车前子、车下李根皮各等分，捣碎，以方囊系半合于衣带及头上，则免此患。

白微（白薇）

【释名】薇草、白幕、春草、骨美。

【气味】根：苦、咸，平，无毒。

【主治】根：暴中风身热肢满，忽忽不知人，狂惑邪气，寒热酸疼，温疟洗洗，发作有时。疗伤中淋露，下水气，利阴气，益精。久服利人。治惊邪风狂病，百邪鬼魅。风温灼热多眠，及热淋遗尿，金疮出血。

【附方】①肺实鼻塞，不知香臭。白薇、贝母、款冬花各一两，百部二两，为末，每服一钱，米饮下。②妇人遗尿，不拘胎前产后。白薇、芍药各一两，为末。酒服方寸匕，日三服。③血淋热淋。方同上。④妇人血厥。人平居无疾苦，忽如死人，身不动摇，目闭口噤，或微知人，眩冒，称时方寤，此名血厥，亦名郁冒，出汗过多，血少，阳气独上，气塞不行，故身如死，气过血还，阴阳复通，故移时方寤，妇人尤多此证。宜服白薇汤：用白薇、当归各一两，人参半两，甘草二钱半，每服五钱，水二盏，煎一盏，温服。⑤金疮血出。白薇为末，贴之。

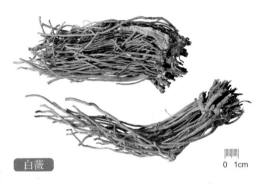

白薇

0 1cm

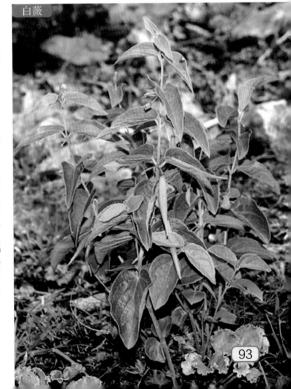

白薇

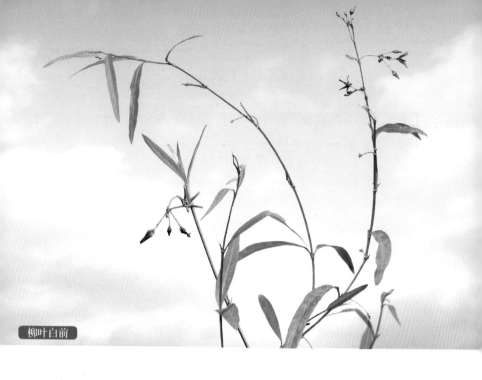

柳叶白前

白 前

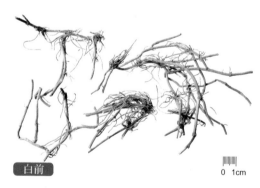

白前

|||||||||
0　1cm

【释名】石蓝、嗽药。

【气味】根：甘，微温，无毒。

【主治】根：胸胁逆气，咳嗽
上气，呼吸欲绝。主一切气，
肺气烦闷，贲豚肾气。

【附方】①久嗽唾血。白前、
桔梗、桑白皮三两炒，甘草一
两炙，水六升，煮一升，分三
服，忌猪肉、菘菜。②久咳
上气。体肿，短气胀满，昼夜倚壁不得卧，常作水鸡声者。白前汤主
之：白前二两，紫菀、半夏各三两，大戟七合，以水一斗，渍一宿，
煮取三升，分作三服，禁食羊肉、饧糖大佳。③久患暇呷。咳嗽，喉
中作声，不得眠。取白前焙捣为末，每温酒服二钱。

第三卷 芳草类

当归

【释名】干归、山蕲、白蕲、文无。

【气味】根：甘，温，无毒。

【主治】根：咳逆上气，温疟寒热洗洗在皮肤中，妇人漏下绝子，诸恶疮疡金疮，煮汁饮之。温中止痛，除客血内塞，中风痉汗不出，湿痹中恶，客气虚冷，补五脏，生肌肉。止呕逆，虚劳寒热，下痢，腹痛齿痛，女人沥血腰痛，崩中，补诸不足。治一切风，一切血，补一切劳，破恶血，养新血，及症癖，肠胃冷。治头痛，心腹诸痛，润肠胃筋骨皮肤，治痈疽，排脓止痛，和血补血。主痿癖嗜卧，足下热而痛。冲脉为病，气逆里急。带脉为病，腹痛，腰溶溶如坐水中。

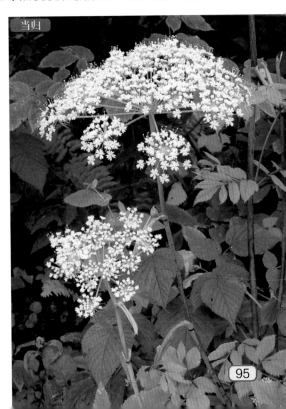

当归

【附方】①血虚发热。当归补血汤：治肌热燥热，目赤

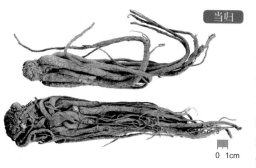

当归

0 1cm

面红，烦渴引饮，昼夜不息，其脉洪大而虚，重按全无力，此血虚之候也，得于饥困劳役，让象白虎，但脉不长实为异耳。若误服白虎汤即死，宜此主之，当归身酒洗二钱，绵黄芪蜜炙一两，作一服，水二钟，煎一钟，空心温服，日再服。②**失血眩运**。凡伤胎去血，产后去血，崩中去血，金疮去血，拔牙去血，一切去血过多，心烦眩运，闷绝不省人事。当归二两，芎一两，每用五钱，水七分，酒三分，煎七分，热服，日再。③**衄血不止**。当归焙研末，每服一钱，米饮调下。④**小便出血**。当归四两锉，酒三升，煮取一升，顿服。⑤**头痛欲裂**。当归二两，酒一升，煎取六合，饮之，日再服。⑥**内虚目暗**。用当归生晒六两，附子火炮一两，为末，炼蜜丸梧子大，每服三十丸，温酒下，名六一丸。⑦**心下痛刺**。当归为末，酒服方寸匕。⑧**手臂疼痛**。当归三两切，酒浸三日，温饮之，饮尽，别以三两再浸，以瘥为度。⑨**温疟不止**。当归一两，水煎饮，日一服。⑩**久痢不止**。当归二两，吴茱萸一两，同炒香，去茱不用，黄连三两，为末，蜜丸梧子大，每服三十丸，米饮下，名胜金丸。⑪**大便不通**。当归，白芷等分，为末，每服二钱米汤下。⑫**妇人百病，诸虚不足者**。当归四两，地黄二两，为末，蜜丸梧子大，每食前，米饮下十五丸。⑬**月经逆行，从口鼻出**。先以京墨磨汁服，止之，次用当归尾、红花各三钱，水一钟半，煎八分，温服，其经即通。⑭**堕胎下血不止**。当归焙一两，葱白一握，每服五钱，酒一盏半，煎八分，温服。⑮**产后血胀，腹痛引胁**。当归二钱，干姜炮五分，为末，每服三钱，水一盏，煎八分，入盐、酢少许，热服。⑯**产后腹痛如绞**。当归末五钱，白蜜一合，水一盏，煎一盏，分为二服，未效再服。⑰**产后自汗**。壮热，气短，腰脚痛不可转。当归三钱，黄、白芍药酒炒各二钱，生姜五片，水一盏半，煎七分，温服。⑱**小儿胎寒好啼，昼夜不止，因此成痫**。当归末一小豆大，以乳汁灌之，日夜三四度。⑲**小儿脐湿**。不早治，成脐风，或肿赤，或出水，用当归末敷之。一方，入麝香少许；一方，用胡粉等分，试之最验。若愈后因尿入复作，再敷即愈。⑳**汤火伤疮**。燃赤溃烂，用此生肌，拔热止痛。当归、黄蜡各一两，麻油四两，以油煎当归焦黄，去滓，纳蜡搅成膏，出火毒，摊贴之。

芎䓖（川芎）

【释名】 胡䓖、川芎、香果、山鞠穷。

【气味】 根：辛，温，无毒。

【主治】 根：中风入脑头痛，寒痹筋挛缓急，金疮，妇人血闭无子。除脑中冷动，面上游风去来，目泪出，多涕唾，忽忽如醉，诸寒冷气，心腹坚痛，中恶猝急肿痛，胁风痛，温中内寒。腰脚软弱，半身不遂，胞衣不下。一切风，一切气，一切劳损，一切血。补五劳，壮筋骨，调众脉，破症结宿血，养新血，吐血鼻血溺血，脑痈发背，瘰疬瘿赘，痔瘘疮疥，长肉排脓，消瘀血。搜肝气，补肝血，润肝燥，补风虚。燥湿，止泻痢，行气开郁。蜜和大丸，夜服，治风痰殊效。齿根出血，含之多瘥。

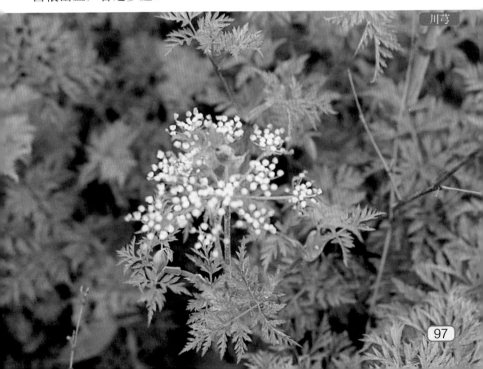

川芎

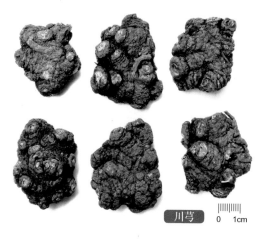

川芎

0 1cm

【附方】①生犀丸。宋真宗赐高相国，去痰清目，进饮食。用川芎十两，紧小者，粟米泔浸二日换，切片子，晒干为末，分作两料，每料入麝、脑各一分，生犀半两，重汤煮，蜜和丸小弹子大，茶、酒嚼下一丸。痰，加朱砂半两；膈壅，加牛黄一分，水飞铁粉一分；头目昏眩，加细辛一分；口眼斜，加炮天南星一分。②气虚头痛。真川芎藭为末，腊茶调服二钱，甚捷。曾有妇人产后头痛，一服即愈。③气厥头痛。妇人气盛头痛，及产后头痛。川芎、天台乌药等分，为末，每服二钱，葱茶调下，加白术，水煎服。④风热头痛。川芎一钱，茶叶二钱，水一钟，煎五分，食前热服。⑤头风化痰。川芎洗切，晒干为末，炼蜜丸如小弹子大，不拘时嚼一丸，茶清下。⑥偏头风痛。川芎细锉，浸酒日饮之。⑦风热上冲，头目运眩，或胸中不利。川芎、槐子各一两，为末，每服三钱，用茶清调下，胸中不利，以水煎服。⑧首风旋运及偏正头疼，多汗恶风，胸膈痰饮。川芎一斤，天麻四两，为末，炼蜜丸如弹子大，每嚼一丸，茶清下。⑨一切心痛。大芎一个，为末，烧酒服之。一个住一年，两个住二年。⑩经闭验胎。经水三个月不行。验胎法：川芎生为末，空心煎艾汤服一匙，腹内微动者是有胎不动者非也。⑪损动胎气。因跌扑举重，损胎不安，或子死腹中者。芎藭为末，酒服方寸匕，须臾一二服，立出。⑫崩中下血，昼夜不止。用芎藭一两，清酒一大盏，煎取五分，徐徐进之，加生地黄汁二合，同煎。⑬酒癖胁胀，时复呕吐，腹有水声。川芎、三棱炮各一两，为末；每服二钱，葱白汤下。⑭小儿脑热好闭目，或太阳痛，或目赤肿。川芎、薄荷、朴硝各二钱，为末，以少许吹鼻中。⑮齿败口臭。水煎芎藭，含之。⑯牙齿疼痛。大川芎藭一个，入旧糟内藏一月，取焙，入细辛同研末，揩牙。⑰诸疮肿痛。抚芎藭研，入轻粉，麻油调涂。

蛇　床

【释名】 蛇粟、蛇米，虺床，马床，墙蘼。

【气味】 子：苦，平，无毒。

【主治】 子：妇人阴中肿痛，男子阴痿湿痒，除痹气，利关节，癫痫恶疮。久服轻身。温中下气，令妇人子脏热，男子阴强。久服好颜

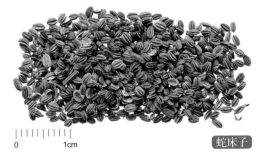

色，令人有子。治男子女人虚湿痹，毒风瘤痛，去男子腰痛，浴男子阴，去风冷，大益阳事。暖丈夫阳气，助女人阴气，治腰胯酸疼，四肢顽痹，缩小便，去阴汗湿癣齿痛，赤白带下，小儿惊痫，扑损瘀血，煎汤浴大风身痒。

【附方】 ①阳事不起。蛇床子、五味子、菟丝子等分，为末，蜜丸梧子大，每服三十丸，温酒下，日三服。②赤白带下，月水不来。用蛇床子、枯白矾等分，为末，醋面糊丸弹子大，胭脂为衣，绵裹纳入阴户，如热极，再换，日一次。③子宫寒冷。温阴中坐药，蛇床子散：取蛇床子仁为末，入粉少许，和匀如枣大，绵裹纳之，自然温也。④妇人阴痒。蛇床子一两，白矾二钱，煎汤频洗。⑤产后阴脱。绢盛蛇床子，蒸热熨之；蛇床子五两，乌梅十四

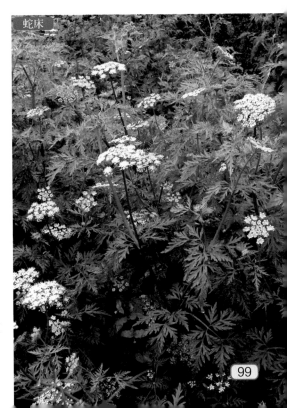

蛇床

个，煎水，日洗五六次。⑥**大肠脱肛**。蛇床子、甘草各一两，为末，每服一钱，白汤下，日三服，并以蛇床末敷之。⑦**小儿癣疮**。蛇床子杵末，和猪脂涂之；小儿甜疮，头面耳边连引，流水极痒，久久不愈者，蛇床子一两，轻粉三钱，为细末，油调搽之。⑧**耳内湿疮**。蛇床子、黄连各一钱，轻粉一字，为末吹之。⑨**风虫牙痛**。用蛇床子、烛烬，同研，涂之，用蛇床子煎汤，乘热漱数次，立止。⑩**冬月喉痹肿痛，不可下药者**。蛇床子烧烟于瓶中，口含瓶嘴吸烟，其痰自出。

藁 本

【释名】 藁茇，鬼卿，鬼新，微茎。

【气味】 根：辛，温，无毒。

【主治】 根：妇人疝瘕，阴中寒肿痛，腹中急，除风头痛，长肌肤，悦颜色。辟雾露润泽，疗风邪曳金疮，可作沐药面脂。治一百六十种恶风鬼疰，流入腰痛冷，能化小便，通血，去头风。治皮肤疵，酒粉刺，痫疾。治太阳头痛巅顶痛，大寒犯脑，痛连齿颊。头面身体皮肤

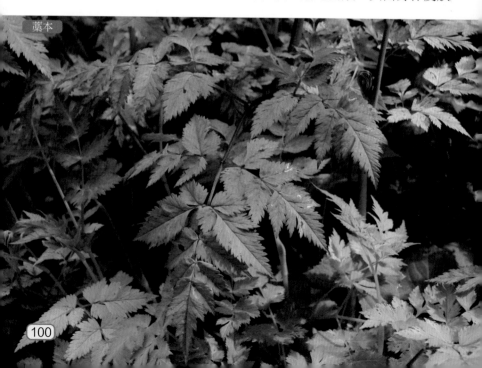

藁本

风湿。督脉为病，脊强而厥。治痈疽，排脓内塞。

【附方】①大实心痛。以用利药，用此彻其毒。藁本半两，苍术一两；作二服；水二钟，煎一钟，温服。②干洗头屑。藁本、白芷等分；为末，夜擦旦梳，垢自去也。③小儿疥癣。藁本煎汤浴之，并以浣衣。

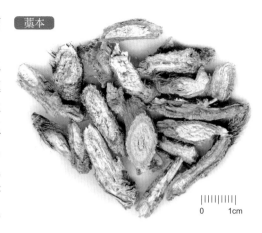

藁本

|||||||||||
0   1cm

白 芷

【释名】白茝、芳香、泽芬、苻蓠、䖀、莞，叶名蒚麻。

【气味】根：辛，温，无毒。

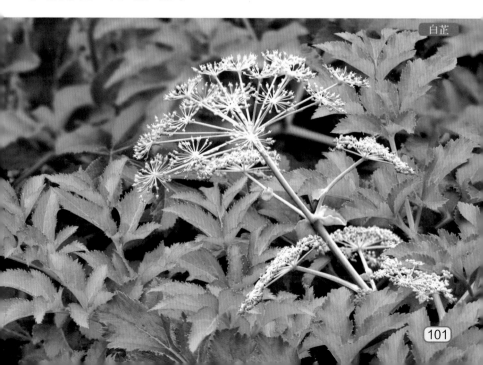

白芷

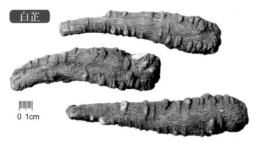

白芷

0 1cm

【主治】根：女人漏下赤白，血闭阴肿，寒热，头风侵目泪出，长肌肤，润泽颜色，可作面脂。疗风邪，久渴吐呕，两胁满，风痛，头眩目痒。可作膏药。治目赤弩肉，去面皯疵瘢，补胎漏滑落，破宿血，补新血，乳痈发背瘰，肠风痔瘘，疮痍疥癣，止痛排脓。能蚀脓，止心腹血刺痛，女人沥血腰痛，血崩。解利手阳明头痛，中风寒热，及肺经风热，头面皮肤风痹燥痒。治鼻渊鼻衄，齿痛，眉棱骨痛，大肠风秘，小便去血，妇人血风眩运，翻胃吐食，解砒毒蛇伤，刀箭金疮。

【附方】①一切伤寒。神白散，又名圣僧散。治时行一切伤寒，不问阴阳轻重、老少男女孕妇，皆可服之。用白芷一两，生甘草半两，姜三片，葱白三寸，枣一枚，豉五十粒，水二碗，煎服取汗，不汗再服，病至十余日未得汗者，皆可服之。此药可卜人之好恶也，如煎得黑色，或误打翻，即难愈；如煎得黄色，无不愈者；煎时要至诚，忌妇人鸡犬见。②一切风邪。方同上。③风寒流涕。香白芷一两，荆芥穗一钱，为末，蜡茶点服二钱。④小儿流涕，是风寒也。白芷末、葱白，捣丸小豆大，每茶下二十丸，仍以白芷末，姜汁调，涂太阳穴，乃食热葱粥取汗。⑤小儿身热。白芷煮汤浴之，取汗避风。⑥头面诸风。香白芷切，以萝卜汁浸透，晒干为末，每服二钱，白汤下，或以搐鼻。⑦偏正头风。百药不治，一服便可，天下第一方也。香白芷炒二两五钱，川芎炒、甘草炒、川乌头半生半熟各一两，为末，每服一钱，细茶、薄荷汤调下。⑧头风眩运。都梁丸：白芷一味，洗晒为末，炼蜜丸弹子大，每嚼一丸，以茶清或荆芥汤化下。⑨眉棱骨痛。属风热与痰。白芷、片芩酒炒等分，为末，每服二钱，茶清调下。⑩风热牙痛。香白芷一钱，朱砂五分，为末，蜜丸芡子大，频用擦牙，此乃濠州一村妇以医人者，庐州郭医云：绝胜他药也，或以白芷、吴茱萸等分，浸水漱涎。⑪一切眼疾。白芷、雄黄为末，炼蜜丸龙眼大，朱砂为衣，每服一丸，食后茶下，日二服，名还睛丸。⑫口齿气臭。用香白芷七钱，为末，食后井水服一钱，用白芷、川芎等分，为末，蜜丸芡子大，日噙之。⑬盗汗不止。太平白芷一两，辰砂半两，为末，每服二钱，温酒下，屡验。⑭血风反胃。香白芷一两切片，瓦炒黄，为末，用猪血七片，沸汤泡七次，蘸末食之，日一次。⑮脚气肿痛。白芷、芥子等分，为末，姜汁和，涂之效。⑯妇人白带。白芷四两，以锻石半斤，淹三宿，去灰切片，炒研末，酒服二钱，日二服。⑰大便风秘。香白芷，炒，为末，每服二钱，米饮入蜜少许，连进二服。⑱小便气淋，结涩不通。白芷醋浸焙干二两，为末，煎木通、甘草，酒调下一钱，连进二服。⑲鼻衄不止。就以所出血调白芷末，涂山根，立止。⑳小便出血。白芷、当归等分，为末，米饮每服二钱。㉑肠风下血。香白芷为末，每服二钱，米饮下，神效。㉒痔漏出血。方同上，并煎汤熏洗。㉓痔疮肿痛。先以皂角烟熏之，后以鹅胆汁调白芷末涂之，即消。㉔肿毒热痛。醋调白芷末敷之，乳痈初起白芷、贝母各二钱，为末，温酒服之。㉕疔疮初起。白芷一钱，生姜一两，擂酒一盏，温服取汗，即散，此陈指挥方也。㉖痈疽赤肿。白芷、大黄等分，为末，米饮服二钱。㉗刀箭伤疮。香白芷嚼烂涂之。㉘解砒石毒。白芷末，井水服二钱。㉙诸骨哽咽。白芷、半夏等分，为末，水服一钱，即呕出。㉚毒蛇伤螫。临川有人被蝮蛇伤，即昏死，一臂如股，少顷遍身皮胀，黄黑色，一道人以新汲水调香白芷末一斤，灌之，觉脐中然，黄水自口出，腥秽逆人，良久消缩如故云。以麦门冬汤调尤妙，仍以末搽之。又经山寺僧为蛇伤，一脚溃烂，百药不愈，一游僧以新水数洗净腐败，见白筋、挹干，以白芷末，入胆矾、麝香少许掺之，恶水涌出，日日如此，一月平复。

芍 药

【释名】 将离、犁食、白木、余容、铤、白者名金芍药、赤者名木芍药。

【气味】 根：苦，平，无毒。

【主治】 根：邪气腹痛，除血痹，破坚积，寒热疝瘕，止痛，利小便，益气。通顺血脉，缓中，散恶血，逐贼血，去水气，利膀胱大小肠，消痈肿，时行寒热，中恶腹痛腰痛。治脏腑壅气，强五脏，补肾气，

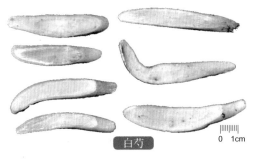

白芍

0　1cm

治时疾骨热，妇人血闭不通，能蚀脓。女人一切病，胎前产后诸疾，治风补劳，退热除烦，发背疮疥。泻肝，安脾肺，收胃气，止泻利，固腠理，和血脉，收阴气，敛逆气。理中气，治脾虚中满，心下痞，胁下痛，善噫，肺急胀逆喘咳，太阳鼽衄目涩，肝血不足，阳维病苦寒热，带脉病苦腹痛满，腰溶溶如坐水中。止下痢腹痛后重。

【附方】①**服食法**。安期生服炼芍药法云。芍药有二种，救病用金芍药，色白多脂肉；其木芍药，色紫瘦多脉；若取审看，勿令差错。凡采得，净洗去皮，以东流水煮百沸，阴干。停三日，又于木甑内蒸之，上覆以净黄土，一日夜熟，出阴干，捣末，以麦饮或酒服三钱匕，日三，服满三百日，可以登岭绝谷不饥。②**腹中虚痛**。白芍药三钱，炙甘草一钱，夏月，加黄芩五分；恶寒，加肉桂一钱；冬月大寒，再加桂一钱；水二盏，煎一半，温服。③**风毒骨痛在髓中**。芍药二分，虎骨一两炙，为末，夹绢袋盛，酒三升，渍五日。每服三合，日三服。④**脚气肿痛**。白芍药六两，甘草一两，为末，白汤点服。⑤**消渴引饮**。白芍药、甘草等分，为末，每用一钱，水煎服，日三服。鄂

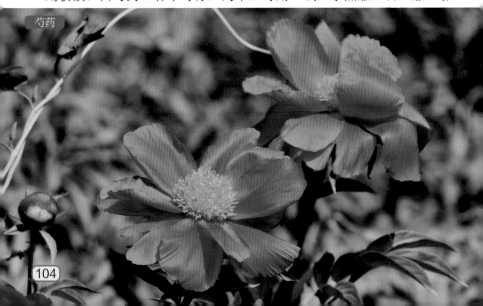

芍药

104

渚辛祐之患此九年，服药止而复作，苏朴授此方，服之七日顿愈。古人处方，殆不可晓，不可以平易而忽之也。⑥**小便五淋**。赤芍药一两，槟榔一个，面裹煨，为末，每服一钱，水一盏，煎七分，空心服。⑦**衄血不止**。赤芍药为末，水服二钱匕。⑧**衄血咯血**。白芍药一两，犀角末二钱半，为末，新水服一钱匕，血止为限。煎六合，入酒五合，再煎七合，空心分为两服。亦可为末，酒服二钱。⑨**经水不止**。白芍药、香附子、熟艾叶各一钱半，水煎服之。⑩**血崩带下**。赤芍药、香附子等分，为末。每服二钱，盐一捻，水一盏，煎七分，温服，日二服，十服见效，名如神散。⑪**赤白带下，年深月久不瘥者**。取白芍药三两，并干姜半两，锉熬令黄，捣末，空心水饮服二钱匕，日再服，只用芍药炒黑，研末，酒服之。⑫**金疮血出**。白芍药一两，熬黄为末，酒或米饮服二钱，渐加之，仍以末敷疮上即止，良验。⑬**痘疮胀痛**。白芍药为末，酒服半钱匕。⑭**木舌肿满，塞口杀人**。红芍药、甘草煎水热漱。⑮**鱼骨哽咽**。白芍药嚼细咽汁。

牡 丹

【释名】鼠姑、鹿韭、百两金、木芍药、花王。

【气味】根皮：辛，寒，无毒。

【主治】根皮：寒热，中风瘈疭，惊痫邪气，除症坚瘀血留舍肠胃，安五脏，疗痈疮。除时气头痛，客热五劳，劳气头腰痛，风噤癫疾。久服轻身益寿。治冷气，散诸痛，女子经脉不通，血沥腰痛。通关腠血脉，排脓，消扑损瘀血，续筋骨，除风痹，落胎下胞，产后一切冷热血气。治神志不足，无汗之骨蒸，衄血吐血。和血、生血、凉血，治血中伏火，

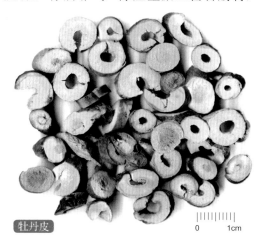

牡丹皮

0   1cm

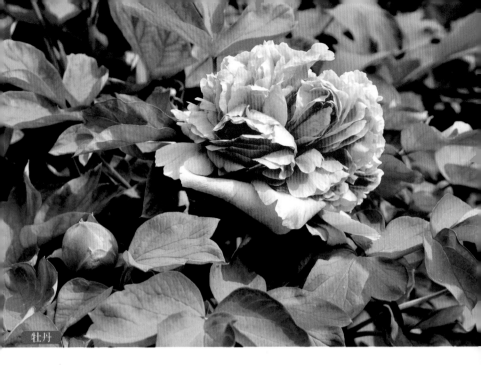

牡丹

除烦热。

【附方】①妇人恶血，攻聚上面多怒。牡丹皮半两，干漆烧烟尽半两，水二钟，煎一钟服。②伤损瘀血。牡丹皮二两，虻虫二十一枚，熬过同捣末；每旦温酒服方寸匕，血当化为水下。③金疮内漏。牡丹皮为末，水服三指撮，立尿出血也。④下部生疮已决洞者。牡丹末，汤服三寸匕，日三服。⑤解中蛊毒。牡丹根捣末，服一钱匕，日三服。

山 柰

【释名】山辣、三柰。

【气味】根：辛，温，无毒。

【主治】根：暖中，辟瘴疠恶气，治心腹冷气痛，寒湿霍乱，风虫牙痛。入合诸香用。

【附方】①一切牙痛。山柰子一钱，面包煨熟，入麝香二字，为末，随左右一字入鼻内，口含温水漱去，神效，名海上一字散。②风虫牙痛。用山柰为末，铺纸上卷作筒，烧灯吹灭，乘热和药吹入鼻内，痛

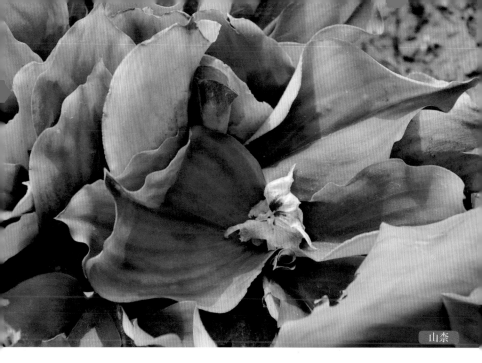

即止。用肥皂一个去穰，入山柰、甘松各三分，花椒、食盐不拘多少，填满，面色煅红，取研，日用擦牙漱去。③面上雀斑。山柰子、鹰粪、密陀僧、蓖麻子等分，研匀，以乳汁调之，夜涂旦洗去。④醒头去屑。山柰、甘松香、零陵香一钱，

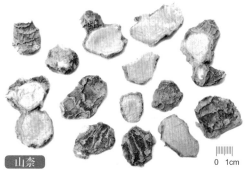

山柰

樟脑二分，滑石半两。为末。夜擦旦篦去。⑤心腹冷痛。山柰、丁香、当归、甘草等分为末，醋糊丸梧子大，每服三十丸，酒下。

高良姜

【释名】 蛮姜，子名红豆蔻。

【气味】 根：辛，大温，无毒。

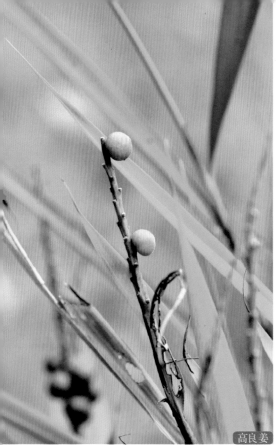

高良姜

【主治】根：暴冷，胃中冷逆，霍乱腹痛。下气益声，好颜色。煮饮服之，止痢。治风破气，腹内久冷气痛，去风冷痹弱。转筋泻痢，反胃呕食，解酒毒，消宿食。含块咽津，治忽然恶心，呕清水，逡巡即瘥。若口臭者，同草豆蔻为末，煎饮。健脾胃，宽噎膈，破冷癖，除瘴疟。

【附方】①霍乱吐利。火炙高良姜令焦香，每用五两，以酒一升，煮三四沸，顿服，亦治腹痛中恶。②霍乱腹痛。高良姜一两锉，以水三大盏，煎二盏半，去滓，入粳米一合，煮粥食之，便止。③霍乱呕甚不止。用高良姜生锉二钱，大枣一枚，水煎冷服，立定，名冰壶汤。④脚气欲吐。苏恭曰：凡患脚气人，每旦饱食，午后少食，日晚不食；若饥，可食豉粥；若觉不消，欲致霍乱者，即以高良姜一两，水三升，煮一升，顿服尽

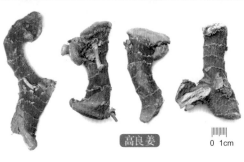

高良姜

0 1cm

即消；若猝无者，以母姜一两代之，清酒煎服，虽不及高良姜，亦甚效也。⑤心脾冷痛。高良姜丸：用高良姜四两切片，分作四分，一两用陈廪米半合，炒黄去米；一两用陈壁土半两，炒黄去土；一两用巴豆三十四个，炒黄去豆；一两用斑蝥三十四个，炒黄去蝥。吴茱萸一两酒浸一夜，同姜再炒，为末，以浸茱酒打糊丸梧桐子大，每空心汤

下五十丸。用高良姜三钱，五灵脂六六钱，为末，每服三钱，醋汤调下。⑥养脾温胃。去冷消痰，宽胸下气，大治心脾疼及一切冷物所伤。用高良姜、干姜等分，炮研末，面糊丸梧子大，每食后橘皮汤下十五丸，妊妇勿服。⑦暴赤眼痛。以管吹良姜末入鼻取嚏，或弹出鼻血，即散。⑧风牙痛肿。高良姜二寸，全蝎焙一枚，为末掺之，吐涎，以盐汤漱口，此乃乐清丐者所传。鲍季明病此，用之果效。⑨头痛搐鼻。高良姜生研频嗑。

白豆蔻

【释名】多骨。

【气味】仁：辛，大温，无毒。

【主治】仁：积冷气，止吐逆反胃，消谷下气。散肺中滞气，宽膈进食，去白睛翳膜。补肺气，益脾胃，理元气，收脱气。治噎膈，除疟疾寒热，解酒毒。

【附方】①胃冷恶心，凡食即欲吐。用白豆蔻子三枚，捣细，好酒一

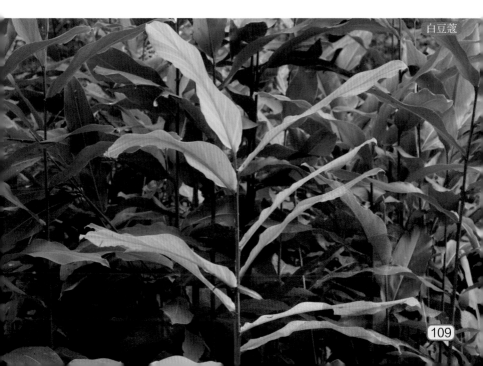

白豆蔻

109

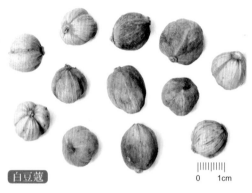

白豆蔻

盏，温服，并饮数服佳。②人忽恶心。多嚼白豆蔻子，最佳。③小儿吐乳，胃寒者。白豆蔻仁十四个，缩砂仁十四个，生甘草二钱，炙甘草二钱，为末，常掺入儿口中。④脾虚反胃。白豆蔻、缩砂仁各二两，丁香一两，陈廪米一升，黄土炒焦，去土研细，姜汁和丸梧子大，每服百丸，姜汤下，名太仓丸。⑤产后呃逆。白豆蔻、丁香各半两，研细，桃仁汤服一钱，少顷再服。

缩砂蔤（砂仁）

【气味】仁：辛，温，涩，无毒。

【主治】仁：虚劳冷泻，宿食不消，赤白泄痢，腹中虚痛下气。主冷气腹痛，止休息气痢劳损，消化水谷，温暖脾胃。上气咳嗽，奔豚鬼疰，惊痫邪气。一切气，霍乱转筋。能起酒香味。补肺醒脾，养胃益肾，理元气，通滞气，散寒饮胀痞，噎膈呕吐，止女子崩中，除咽喉口齿浮热，化铜铁骨哽。

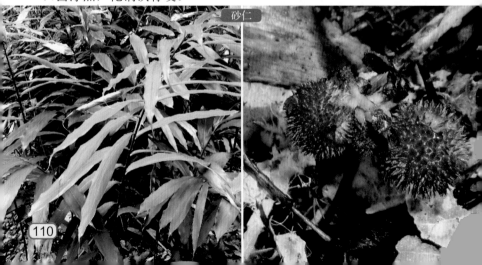

砂仁

【附方】①冷滑下痢，不禁，虚羸。用缩砂仁熬为末，以羊子肝薄切掺之，瓦上焙干为末，入干姜末等分，饭丸梧子大，每服四十丸，白汤下，日二服。又方：缩砂仁、炮附子、干姜、浓朴、陈橘皮等分，为末，饭丸梧子大，每服四十丸，米饮下，日

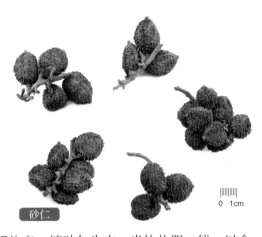

砂仁

二服。②大便泻血，三代相传者。缩砂仁为末，米饮热服二钱，以愈为度。③小儿脱肛。缩砂去皮为末，以猪腰子一片，批开擦末在内，缚定，煮熟与儿食，次服白矾丸，如气逆肿喘者，不治。④遍身肿满，阴亦肿者。用缩砂仁、土狗一个，等分，研，和老酒服之。⑤痰气膈胀。砂仁捣碎，以萝卜汁浸透，焙干为末，每服一二钱，食远沸汤服。⑥上气咳逆。砂仁洗净炒研、生姜连皮等分，捣烂，热酒食远泡服。⑦子痫昏冒。缩砂和皮炒黑，热酒调下二钱，不饮者，米饮下，此方安胎止痛皆效，不可尽述。⑧妊娠胎动，偶因所触，或跌坠伤损，致胎不安，痛不可忍者。缩砂熨斗内炒熟，去皮用仁，捣碎，每服二钱，热酒调下，须臾觉腹中胎动处极热，即胎已安矣。⑨妇人血崩。新缩砂仁，新瓦焙研末，米饮服三钱。⑩热拥咽痛。缩砂壳为末，水服一钱。⑪牙齿疼痛。缩砂常嚼之良。⑫口吻生疮。缩砂壳研，擦之即愈，此蔡医博秘方也。⑬鱼骨入咽。缩砂、甘草等分，为末，绵裹含之咽汁，当随痰出矣。⑭误吞诸物。金银铜钱等物不化者，浓煎缩砂汤饮之，即下。⑮一切食毒。缩砂仁末，水服一二钱。

益智子

【气味】仁：辛，温，无毒。

【主治】仁：遗精虚漏，小便余沥，益气安神，补不足，安三焦，调诸气。夜多小便者，取二十四枚碎，入盐同煎服，有奇验。治客寒犯

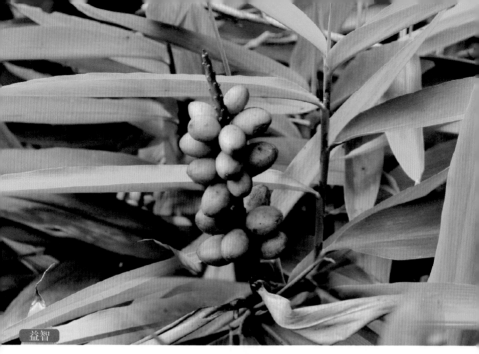

益智

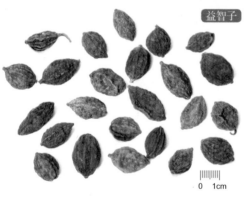

益智子

胃，和中益气，及人多唾。益脾胃，理元气，补肾虚滑沥。冷气腹痛，及心气不足，梦泄赤浊，热伤心系，吐血血崩诸证。

【附方】①小便频数，脬气不足也。雷州益智子盐炒，去盐、天台乌药等分，为末，酒煮山药粉为糊，丸如梧子大，每服七十丸，空心盐汤下，名缩泉丸。②心虚尿滑及赤白二浊。益智子仁、白茯苓、白术等分，为末，每服三钱，白汤调下。③白浊腹满，不拘男妇。用益智仁盐水浸炒、厚朴姜汁炒等分，姜三片，枣一枚，水煎服。④小便赤浊。益智子仁、茯神各二两，远志、甘草水煮各半斤，为末，酒糊丸梧子大，空心姜汤下五十丸。⑤腹胀忽泻日夜不止，诸药不效，此气脱也。用益智子仁二两，浓煎饮之，立愈。⑥妇人崩中。益智子炒碾细，米饮入盐，服一钱。⑦香口辟臭。益智子仁一两，甘草二钱，碾粉舐之。

荜茇

【释名】 荜拨。

【气味】 辛，大温，无毒。

【主治】 温中下气，补腰脚，杀腥气，消食，除胃冷，阴疝癖。霍乱冷气，心痛血气。水泻虚痢，呕逆醋心，产后泄痢，与阿魏和合良。得诃子、人参、桂心、干姜，治脏腑虚冷肠鸣泄痢，神效。治头痛鼻渊牙痛。

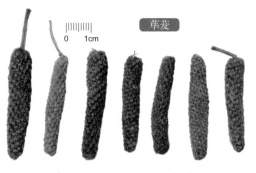

【附方】 ①冷痰恶心。荜茇一两，为末，食前用米汤服半钱。②暴泄身冷自汗，甚则欲呕，小便清，脉微弱。宜己寒丸治之。荜茇、肉桂各二钱半，高良姜、干姜各三钱半，为末，糊丸梧子大，每服三十丸，姜汤下。③胃冷口酸流清水，心下连脐痛。用荜茇半两，厚朴姜汁浸炙一两，为末，入热鲫鱼肉，和丸绿豆大，每米饮下二十丸，立效。④瘴气成块，在腹不散。用荜茇一两，大黄一两，并生为末，入麝香少许，炼蜜丸梧子大，每冷酒服三十丸。⑤妇人血气作痛，及下血无时，月水不调。用荜茇盐炒、蒲

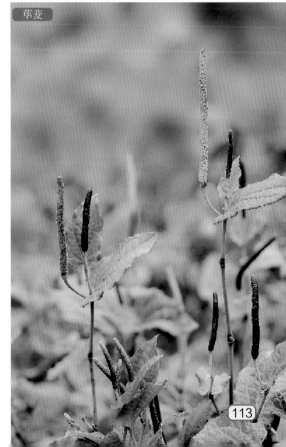

黄炒等分为末，炼蜜丸梧子大，每空心温酒服三十丸，两服即止，名二神丸。⑥偏头风痛。荜茇为末，令患者口含温水，随左右痛，以左右鼻吸一次，有效。⑦鼻流清涕。荜茇末吹之，有效。⑧风虫牙痛。荜茇末揩之，煎苍耳汤漱去涎，用荜茇木、木鳖子肉，研膏化开，嗜鼻。

肉豆蔻

【释名】肉果、迦拘勒。

【气味】实：辛，温，无毒。

【主治】实：温中，消食止泄，治积冷心腹胀痛，霍乱中恶，鬼气冷疰，呕沫冷气，小儿乳霍。调中下气，开胃，解酒毒，消皮外络下气。治宿食痰饮，止小儿吐逆，不下乳，腹痛。主心腹虫痛，脾胃虚冷，气并冷热，虚泄赤白痢，研末粥饮服之。暖脾胃，固大肠。

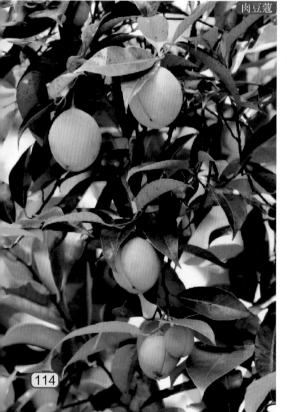

肉豆蔻

【附方】①暖胃除痰，进食消食。肉豆蔻二个，半夏姜汁炒五钱，木香二钱半，为末，蒸饼丸芥子大，每食后津液下五丸、十丸。②霍乱吐利。肉豆蔻为末，姜汤服一钱。③久泻不止。肉豆蔻煨一两，木香二钱半，为末，枣肉和丸，米饮服四五十丸；又方：肉豆蔻煨一两，熟附子七钱，为末糊丸，米饮服四五十丸；又方：肉豆蔻煨、粟壳炙等分为末，醋糊丸，米饮服四五十丸。④老人虚泻。肉豆蔻三钱，面裹煨熟，去面研，乳香一两，为末，陈米粉糊丸梧子大，每服五七十丸，米饮下，此乃常州侯教授所传方。⑤小儿泄泻。肉豆蔻五钱，乳香二钱半，生姜五片，同炒黑色，去姜，研为膏收，旋丸绿豆大，每量大小，米饮下。⑥脾泄气

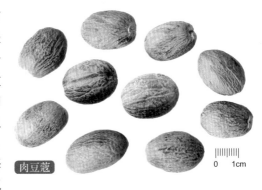

肉豆蔻

痢。豆蔻一颗，米醋调面裹，煨令焦黄，和面研末，更以櫾子炒研末一两，相和，又以陈廪米炒焦，为末和匀，每以二钱煎作饮，调前二味三钱，旦暮各一服，便瘥。⑦冷痢腹痛，不能食者。肉豆蔻一两去皮，醋和面裹煨，捣末，每服一钱，粥饮调下。

补骨脂

【释名】 破故纸、婆固脂、胡韭子。

【气味】 子：辛，大温，无毒。

【主治】 子：五劳七伤，风虚冷，骨髓伤败，肾冷精流，及妇人血气堕胎。男子腰疼，膝冷囊湿，逐诸冷痹顽，止小便，利腹中冷。兴阳事，明耳目。治肾泄，通命门，暖丹田，敛精神。

【附方】 ①补骨脂丸。治下元虚败，脚手沉重，夜多盗汗，纵欲所致。此药壮筋骨，益元气。补骨脂四两炒香，菟丝子四两酒蒸，胡桃肉一两去皮，乳香、没药、沉香各研二钱半，炼蜜丸如梧子大，每服二三十丸，空心盐汤、

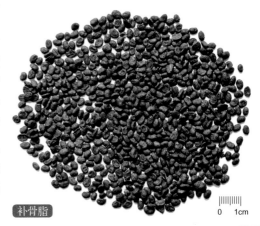

补骨脂

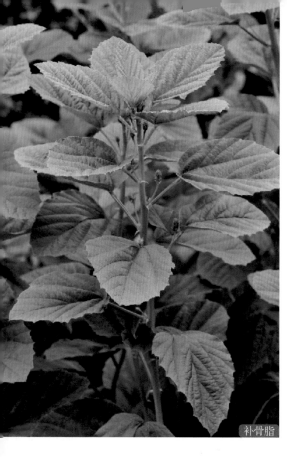
补骨脂

温酒任下，自夏至起冬至止，日一服。此乃唐宣宗时，张寿太尉知广州，得方于南番人。有诗云：二年时节向边隅，人信方知药力殊，夺得春光来在手，青娥休笑白髭须。②**男女虚劳**。男子女人五劳七伤，下元久冷，一切风病，四肢疼痛，驻颜壮气。乌髭须，补骨脂一斤，酒浸一宿，晒干，却用乌油麻一升和炒，令麻子声绝，簸去，只取补骨脂为末，醋煮面糊丸如梧子大，每服二三十丸，空心温酒、盐汤任下。③**肾虚腰痛**。用补骨脂一两，炒为末，温酒服三钱，神妙，或加木香一钱。青娥丸：治肾气虚弱，风冷乘之，或血气相搏，腰痛如折，俯仰不利，或因劳役伤肾，或卑湿伤腰，或损坠堕伤，或风寒客搏，或气滞不散，皆令腰痛，或腰间如物重坠，用补骨脂酒浸炒一斤，杜仲去皮姜汁浸炒一斤，胡桃肉去皮二十个，为末，以蒜捣膏一两，和丸梧子大，每空心温酒服二十丸；妇人淡醋汤下；常服壮筋骨，活血脉，乌髭须，益颜色。④**定心补肾**。养血返精丸：补骨脂炒二两，白茯苓一两为末，没药五钱，以无灰酒浸高一指，煮化和末，丸梧子大。每服三十丸，白汤下。昔有人服此，至老不衰。盖补骨脂补肾，茯苓补心，没药养血，三者既壮，自然身安。⑤**精气不固**。补骨脂、青盐等分同炒为末，每服二钱，米饮下。⑥**小便无度**，肾气虚寒。补骨脂十两酒蒸，茴香十两盐炒，为末，酒糊丸梧子大，每服百丸，盐酒下，或以末糁猪肾煨食之。⑦**小儿遗尿**，膀胱冷也。夜属阴，故小便不禁。补骨脂炒为末，每夜热汤服五分。⑧**玉茎不痿**。精滑无

116

歇，时时如针刺，捏之则脆，此名肾漏。用补骨脂、韭子各一两，为末，每用三钱，水二盏，煎六分服，日三次，愈则止。⑨**脾肾虚泻。** 二神丸：用补骨脂炒半斤，肉豆蔻生用四两，为末，肥枣肉研膏，和丸梧子大，每空心米饮服五、七十丸，加木香二两，名三神丸。⑩**水泻久痢。** 补骨脂炒一两，粟壳炙四两，为末，炼蜜丸弹子大，每服一丸，姜、枣同水煎服。⑪**牙痛日久，肾虚也。** 补骨脂二两，青盐半两，炒研擦之。⑫**风虫牙痛，上连头脑。** 补骨脂炒半两，乳香二钱半，为末擦之，或为丸塞孔内，自用有效。⑬**打坠腰痛，瘀血凝滞。** 补骨脂炒、茴香炒、辣桂等分，为末，每热酒服二钱，补骨脂主腰痛行血。

姜黄

【释名】 迷，宝鼎香。

【气味】 根：（根）辛、苦，大寒，无毒。

【主治】 根：心腹结积疰忤，下气破血，除风热，消痈肿，功力烈于郁金。治癥瘕血块，通月经，治扑损瘀血，止暴风痛冷气，下食。祛

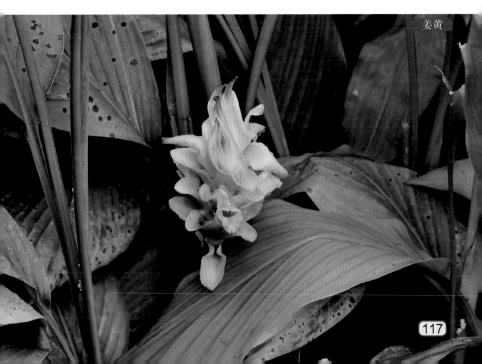

姜黄

邪辟恶，治气胀，产后败血攻心。治风痹臂痛。

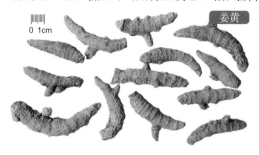

姜黄

【**附方**】①心痛难忍。姜黄一两，桂三两，为末，醋汤服一钱。②产后血痛有块。用姜黄、桂心等分，为末，酒服方寸匕，血下尽即愈。③疮癣初生。姜黄末炒之，妙。

郁 金

【**释名**】马莶。

【**气味**】根：辛、苦，寒，无毒。

【**主治**】根：血积下气，生肌止血，破恶血，血淋尿血，金疮。单用，治女人宿血气心痛，冷气结聚，温醋摩服之。亦治马胀。凉心。治阳毒入胃，下血频痛。治血气心腹痛，产后败血冲心欲死，失心颠狂

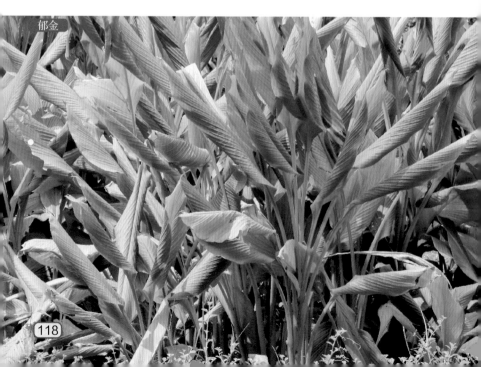

郁金

蛊毒。

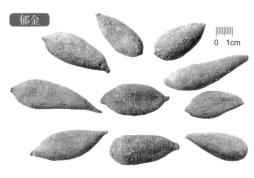

郁金

【附方】①厥心气痛，不可忍。郁金、附子、干姜等分，为末，醋糊丸梧子大，朱砂为衣，每服三十丸，男酒女醋下。②自汗不止。郁金末，卧时调涂于乳上。③衄血吐血。川郁金为末，井水服二钱，甚者再服。④阳毒下血，热气入胃，痛不可忍。郁金五大个，牛黄一皂荚子，为散，每服用醋浆水一盏，同煎三沸，温服。⑤尿血不定。郁金末一两，葱白一握，水一盏，煎至三合，温服，日三服。⑥风痰壅滞。郁金一分，藜芦十分，为末，每服一字，温浆水调下，仍以浆水一盏漱口，以食压之。⑦中砒霜毒。郁金末二钱，入蜜少许，冷水调服。⑧痔疮肿痛。郁金末，水调涂之，即消。⑨耳内作痛。郁金末一钱，水调，倾入耳内，急倾出之。

蓬莪茂 (蓬莪术)

【释名】述药。

【气味】根：苦、辛，温，无毒。

【主治】根：心腹痛，中恶疰忤鬼气，霍乱冷气，吐酸水，解毒，食饮不消，酒研服之。又疗妇人血气结积，丈夫奔豚。破痃癖冷气，以酒醋磨服。治一切气，开胃消食，通月经，消瘀血，止扑损痛下血，及内损恶血。通肝经聚血。

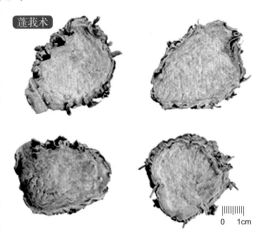

蓬莪术

【附方】①一切冷气，抢心切痛，发即欲死。久患

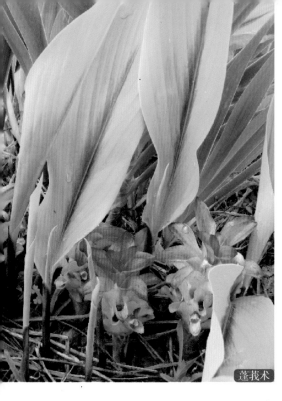

蓬莪术

心腹痛时发者，此可绝根。蓬莪术二两醋煮，木香一两煨，为末，每服半钱，淡醋汤下。②小肠脏气，非时痛，不可忍。蓬莪术研末，空心葱酒服一钱。③妇人血气，游走作痛及腰痛。蓬莪术、干漆二两，为末，酒服二钱；腰痛，核桃酒下。④小儿盘肠内钓痛。以莪术半两，用阿魏一钱，化水浸一日夜，焙研，每服一字，紫苏汤下。⑤上气喘急。蓬莪术五钱，酒一盏半，煎八分服。⑥气短不接。正元散：治气不接续，兼治滑泄，及小便数。王丞相服之有验。

用蓬莪术一两，金铃子去核一两，为末，入蓬砂一钱，炼过研细，每服二钱，温酒或盐汤空心服。⑦初生吐乳不止。蓬莪茂少许，盐一绿豆，以乳一合，煎三五沸去滓，入牛黄两粟大，服之，甚效也。

荆三棱

【释名】京三棱、草三棱、鸡爪三棱、黑三棱、石三棱。

【气味】根：苦，平，无毒。

【主治】根：老癖癥瘕，积聚结块，产后恶血血结，通月水，堕胎，止痛利气。治气胀，破积气，消扑损瘀血，妇人血脉不调，心腹痛，产后腹痛血运。心膈痛，饮食不消。通肝经积血，治疮肿坚硬。下乳汁。

【附方】①癥瘕鼓胀。三棱煎：用三棱根切一石，水五石，煮三石，去滓更煎，取三斗汁入锅中，重汤煎如稠糖，密器收之，每旦酒服一匕，日二服。②疟癖气块。草三棱、荆三棱、石三棱、青橘皮、陈

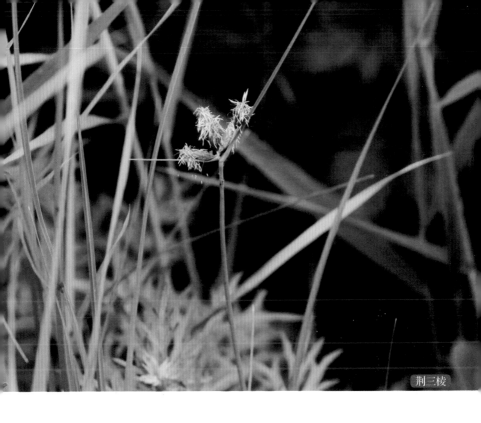

荆三棱

橘皮、木香各半两，肉豆蔻、槟榔各一两，砂二钱，为末，糊丸梧子大，每姜汤服三十丸。③疝癖不瘥，胁下硬如石。京三棱一两炮，川大黄一两，为末，醋熬成膏，每日空心生姜橘皮汤下一匙，以利下为度。④小儿气癖。三棱煮汁作羹粥，与奶母食，日亦以枣许与儿食。小儿新生百日及十岁以下，无问痫热疝癖等皆理之。秘妙不可具言，大效。⑤痞气胸满。口干，肌瘦食减，或时壮热。石三棱、京三棱、鸡爪三棱并炮，蓬莪术三枚，槟榔一枚，青橘皮五十片醋浸去白，陈仓米一合醋浸淘过，巴豆五十个去皮，同青皮、仓米炒干，去豆，为末，糊丸绿豆大，每米饮下三丸，日一服。⑥反胃恶心，药食不下。京三棱炮一两半，丁香三分，为末，每服一钱，沸汤点服。⑦乳汁不下。京三棱三个，水二碗，煎汁一碗，洗奶取汁出为度，极妙。⑧浑身燎泡。如棠梨状，每个出水，有石一片，如指甲大，其泡复生，抽尽肌肤肉，即不可治。用荆三棱、蓬莪术各五两，为末，分三服，酒调连进愈。

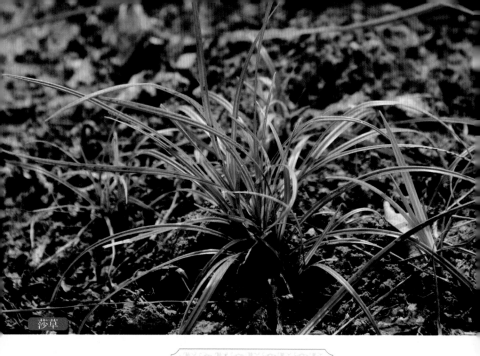

莎草

莎草、香附子

【释名】 雀头香、草附子、水香棱、水巴戟、水莎、侯莎、莎结、夫须、续根草、地藕根、地毛。

【气味】 根：甘，微寒，无毒。

【主治】 根：除胸中热，充皮毛，久服利人，益气，长须眉。治心中客热，膀胱间连胁下气妨。常日忧愁不乐，兼心忪者。治一切气，霍乱吐泻腹痛，肾气膀胱冷气。散时气寒疫，利三焦，解六郁，消饮食积聚，痰饮痞满，附肿腹胀，脚气，止心腹肢体头目齿耳诸痛，痈疽疮疡，吐血下血尿血，妇人崩漏带下，月候不调，胎前产后百病。苗及花：丈夫心肺中虚风及客热，膀胱连胁下时有气妨，皮肤瘙痒瘾疹，饮食不多，日渐瘦损，常有忧愁心忪少气等证。并收苗花二十余斤剉细，以水二石五斗，煮一石五斗，斛中浸浴，令汗出五六度，其瘙痒即止。四时常用，瘾疹风永除。煎饮散气郁，利胸膈，降痰热。

【附方】 ①服食法。水香棱根名莎结，亦名草附子，说已见前。其味辛，微寒，无毒。凡丈夫心中客热，膀胱间连胁下气妨，常日忧愁不乐，心忪少气者。其根二大升，捣熬令香，以生绢袋盛，贮于三大斗无灰清酒中浸之。春三月后，浸一日即堪服，冬十月后，即七日，近暖处乃佳。每空腹温饮一盏，日夜三四次，常令酒气相续，以知为度。若不饮酒，即取根十两，加桂心五两，芜荑三两。和捣为散，以蜜和为丸，捣一千杵，丸

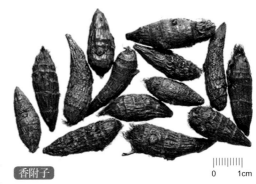

香附子

如梧子大，每空腹酒及姜蜜汤饮汁等下二十丸，日再服，渐加至三十丸，以瘥为度。②交感丹。凡人中年精耗神衰，盖由心血少，火不下降；肾气惫，水不上升；致心肾隔绝，营卫不和；上则多惊；中则塞痞，饮食不下；下则虚冷遗精。愚医徒知峻补下田，非惟不能生水滋阴，而反见衰悴。但服此方半年，屏去一切暖药，绝嗜欲，然后习秘固溯流之术，其效不可殚述。俞通奉年五十一，遇铁瓮城申先生授此，服之老犹如少，年至八十五乃终也，因普示群生，同登寿域。香附子一斤新水浸一宿，石上擦去毛，炒黄，茯神去皮木四两，为末，炼蜜丸弹子大。每服一丸，侵早细嚼，以降气汤下。降气汤用香附子如上法半两，茯神二两，炙甘草一两半，为末，点沸汤服前药。③一品丸。治气热上攻，头目昏眩，及治偏正头痛。大香附子去皮，水煮一时，捣晒焙研为末，炼蜜丸弹子大。每服一丸，水一盏，煎八分服。女人，醋汤煎之。④升降诸气。治一切气病，痞胀喘哕，噫酸烦闷，虚痛走注，常服开胃消痰，散壅思食。早行山行，尤宜服之，去邪辟瘴。香附子炒四百两，沉香十八两，缩砂仁四十八两，炙甘草一百二十两，为末，每服一钱，入盐少许，白汤点服。⑤一切气疾。心腹胀满，胸膈噎塞，噫气吞酸，痰逆呕恶，及宿酒不解。香附子一斤，缩砂仁八两，甘草炙四两，为末，每白汤入盐点服，为粗末煎服亦可，名快气汤。⑥调中快气，心腹刺痛。小乌沉汤：香附子擦去毛，焙二十两，乌药十两，甘草炒一两，为末，每服二钱，盐汤随时点服。⑦心脾气痛。凡人胸膛软处一点痛者，多因气及寒起，或致终身，或子母相传，俗名心气痛，非也，乃胃脘有滞尔，惟此独步散，治之甚妙。香附米醋浸，略炒为末，高良姜酒洗七次，略炒为末，俱

各封收。因寒者，姜二钱，附一钱；因气者，附二钱，姜一钱；因气与寒者，各等分，和匀。以热米汤入姜汁一匙，盐一捻，调下立止，不过七八次除根。内翰吴开夫人，心痛欲死，服此即愈；梁混心脾痛数年不愈，供事秒迹佛，梦传此方，一服而愈，因名神授一匕散。

⑧**心腹诸病**。艾附丸：治男女心气痛、腹痛、少腹痛、血气痛，不可忍者。香附子二两，蕲艾叶二两，以醋汤同煮熟，去艾炒为末，米醋糊丸梧子大，每白汤服五十丸。⑨**停痰宿饮**，风气上攻，胸膈不利。香附皂荚水浸、半夏各一两，白矾末半两，姜汁面糊丸梧子大，每服三四十丸，姜汤随时下。⑩**元脏腹冷及开胃**。香附子炒为末，每用二钱，姜、盐同煎服。⑪**酒肿虚肿**。香附子去皮，米醋煮干，焙研为末，米醋糊丸服，久之败水从小便出，神效。⑫**气虚浮肿**。香附子一斤，童子小便浸三日，焙为末，糊丸，每米饮下四五十丸，日二。⑬**老小疝癖，往来疼痛**。香附、南星等分，为末，姜汁糊丸梧子大，每姜汤下三三十丸。⑭**疝胀痛及小肠气**。香附末二钱，以海藻一钱煎酒，空心调下，并、食海藻。⑮**腰痛指牙**。香附子五两，生姜二两，取自然汁浸一宿，炒黄为末，入青盐二钱，擦牙数次。⑯**血气刺痛**。香附子炒一两，荔枝核烧存性五钱，为末，每服二钱，米饮调下。⑰**女人诸病**。四制香附丸：治妇人女子经候不调，兼诸病。大香附子擦去毛一斤，分作四分：四两醇酒浸，四两醇醋浸，四两盐水浸，四两童子小便浸。春三、秋五、夏一、冬七日，淘洗净，晒干捣烂，微焙为末，醋煮面糊丸梧子大，每酒下七十丸，瘦人加泽兰、赤茯苓末二两，气虚加四君子料，血虚加四物料。煮附济阴丸：治妇人月经不调，久成症积，一切风气。用香附子一斤分作四分，以童溲、盐水、酒、醋各浸三日，艾叶一斤浆水浸过，醋糊和作饼，晒干，晚蚕砂半斤炒，莪术四两酒浸，当归四两酒浸。各焙为末，醋糊丸梧子大。每服七十丸，米饮下，日二。醋附丸：治妇人室女一切经候不调，血气刺痛，腹胁膨胀，心忪乏力，面色痿黄，头晕恶心，崩漏带下，便血，癥瘕积聚，及妇人数堕胎，由气不升降，服此尤妙。香附子米醋浸半日，砂锅煮干，捣焙，石臼为末，醋糊为丸，醋汤下。艾附丸：治同上。香附子一斤，熟艾四两醋煮，当归酒浸二两，为末，如上丸服。⑱**妇人气盛血衰**。变生诸症，头晕腹满，皆宜抑气散主之。香附子四两炒，茯苓、甘草炙各一两，橘红二两，为末，每服二钱，沸汤下。

⑲**下血血崩**。血如山崩，或五色漏带，并宜常服，滋血调气，乃妇人之仙药也。香附子去毛炒焦为末，极热酒服二钱立愈。昏迷甚者，三钱，米饮下。亦可加棕灰。⑳**赤白带下及血崩不止**。香附子、赤芍药等分，为末，盐一捻，水二盏，煎一盏，食前温。㉑**产后狂言，血晕，烦渴不止**。生香附子去毛为末，每服二钱，姜、枣水煎服。㉒**气郁吐血**。丹溪：用童子小便调香附末二钱服。治吐血不止。莎草根一两，白茯苓半两，为末，每服二钱，陈粟米饮下。㉓**肺破咯血**。香附末一钱。米饮下，日二服。㉔**小便尿血**。香附子、新地榆等分各煎汤。先服香附汤三五呷，后服地榆汤至尽。未效再服。㉕**小便血淋，痛不可忍**。香附子、陈皮、赤茯苓等分，水煎服。㉖**诸般下血**。香附，童子小便浸一日，捣碎，米醋拌焙为末。每服二钱，米饮下。用香附以醋、酒各半煮熟，焙研为末，黄秫米糊丸梧子大，每服四十丸，米饮下，日二服。戴原礼云：只以香附子末二钱，入百草霜、麝香各少许，同服，效尤速也。㉗**老小脱肛**。香附子、荆芥穗等分，为末，每用三匙，水一大碗，煎十数沸淋洗。㉘**偏正头风**。香附子炒一斤，乌头炒一两，甘草二两，为末，炼蜜丸弹子大。每服一丸，葱茶嚼下。㉙**气郁头痛**。用香附子炒四两，川芎二两，为末，每服二钱，腊茶清调下。㉚**女人头痛**。香附子末，茶服三钱，日三五服。㉛**肝虚睛痛，冷泪羞明**。补肝散：用香附子一两，夏枯草半两，为末，每服一钱，茶清下。㉜**耳卒聋闭**。香附子瓦炒研末，萝卜子煎汤，早夜各服二钱。忌铁器。㉝**耳出汁**。香附末，以绵杖送入。蔡邦度知府常用，有效。㉞**诸般牙痛**。香附、艾叶煎汤漱之，仍以香附末擦之，去涎。㉟**牢牙去风，益气乌髭**。治牙疼牙宣，乃铁瓮先生妙方也。香附子炒存性三两，青盐、生姜各半两，为末，日擦。㊱**消渴累年不愈**。莎草根一两，白茯苓半两，为末，每陈粟米饮服三钱，日二。㊲**痈疽疮疡**。曾孚先云：凡痈疽疮疡，皆因气滞血凝而致，宜服诸香药，引气通血；常器之云：凡气血闻香即行，闻臭即逆。疮疡皆由气涩而血聚，最忌臭秽不洁，触之毒必引蔓；陈正节公云：大凡疽疾，多因怒气而得，但服香附子药，进食宽气，大有效也。独胜散：用香附子去毛，以生姜汁腌一宿，焙干碾为细末，无时以白汤服二钱。如疮初作，以此代茶。疮溃后，亦宜服之。或只以小乌沉汤，少用甘草，愈后服至半年，尤妙。㊳**蜈蚣咬伤**。嚼香附涂之，立效。

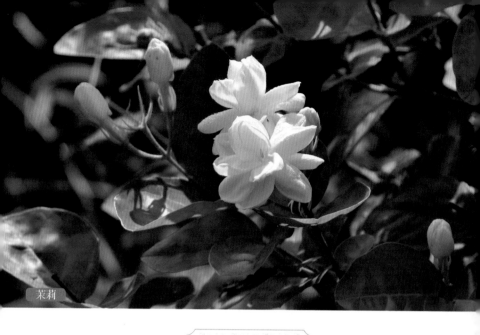

茉莉

茉 莉

【释名】奈花。

【气味】花：辛，热，无毒。

【主治】花：蒸油取液，作面脂头泽，长发润燥香肌，亦入茗汤。

藿 香

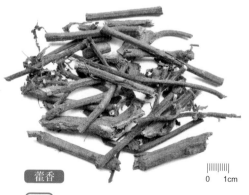

藿香

【释名】兜娄婆香。

【气味】枝叶：辛，微温，无毒。

【主治】枝叶：风水毒肿，去恶气，止霍乱心腹痛。脾胃吐逆为要药。助胃气，开胃口，进饮食。温中快气，肺虚有寒，上焦壅热，饮酒口臭，煎汤漱口。

【附方】①升降诸气。藿香一两，香附炒五两，为末，每以白汤点

|||||||
0   1cm

服一钱。②霍乱吐泻垂死者，服之回生。用藿香叶、陈皮各半两，水二盏，煎一盏，温服。③暑月吐泻。滑石炒二两，藿香二钱半，丁香五分为末，每服一二钱，淅米泔调服。④胎气不安，气不升降，呕吐酸水。香附、藿香、甘草二钱，为末，每服二钱，入盐少许，沸汤调服之。⑤香口去臭。藿香洗净，煎汤，时时噙漱。⑥冷露疮烂。藿香叶、细茶等分，烧灰，油调涂叶上，贴之。

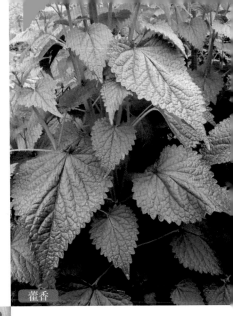

藿香

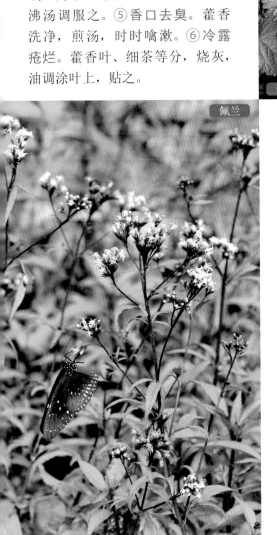

佩兰

兰草（佩兰）

【**释名**】水香、香水兰、女兰、香草、燕尾香、大泽兰、煎泽草、兰泽草、省头草、都梁香、孩儿菊、千金草。

【气味】叶：辛，平，无毒。

【主治】叶：利水道，杀蛊毒，辟不祥。久服益气轻身不老，通神明。除胸中痰癖。生血，调气，养营。其气清香，生津止渴，润肌肉，治消渴胆瘅。煮水，浴风病。消痈肿，调月经。煎水，解中牛马毒。主恶气，香泽可作膏涂发。

【附方】食牛马毒杀人者。兰草连根叶，煎水服，即消。

泽 兰

【释名】水香、都梁香、虎兰、虎蒲、龙枣、孩儿菊、风药，根名地笋。

【气味】叶：苦，微温，无毒。

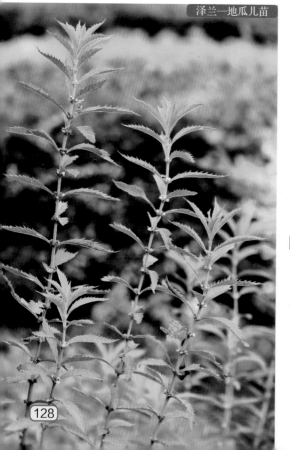
泽兰—地瓜儿苗

【主治】叶：乳妇内衄，中风余疾，大腹水肿，全身四肢浮肿，骨节中水，金疮，痈肿疮脓。产后金疮内塞。产后腹痛，频产血气衰冷，成劳瘦羸，妇人血沥腰痛。产前产后百病，通九窍，利关节，养血气，破宿血，消癥瘕，通小肠，长肌肉，消扑损瘀血，治鼻血吐血，头风目痛，妇人劳瘦，丈夫面黄。

【附方】①产后水肿，血虚浮肿。泽兰、防己等分，为末，每服二钱，醋汤下。②疮肿初起。泽兰，捣封之，良。③损伤瘀肿。方同上。④产后阴翻。产后阴户燥热，遂成翻花。泽兰四两，煎汤熏洗二三次，再入枯矾煎洗之，即安。

马兰

【**释名**】紫菊。

【**气味**】根叶：辛，平，无毒。

【**主治**】根叶：破宿血，养新血，止鼻衄吐血，合金疮，断血痢，解酒疸及诸菌毒、蛊毒。生捣，涂蛇咬。主诸疟及腹中急痛，痔疮。

【**附方**】①诸疟寒热。赤脚马兰捣汁，入水少许，发日早服，或入少糖亦可。②绞肠沙痛。马兰根叶，细嚼咽汁，立安。③打伤出血。竹节草即马兰，同旱莲草、松香、皂子叶即柜子叶，冬用皮，为末，搽入刀口。④喉痹口紧。用地白根即马兰根，或叶捣汁，入米醋少许，滴鼻孔中，或灌喉中，取痰自开。⑤水肿尿涩。马兰菜一虎口，黑豆、小麦各一撮，酒、水各一钟，煎一钟，食前温服以利小水，四五日愈。⑥缠蛇丹毒。马兰、甘草擂醋搽之。

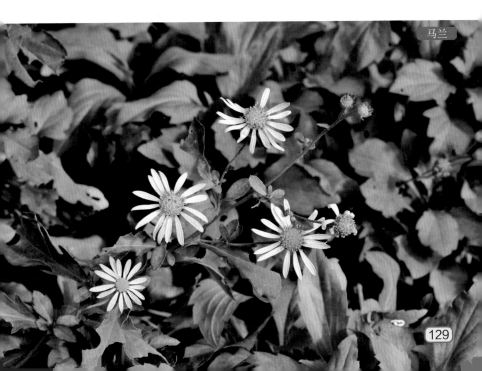

马兰

香薷

【释名】香菜、香茸、香菜、蜜蜂草。

【气味】辛，微温，无毒。

【主治】霍乱腹痛吐下，散水肿。去热风，猝转筋者。煮汁顿服半升，即止。为末水服，止鼻衄。下气，除烦热，疗呕逆冷气。春月煮饮代茶，可无热病，调中温胃。含汁漱口，去臭气。主脚气寒热。

【附方】①一切伤暑。香薷饮：治暑月卧湿当风，或生冷不节，真邪相干，便致吐利，或发热头痛体痛，或心腹痛，或转筋，或干呕，或四肢逆冷，或烦闷欲死，并主之。用香薷一斤，浓朴姜汁炙、白扁豆微炒各半斤，剉散，每服五钱，水二盏，酒半盏，煎一盏，水中沉冷，连进二服立效。②水病洪肿。胡洽居士香薷煎：用干香薷五十斤剉，入釜中，以水淹过三寸，煮使气力都尽，去滓澄之，微火煎至可丸，丸如梧子大，一服五丸，日三服，日渐增之，以小便利则愈。③通身水肿。深师薷术丸：治暴水风水气水，通身皆肿，服至小便利为效。用香薷叶一斤，水一斗，熬极烂去滓，再熬成膏，加白术末七两，和丸梧子大，每服十丸，米饮下，日五、夜一服。④四时伤寒，不正之气。用水香薷为末，热酒调服一二钱，取汗。⑤心烦胁痛，连胸欲死者。香薷捣汁一二升服。⑥鼻衄不止。香薷研末，水服一钱。⑦舌上

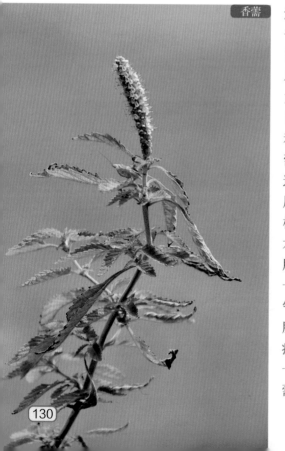

香薷

出血如钻孔者。香薷煎汁服一升，日三服。⑧口中臭气。香薷一把，煎汁含之。⑨小儿发迟。陈香薷二两，水一盏，煎汁三分，入猪脂半两，和匀，日日涂之。⑩白秃惨痛。即上方入胡粉，和涂之。

假苏（荆芥）

【释名】姜芥、荆芥、鼠蓂。

【气味】茎穗：辛，温，无毒。

【主治】茎穗：寒热鼠瘘，瘰疬生疮，破结聚气，下瘀血，除湿痹。去邪，除劳渴冷风，出汗，煮汁服之。捣烂醋和，敷疔肿肿毒。单用治恶风贼风，口面㖞斜，遍身痹，心虚忘事，益力添精，辟邪毒，通利血脉，传送五脏不足气，助脾胃。主血劳，风气壅满，背脊疼痛，虚汗，理丈夫脚气，筋骨烦疼，及阴阳毒伤寒头痛，头旋目眩，手足筋急。利五脏，消食下气，醒酒。作菜生熟皆可食，并煎茶饮之。以豉汁煎服，治暴伤寒，能发汗。治妇人血风及疮疥，为要药。产后中风身强直，研末酒服。散风热，清头目，利咽喉，消疮肿，治项强，目中黑花，及生疮阴，吐血衄血，下血血痢，崩中痔漏。

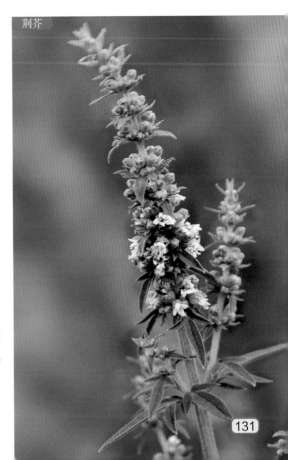
荆芥

【附方】①头项风强。八月后，取荆芥穗作枕，及铺床下，立春日去之。②风热头痛。荆芥穗、石膏等分，为末，每服二钱，茶调下。

131

③ 风热牙痛。荆芥根、乌根、葱根等分煎汤频含漱之。④ **一切偏风，口面㖞斜。**用青荆芥一斤，青薄荷一斤，同入砂盆内研烂，生绢绞汁，于瓷器中煎成膏，漉去滓三分之一，将二分晒干，为末，以膏和丸梧子大，每服三十丸，白汤卜，早暮各一服，忌动风物。⑤ **中风口噤。**荆芥穗为末，酒服二钱，立愈，名荆芥散。贾似道云：前后用之甚验，其子名顺者，病此已革，服之立定，真再生丹也。⑥ **产后中风。**华佗愈风散：治妇人产后中风口噤，手足螈疭疯如角弓，或产后血运，不省人事，四肢强直，或筑心眼倒，吐泻欲死。用荆芥穗子，微焙为末，每服三钱，豆淋酒调服，或童子小便服之。口噤则挑齿灌之，龈噤则灌入鼻中，其效如神。大抵产后太暖，则汗出而腠理疏，则易于中风也。时珍曰：此方诸书盛称其妙。姚僧坦《集验方》以酒服，名如圣散，云药下可立待应效。陈氏方名举卿古拜散。萧存敬方用古老钱煎汤服，名一捻金。王贶《指迷方》加当归等分，水煎服。许叔微《本事方》云：此药委有奇效神圣之功。一妇人产后睡久，及醒则昏昏如醉，不省人事，医用此药及交加散，云：服后当睡，睡中必以左手搔头。用之果然。昝殷《产宝方》云：此病多因怒气伤肝，或忧气内郁，或坐草受风而成，急宜服此药也。戴原礼《证治要诀》名独行散。贾似道《悦生随抄》呼为再生丹。⑦ **产后迷闷，因怒气发热迷闷者。**独行散：用荆芥穗，以新瓦半炒半生为末，童子小便服一二钱。若角弓反张，以豆淋酒下。或锉散，童尿煎服极妙。盖荆芥乃产后要药，而角弓反张，乃妇人急候，得此证者，十存一二而已。⑧ **产后血运，筑心眼倒，风缩欲死者。**取干荆芥穗捣筛末。每用二钱匕，童子小便一酒盏，调匀，热服。立效。口噤者挑齿，口闭者灌鼻中，皆效。近世名医用之，无不如神也。⑨ **产后血眩风虚，精神昏冒。**荆芥穗一两三钱，桃仁五钱去皮尖，炒为末，水服三钱，若喘加杏仁去皮尖，炒、甘草炒，各三钱。⑩ **产后下痢。**大荆芥四、五穗于盏内烧存性，不得犯油火，入麝香少许，以沸汤些须调下。此药虽微，能愈大病，不可忽之。⑪ **产后鼻衄。**荆芥焙研末，童子小便服二钱，《海上方》也。⑫ **九窍出血。**荆芥煎酒，通口服之。⑬ **口鼻出血如涌泉，因酒色太过者。**荆芥烧研，陈皮汤服二钱，不过二服也。⑭ **吐血不止。**用荆芥连根，洗，捣汁半盏服。干穗为末亦可。用荆芥穗为末，生地黄汁调服二钱。⑮ **小便尿血。**荆芥、缩砂等分，为末，糯米饮下三钱，

日三服。⑯**崩中不止**。荆芥穗于麻油灯上烧焦，为末，每服二钱，童子小便服。此夏太君娘娘方也。⑰**痔漏肿痛**。荆芥煮汤，日日洗之。⑱**大便下血**。用荆芥炒为末，每米饮服二钱，妇人用酒下，亦可拌面作馄饨食之。用荆芥二两，槐花一两，同炒紫为末，每服三钱，清茶送下。⑲**小儿脱肛**。荆芥、皂角等分，煎汤洗之，以铁浆涂上。亦治子宫脱出。⑳**阴肿痛**。荆芥穗瓦焙为散，酒服二钱，即消。㉑**小儿脐肿**。荆芥煎汤洗净，以煨葱刮薄出火毒，贴之即消。㉒**疗肿诸毒**。荆芥一握切，以水五升，煮取二升，分二服冷冻饮料。㉓**一切疮疥**。荆芥末，以地黄自然汁熬膏，和丸梧子大，每服三五十丸，茶酒任下。㉔**脚桠湿烂**。荆芥叶捣敷之。㉕**缠脚生疮**。荆芥烧灰，葱汁调敷，先以甘草汤洗之；小儿风寒，烦热有痰，不省人事，荆芥穗半两焙，麝香、片脑各一字，为末，每茶服半钱。大人亦治。㉖**头目诸疾**。一切眼疾，血劳，风气头痛，头旋目眩；荆芥穗为末，每酒服三钱。

薄 荷

【**释名**】菝蔄、蕃荷菜、吴菝、南薄荷、金钱薄荷。

【**气味**】茎叶：辛，温，无毒。

【**主治**】茎叶：贼风伤寒发汗，恶气心腹胀满，霍乱，宿食不消，下气，煮汁服之，发汗，大解劳乏，亦堪生食。作菜久食，却肾气，辟邪毒，除劳气，令人口气香洁。煎汤洗漆疮。通利关节，发毒汗，去愤气，破血止痢。疗阴阳毒，伤寒头痛，四季宜食。治中风失音吐痰。主伤风头脑风，通关格，及小儿风涎，为要药。杵汁服，去心脏风热。清头目，除风热。利咽喉口齿诸

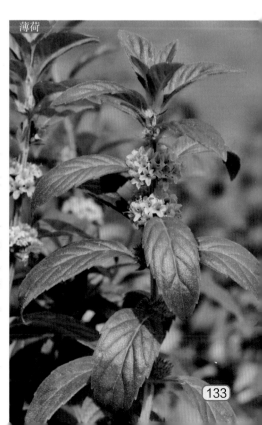

薄荷

病，治瘰疬疮疥，风瘙瘾疹。捣汁含漱，去舌苔语涩。挼叶塞鼻，止衄血。涂蜂螫蛇伤。

【附方】 ①清上化痰。利咽膈，治风热。以薄荷末，炼蜜丸芡子大，每噙一丸，白沙糖和之亦可。②风气瘙痒。用大薄荷、蝉蜕等分，为末，每温酒调服一钱。③舌苔语謇。薄荷自然汁，和白蜜、姜汁擦之。④眼弦赤烂。薄荷，以生姜汁浸一宿，晒干为末，每用一钱，沸汤炮洗。⑤瘰疬结核，或破未破。以新薄荷二斤取汁，皂荚一挺水浸去皮，捣取汁，同于银石器内熬膏，入连翘末半两，连白青皮、陈皮，黑牵牛半生半炒各一两，皂荚仁一两半，同捣和丸梧子大，每服三十丸，煎连翘汤下。⑥衄血不止。薄荷汁滴之，或以干者水煮，绵裹塞鼻。⑦血痢不止。薄荷叶煎汤常服。⑧水入耳中。薄荷汁滴入立效。⑨蜂虿螫伤。薄荷叶挼贴之。⑩火毒生疮。冬间向火，火气入内，两股生疮，汁水淋漓者。用薄荷煎汁频涂，立愈。

苏（紫苏）

【释名】 紫苏、赤苏、桂荏。

茎叶

【气味】 辛，温，无毒。

【主治】 除寒热，治一切冷气，治心腹胀满，止霍乱转筋，开胃下食，治脚气，通大小肠。通心经，益脾胃，煮饮尤胜，与橘皮相宜。解肌发表，散风寒，行气宽中，消痰利肺，和血温中止痛，定喘安胎，解鱼蟹毒，治蛇犬伤。以叶生食作羹，杀一切鱼肉毒。

【附方】 ①感寒上气。苏叶三两，橘皮四两，酒四升，煮一升半，分再服。②伤寒气喘不止。用赤苏一把，水三升，煮一升，稍稍饮之。③劳复食复欲死者。苏叶煮汁二升，饮之。亦可入生姜、豆豉同煮饮。④卒哕不止。香苏浓煮，顿服三升，良。⑤霍乱胀满，未得吐下。用生苏捣汁饮之，佳。干苏煮汁亦可。⑥诸失血病。紫苏不限多少，入大锅内，水煎令干，去滓熬膏，以炒熟赤豆为末，和丸梧子大，每酒下三、五十丸，常服之。⑦金疮出血不止。以嫩紫苏叶、桑叶同捣贴之。⑧颠扑伤损。紫苏捣敷之，疮口自合。⑨伤损血出不止。以

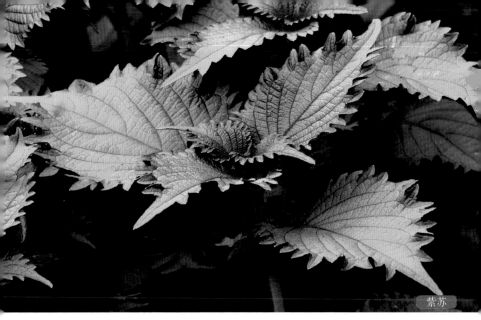

紫苏

陈紫苏叶蘸所出血，烂敷之，血不作脓，且愈后无瘢，其妙也。⑩疯狗咬伤。紫苏叶嚼敷之。⑪蛇虺伤人。紫苏叶捣饮之。⑫食蟹中毒。紫苏煮汁饮二升。⑬乳痈肿痛。紫苏煎汤频服，并捣封之。⑭飞丝入目，令人舌上生泡。用紫苏叶嚼烂，白汤咽之。

子

【气味】辛，温，无毒。

【主治】下气，除寒温中。治上气咳逆，冷气及腰脚中湿气风结气。研汁煮粥长食，令人肥白身香。调中，益五脏，止霍乱呕吐反胃，补虚劳，肥健人，利大小便，破癥结，消五隔，消痰止嗽，润心肺。治肺气喘急。治风顺气，利膈宽肠，解鱼蟹毒。

【附方】①顺气利肠。紫苏子、麻子仁等分，研烂，水滤取汁，同米煮粥食之。②治风顺气，利肠宽中。用紫苏子一升，微炒杵，以生绢袋盛，于三斗清酒中浸三宿，少少饮之。③一切冷气。紫苏子、高良姜、橘皮等分，蜜丸梧子大，每服十丸，空心酒下。④风湿脚气。方同上。⑤消渴变水，服此令水从小便出。用紫苏子（炒）三两，萝卜子（炒）三两，为末，每服二钱，桑根白皮煎汤服，日三次。⑥梦中失精。苏子一升，熬杵研末，酒服方寸匕，日再服。⑦食蟹中毒。紫苏子煮汁饮之。⑧上气咳逆。紫苏子入水研滤汁，同粳米煮粥食。⑨风寒湿痹，四肢挛急，脚肿不可践地。用紫苏子二两，杵碎。以水三升，研取汁，煮粳米二合，作粥，和葱、椒、姜、豉食之。

水 苏

【释名】鸡苏、香苏、龙脑薄荷、芥蒩、芥苴。

【气味】茎叶：辛，微温，无毒。

【主治】茎叶：下气杀谷，除饮食。辟口臭，去邪毒，辟恶气。久服通神明，轻身耐老。主吐血衄血血崩。治肺痿血痢，崩中带下。主诸气疾及脚肿。酿酒渍酒及酒煮汁常服，治头昏目眩，及产后中风。恶血不止，服之弥妙。作生菜食，除胃间酸水。

【附方】①漏血欲死。鸡苏煮汁一升，服之。②吐血下血。鸡苏茎叶，煎汁饮之。③吐血咳嗽。龙脑薄荷焙研末，米饮服一钱，取效。④衄血不止。用鸡苏五合，香豉二合，同捣，搓如枣核大，纳鼻孔中，即止；用龙脑薄荷、生地黄等分，为末，冷水服。⑤脑热鼻渊，肺壅多涕。鸡苏叶、麦门冬、川芎、桑白皮炒、黄耆炙、甘草炙、生地黄焙等分，为末，炼蜜丸梧子大，每服四十丸，人参汤下。⑥风热头痛。热结上焦，致生风气、痰厥头痛。用水苏叶五两，皂荚炙去皮子三两，芫花醋炒焦一两，为末，炼蜜丸梧子大，每服二十丸，食后荆芥汤下。⑦耳猝聋闭。鸡苏叶生捣，绵裹塞之。⑧沐发令香。鸡苏煮汁，或烧灰淋汁，沐之。⑨头生白屑。方同上。⑩中诸鱼毒。香苏浓煮汁饮之，良。⑪暑月目昏，多眵泪生。龙脑薄荷叶捣烂，生绢绞汁，点之。

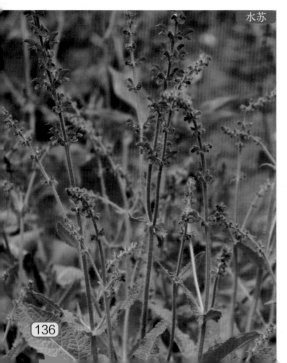
水苏

菊

【释名】节华、女节、女华、女茎、日精、更生、傅延年、治蔷、金蕊、阴成、周盈。

【气味】花：苦，平，无毒。

【主治】花：诸风头眩肿痛，目欲脱，泪出，皮肤死肌，恶风湿痹。久服利血气，轻身耐老延年。疗腰痛去来陶陶，除胸中烦热，安肠胃，利五脉，调四肢。治头目风热，风旋倒地，脑骨疼痛，身上一切游风令消散，利血脉，并无所忌。作枕明目，叶亦明目，生熟并可

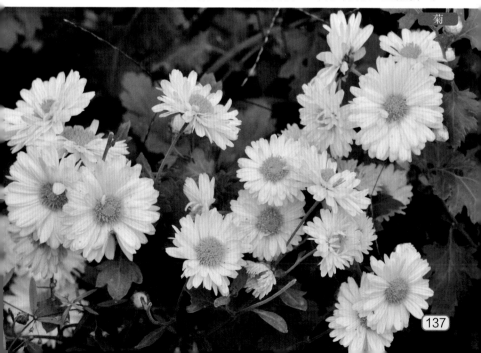

菊

食。养目血，去翳膜。主肝气不足。

【附方】①服食白菊。九月九日白菊花二斤，茯苓一斤，并捣罗为末，每服二钱，温酒调下，日三服；或以炼过松脂和丸鸡子大，每服一丸。主头眩，久服令人好颜色不老。用白菊汁、莲花汁、地血汁、樗汁，和丹蒸服也。②白菊花酒。治丈夫、妇人久患头风眩闷，头发干落，胸中痰壅，每发即头旋眼昏，不觉欲倒者，是其候也。先灸两风池各二七壮，并服此酒及散，永瘥。春末夏初，收白菊软苗，阴干捣末，空腹取一方寸匕和无灰酒服之，日再服，渐加三方寸匕。若不饮酒者，但和羹粥汁服，亦得。秋八月合花收曝干，切取三大斤，以生绢袋盛，贮三大斗酒中，经七日服之，日三次，常令酒气相续为佳。③风热头痛。菊花、石膏、川芎各三钱，为末，每服一钱半，茶调下。④痘入目生翳障。用白菊花、谷精草、绿豆皮等分，为末，每用一钱，以干柿饼一枚，粟米泔一盏，同煮候泔尽，食柿，日食三枚。浅者五七日，远者半月，见效。⑤病后生翳。白菊花、蝉蜕等分，为散，每用二三钱，入蜜少许，水煎服。大人小儿皆宜，屡验。⑥疔肿垂死。菊花一握，捣汁一升，入口即活，此神验方也。冬月采根。⑦女人阴肿。甘菊苗捣烂煎汤，先熏后洗。⑧酒醉不醒。九月九日真菊花为末，饮服方寸匕。⑨眼目昏花。双美丸：用甘菊花一斤，红椒去目六两，为末，用新地黄汁和丸梧子大。每服五十丸，临卧茶清下。

野 菊

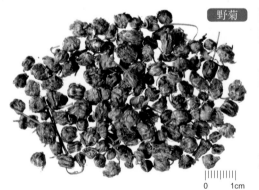

野菊

【释名】苦薏。

【气味】根、叶、茎、花：苦、辛，温，有小毒。

【主治】根、叶、茎、花：调中止泄，破血，妇人腹内宿血宜之。治痈肿疔毒，瘰疬眼息。

【附方】①痈疽疔肿。一切无名肿毒。用野菊花连

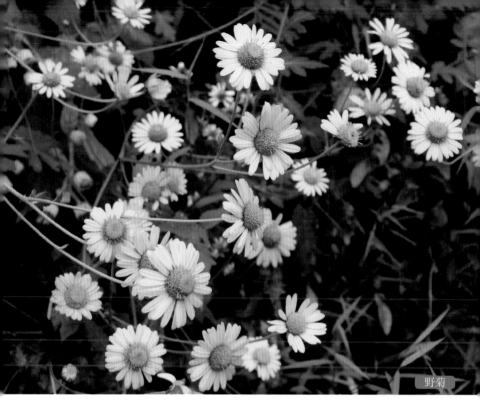

野菊

茎捣烂，酒煎热服取汗，以渣敷之即愈；用野菊花茎叶、苍耳草各一握，共捣，入酒一碗，绞汁服，以渣敷之，取汗即愈；或六月六日采苍耳叶，九月九日采野菊花，为末，每酒服三钱，亦可。②天泡湿疮。野菊花根、枣木，煎汤洗之。③瘰疬未破。野菊花根捣烂，煎酒服，以渣敷之，自消，不消亦自破也。

艾

【释名】 冰台、医草、黄草、艾蒿。

【气味】 叶：苦，微温，无毒。

【主治】 叶：灸百病。可作煎，止吐血下痢，下部䘌疮，妇人漏血，利阴气，生肌肉，辟风寒，使人有子。作煎勿令见风。捣汁服，止伤血，杀蛔虫。主衄血、下血，脓血痢，水煮及丸散任用。止崩血、肠痔血，搨金疮，止腹痛，安胎。苦酒作煎，治癣甚良。捣汁饮，治心腹一切冷气、鬼气。治带下，止霍乱转筋，痢后寒热。治带脉为病，腹胀满，腰溶溶如坐水中。温中、逐冷、除湿。

【附方】①**伤寒时气，温病头痛，壮热脉盛**。以干艾叶三升，水一斗，煮一升，顿服取汗。②**中风口喎**。以苇筒长五寸，一头刺入耳内，四面以面密封，不透风，一头以艾灸之七壮。患右灸左，患左灸右。③**中风口噤**。熟艾灸承浆一穴，颊车二穴，各五壮。④**中风掣痛，不仁不随**。并以干艾斛许，揉团纳瓦甑中，并下塞诸孔，独留一目，以痛处着。⑤**舌缩口噤**。以生艾捣敷之，干艾浸湿亦可。⑥**咽喉肿痛**。同嫩艾捣汁，细咽之；用青艾和茎叶一握，同醋捣烂，敷于喉上；冬月取干艾亦得，李亚所传方也。⑦**癫痫诸风**。熟艾于阴囊下谷道正门当中间，随年岁灸之。⑧**鬼击中恶**。卒然着人，如刀刺状，胸胁腹内刺切痛不可按，或即吐血、鼻中出血、下血，一名鬼排。以熟艾如鸡子大三枚，水五升，煎二升，顿服。⑨**小儿脐风**。艾叶烧灰填脐中，以帛缚定效；或隔蒜灸之，候口中有艾气立愈。⑩**头风久痛**。蕲艾揉为丸，时时嗅之，以黄水出为度。⑪**头风面疮，痒出黄水**。艾叶二两，醋一斤，砂锅煎取汁，每薄纸上贴之，一日二三上。⑫**心腹恶气**。艾叶捣汁饮之。⑬**脾胃冷痛**。白艾末，沸汤服二钱。⑭**蛔虫心痛，如刺，口吐清水**。白熟艾一升，水三升，煮一升服，吐虫出；或取生艾捣汁，五更食香脯一片，乃饮一升，当下虫出。⑮**口吐清水**。干蕲艾煎汤啜之。⑯**老小白痢**。艾姜丸：用陈北艾四两，干姜炮三两，为末，醋煮仓米糊丸梧子大，每服七诸痢久下：艾叶、陈皮等分，煎汤服之；亦可为末，酒煮烂饭和丸，每盐汤下二三十丸暴泄不止；陈艾一把，生姜一块，水煎热服。⑰**粪后下血**。艾叶、生姜煎浓汁，服三合。⑱**忽然吐血，一二口，或心衄，或内崩**。熟艾三团，水五升，煮二升服；一方：烧灰水服二钱。⑲**鼻血不止**。艾灰吹之，亦可以艾叶煎服。⑳**盗汗不止**。熟艾二钱，白茯神三钱，乌梅三个，水一钟，煎八分，临卧温服。㉑**火眼肿痛**。以艾烧烟起，用碗覆之，候烟尽，碗上刮煤下，以温水调化洗眼，即瘥，更如黄连尤佳。㉒**面上皯黯**。艾灰、桑灰各三升，以水淋汁，再淋至三遍，以五色布纳于中，同煎，令可丸时，每以少许傅之，自烂脱，甚妙。㉓**妇人面疮，名粉花疮**。以定粉五钱，菜子油调泥碗内，用艾一二团，烧烟熏之，候烟尽。㉔**鹅掌风病**。蕲艾真者四五两，水四五碗，煮五六滚，入大口瓶内盛之，用麻

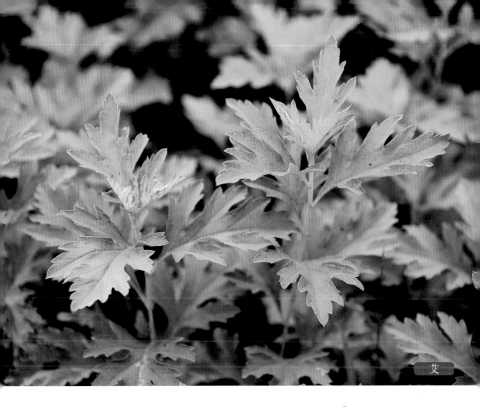

艾

布二层缚之，将手心放瓶上熏之，如冷再热，如神。㉕**疮疥熏法**。熟蕲艾一两，木鳖子三钱，雄黄二钱，硫黄一钱，为末，揉入艾中，分作四条，每以一条安阴阳瓦中，置被里烘熏，后服通圣散。㉖**小儿烂疮**。艾叶烧灰，敷之，良。㉗**臁疮口冷**，不合。熟艾烧烟熏之。㉘**白癞风疮**。干艾随多少，以浸曲酿酒如常法，日饮之，觉痹即瘥。㉙**疔疮肿毒**。艾蒿一担烧灰，于竹筒中淋取汁，以一二合，和锻石如糊，先以针刺疮至痛，乃点药三遍，其根自拔。玉山韩光以此治人神验。贞观初，衢州徐使君访得此方，予用治三十余人，得效。㉚**发背初起，未成，及诸热肿**。以湿纸拓上，先干处是头，着艾灸之。不论壮数，痛者灸至不痛；不痛者灸至痛乃止，其毒即散，不散亦免内攻，神方也。㉛**痛疽不合，疮口冷滞**。以北艾煎汤洗后，白胶熏之。㉜**咽喉骨哽**。用生艾蒿数升，水、酒共一斗，煮四升，细细饮之，当下。㉝**诸虫蛇伤**。艾灸数壮甚良。㉞**风虫牙痛**。化蜡少许，摊纸上，铺艾，以箸卷成筒，烧烟，随左右熏鼻，吸烟令满口，呵气，即疼止肿消。蕲季谦病此月余，一试即愈。

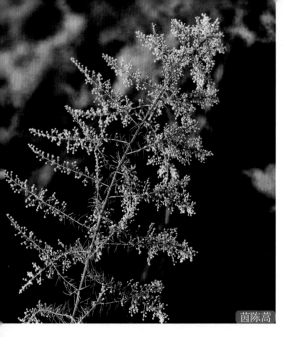
茵陈蒿

茵陈蒿

【气味】茎叶：苦，平、微寒，无毒。

【主治】茎叶：风湿寒热邪气，热结黄疸。久服轻身益气耐老。面白悦长年。白兔食之仙。治通身发黄，小便不利，除头热，去伏瘕。通关节，去滞热，伤寒用之。石茵陈：治天行时疾热狂，头痛头旋，风眼疼，瘴疟。女人癥瘕，并闪损乏绝。

【附方】①茵陈羹。除大热黄疸，伤寒头痛，风热瘴疟，利小便。以茵陈细切，煮羹食之，生食亦宜。②遍身风痒，生疮疥。用茵陈煮浓汁洗之，立瘥。③疬疡风病。茵陈蒿两握，水一斗五升，煮取七升，先以皂荚汤洗，次以此汤洗之，冷更作，隔日一洗，不然恐痛也。④风疾挛急。茵陈蒿一斤，秫米一石，曲三斤，和匀，如常法酿酒服之。⑤疸黄如金，好眠吐涎。茵陈蒿、白藓皮等分，水二钟，煎服，日二服。⑥遍身黄疸。茵陈蒿一把，同生姜一块，捣烂，于胸前四肢，日日擦之。⑦男子酒疸。用茵陈蒿四根，栀子七个，大田螺一个连壳捣烂，以百沸白酒一大盏，冲汁饮之，秘方也。⑧眼热赤肿。山茵陈、车前子等分。煎汤调"茶调散"，服数服。

青 蒿

【释名】草蒿、方溃、菣、犰蒿、香蒿。

【气味】叶、茎、根：苦，寒，无毒。

【主治】叶、茎、根：疥瘙痂痒恶疮，杀虱，治留热在骨节间，明目。鬼气尸疰伏连，妇人血气，腹内满，及冷热久痢。秋冬用子，春夏用苗，并捣汁服。亦曝干为末，小便入酒和服。补中益气，轻身补劳，驻颜色，长毛发，令黑不老，兼去蒜发，杀风毒。心痛热黄，生捣汁服，并贴之。治疟疾寒热。生捣敷金疮，止血止疼良。烧灰隔纸淋汁，和石灰煎，治恶疮息肉黡瘢。

【附方】①**男妇劳瘦**。青蒿细锉，水三升，童子小便五升，同煎取二升半，去滓入器中煎成膏，丸如梧子大，每空心及卧时，温酒吞下二十丸。②**虚劳寒热，肢体倦疼，不拘男妇**。八、九月青蒿成实时采之，去枝梗，以童子小便浸三日，晒干为末，每服二钱，乌梅一个，煎汤服。③**骨蒸鬼气**。

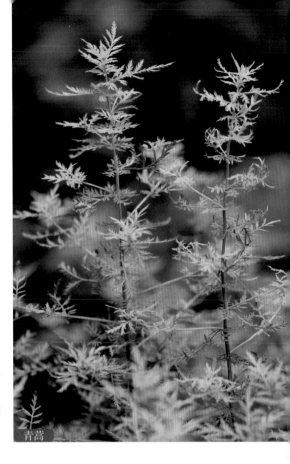

青蒿

童子小便五大斗澄清，青蒿五斗八、九月拣带子者最好，细锉，相和，纳大釜中，以猛火煎取三大斗，去滓，溉釜令净，再以微火煎可二大斗，入猪胆一枚，同煎一大斗半，去火待冷，以瓷器盛之。每欲服时，取甘草二三两，炙熟为末，以煎和捣千杵为丸，空腹粥饮下二十丸，渐增至三十丸止。④**骨蒸烦热**。青蒿一握，猪胆汁一枚，杏仁四十个去皮尖，炒。以童子小便一大盏，煎五分，空心温服。⑤**虚劳盗汗，烦热口干**。用青蒿一斤，取汁熬膏，入人参末、麦门冬末各一两，熬至可丸，丸如梧子大，每食后米饮服二十丸，名青蒿丸。⑥**疟疾寒热**。用青蒿一握，水二升，捣汁服之，用五月五日天未明时采青蒿，阴干，四两，桂心一两，为末，未发前，酒服二钱；用端午日采青蒿叶（阴干），桂心等分，为末，每服一钱，先寒用热酒，先热用冷酒，发日五更服之，切忌发物。⑦**温疟痰甚，但热不寒**。用青蒿二两，童子小便浸焙，黄丹半两，为末，每服二钱，白汤调下；赤白痢下：五月五日采青蒿、艾叶等分，同豆豉捣作饼，日干，名蒿豉丹，每用一饼，以水一盏半煎服。⑧**鼻中衄血**。青蒿捣汁服之，并塞鼻中，极验。⑨**酒痔便血**。青蒿，用叶不用茎，用茎不用叶，为末，粪前冷水，粪后水酒调服。⑩**金疮扑损**。用青蒿捣封之，血止则愈。一方：用青蒿、麻叶、锻石等分，五月五日捣和晒干，临时为末，搽之。⑪**牙齿肿痛**。青蒿一握，煎水漱之。⑫**毒蜂螫人**。嚼青蒿封之即安。⑬**耳出浓汁**。青蒿末，绵裹纳耳中。⑭**鼻中息肉**。青蒿灰、锻石等分，淋汁熬膏点之。

茺蔚（益母草）

【释名】益母、益明、贞蔚、萑、野天麻、猪麻、火杴、郁臭草、苦低草、夏枯草、土质汗。

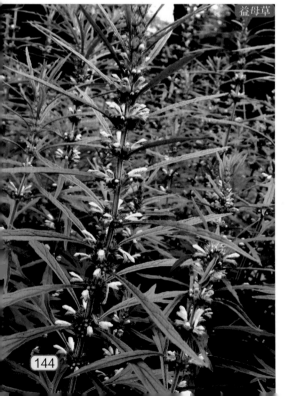
益母草

【气味】子：辛、甘，微温，无毒。

【主治】子：明目益精，除水气，久服轻身。疗血逆大热，头痛心烦。产后血胀。春仁生食，补中益气，通血脉，填精髓，止渴润肺。治风解热，顺气活血，养肝益心，安魂定魄，调女人经脉，崩中带下，产后胎前诸病。久服令人有子。

【附方】①**益母膏**。治产妇诸疾，及折伤内损有瘀血，每天阴则痛，神方也。三月采益母草，连根叶茎花洗择令净，于箔上摊曝水干，以竹刀切长五寸，勿用铁刀，置于大锅中，以水浸过二三寸，煎煮，候草烂水减三之二，漉去草，取汁约五六斗，入盆中澄半日，以绵滤去浊滓，以清汁入釜中，慢火煎取一斗，如稀饧状，瓷瓶封收。每取梨大，暖酒和服，日再服；或和羹粥亦可；如远行，即更炼至可丸收之；

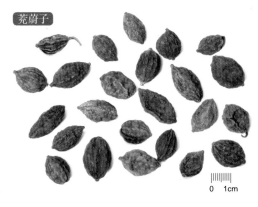

茺蔚子

0 1cm

服至七日，则疼渐平复也。产妇恶露不尽及血晕，一二服便瘥。其药无忌，又能治风，益心力。②产后血运，心气欲绝。益母草研汁，服一盏，绝妙。③产后血闭，不下者。益母草汁一小盏，入酒一合，温服。④带下赤白。益母草花开时采，捣为末，每服二钱，食前温汤下。⑤小便尿血。益母草捣汁，服一升立瘥，此苏澄方也。⑥赤白杂痢，困重者。益母草日干、陈盐梅烧存性，等分为末，每服三钱，白痢干姜汤、赤痢甘草汤下，名二灵散。⑦小儿疳痢，垂死者。益母草嫩叶，同米煮粥食之，取足，以瘥为度，甚佳，饮汁亦可。⑧痔疾下血。益母草叶，捣汁饮之。⑨一切痈疮。妇人妒乳乳痈，小儿头疮，及浸淫黄烂热疮，疥疽阴蚀，并用天麻草切五升，以水一斗半，煮一斗，分数次洗之以杀痒。⑩急慢疔疮。用益母草捣封之，仍绞五合服，即消。用益母草四月连花采之，烧存性。先以小尖刀十字划开疔根，令血出。次绕根开破，捻出血，拭干。以稻草心蘸药捻入疮口，令到底，良久当有紫血出，捻令血净，再捻药入，见红血乃止，一日夜捻药三、五度，重者二日根烂出，轻者一日出，有疮根胀起，即是根出，以针挑之，出后仍敷药生肌易愈。忌风寒、房室、酒肉、一切毒物。⑪疔毒已破。益母草捣敷，甚妙。⑫勒乳成痈。益母为末，水调涂乳上，一宿自瘥，生捣亦得。⑬喉闭肿痛。益母草捣烂，新汲水一碗，绞浓汁顿饮，随吐愈，冬月用根。⑭聤耳出汗。茺蔚茎叶汁滴之。⑮粉刺黑斑。五月五日收带根天麻紫花者，晒干烧灰，以商陆根捣自然汁，加酸醋和搜灰作饼，炭火煅收之，半年方用，入面药，甚能润肌。唐天后炼益母草泽面法：五月五日采根苗具者，勿令着土，曝干捣罗，以面水和成团，如鸡子大，再曝干，仍作一炉，四旁开窍，上下置火，安药中央，大火烧一炊久，即去大火，留小火养之，勿令火绝，经一复时出之，瓷器中研治，筛再研，三日收用，如澡豆法，日用。一方：每十两加滑石一两，胭脂一钱。⑯**马咬成疮。**苦低草，切细，和醋炒涂之。⑰**新生小儿，**益母草五两，煎水浴之，不生疮疥。

夏枯草

【**释名**】夕句、乃东、燕面、铁色草。

【**气味**】茎叶：苦、辛，寒，无毒。

【**主治**】茎叶：寒热瘰疬鼠瘘头疮，破癥，散瘿结气，脚肿湿痹，轻身。

【**附方**】①**明目补肝，**肝虚目睛痛，冷泪不止，筋脉痛，羞明怕日。夏枯草半两，香附子一两。为末，每服一钱，腊茶汤调下。②**赤白带下。**夏枯草花开时采，阴干为末，每服二钱，米饮下，食前。③**血崩不止。**夏枯草为末，每服方寸匕，米饮调下。④**产后血运，心气欲绝者。**夏枯草捣绞汁服一盏，大妙。⑤**扑伤金疮。**夏枯草口嚼烂，上即愈。⑥**汗斑白点。**夏枯草煎浓汁，日日洗之。⑦**瘰疬马刀，不问已溃、未溃，或日久成漏。**用夏枯草六两，水二钟，煎七分，食远温服。虚甚者，则煎汁熬膏服，并涂患处，兼以十全大补汤加香附、贝母、远志尤善。此物生血，乃治瘰之圣药也。其草易得，其功甚多。

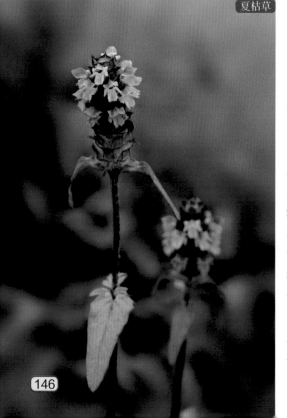

夏枯草

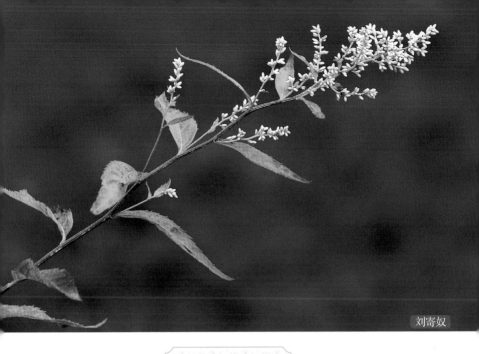

刘寄奴草

【释名】金寄奴、乌藤菜。

【气味】苦，温，无毒。

【主治】破血下胀。多服令人下痢。下血止痛，治产后余疾，止金疮血，极效。心腹痛，下气，水胀血气，通妇人经脉癥结，止霍乱水泻。小儿尿血，新者研末服。

【附方】①大小便血。刘寄奴为末，茶调空心服二钱，即止。②折伤瘀血在腹内者。刘寄奴、骨碎补、延胡索各一两，水二升，煎七合，入酒及童子小便各一合，顿温服之。③血气胀满。刘寄奴穗实为末，每服三钱，酒煎服，不可过多，令人吐利，此破血之仙药也。④霍乱成痢。刘寄奴草煎汁饮。⑤汤火伤灼。刘寄奴捣末，先以糯米浆鸡翎扫上，后乃掺末，并不痛，亦无痕，大验之方。凡汤火伤，先以盐末掺之，护肉不坏，后乃掺药为妙。⑥风入疮口，肿痛。刘寄奴为末。掺之即止。⑦小儿夜啼。刘寄奴半两，地龙炒一分，甘草一寸，水煎，灌少许。⑧赤白下痢，阴阳交带，不问赤白。刘寄奴、乌梅、白姜等分，水煎服。赤加梅，白加姜。

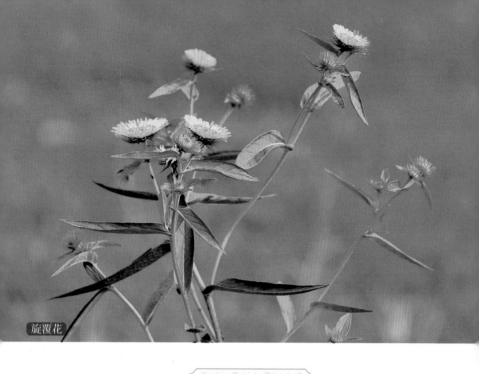

旋覆花

【释名】金沸草、金钱花、滴滴金、盗庚、夏菊、戴椹。

【气味】花：咸，温，有小毒。

【主治】花：结气胁下满，惊悸，除水，去五脏间寒热，补中下气。消胸上痰结，唾如胶漆，心胁痰水，膀胱留饮，风气湿痹，皮间死

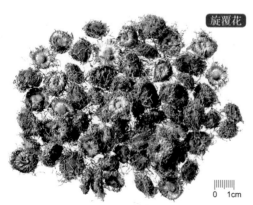

旋覆花

肉，目中眵䁾，利大肠，通血脉，益色泽。主水肿，逐大腹，开胃，止呕逆不下食。行痰水，去头目风。消坚软痞，治噫气。

【附方】①中风壅滞。旋复花，洗净焙研，炼蜜丸梧子大，夜卧以茶汤下五丸至七丸、十丸。②半产漏下，虚寒相抟，其脉弦

芄。旋复花汤：用旋复花三两，葱十四茎，新绛少许，水三升，煮一升，顿服。③ 月蚀耳疮。旋复花烧研，羊脂和涂之。④ 小儿眉癣。小儿眉毛眼睫，因癣退不生。用旋复花、赤箭、防风等分，为末，洗净，以油调涂之。

青 葙

【释名】草蒿、萋蒿、昆仑草、野鸡冠、鸡冠苋、子名草决明。

【气味】子：苦，微寒，无毒。

【主治】子：唇口青。治五脏邪气，益脑髓，镇肝，明耳目，坚筋骨，去风寒湿痹。治肝脏热毒冲眼，赤障青盲翳肿，恶疮疥疮。

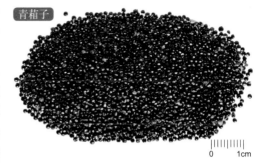
青葙子

0   1cm

【附方】鼻衄不止，眩冒欲死。青葙子汁三合，灌入鼻中。

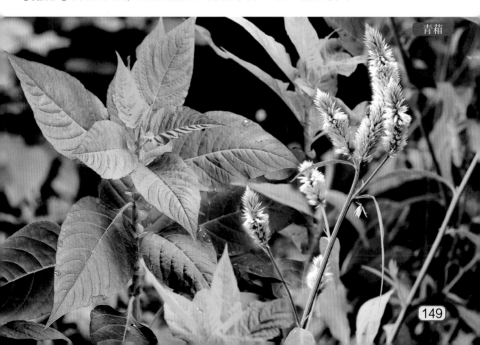
青葙

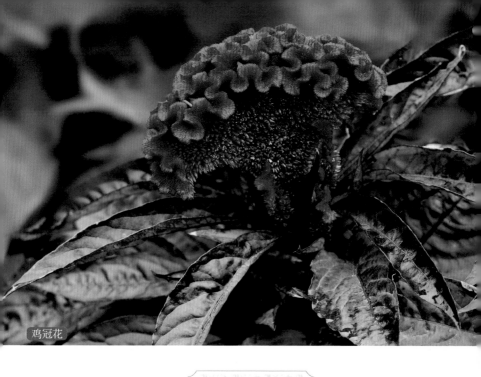
鸡冠花

鸡 冠

【气味】 花：甘，凉，无毒。

【主治】 花：痔漏下血，赤白下痢，崩中赤白带下，分赤白用。

【附方】 ①吐血不止。白鸡冠花，醋浸煮七次，为末，每服二钱，热酒下。②粪后下血。白鸡冠花并子炒，煎服。③五痔肛肿，久不愈，变成瘘疮。用鸡冠花、凤眼草各一两，水二碗，煎汤频洗。④下血脱肛。白鸡冠花、防风等分，为末，糊丸梧子大，空心米饮每服七十丸。一方：白鸡冠花炒、棕榈灰、羌活一两，为末，每服二钱，米饮下。⑤经水不止。红鸡冠花一味，晒干为末，每服二钱，空心酒调下，忌鱼腥、猪肉。⑥产后血

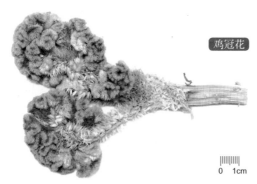
鸡冠花

|||||||||||
0　　1cm

痛。白鸡冠花，酒煎服之。⑦妇人白带。白鸡冠花晒干，为末，每旦空心酒服三钱，赤带，用红者。⑧白带沙淋。白鸡冠花、苦壶卢等分，烧存性，空心火酒服之。⑨赤白下痢。鸡冠花，煎酒服。赤用红、白用白。⑩结阴便血。鸡冠花、椿根白皮等分，为末，炼蜜丸梧子大，每服三十丸，黄汤下，日二服。

红蓝花（红花）

【释名】红花、黄蓝。

【气味】花：辛，温，无毒。

【主治】花：产后血运口噤，腹内恶血不尽绞痛，胎死腹中，并酒煮服。亦主蛊毒。多用破留血，少用养血。活血润燥，止痛散肿，通经。

【附方】①六十二种风。张仲景治六十二种风，兼腹内血气刺痛。用红花一大两，分为四分，以酒一大升，煎钟半，顿服之，不止再服。②一切肿疾。红花熟捣取汁服，不过三服，便瘥。③喉痹壅塞，不

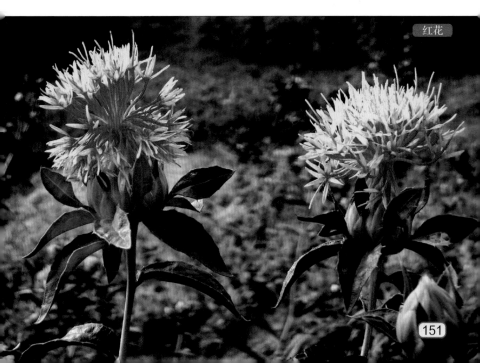

红花

通者。红蓝花捣，绞取汁一小升服之，以瘥为度。如冬月无生花，以干者浸湿绞汁煎服，极验。④**产后血运，心闷气绝**。红花一两，为末，分作二服，酒二盏，煎一盏，连服，如口噤，斡开灌之，或入小便尤妙。⑤**聤耳出水**。红蓝花三钱半，枯矾五钱，为末，以绵杖缴净吹之。无花则用枝叶。一方去矾。⑥**噎膈拒食**。端午采头次红花，无灰酒拌，焙干，血竭瓜子样者，等分为末，无灰酒一盏，隔汤顿热，徐咽。初服二分；次日，四分；三日，五分。

番红花

【释名】 洎夫蓝、撒法郎。

【气味】 甘，平，无毒。

【主治】 心忧郁积，气闷不散，活血。久服令人心喜。又治惊悸。

【附方】 伤寒发狂，惊怖恍惚。用撒法即二分，水一盏，浸一夕服之。

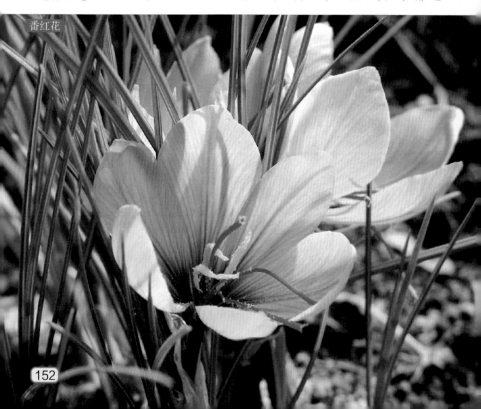

番红花

大蓟、小蓟

【释名】虎蓟、猫蓟、马蓟、刺蓟、山牛蒡、鸡项草、千针草、野红花。

【气味】甘，温，无毒。

【主治】**大蓟根**：女子赤白沃，安胎，止吐血鼻衄，令人肥健。捣根绞汁服半升，主崩中血下立瘥。**大蓟叶**：治肠痈，腹脏瘀血，作运扑损，生研，酒并小便任服。又恶疮疥癣，同盐研之。**小蓟根**：养精保血。破宿血，生新血，暴下血血崩，金疮出血，呕血等，绞取汁温服。作煎和糖，合金疮，及蜘蛛蛇蝎毒，服之亦佳。治热毒风，并胸膈烦闷，开胃下食，退热，补虚损。**小蓟苗**：去烦热，生研汁服。作菜食，除风热。夏月热烦不止，捣汁半升服，立瘥。

【附方】①心热吐血，口干。用刺蓟叶及根，捣绞取汁，每顿服二小盏。②舌硬出血，不止。刺蓟捣汁，和酒服，干者为末，冷水服。

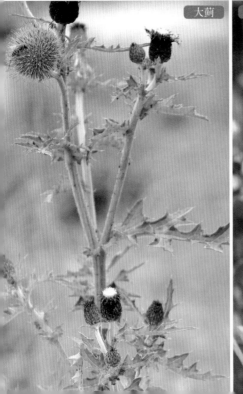

大蓟

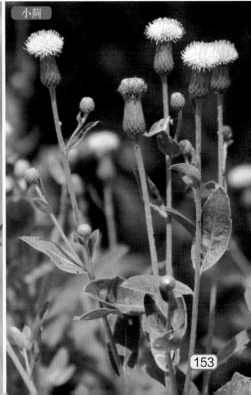

小蓟

③九窍出血。方同上。④卒泻鲜血。小蓟叶捣汁，温服一升。⑤崩中下血。大、小蓟根一升，酒一斗，渍五宿，任饮，亦可酒煎服，或生捣汁，温服；又方：小蓟茎叶洗切，研汁一盏，入生地黄汁一盏，白术半两，煎减半，温服。⑥金疮出血不止。小蓟苗捣烂涂之。⑦小便热淋。马蓟根，捣汁服。⑧鼻塞不通。小蓟一把，水二升，煮取一升，分服。⑨癣疮作痒。刺蓟叶，捣汁服之。⑩妇人阴痒。小蓟煮汤，日洗三次。⑪诸瘘不合。虎蓟根、猫蓟根、酸枣根、枳根、杜衡各一把，斑蝥三分，炒为末，蜜丸枣大。⑫丁疮恶肿。千针草四两，乳香一两，明矾五钱，为末，酒服二钱，出汗为度。

续　断

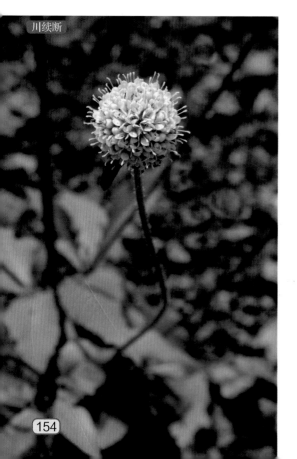

川续断

【释名】属折、接骨、龙豆、南草。

【气味】根：苦，微温，无毒。

【主治】根：伤寒，补不足，金疮痈疡折跌，续筋骨，妇人乳难。久服益气力。妇人崩中漏血，金疮血内漏，止痛生肌肉，及�伤恶血腰痛毒，关节缓急。去诸温毒，通宣血脉。助气，补五劳七伤，破癥结瘀血，消肿毒，肠风痔瘘，乳痈瘰疬，妇人产前后一切病，胎漏，子宫冷，面黄虚肿，缩小便，止泄精尿血。

【附方】①小便淋沥。生续断捣绞汁服，即马蓟根也。②产后诸疾血晕，心闷烦热，厌厌气欲绝，心头硬，乍寒乍热。续断皮一握，水三升，煎二升，分三服。如人行一里，再服，无所忌，此药救产后垂死。③打扑伤损，闪肭骨节。用接骨草叶捣烂罨之，立效。

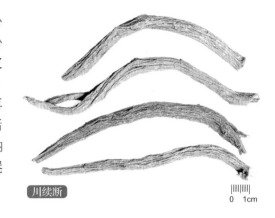

川续断

0　1cm

漏　卢

【释名】野兰、荚蒿，鬼油麻。

【气味】根苗：苦、咸，寒，无毒。

【主治】根苗：皮肤热毒，恶疮疽痔，湿痹，下乳汁。久服轻身益气，耳目聪明，不老延年。止遗溺，热气疮痒如麻豆，可作浴汤，通小肠，泄精尿血，肠风，风赤眼，小儿壮热，扑损，续筋骨，乳痈、瘰、金疮，止血排脓，补血长肉，通经脉。

【附方】①腹中蛔虫。漏芦为末，以饼臛和方寸匕，服之。②冷劳泄痢。漏芦一两，艾叶炒四两，为末，米醋三升，入药末

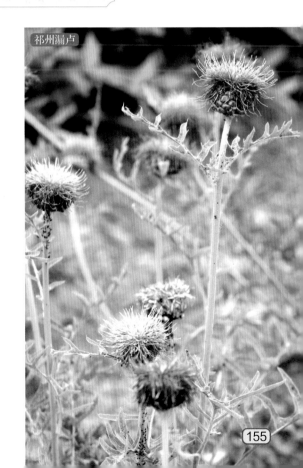

祁州漏卢

一半，同熬成膏，入后末和丸梧子大，每温水下三十丸。产后带下，方同上。③乳汁不下。乃气脉壅塞也，又治经络凝滞，乳内胀痛，邪畜成痈，服之自然内消。漏芦二两半，蛇蜕十条炙焦，栝蒌十个烧存性，为末，每服二钱，温酒调下，良久以热羹汤投之，以通为度。④历节风痛，筋脉拘挛。古圣散：用漏芦麸炒半两，地龙去土炒半两，为末，生姜二两取汁，入蜜三两，同煎三五沸，入好酒五合，盛之，每以三杯，调末一钱，温服。⑤一切痈疽发背。初发二日，但有热证，便宜服漏芦汤，退毒下脓，乃是宣热拔毒之剂，热退半两，大黄微炒一两，为细末，每服二钱，姜枣汤调下。⑥白秃头疮。五月收漏芦草，烧灰，猪膏和涂之。

苎 麻

【气味】 根：甘，寒，无毒。

【主治】 根：安胎，贴热丹毒。治心膈热，漏胎下血，产前后心烦，天

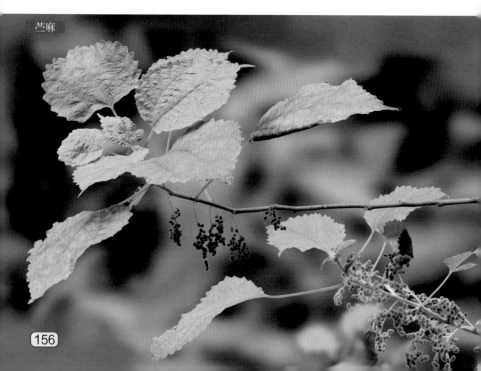

苎麻

行热疾，大渴大狂，服金
石药人心热，毒箭蛇虫咬。
沤苎汁，止消渴。

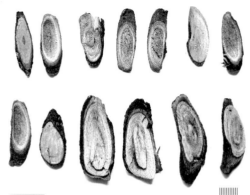

【附方】① 痰哮咳嗽。苎
根煅存性，为末，生豆腐
蘸三五钱，食即效，未全，
可以肥猪肉二三片蘸食，
甚妙。② 小便不通。用麻
根、蛤粉各半两，为末，
每服二钱，空心新汲水下，

苎麻根

|||||||||||
0　1cm

用苎根洗研，摊绢上，贴少腹连阴际，须臾即通。③ 小便血淋。苎根
煎汤频服，大妙。亦治诸淋。④ **五种淋疾。** 苎麻根两茎，打碎，以水
一碗半，煎半碗，顿服即通，大妙。⑤ **肛门肿痛。** 生苎根捣烂，坐之
良。⑥ **脱肛不收。** 苎根捣烂，煎汤熏洗之。⑦ **痈疽发背，** 初起未成者。
苎根熟捣敷上，日夜数易，肿消则瘥。⑧ **五色丹毒。** 苎根煮浓汁，日
三浴之。⑨ **鸡鱼骨哽。** 用苎麻根捣汁，以匙挑灌之，立效。用野苎麻
根捣碎，丸如龙眼大，鱼骨鱼汤，鸡骨鸡汤下。

大　青

【气味】茎叶：苦，大寒，无毒。

【主治】茎叶：时气头痛，大热口疮。除时行热毒，甚良。治瘟疫寒
热。治热毒风，心烦闷，渴疾口干，小儿身热疾风疹，及金石药毒。
涂罯肿毒。主热毒痢，黄疸、喉痹、丹毒。

【附方】① **小儿口疮。** 大青十八铢，黄连十二铢，水三升，煮一升服，
一日二服，以瘥为度。② **热病下痢困笃者。** 大青汤：用大青四两，甘
草、赤石脂三两，胶二两，豉八合，水一斗，煮三升，分三服，不
过二剂瘥。③ **热病发斑，赤色烦痛。** 大青四物汤：用大青一两，阿
胶、甘草各二钱半，豉二合，分三服，每用水一盏半，煎一盏，入胶
烊化服，又犀角大青汤，用大青七钱半，犀角二钱半，栀子十枚，豉
二撮，分二服，每服水一盏半，煎八分，温服。④ **肚皮青黑，** 小儿卒

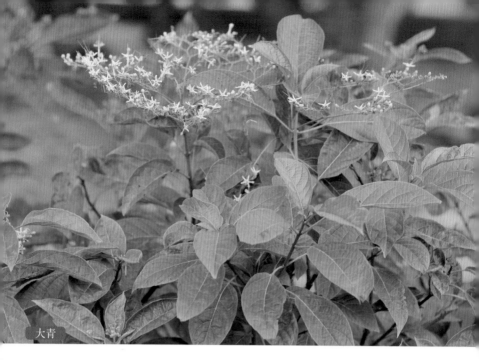

大青

然肚皮青黑，乃血气失养，风寒乘之，危恶之候也。大青为末，纳口
中，以酒送下。

胡卢巴（胡芦巴）

【释名】苦豆。

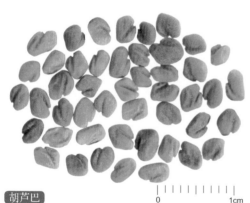

胡芦巴

| | | | | | | | | | | | |
0   1cm

【气味】苦，大温，无毒。

【主治】元脏虚冷气。得
附子、硫黄，治肾虚冷，
腹胁胀满，面色青黑。得
香子、桃仁，治膀胱气甚
效。治冷气疝瘕，寒湿脚
气，益右肾，暖丹田。

【附方】①小肠气痛。胡
卢巴炒研末，每服二钱，
茴香酒下。②肾脏虚冷，

腹胁胀满。胡卢巴炒二两，熟附子、硫黄各七钱五分，为末，酒煮曲糊丸梧桐子大，每盐汤下三、四十丸。③冷气疝瘕。胡卢巴酒浸晒干、荞麦炒，研面各四两，小茴香一两，为末，酒糊丸梧子大，每服五十丸，空心盐汤或盐酒下，服至两月，大便出白脓，则除根。④阴㿗肿痛，偏坠，或小肠疝气，下元虚冷，久不愈者，沉香内消丸主之。沉香、木香各半两，胡卢巴酒浸炒、小茴香炒各二两，为末，酒糊丸梧子大，每服五、七十丸，盐酒下。⑤气攻头痛。胡卢巴炒、三棱酒浸焙各半两，干姜炮二钱半，为末，姜汤或温酒每服二钱。⑥寒湿脚气，腿膝疼痛，行步无力。胡卢巴酒浸一宿，焙、破故纸炒香各四两，为末，以木瓜切顶去瓤，安药在内令满，用顶合住签定，烂蒸，捣丸梧子大，每服七十丸，空心温酒下。

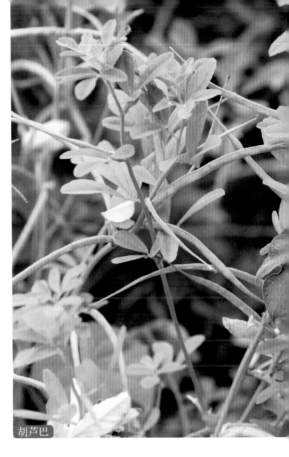

胡芦巴

蠡实（马蔺子）

【释名】荔实、马蔺子、马楝子、马薤、马帚、铁扫帚、剧草、旱蒲、豕首、三坚。

【气味】实：甘，平，无毒。

【主治】实：皮肤寒热，胃中热气，风寒湿痹，坚筋骨，令人嗜食，久服轻身。止心烦满，利大小便，长肌肤肥大。疗金疮血内流，痈

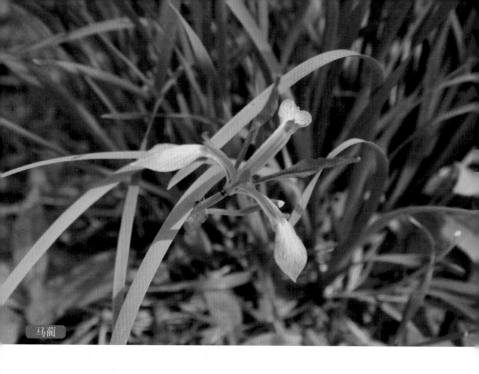

马蔺

肿，有效。妇人血气烦闷，产后血运，并经脉不止，崩中带下，消一切疮疖，止鼻衄吐血，通小肠，消酒毒，治黄病，杀蕈毒，敷蛇虫咬。治小腹疝痛，腹内冷积，水痢诸病。

【附方】 ①诸冷极病，医所不治者。马蔺子九升洗净，空腹服一合，酒下，日三服。②寒疝诸疾，寒疝不能食，及腹内一切诸疾，消食肥肌。马蔺子一升，每日取一把，以面拌煮吞之，服尽愈。③喉痹肿痛。用蠡实一合，升麻五分，水一升，煎三合，入少蜜搅匀，细呷，大验；用马蔺子二升，升麻一两，为末，蜜丸，水服一钱。又方：马蔺子八钱，牛蒡子六钱，为末，空心温水服方寸匕。④水痢百病。用马蔺子，以六月六日面熬，各等分，为末，空心米饮服方寸匕；如无六月六日面，常面亦可牛骨灰亦可。又方：马蔺子、干姜、黄连各等分，为散，熟汤服二方寸匕，入腹即断也，冷、热皆治，常用神效，不得轻之，忌猪肉、冷水。⑤肠风下血，有疙瘩疮，破者不治。马蔺子一斤研破酒浸，夏三、冬七日，晒干，何首乌半斤，雄黄、雌黄各四两，为末，以浸药酒打糊丸梧子大，每服三十丸，温酒下，日三服，见效。子炒、旋覆花等分，为末，腊茶清服一钱，日二服。

恶实（牛蒡子）

【释名】鼠粘、牛蒡、大力子、蒡翁菜、便牵牛、蝙蝠刺。

【气味】子：辛，平，无毒。

【主治】子：明目补中，除风伤。风毒肿，诸瘘。研末浸酒，每日服二三盏，除诸风，去吞一枚，出痈疽头。炒研煎饮，通利小便。润肺散气，利咽膈，去皮肤风，通十二经。消斑疹毒。

【附方】①风水身肿欲裂。鼠粘子二两，炒研为末，每温水服二钱，日三服。②风热浮肿，咽喉闭塞。牛蒡子一合，半生半熟，为末，热酒服一寸匕。③痰厥头痛。牛蒡子炒、旋覆花，等分，为末，腊茶清服一钱，日二服。④头痛连睛。鼠粘子、石膏等分，为末，茶清调服。⑤咽膈不利，疏风壅，涎唾多。牛蒡子微炒、荆芥穗各一两，炙甘草半两，为末；食后汤服二钱，当缓缓取效。⑥悬痈喉痛，风热上抟也。恶实炒、甘草生，等分，水煎含咽，名启关散。⑦喉痹肿痛。牛蒡子六分、马蔺子八分，为散，每空心温水服方寸匕，日再服，仍以牛

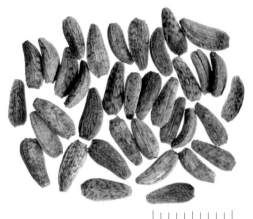

牛蒡子

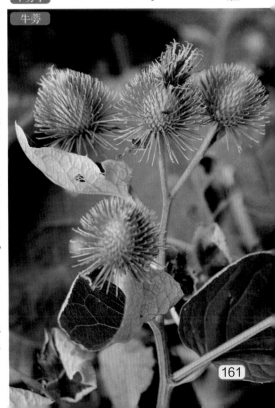

牛蒡

蒡子三两，盐二两，研匀，炒热包熨喉外。⑧咽喉痘疹。牛蒡子二钱，桔梗一钱半，粉甘草节七分，水煎服。⑨风热瘾疹。牛蒡子炒、浮萍等分，以薄荷汤服二钱，日二服。⑩风齲牙痛。鼠粘子炒，煎水含，冷吐之。⑪小儿痘疮。时出不快，壮热狂躁，咽膈壅塞，大便秘涩，小儿咽喉肿，胸膈不利。若大便利者，勿服。牛蒡子炒一钱二分，荆芥穗二分，甘草节四分。水一盏，同煎至七分，温服，已出亦可服，名必胜散。⑫便痈肿痛。鼠粘子二钱，炒研末，入蜜一匙，朴硝一匙，空心温酒服。⑬蛇蝎蛊毒。大力子，煮汁服。⑭水蛊腹大。恶实微炒一两，为末，面糊丸梧子大，每米饮下十丸。⑮历节肿痛，风热攻手指，赤肿麻木，甚则攻肩背两膝，遇暑热则大便秘。牛蒡子三两，新豆豉炒、羌活各一两，为末。每服二钱，白汤下。

枲耳（苍耳）

【**释名**】胡荾、常思、苍耳、卷耳、爵耳、猪耳、耳珰、地葵、葹。

【**气味**】实：甘，温，有小毒。

【**主治**】实：风头寒痛，风湿周痹，四肢拘挛痛，恶肉死肌，膝痛。

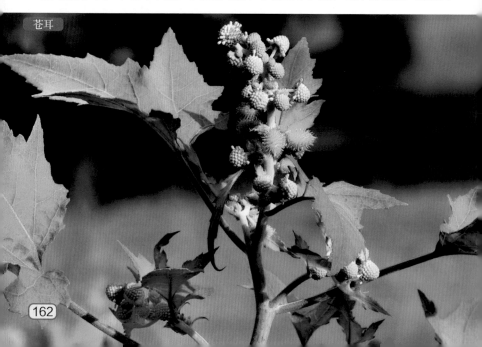

苍耳

久服益气，耳目聪明，强志轻身。治肝热，明目。治一切风气，填髓暖腰脚，治瘰疬疥癣及瘙痒。炒香浸酒服，去风补益。

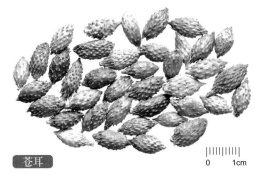

苍耳

|||||||||
0　　1cm

【附方】①久疟不瘥。苍耳子，或根茎亦可，焙研末，酒糊丸梧子大，每酒服三十丸，日二服，生者捣汁服亦可。②大腹水肿，小便不利。苍耳子灰、葶苈末等分，每服二钱，水下，日二服。③风湿挛痹，一切风气。苍耳子三两，炒为末，以水一升半，煎取七合，去滓呷之。④牙齿肿痛。苍耳子五升，水一斗，煮取五升，热含之，冷即吐去，吐后复含，不过一剂瘥。茎叶亦可，或入盐少许。⑤鼻渊流涕。苍耳子即丝草子，炒研为末，每白汤点服一二钱。⑥眼目昏暗。菜耳实一升，为末，白米半升作粥，日食之。⑦嗜酒不已。毡中苍耳子七枚，烧灰投酒中饮之，即不嗜。

天名精

【释名】天蔓荆、天门精、地崧、埊松、玉门精、麦句姜、蟾蜍兰、蛤蟆蓝、蚵蚾草、豕首、彘颅、活鹿草、皱面草、母猪芥。实名鹤虱，根名杜牛膝。

【气味】叶：甘，寒，无毒。

【主治】叶：瘀血血瘕欲死，下血止血，利小便，久服轻身耐老。除小虫，去痹，除胸中结热，止烦渴，逐水，大吐下。破血生肌，止鼻衄，杀三虫，除诸毒疮，丁疮瘘痔，金疮内射，身痒瘾疹不止者，揩之立已。地崧：主金疮，止血，解恶虫蛇螫毒，挼以敷之。吐痰止疟，治牙痛口紧喉痹。埊松：主眩痹。

【附方】①男女吐血。晒干为末，每服一二钱，以茅花泡汤调服，日二次。②咽喉肿塞，伤寒蕴要。治痰涎壅滞，喉肿水不可下者。天名精连根叶捣汁，鹅翎扫入，去痰最妙，用杜牛膝、鼓锤草，同捣汁灌

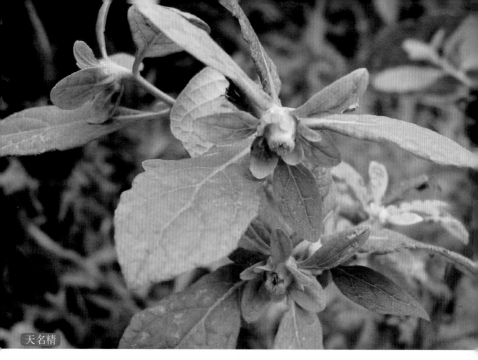

天名精

之，不得下者，灌鼻得吐为妙；天名精春夏用茎，秋冬用根，一把，青矾半两，同研，点患处，令吐脓血痰沫，即愈。③**缠喉风肿**。天名精细研，以生蜜和丸弹子大，每噙一二丸，即愈。干者为末，蜜丸亦可，名救生丸。④**诸骨哽咽**。天名精、马鞭草各一握，去根，白梅肉一个，白矾一钱，捣作弹丸，绵裹含咽，其骨自软而下也。⑤**风毒瘰疬赤肿**。天名精捣敷，干即易之。⑥**疔疮肿毒**。天名精草叶，浮酒糟，同捣敷之，立效。⑦**发背初起**。天名精杵汁一升，日再服，瘥乃止。⑧**恶蛇咬伤**。天名精捣敷之。⑨**恶疮肿毒**。天名精捣汁，日服三四次。

芦

【**释名**】苇、葭，花名蓬蕽，笋名虇。

【**气味**】根：甘，寒，无毒。

【**主治**】根：消渴客热，止小便利。疗反胃呕逆不下食，胃中热，伤寒内热，弥良。解大热，开胃，治噎哕不止。寒热时即烦闷，泻痢人

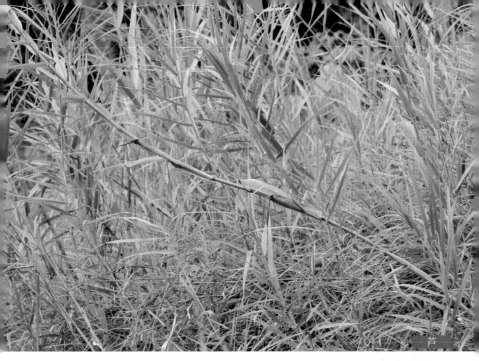

芦

渴，孕妇心热。

【附方】①骨蒸肺痿，不能食者。苏游芦根饮主之。芦根，麦门冬，地骨皮，生姜各十两，橘皮、茯苓各五两，水二斗，煮八升，去滓，分五服，取汗乃瘥。②劳复食复欲死。并以芦根煮浓汁饮。③呕吐不止厥逆者。芦根三斤切，水煮浓汁，频饮二升，必效。若以童子小便煮服，

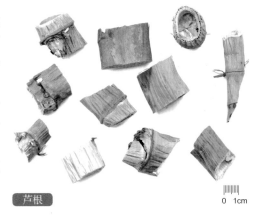

芦根

0 1cm

不过三服愈。④五噎吐逆，心膈气滞，烦闷不下食。芦根五两锉，以水三大盏，煮取二盏，去滓温服。⑤反胃上气。芦根、茅根各二两，水四升，煮二升，分服。⑥霍乱烦闷。芦根三钱，麦门冬一钱。水煎服。⑦霍乱胀痛。芦根一升，生姜一升，橘皮五两，水八升，煎三升，分服。⑧食狗肉毒，心下坚，或腹胀口干，忽发热妄语。芦根煮汁服。⑨中马肉毒、鱼毒、食蟹中毒、中药、箭毒。方同上。

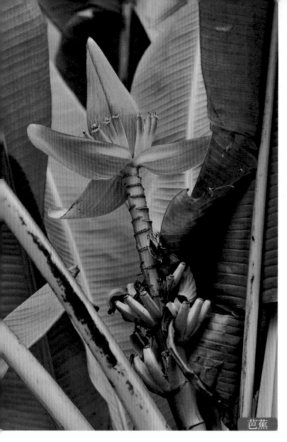

芭蕉

甘蕉（芭蕉）

【释名】芭蕉、天苴、芭苴。

【气味】子：甘，大寒，无毒。

【主治】子：生食，止渴润肺。蒸熟晒裂，舂取仁食，通血脉，填骨髓。生食，破血，合金疮，解酒毒。干者，解肌热烦渴。除小儿客热，压丹石毒。

【附方】①发背欲死。芭蕉捣根捣烂涂之。②一切肿毒。方同上。③赤游风疹。方同上。④风热头痛。方同上。⑤风虫牙痛。芭蕉自然汁一碗，煎热含漱。⑥天行热狂。蕉根捣汁饮之。⑦消渴饮水，骨节烦热。用生芭蕉根捣汁，时饮一二合。⑧血淋涩痛。芭蕉根、旱莲草各等分；水煎服，日二。⑨产后血胀。捣芭蕉根绞汁，温服二三合。⑩疮口不合。芭蕉根取汁，抹之良。

麻　黄

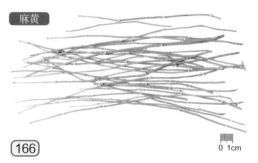

麻黄

【释名】龙沙、卑相、卑盐。

【气味】茎：苦，温，无毒。

【主治】茎：中风伤寒头痛，温疟，发表出汗，去邪热气，止咳逆上气，除寒热，破症坚积聚。五脏邪气缓急，风

0　1cm

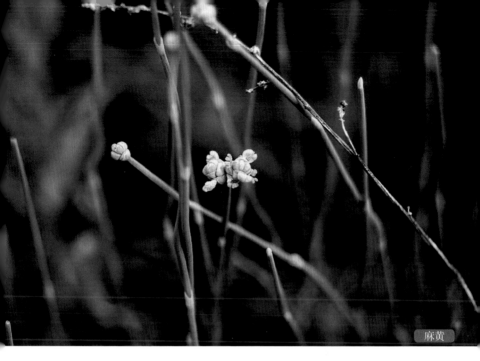

胁痛，字乳余疾，止好唾，通腠理，解肌，泻邪恶气，消赤黑斑毒。不可多服，令人虚。治身上毒风痹，皮肉不仁，主壮热温疫，山岚瘴气。通九窍，调血脉，开毛孔皮肤。去营中寒邪，泄卫中风热。散赤目肿痛，水肿风肿，产后血滞。

【附方】①**天行热病，初起一二日者。**麻黄一大两去节，以水四升煮，去沫，取二升，去滓，着米一匙及豉，为稀粥，先以汤浴后，乃食粥，厚覆取汗，即愈。②**伤寒雪煎。**麻黄十斤去节，杏仁四升去皮熬，大黄一斤十三两，先以雪水五石四斗，渍麻黄于东向灶釜中，三宿后，纳大黄搅匀，桑薪煮至二石，去滓，纳杏仁同煮至六七斗，绞去滓，置铜器中，更以雪水三斗，合煎令得二斗四升，药成，丸如弹子大，有病者以沸白汤五合，研一丸服之，立汗出，不愈，再服一丸，封药勿令泄气。③**伤寒黄疸表热者。**麻黄醇酒汤主之；麻黄一把去节绵裹，美酒五升，煮取半升，顿服取小汗，春月用水煮。④**里水黄肿。**一身面目黄肿，其脉沉，小便不利，甘草麻黄汤主之。麻黄四两，水五升，煮去沫，入甘草二两，煮取三升，每服一升，重复汗出，不汗再服，慎风寒，有患气虚久不瘥，变成水病，从腰以上肿者，宜此发其汗。⑤**水肿脉沉属少阴，其脉浮者为风，虚胀者为气，皆非水也，**

麻黄附子汤汗之。麻黄三两，水七升，煮去沫，入甘草二两，附子炮一枚，煮取二升半，每服八分，日三服，取汗。⑥**风痹冷痛**。麻黄去根五两，桂心二两，为末，酒二升，慢火熬如饧，每服一匙，热酒调下，至汗出为度，避风。⑦**心下悸病**。半夏麻黄丸，用半夏、麻黄等分，末之，炼蜜丸小豆大，每饮服三丸，日三服。⑧**痘疮倒黡**。郑州麻黄去节半两，以蜜一匙同炒良久，以水半升煎数沸，去沫再煎去三分之一，去滓乘热服之，避风，其疮复出也，用无灰酒煎，其效更速。仙源县笔工李用之子，病斑疮风寒倒已困，用此一服便出，如神。⑨**中风诸病**。麻黄一秤去根，以王相日乙卯日，取东流水三石三斗，以净铛盛五七斗，先煮五沸，掠去沫，逐旋添水，尽至三五斗，漉去麻黄，澄定，滤去滓，取清再熬至一斗，再澄再滤，取汁再熬，至升半为度，密封收之，一二年不妨。每服一二匙，热汤化下取汗；熬时要勤搅，勿令着底，恐焦了；仍忌鸡犬阴人见之；此刘守真秘方也。

木 贼

【气味】 茎：甘、微苦，无毒。

【主治】 茎：目疾，退翳膜，消积块，益肝胆，疗肠风，止痢，及妇人月水不断，崩中赤白。解肌，止泪止血，去风湿，疝痛，大肠脱肛。

【附方】 ①**目昏多泪**。木贼去节、苍术泔浸各一两，为末，每服二钱，茶调下，或蜜丸亦可。②**急喉痹塞**。木贼以牛粪火烧存性，每冷水服一钱，血出即安也。③**舌硬出血**。木贼煎水漱之，即止。④**血痢不止**。木贼五钱，水煎温服，一日一服。⑤**泻血不止**。方同上，日二服。⑥**肠痔下血，多年不止**。用木贼、枳壳各二两，干姜一两，大黄二钱半，并于铫内炒黑存性，为末，每粟米饮服二钱，甚效也。⑦**大肠脱肛**。

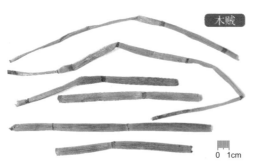
木贼

0 1cm

木贼烧存性，为末掺之，按入即止。一加龙骨。⑧妇人血崩。血气痛不可忍，远年近日不瘥者，雷氏木贼散主之。木贼一两，香附子一两，朴硝半两，为末，每服三钱，色黑者，酒一盏煎，红赤者，水一盏煎，和滓服，日二服；脐下痛者，加乳香、没药、当归各一钱，同煎，忌生冷硬物猪鱼油腻酒面。⑨月水不断。木贼炒三钱，水一盏，煎七分，温服，日一服。⑩小肠疝气。木贼细锉，微炒为末，沸汤点服二钱，缓服取效；一方用热酒下。

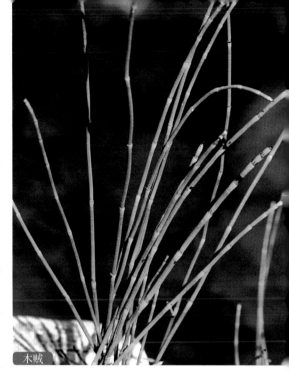

木贼

灯心草

【释名】虎须草、碧玉草。

【气味】茎及根：甘，寒，无毒。

【主治】茎及根：五淋，生煮服之。败席煮服，更良。泻肺，治阴窍涩不利，行水，除水肿癃闭。治急喉痹，烧灰吹之甚捷。烧灰涂乳上，饲小儿，止夜啼。降心火，止血通气，散肿止渴。

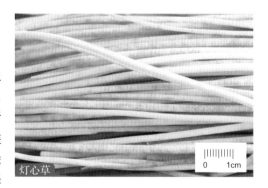

灯心草

0　　1cm

烧灰入轻粉、麝香，治阴疳。

【附方】①破伤出血。灯心草，嚼烂敷之，立止。②衄血不止。灯心

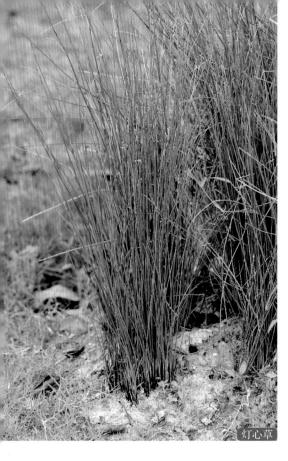

灯心草

一两，为末，入丹砂一钱，米饮每服二钱。③喉风痹塞。用灯心一握，阴阳瓦烧存性，又炒盐一匙，每吹一捻，数次立愈；一方用灯心灰二钱，蓬砂末一钱，吹之；一方灯心、箬叶烧灰，等分，吹之；一方用灯心草、红花烧灰，酒服一钱，即消。④痘疮烦喘，小便不利者。灯心一把，鳖甲二两，水一升半，煎六合，分二服。⑤夜不合眼难睡。灯草煎汤代茶饮，即得睡。⑥通利水道。白飞霞自制天一丸；用灯心十斤，米粉浆染，晒干研末，入水澄去粉，取浮者晒干，二两五钱，赤白茯苓去皮共五两，滑石水飞五两，猪苓二两，泽泻三两，人参一斤切片熬膏，和药丸如龙眼大，朱砂为衣，每用一丸，任病换引。大段小儿生理向上，本天一生水之妙，诸病以水道通利为捷径也。⑦湿热黄疸。灯草根四两，酒、水各半，入瓶内煮半日，露一夜，温服。

地 黄

【**释名**】芐、芑、地髓。

【**气味**】干地黄：甘，寒，无毒。

【**主治**】干地黄：伤中，逐血痹，填骨髓，长肌肉。作汤除寒热积聚，除痹，疗折跌绝筋。久服轻身不老，生者尤良。主男子五劳七伤，女子伤中胞漏下血，破恶血，溺血，利大小肠，去胃中宿食，饱力断绝，补五脏内伤不足，通血脉，益气力，利耳目。助心胆气，强筋骨长志，安魂定魄，治惊悸劳劣，心肺损，吐血鼻衄，妇人崩中血晕。产后腹痛。久服变白延年。

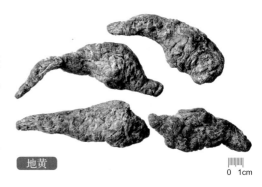

地黄

0 1cm

凉血生血，补肾水真阴，除皮肤燥，去诸湿热主心病掌中热痛，脾气痿蹶嗜卧，足下热而痛。治齿痛唾血。

【附方】 ①服食法。地黄根洗净，捣绞汁，煎令稠，入白蜜更煎，令可丸，丸如梧子大，每晨温酒送下三十丸，日三服；亦可以青州枣和丸；或别以干地黄末入膏，丸服亦可。百日面如桃花，三年身轻不老。《抱朴子》云：楚文子服地黄八年，夜视有光。②地黄煎。补虚除热，治吐血唾血，取乳石，去痈疖等疾。生地黄不拘多少，三捣三压，取汁令尽，以瓦器盛之，密盖勿泄气，汤上煮减半，绞去滓，再煎如饧，丸弹子大，每温酒服一丸，日二服。③地髓煎。生地黄十斤，洗净，捣压取汁，鹿角胶一斤半，生姜斤半，生姜半斤绞取汁，蜜二升，酒四升，文武火煮地黄汁数沸，即以酒研紫苏子四两，取汁入煎一二十沸，下胶，胶化，下姜汁、蜜再煎，候稠，瓦器盛之，每空心酒化一匕服，大补益。④地黄粥。大能利血生精。地黄切二合，与米同入罐中煮之，候熟，以酥二合，蜜一合，同炒香入内，再煮熟食。⑤琼玉膏。常服开心益智，发白返黑，齿落更生，辟谷延年，治痈疽劳瘵，咳嗽唾血等病，乃铁瓮城申先生方也。生地黄汁十六斤取汁，人参末一斤半，白茯苓末三斤，白沙蜜十斤，滤净拌匀，入瓶内，箬封，安砂锅中，桑柴火煮三日夜，再换蜡纸重封，浸井底一夜，取起，再煮一伏时，每以白汤或酒点服一匙。丹溪云：好色虚人，咳嗽唾血者，服之甚捷。国朝太医院进御服食，议加天门冬、麦门冬、枸杞子末各一斤，赐名益寿永真。⑥明目补肾。生、熟各二两，川椒红一两，为末，蜜丸梧桐子大，每空心盐汤下三十丸。⑦固齿乌须。一治齿痛，二生津液，三变白须，其功极妙。地黄五斤，柳木甑内，

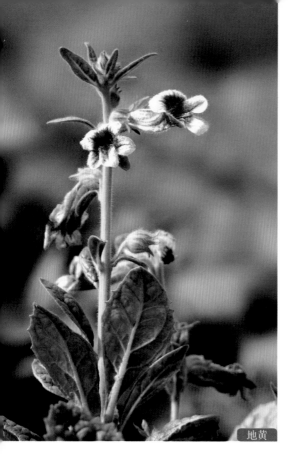
地黄

以土盖上，蒸熟晒干，如此三次，捣为小饼，每嚼咽一枚。⑧男女虚损。或大病后，或积劳后，四体沉滞，骨肉酸痛，吸吸少气，或小腹拘急，腰背强痛，咽干唇燥，或饮食无味，多卧少起，久者积年，轻者百日，渐至瘦削。用生地黄二斤，面一斤，捣烂，炒干为末，每空心酒服方寸匕，日三服。忌如法。⑨虚劳困乏。地黄一石，取汁，酒三斗，搅匀煎收，日服。⑩口干心躁。熟地黄五两，水三盏，煎一盏半，分三服，一日尽。⑪骨蒸劳热。张文仲方：用生地黄一斤，捣三度，绞取汁尽，分再服，若利即减之，以身轻凉为度。⑫**妇人发热，欲成劳病，肌瘦食减，经候不调**。地髓煎：用干地黄一斤，为末，炼蜜丸梧子大，每酒服五十丸。⑬**妇人劳热心忪**。地黄煎：用生、干地黄、熟干地黄等分，为末，生姜自然汁，入水相和，打糊丸梧子大。每服三十丸，用地黄汤下，或酒醋茶汤下亦可，日二服。觉脏腑虚冷，则晨服八味丸，地黄性冷坏脾。阴虚则发热，地黄补阴血故也。⑭**咳嗽唾血劳瘦骨蒸，日晚寒热**。生地黄汁三合，煮白粥临熟，入地黄汁搅匀，空心食之。⑮**吐血咳嗽**。熟地黄末，酒服一钱，日三。⑯**吐血不止**。生地黄汁一升二合，白胶香二两，以瓷器盛，入甑蒸，令胶消，服之。⑰**肺损吐血，或舌上有孔出血**。生地黄八两取汁，童便五合同煎热，入鹿角胶炒研一两，分三服。⑱**心热吐衄，脉洪数者**。生汁半升，熬至一合，入大黄末一两，待成膏，丸梧子大，每熟水下五丸至十丸。⑲**鼻出衄血**。干地黄、龙脑薄荷等分，为末，冷水调下。⑳**吐血便血**。地黄汁六合，铜器煎沸，入牛皮胶一两，待化入姜汁半杯，分三服，便止。或微转一行，不妨。㉑**肠风下血**。生地黄、熟地黄并酒浸、五味子等分，为末，以炼蜜丸梧子大，每酒下七十丸。㉒**小便尿血，吐血，及耳鼻出血**。生地黄汁半升，生姜汁半合，蜜一合，和服。㉓**小便血淋**。生地黄汁、车前叶汁各三合，和煎服。㉔**月水不止**。生地黄汁，每服一盏，酒一盏，煎服，日二次。㉕**月经不调**。久而无子，乃冲任伏热也。熟地黄半斤，当归二两，黄连一两，并酒浸一夜，焙研为末，炼蜜丸梧子大。每服七十丸，米饮温酒任下。㉖**产后中风，胁不得转**。交加散，用生地黄五两研汁，生姜五两取汁，交互相浸一夕，次日各炒黄，浸汁干，乃焙为末，每酒服一方寸匕。㉗**产后烦闷，乃血气上冲**。生地黄汁、清酒各一升，相和煎沸，分二服。㉘**产后百病**。地黄酒：用地黄汁渍曲二升，净秫米二斗，令发，如常酿之，至熟，封七日，取清，常服令相接。忌生冷、酢、滑蒜、鸡、猪、鱼一切毒物。未产先一月酿成。夏月不可造。㉙**寒疝绞痛**。用乌鸡一只，治如常法，生地黄七斤剉细，甑中同蒸，下以铜器承取汁，清旦服，至日晡令尽，其间当下诸寒讫，作白粥食之，久疝者作三剂。㉚**小儿阴肿**。以葱椒汤暖处洗之，唾调地黄末敷之，外肾热者，鸡子清调，或加牡蛎少许。㉛**热昏沉**。地黄汁一盏服之。㉜**温毒发斑**。黑膏，治温毒发斑呕逆。生地黄二两六钱二字半，好豆豉一两六钱二字半，以猪膏十两合之，露一夜，煎减三分之一，绞去滓，入雄黄、麝香如豆大，搅匀，分作三服，毒从皮中出则愈，忌芜荑。㉝**血热生癣**。地黄汁频服之。㉞**疔肿乳痈**。地黄捣敷之，热即易，性凉消肿，无不效。㉟**痈疽恶肉**。地黄三斤，水一斗，煮取三升，去滓煎稠，涂纸上贴之，日三易。㊱**一切痈疽，及打扑伤损，未破疼痛者**。以生地黄杵如泥，摊在上，掺木香末于中，又摊地黄泥一重贴之，不过三五度即内消也。㊲**打扑损伤，骨碎及筋伤烂**。用生地黄熬膏裹之。以竹简编夹急缚，勿令转动，一日一夕，可十易之，则瘥。类说云：许云公过桥堕马，右臂臼脱，左右急捺入臼中，昏迷不知痛苦。急召田录事视之，曰：尚可救。乃以药封肿处，中夜方苏，达旦痛止，痛处已白。日日换贴，其瘀肿移至肩背，乃以药下去黑血三升而愈，即上方也。损伤打扑瘀血在腹者：用生地黄汁三升，酒一升半，煮二升半，分三服。㊳**物伤睛突，轻者**

睑胞肿痛，重者目睛突出，但目系未断者。即纳入，急捣生地黄，绵裹敷之，仍以避风膏药，护其四边。㊴睡起目赤肿起，良久如常者，血热也。卧则血归于肝，故热则目赤肿，良久血散，故如常也。用生地黄汁，浸粳米半升，晒干，三浸三晒，每夜以米煮粥食一盏，数日即愈。有人病此，用之得效。㊵眼暴赤痛。水洗生地黄、黑豆各二两，捣膏，卧时以盐汤洗目，闭目以药浓罨目上，至晓，水润取下。㊶牙疳宣露，脓血口气。生地黄一斤，盐二合，末，自捣和团，以面包煨令烟断，去面入麝一分，研匀，日夜贴之。㊷牙齿挺长，出一分者。常咋生地黄，甚妙。㊸牙动欲脱。生地黄绵裹咂之，令汁渍根，并咽之，日五六次。㊹食蟹龈肿，肉出者。生地黄汁一碗，牙皂角数条火炙，蘸尽地黄汁，为末敷之。㊺耳中常鸣。生地黄截，塞耳中，日数易之；或煨熟，尤妙。㊻须发黄赤。生地黄一斤，生姜半斤，各洗，研自然汁，留滓。用不蛀皂角十条，去皮弦，蘸汁，炙至汁尽为度。同滓入罐内泥固，存性，为末，用铁器盛。末三钱汤调，停二日，临卧刷染须发上，即黑。㊼竹木入肉。生地黄嚼烂罨之。

牛　膝

【释名】 牛茎、百倍，山苋菜，对节菜。

【气味】 根：苦、酸，平，无毒。

【主治】 根：寒湿痿痹，四肢拘挛，膝痛不可屈伸，逐血气，伤热火烂，堕胎。久服轻身耐老。疗伤中少气，男子阴消，老人失溺，补中续绝，益精利阴气，填骨髓，止发白，除脑中痛及腰脊痛，妇人月水不通，血结。治阴痿，补肾，助十二经脉，逐恶血。治腰膝软怯冷弱，破癥结，排脓止痛，产后心腹痛并血运，落死胎。强筋，补肝脏风虚。同苁蓉浸酒服，益肾。竹木刺入肉，嚼烂罨之，即出。治久疟寒热，五淋尿血，茎中痛，下痢，喉痹口疮齿痛，痈肿恶疮伤折。

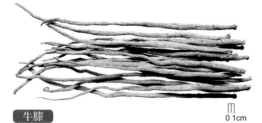

牛膝

0 1cm

【附方】 ①消渴不止，下元虚损。牛膝五两为末，生地黄汁五升浸之，日曝夜浸，汁尽为度，蜜丸梧子大，每空心温酒下三十丸。久服壮筋骨，驻颜色，黑发，津液自生。②卒暴症疾，腹中有如石刺，昼夜啼呼。牛膝二斤，以酒一斗渍之，密封，于灰火中温令味出，每服五合至一升，随量饮。③痢下肠蛊。凡痢下应先白后赤，若先赤后白为肠蛊。牛膝二两捣碎，以酒一升渍经一宿，每饮一两杯，日三服。④妇人血块。土牛膝根洗切，焙捣为末，酒煎温服，极效；福州人单用之。

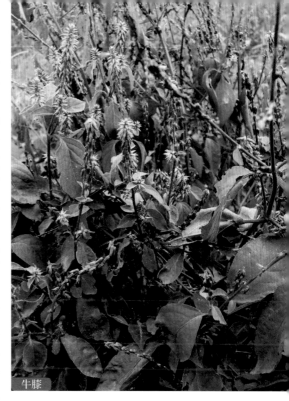

牛膝

⑤女人血病。万病丸：治女人月经淋闭，月信不来，绕脐寒疝痛，及产后血气不调，腹中结瘕症不散诸病。牛膝酒浸一宿焙，干漆炒令烟尽，各一两，为末，生地黄汁一升，入石器内，慢火熬至可丸，丸如梧子大，每服二丸，空心米饮下。⑥妇人阴痛。牛膝五两，酒三升，煮取一升半，去滓，分三服。⑦产后尿血。川牛膝水煎频服。⑧喉痹乳蛾。新鲜牛膝根一握，艾叶七片，捣和人乳，取汁灌入鼻内，须臾痰涎从口鼻出，即愈，无艾亦可。一方牛膝捣汁，和陈醋灌之。⑨口舌疮烂。牛膝浸酒含漱，亦可煎饮。⑩牙齿疼痛。牛膝研末含漱；亦可烧灰致牙齿间。⑪折伤闪肭。杜牛膝捣罨之。⑫金疮作痛。生牛膝捣敷，立止。⑬猝得恶疮，人不识者。牛膝根捣敷之。⑭痈疖已溃。用牛膝根略刮去皮，插入疮口中，留半寸在外，以嫩橘叶及地锦草各一握，捣其上，牛膝能去恶血，二草温凉止痛，随干随换，有十全之功也。⑮风瘙瘾疹。牛膝末，酒服方寸匕，日三服。

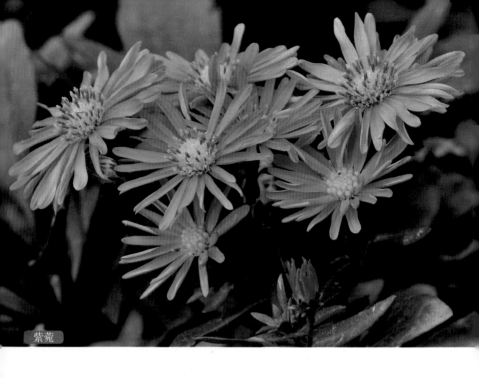

紫 菀

【释名】 青菀、紫茜、返魂草，夜牵牛。

【气味】 根：苦，温，无毒。

【主治】 根：咳逆上气，胸中寒热结气，去蛊毒痿蹶，安五脏。疗咳唾脓血，止喘悸，五劳体虚，补不足，小儿惊痫。治尸疰，补虚下气，劳气虚热，百邪鬼魅。调中，消痰止渴，润肌肤，添骨髓。益肺气，生息贲。

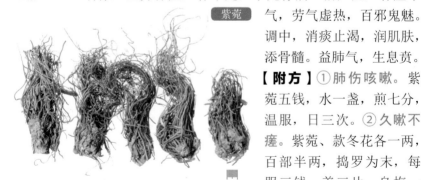

紫菀

0 1cm

【附方】 ①肺伤咳嗽。紫菀五钱，水一盏，煎七分，温服，日三次。②久嗽不瘥。紫菀、款冬花各一两，百部半两，捣罗为末，每服三钱，姜三片，乌梅一个，煎汤调下，日二，甚佳。③吐血咳嗽，吐血后咳者。紫菀、五味炒为末，蜜丸芡子大，每含化一丸。④产后下血。紫菀末，水服五撮。⑤缠喉风痹，不通欲死者。用返魂草根一茎，洗净纳入喉中，待取恶涎出即瘥，神效。更以马牙硝津咽之，即绝根本。一名紫菀，南人呼为夜牵牛。⑥妇人小便，卒不得出者。紫菀为末，井华水服三撮，即通；小便血者，服五撮立止。

麦门冬

【释名】虋冬，秦名羊韭，齐名爱韭，楚名马韭，越名羊韭，禹韭，禹余粮，忍冬，忍凌，不死草，阶前草。

【气味】根：甘，平，无毒。

【主治】根：心腹结气，伤中伤饱，胃络脉绝，羸瘦短气。久服轻身不老不饥。疗身重目黄，心下支满，虚劳客热，口干燥渴，止呕吐，愈痿蹶，强阴益精，消谷调中保神，定肺气，安五脏，令人肥健，美颜色，有子。去心热，止烦热，寒热体劳，下痰饮。治五劳七伤，安魂定魄，止嗽，治肺痿吐脓，时疾热狂头痛。治热毒大水，面目肢节浮肿，下水，主泄精。治肺中伏火，补心气不足，主血妄行，及经水枯，乳汁不下。久服轻身明目。和车前、地黄丸服，去温瘴，变白，夜视有

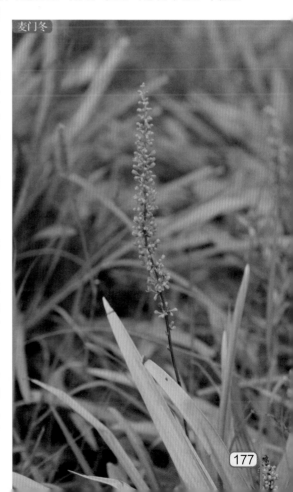

麦门冬

177

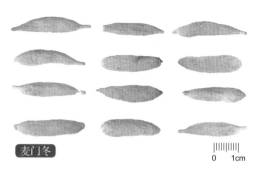

麦门冬

|||||||||||
0   1cm

光。断谷为要药。

【附方】①麦门冬煎。补中益心，悦颜色，安神益气，令人肥健，其力甚快。取新麦门冬根去心，捣熟绞汁，和白蜜，银器中重汤煮，搅不停手，候如饴乃，温酒日日化服之。②消渴饮水。用上元板桥麦门冬鲜肥者二大两，宣州黄连九节者二大两，去两头尖三、五节，小刀子调理去皮毛了，吹去尘，更以生布摩拭秤之，捣末，以肥大苦瓠汁浸麦门冬，经宿然后去心，即于臼中捣烂，纳黄连末和捣，并手丸如梧子大，食后饮下五十丸，日再，但服两日，其渴必定，若重者，即初服一百五十丸，二日服一百二十丸，三日一百丸，四日八十丸，五日五十丸。合药要天气晴明之夜，方浸药，须净处，禁妇人鸡犬见之，如觉可时，每日只服二十五丸，服讫觉虚，即取白羊头一枚治净，以水三大斗煮烂，取汁一斗以来，细细饮之，勿食肉，勿入盐，不过三剂平复也。③劳气欲绝。麦门冬一两，甘草炙二两，粳米半合，枣二枚，竹叶十五片，水二升，煎一升，分三服。④虚劳客热。麦门冬煎汤频饮。⑤吐血衄血不效者。麦门冬去心一斤，捣取自然汁，入蜜二合，分作二服，即止。⑥衄血不止。麦门冬去心、生地黄各五钱，水煎服，立止。⑦齿缝出血。麦门冬煎汤漱之。⑧咽喉生疮，脾肺虚热上攻也。麦门冬一两，黄连半两，为末，炼蜜丸梧子大，每服二十丸，麦门冬汤下。⑨乳汁不下。麦门冬去心，焙为末，每用三钱，酒磨犀角约一钱许，温热调下，不过二服便下。⑩下痢口渴，引饮无度。麦门冬去心三两，乌梅肉二十个，细锉，以水一升，煮取七合，细细呷之。⑪金石药发。麦门冬六两，人参四两，甘草炙二两，为末，蜜丸梧子大，每服五十丸，饮下，日再服。⑫男女血虚。麦门冬三斤，取汁熬成膏，生地黄三斤，取汁熬成膏，等分，一处滤过，入蜜四之一，再熬成，瓶收，每日白汤点服。忌铁器。

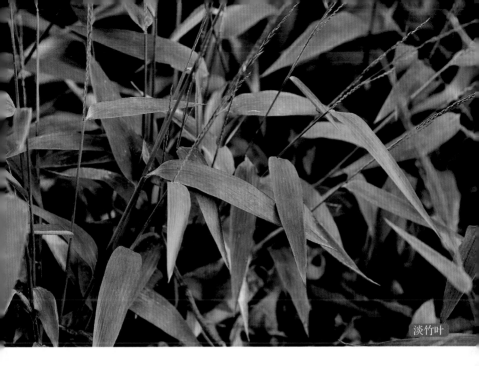

淡竹叶

淡竹叶

【**释名**】根名碎骨子。

【**气味**】叶：甘，寒，无毒。

【**主治**】叶：去烦热，利小便，清心。根：能堕胎催生。

鸭跖草

【**释名**】鸡舌草、碧竹子、竹鸡草、竹叶菜、淡竹叶、耳环草、碧蝉花，蓝姑草。

【**气味**】苗：苦，大寒，无毒。

【**主治**】苗：寒热瘴疟，痰饮疔肿，肉癥涩滞，小儿丹毒，发热狂痫，大腹痞满，身面气肿，热痢，蛇犬咬、痈疽等毒（藏器）。和赤小豆煮食，下水气湿痹，利小便。消喉痹。

【**附方**】① 小便不通。鸭跖草一两，车前草一两，捣汁入蜜少许，空

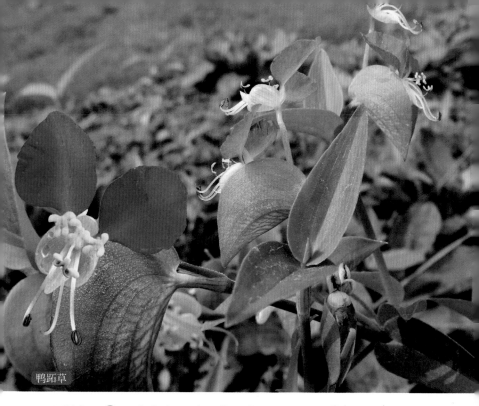

鸭跖草

心服之。②下痢赤白。鸭跖草，煎汤日服之。③喉痹肿痛。鸭跖草汁点之。④痔肿痛。鸭跖草挼软纳患处，即效。

龙 葵

【释名】苦葵、苦菜、天茄子、水茄、天泡草、老鸦酸浆草、老鸦眼睛草。

【气味】根、叶、茎：苦、微甘，滑，寒，无毒。

【主治】根、叶、茎：捣烂和土，敷肿火丹疮，良。疗痈疽肿毒，跌扑伤损，消肿散血。根与木通、胡荽、煎汤服，通利小便。

【附方】①通利小便。方见主治。②火焰丹肿。龙葵，入醋细研敷之，能消赤肿。③痈肿无头。龙葵茎叶捣敷。④发背痈疽成疮者。苏颂《图经》云：用龙葵一两（为末），麝香一分，研匀，涂之甚善。⑤诸疮恶肿。老鸦眼睛草擂酒服，以渣敷之。⑥疗肿毒疮。黑色焮肿者，

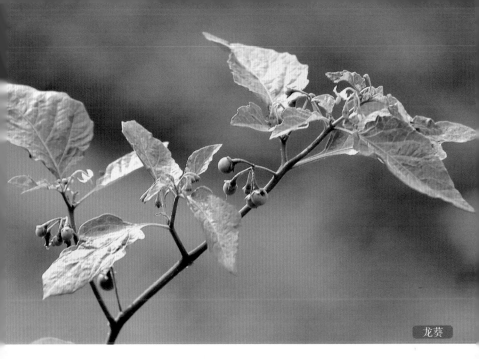

龙葵

乃服丹石毒也。赤色者，肉面毒也，用龙葵根一握（洗切），乳香末、黄连三两，杏仁六十枚，和捣作饼，浓如三钱，依疮大小敷之，觉痒即换去。痒不可忍，切勿搔动。候炊久，疮中似石榴子戢戢然，乃去药。时时以甘草汤温洗，洗后以蜡贴之。终身不得食羊血。如无龙葵，以蔓荆根代之。⑦**天泡湿疮。**龙葵苗叶捣敷之。⑧**吐血不止。**天茄子苗半两，人参二钱半，为末，每服二钱，新汲水下。⑨**辟除蚤虱。**天茄叶铺于席下，次日尽死。⑩**多年恶疮。**天茄叶贴之，或为末贴。⑪**产后肠出不收。**老鸦酸浆草一把，水煎，先熏后洗，收乃止。

败 酱

【**释名**】苦菜、苦蕺、泽败，鹿肠，鹿首，马草。
【**气味**】根：苦，平，无毒。
【**主治**】根：暴热火疮赤气，疥瘙疽痔，马鞍热气。除痈肿浮肿结热，风痹不足，产后痛。治毒风㿃痹，破多年凝血，能化脓为水，产后诸病，止腹痛，余疹烦渴。治血气心腹痛，破癥结，催生落胞，血运

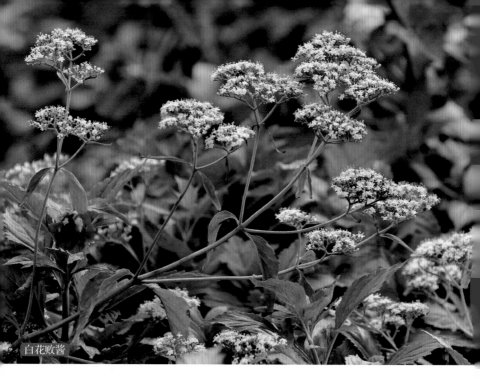
白花败酱

鼻衄吐血，赤白带下，赤眼障膜胬肉，聤耳，疮疖疥癣丹毒，排脓补瘘。

【附方】①腹痛有脓。薏苡仁附子败酱散，用薏苡仁十分，附子二分，败酱五分，捣为末，每以方寸匕，水二升，煎一升，顿服，小便当下，即愈。②产后恶露，七八日不止。败酱、当归各六分，续断、芍药各八分，芎䓖、竹茹各四分，生地黄炒十二分，水二升，煮取八合，空心服。③产后腰痛。乃血气流入腰腿，痛不可转者。败酱、当归各八分，芎䓖、芍药、桂心各六分，水二升，煮八合，分二服。忌葱。④产后腹痛，如锥刺者。败酱草五两，水四升，煮二升，每服二合，日三服，良。⑤蠼螋尿疮，绕腰者。败酱煎汁涂之，良。

酸　浆

【释名】醋浆、苦葴、苦耽、灯笼草、皮弁草、天泡草、王母珠、洛神珠、小者名苦蘵。

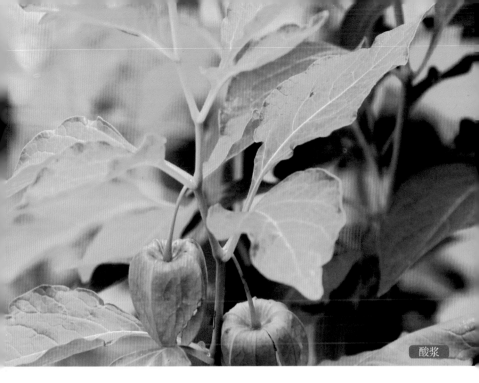

酸浆

【气味】苗、叶、茎、根：苦，寒，无毒。

【主治】酸浆：治热烦满，定志益气，利水道。捣汁服，治黄病，多
效。灯笼草：治上气咳嗽风热，明目，根茎花、实并宜。苦耽苗子：
治传尸伏连，鬼气疰忤邪气，腹内热结，目黄不下食，大小便涩，骨
热咳嗽，多睡劳乏，呕逆痰壅，痃癖痞满，小儿无辜疬子，寒热大腹，
杀虫落胎，去蛊毒，并煮汁饮，亦生捣汁服。研膏，敷小儿闪癖。

【附方】①热咳咽痛。灯笼草为末，白汤服，名清心丸。仍以醋调敷
喉外。②喉疮作痛。灯笼草，炒焦研末，酒调呷之。③灸疮不发。
酸浆叶贴之。

迎春花

【气味】苦、涩，平，无毒。

【主治】肿毒恶疮，阴干研末，酒服二三钱，出汗便瘥。

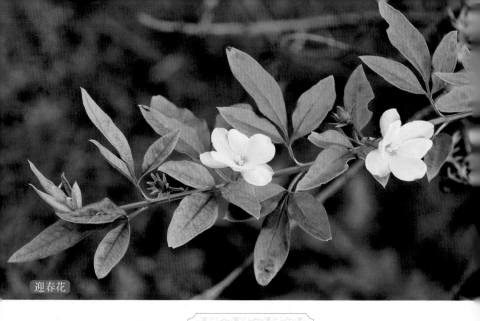

迎春花

款冬花

【释名】款冻、颗冻、氐冬、钻冻、菟奚、橐吾、虎须。

【气味】辛，温，无毒。

【主治】咳逆上气善喘，喉痹，诸惊痫寒热邪气。消渴，喘息呼吸。疗肺气心促急，热乏劳咳，连连不绝，涕唾稠黏，肺痿肺痈，吐脓

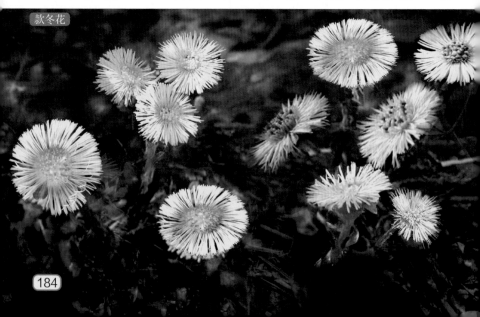

款冬花

血。润心肺，益五脏，除
烦消痰，洗肝明目，及中
风等疾。

【附方】①痰嗽带血。款
冬花、百合蒸焙，等分为
末，蜜丸龙眼大，每卧时
嚼一丸，姜汤下。②口中
疳疮。款冬花、黄连等分，

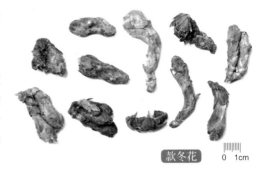

款冬花

0   1cm

为细末，用唾津调成饼子，先以蛇床子煎汤漱口，乃以饼子敷之，少
顷确住，其疮立消也。

决　明

【释名】马蹄决明。

【气味】子：咸，平，无毒。

【主治】子：青盲，目淫肤，赤白膜，眼赤痛泪出。久服益精光，轻
身。疗唇口青。助肝气，益精。以水调末涂，消肿毒。熁太阳穴，治
头痛。又贴胸心，止鼻洪。
作枕，治头风明目，胜于黑
豆。治肝热风眼赤泪。每旦
取一匙挼净，空心吞之，百
日后夜见物光。益肾，解蛇
毒。叶作菜食，利五脏明
目，甚良。

【附方】①积年失明。决明
子二升为末，每食后粥饮服
方寸匕。②青盲雀目。决明
一升，地肤子五两，为末，
米饮丸梧子大，每米饮下二
三十丸。③补肝明目。决
明子一升，蔓菁子二升，以

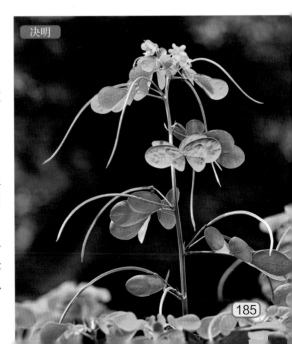

决明

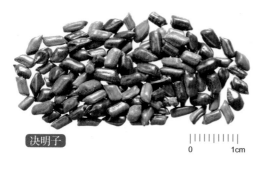

决明子

酒五升煮，曝干为末，每饮服二钱，温水下，日二服。④目赤肿痛。决明子炒研，茶调敷两太阳穴，干则易之，一夜即愈。⑤头风热痛。方同上。⑥癣疮延蔓。决明子一两为末，入水银、轻粉少许，研不见星，擦破上药，立瘥。此东坡家藏方也。⑦发背起初。草决明生用一升捣，生甘草一两，水三升，煮一升，分二服。大抵血滞则生疮，肝主藏血，决明和肝气，不损元气也。

地 肤

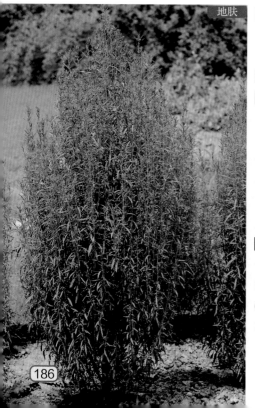

地肤

【释名】 地葵、地麦、王篲、独帚、落帚、益明、白地草、王帚、涎衣草、鸭舌草、千心妓女。

【气味】 子：苦，寒，无毒。

【主治】 子：膀胱热，利小便，补中益精气。久服耳目聪明，轻身耐老。去皮肤中热气，使人润泽，散恶疮疝瘕，强阴。治阴卵癫疾，去热风，可作汤沐浴。与阳起石同服，主丈夫阴痿不起，补气益力。治客热丹肿。

【附方】 ①风热赤目。地肤子焙一升，生地黄半斤，取汁和作饼，晒干研末，每服三钱，空心酒服。②目痛眯目。凡目痛及眯目中伤有热瞑者。取地肤子白汁，频注目中。③雷头风肿，不省人事。

落帚子同生姜研烂，热冲酒服，取汗即愈。④胁下疼痛。地肤子为末，酒服方寸匕。⑤疝气危急。地肤子即落帚子，炒香研末，每服一钱，酒下。⑥久疹腰痛积年，有时发动。六月、七月取地肤子，干末，酒服方寸匕，日五、六服。⑦血痢不止。地肤子五两，地榆、黄芩各一两，为末，每服方寸匕，温水调下。⑧肢体疣目。地肤子、白矾等分，煎汤频洗。

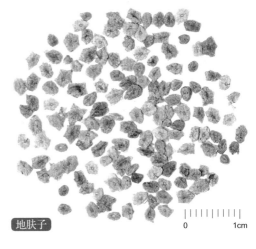

地肤子

0　　　　　　　1cm

瞿 麦

【**释名**】蘧麦、巨句麦、大菊，大兰，石竹，南天竺草。

【**气味**】穗：苦，寒，无毒。

【**主治**】穗：关格诸癃结，小便不通，出刺，决痈肿，明目去翳，破胎堕子，下闭血。养肾气，逐膀胱邪逆，止霍乱，长毛发。主五淋。月经不通，破血块排脓。叶：痔瘘并泻血，作汤粥食。又治小儿蛔虫，及丹石药发。并眼目肿痛及肿毒，捣敷。治浸淫疮并妇人阴疮。

【**附方**】①小便石淋，宜破血。瞿麦子捣为末，酒服方寸匕，日三服，三日当下石。②小便不利有水气，栝蒌瞿麦丸主之。瞿麦二钱半，栝蒌根二两，大附子一个，茯苓、山芋各三两，为末，蜜和丸梧子大。一服三丸，日三，未知，益至七八丸。以小便利、腹中温为知也。③下焦结热，小便淋闷，或有血出，或大小便出血。瞿麦穗一两，甘草炙七钱五分，山栀子仁炒半两，为末。每服七钱，连须葱头七个，灯心五十茎，生姜五片，水二碗，煎至七分，时时温服。④目赤肿痛，浸淫等疮。瞿麦炒黄为末，以鹅涎调涂眦头即开。或捣汁涂之。⑤眯目生翳，其物不出者，生肤翳者。瞿麦、干姜炮为末，井华水调服二

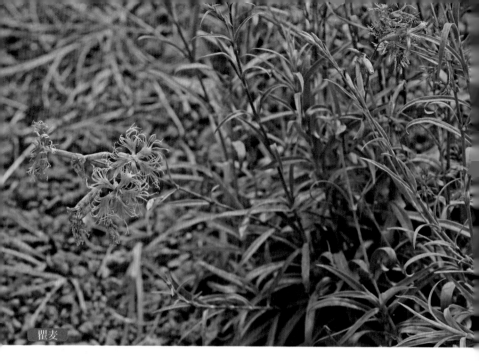
瞿麦

钱，日二服。⑥鱼脐疔疮。瞿麦烧灰，和油敷之，甚佳。⑦咽喉骨哽。瞿麦为末。水服方寸匕，日二。⑧竹木入肉。瞿麦为末，水服方寸匕，或煮汁，日饮三次。⑨箭刀在肉及咽喉胸膈诸隐处不出。酒服瞿麦末方寸匕，日三服。

王不留行

【**释名**】禁宫花、剪金花、金盏银台。

【**气味**】苗、子：苦，平，无毒。

【**主治**】苗、子：金疮止血，逐痛出刺，除风痹内寒。久服轻身耐老增寿。止心烦鼻衄，痈疽恶疮瘘乳，妇人难产。治风毒，通血脉。游风风疹，妇人血经不匀，发背。下乳汁。利小便，出竹木刺。

【**附方**】①鼻衄不止。王不留行连茎叶阴干，浓煎汁温服，立效。②粪后下血。王不留行末，水服一钱。③金疮亡血。王不留行散：治身被刀斧伤，亡血。用王不留行十分，蒴藋细叶十分，七月七日采之，桑东南根白皮十分，八月三日采之，川椒三分，甘草十分，黄芩、干

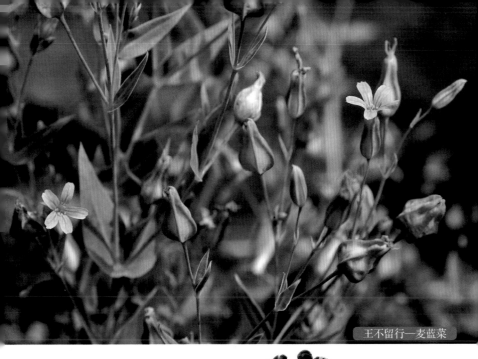

王不留行—麦蓝菜

姜、芍药、厚朴各二分。以前三味烧存性，后六味为散，合之。每大疮饮服方寸匕，小疮但粉之。产后亦可服。④妇人乳少，因气郁者。涌泉散：王不留行、穿山甲炮、龙骨、瞿麦穗、麦门冬等分，为末。每服一钱，热酒调下，后食猪蹄羹，仍以木梳梳乳，一日三次。⑤头风白屑。王不留行、香白芷等分，为末，干掺，一夜篦去。⑥痈疽诸疮。王不留

王不留行

```
|  |  |  |  |  |  |  |  |  |  |  |
0                              1cm
```

行汤：治痈疽妒乳，月蚀白秃，及面上久疮，去虫止痛。用王不留行、东南桃枝、东引茱萸根皮各五两、蛇床子、牡荆子、苦竹叶、疾藜子各三升，大麻子一升，以水二斗半，煮取一斗，频频洗之。⑦竹木针刺，在肉中不出，疼痛。以王不留行为末，熟水调服方寸匕，兼以根敷，即出。⑧疔肿初起。王不留行子为末，蟾酥丸黍米大。每服一丸，酒下，汗出即愈。

葶苈

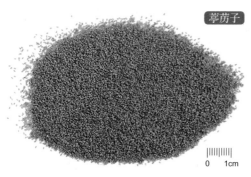

葶苈子

【释名】丁历、革蒿、大室、大适，狗荠。

【气味】子：辛，寒，无毒。

【主治】子：癥瘕积聚结气，饮食寒热，破坚逐邪，通利水道。下膀胱水，伏留热气，皮间邪水上出，面目浮肿，身暴中风热痱痒，利小便。久服令人虚。疗肺壅上气咳嗽，止喘促，除胸中痰饮。通月经。

【附方】①**阳水暴肿**。面赤烦躁，喘急，小便涩，其效如神。甜葶苈一两半，炒研末，汉防己末二两，以绿头鸭血及头，合捣万杵，丸梧子大。甚者，空腹白汤下十丸，轻者五丸，日三四服，五日止，小便利为验。一加猪苓末二两。②**通身肿满**。苦葶苈炒四两，为末，枣肉和丸梧子大。每服十五丸，桑白皮汤下，日三服。③**水肿尿涩**。用甜葶苈二两，炒为末，以大枣二十枚，水一大升，煎一小升，去枣，入葶苈末，煎至可丸如梧子大。每饮服六十丸，渐加，以微利为度。崔氏方：用葶苈三两，绢包饭上蒸熟，捣万杵，丸梧子大，不须蜜和。每服五丸，渐加至七丸，以微利为佳；不可多服，令人不堪。若气发，服之得利，气下即止，此方治水气无比，萧驸马水肿，服此得瘥。治男妇大小头面手足肿，用苦葶苈炒研，枣肉和丸小豆大。每服十丸，煎麻子汤下，日三服，五七日小便多，则消肿也，忌咸酸生冷。④**大腹水肿**。用苦葶苈二升，炒为末，割鸲雄鸡血及头，合捣丸梧子每小豆汤下十丸，日三服。又方：葶苈二升，春酒五升，渍一夜，稍服一合，小盒饭利。又方：葶苈一两，杏仁二十枚，并熬黄色，捣，分十服，小便去当瘥。⑤**腹胀积聚**。葶苈子一升熬，以酒五升浸七日，日服三合。⑥**肺湿痰喘**。甜葶苈炒为末，枣肉丸服。⑦**痰饮咳嗽**。含膏丸：用曹州葶苈子一两纸衬炒令黑，知母一两，贝母一两，为末，枣肉半两，沙糖一两半，和丸弹子大。每以新绵裹一丸，含之咽津，甚者不过三丸。⑧**咳嗽上气**。不得卧，或遍体气肿，或单面肿，或足肿，并主之。葶苈子三升，微火熬研，以绢袋盛，浸清酒五升中，冬七日，夏三日。初服如胡桃许大，日三夜一，冬月日二夜二。量其气力，取微利一二为度。如患急者，不待日满，亦可绞服。⑨**肺痈喘急**。不得卧，葶苈大枣泻肺汤主之。葶苈炒黄捣末，蜜丸弹子大。每用大枣二十枚，水三升，煎取二升，乃入葶苈一丸，更煎取一升，顿服。亦主支

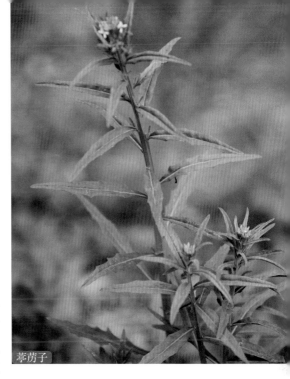

葶苈子

饮不得息，月水不通，葶苈一升，为末，蜜丸弹子大，绵裹纳阴中二寸，一宿易之，有汁出，止。⑩**卒发颠狂**。葶苈一升，捣三千杵，取白犬血和丸麻子大，酒服一丸，三服取瘥。⑪**头风疼痛**。葶苈子为末，以汤淋汁沐头，三四度即愈。⑫**䘌虫蚀齿**。葶苈、雄黄等分，为末，腊月猪脂和成，以绵裹槐枝蘸点。⑬**白秃头疮**。葶苈末涂之。

车 前

【**释名**】当道、芣苢、马舄，牛遗，牛舌，车轮菜、地衣，虾蟆衣。

【**气味**】子：甘，寒，无毒。

【**主治**】子：气癃止痛，利水道小便，除湿痹。久服轻身耐老。男子伤中，女子

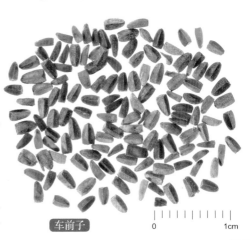

车前子

0   1cm

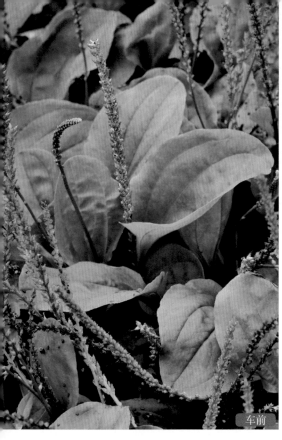
车前

淋沥，不欲食，养肺强阴益精，令人有子，明目疗赤痛。去风毒，肝中风热，毒风冲眼，赤痛障翳，脑痛泪出，压丹石毒，去心胸烦热。养肝。治妇人难产。导小肠热，止暑湿泻痢。

【附方】①小便血淋作痛。车前子晒干为末，每服二钱，车前叶煎汤下。②石淋作痛。车前子二升，以绢袋盛，水八升，煮取三升，服之，须臾石下。③老人淋病，身体热甚。车前子五合，绵裹煮汁，入青粱米四合，煮粥食。常服明目。④阴冷闷疼，渐入囊内，肿满杀人。车前子末，饮服方寸匕，日二服。⑤隐疹入腹，体肿舌强。车前子末粉之，良。⑥阴下痒痛。车前子煮汁频洗。⑦久患内障。车前子、干地黄、麦门冬等分，为末，蜜丸如梧子大，服之，累试有效。⑧补虚明目。驻景丸：治肝肾俱虚，眼昏黑花，或生障翳，迎风有泪，久服补肝肾，增目力。车前子、熟地黄酒蒸焙各三两，菟丝子酒浸五两，为末，炼蜜丸梧子大。每温酒下三十丸，日二服。⑨风热目暗涩痛。车前子、宣州黄连各一两，为末。食后温酒服一钱，日二服。

马鞭草

【释名】龙牙草、凤颈草。

【气味】苗、叶：苦，微寒，无毒。

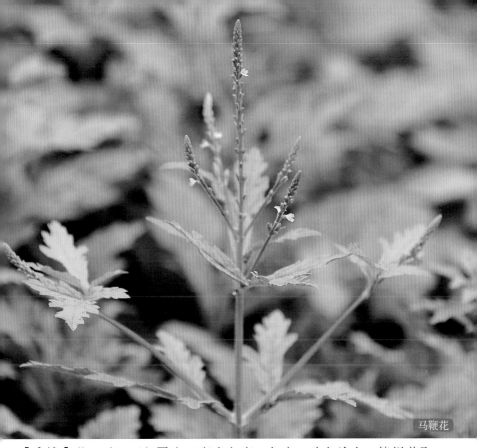

马鞭花

【主治】 苗、叶：下部䘌疮。癥瘕血瘕，久疟，破血杀虫。捣烂煎取汁，熬如饴，每空心酒服一匕。治妇人血气肚胀，月候不均，通月经。治金疮，行血活血。捣涂痈肿及蠼螋尿疮，男子阴肿。

【附方】 ①疟痰寒热。马鞭草捣汁五合，酒二合，分二服。②大腹水肿。马鞭草、鼠尾草各十斤，水一石，煮取五斗，去滓，再煎令稠，以粉和丸大豆大。每服二、三丸，加至四、五丸，神效。③男子阴肿大如升，核痛，人所不能治者。马鞭草捣涂之。④妇人疝痛，名小肠气。马鞭草一两，酒煎滚服，以汤浴身，取汗甚妙。⑤妇人经闭，结成瘕块，肋胀大欲死者。马鞭草根苗五斤，水五斗，煎至一斗，去滓，熬成膏。每服半匙，食前温酒化下，日二服。⑥酒积下血。马鞭草灰四钱，白芷灰一钱，蒸饼丸梧子大，每米饮下五十丸。⑦鱼肉癥瘕。凡鱼食及生肉，在胸膈不化，成癥瘕。马鞭草捣汁，饮一升，即消。⑧马喉痹风，深肿连颊，吐气数者。马鞭草一握，勿见风，截去

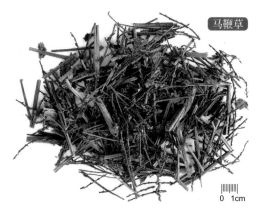

马鞭草

0 1cm

两头，捣汁饮之，良。⑨乳痈肿痛。马鞭草一握，酒一碗，生姜一块，捣汁服，渣敷之。⑩白癞风疮。马鞭草为末，每服一钱，食前荆芥、薄荷汤下，日三服。忌铁器。⑪人疥马疥。马鞭草不犯铁器，捣自然汁半盏，饮尽，十日内愈，神效。⑫赤白下痢。龙牙草五钱，陈茶一撮，水煎服，神效。⑬发背痈毒，痛不可忍。龙牙草捣汁饮之，以滓敷患处。⑭杨梅恶疮。马鞭草煎汤，先熏后洗，气到便爽，痛肿随减。⑮鼓胀烦渴，身干黑瘦。马鞭草细锉，曝干，勿见火。以酒或水同煮，至味出，去滓温服。以六月中旬，雷鸣时采者有效。

蛇 含

【**释名**】蛇衔、威蛇、小龙牙、紫背龙牙。
【**气味**】苦，微寒，无毒。

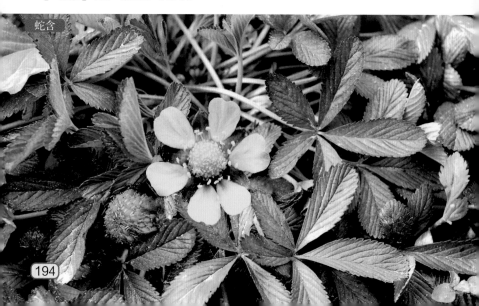

蛇含

【主治】惊痫。寒热邪气，除热，金疮疽痔，鼠瘘疮头疡。疗心腹邪气，腹痛湿痹，养胎，利小儿。治小儿寒热丹疹。止血协风毒，痈肿赤眼。汁傅蛇虺蜂毒。紫背龙牙：解一切蛇毒。治咽喉中痛，含咽之便效。

【附方】①产后泻痢。蛇含根一握，浓煎服之甚效，即蛇含是也。②金疮出血。蛇含草捣敷之。③身面恶癣。蛇含，入生矾研。敷二、三次断根。④蜈蚣蝎伤。蛇含挼敷之。

连 翘

【释名】连、异翘、旱莲子、兰华、三廉，根名连轺、折根。

【气味】苦，平，无毒。

【主治】寒热鼠瘘瘰疬，痈肿恶疮瘿瘤，结热蛊毒。去白虫。通利五淋，小便不通，除心家客热。通小肠，排脓，治疮疖，止痛，通月

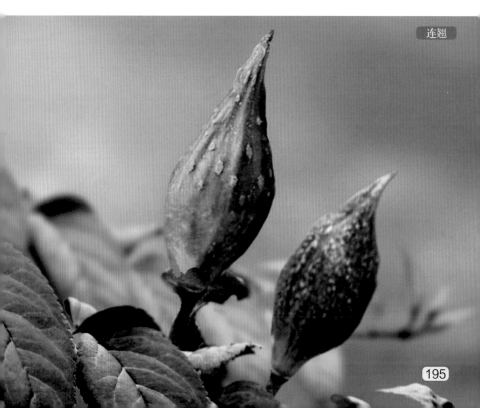

连翘

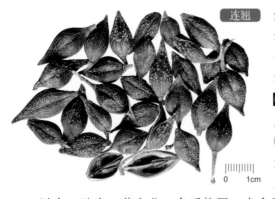
连翘

经。散诸经血结气聚，消肿。泻心火，除脾胃湿热，治中部血证，以为使。治耳聋浑浑焞焞。茎叶主心肺积热。

【附方】 ①瘰疬结核。连翘、脂麻等分，为末，时时食之。②项边马刀，属少阳经。用连翘二斤，瞿麦一斤，大黄三两，甘草半两，每用一两，以水一碗半，煎七分，食后热服，十余日后，灸临泣穴二七壮，六十日决效。③痔疮肿痛。连翘煎汤熏洗，后以刀上飞过绿矾入麝香贴之。

青 黛

【释名】 靛花、青蛤粉。

【气味】 咸，寒，无毒。

【主治】 解诸药毒，小儿诸热，惊痫发热，天行头痛寒热，并水研服之。亦磨敷热疮恶肿，金疮下血，蛇犬等毒。解小儿疳热，杀虫。小

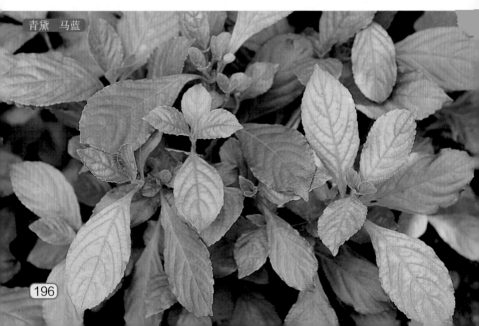
青黛 马蓝

儿丹热，和水服之。同鸡子白、大黄末，敷疮痈、蛇虺螫毒。泻肝，散五脏郁火，解热，消食积。去热烦，吐血咳血，斑疮阴疮，杀恶虫。

【附方】①**心口热痛**。姜汁调青黛一钱服之。②**内热吐血**。青黛二钱，新汲水下。③**肺热咯血**。青饼子。用青黛一两，杏仁以牡蛎粉炒过一两，研匀，黄蜡化和，作三十饼子。每服一饼，以干柿半个夹定，湿纸裹，煨香嚼食，粥饮送下，日三服。④**小儿惊痫**。青黛量大小，水研服之。⑤**小儿夜啼**。方同上。⑥**小儿疳痢**。宫气方歌云：孩儿杂病变成疳，不问强赢女与男；烦热毛焦鼻口燥，皮肤枯槁四肢瘫；腹中时时更下痢，青黄赤白一般般；眼涩面黄鼻孔赤，谷道开张不可看。此方便是青黛散，孩儿百病服之安。⑦**耳疳出汁**。青黛、黄柏末，干搽。⑧**烂弦风眼**。青黛、黄连泡汤，日洗。⑨**产后发狂**。四物汤加青黛，水煎服。⑩**伤寒赤斑**。青黛二钱，水研服。⑪**豌豆疮毒**，未成脓者。波斯青黛一枣许，水研服。⑫**瘰疬未穿**。靛花、马齿苋同捣。日日涂敷，取效。⑬**诸毒虫伤**。青黛、雄黄等分，研末，新汲水服二钱。

狗尾草

【释名】莠、光明草，阿罗汉草。

【主治】疣目，贯发穿之，即干灭也。凡赤眼拳毛倒睫者，翻转目睑，以一二茎蘸水戛去恶血，甚良。

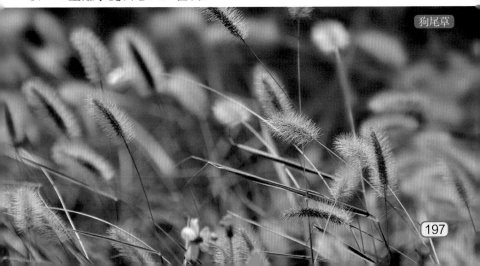

狗尾草

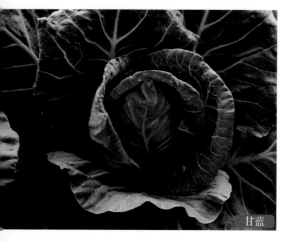

甘蓝

【释名】蓝菜。

【气味】甘，平，无毒。

【主治】久食，大益肾，填髓脑，利五脏六腑，利关节，通经络中结气，去心下结伏气，明耳目，健人，少睡，益心力，壮筋骨。作菹经宿色黄，和盐食，治黄毒。

火炭母草

【气味】酸，平，有毒。

【主治】去皮肤风热，流注骨节，痈肿疼痛。不拘时采，于钳器中捣烂，以盐酒炒，敷肿痛处，经宿一易之。

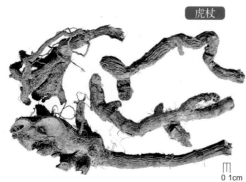

虎 杖

【释名】苦杖、大虫杖、斑杖、酸杖。

【气味】根：微温。

【主治】根：通利月水，破留血癥结。渍酒服，主暴瘕。风在骨节间，及血瘀，

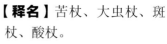

0 1cm

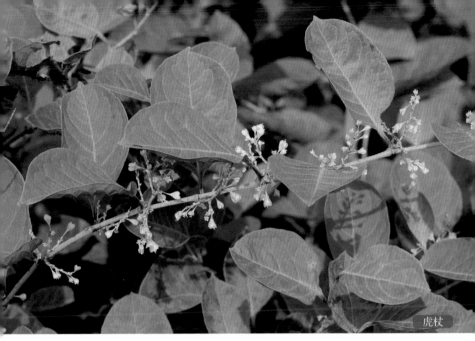

虎杖

煮汁作酒服之。治大热烦躁，止渴利小便，压一切热毒。治产后血晕，恶血不下，心腹胀满，排脓，主疮疖，扑损瘀血，破风毒结气。烧灰，贴诸恶疮。焙研炼蜜为丸，陈米饮服，治肠痔下血。研末酒服，治产后瘀血血痛，及坠扑昏闷有效。

【附方】 ①**小便五淋**。苦杖为末。每服二钱，用饭饮下。②**月水不利**。虎杖三两，凌霄花、没药一两，为末，热酒每服一钱。又方：治月经不通，腹大如瓮，气短欲死。虎杖一斤去头曝干，切，土瓜根汁、牛膝汁二斗，水一斛，浸虎杖一宿，煎取二斗，入二汁，同煎如饧。每酒服一合，日再夜一，宿血当下。③**时疫流毒攻手足**，肿痛欲断。用虎杖根锉，煮汁渍之。④**腹中暴症硬如石**，痛如刺，不治，百日内死。取虎杖根，勿令影临水上，可得石余，洗，干捣末，米五升炊饭，纳入搅之，好酒五斗渍之，封候药消饭浮，可饮一升半，勿食鲑鱼及盐。但取一斗干者，薄酒浸饮，从少起，日三服，亦佳，症当下也，此方治症，胜诸大药也。⑤**气奔怪病**。人忽遍身皮底混混如波浪声，痒不可忍，抓之血出不能解，谓之气奔。以苦杖、人参、青盐、白术、细辛各一两，作一服，水煎，细饮尽便愈。⑥**消渴音饮**。虎杖烧过、海浮石、乌贼鱼骨、丹参等分，为末，渴时以麦门冬汤服二钱，日三次。忌酒色鱼面鲊酱生冷。

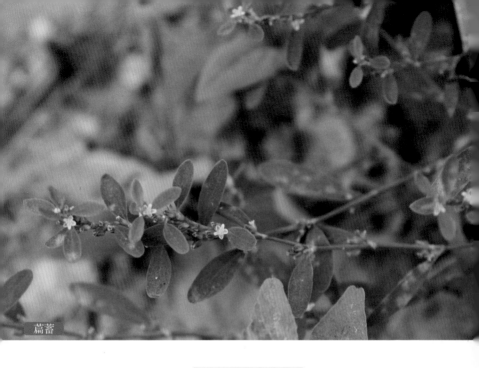
萹蓄

萹 蓄

【**释名**】扁竹、扁辨、扁蔓、粉节草、道生草。

【**气味**】苦，平，无毒。

【**主治**】浸淫疥瘙疽痔，杀三虫。疗女子阴蚀。煮汁饮小儿，疗蛔虫有验。治霍乱黄疸，利小便，小儿魅病。

【**附方**】①热淋涩痛。扁竹煎汤频饮。②热黄疸疾。扁竹捣汁，顿服一升。多年者，日再服之。③霍乱吐利。扁竹入豉汁中，下五味，煮羹食。④丹石冲眼。服丹石人毒发，冲眼肿痛。扁竹根一握，洗，捣汁服之。⑤蛔咬心痛。治小儿蛔咬心痛，面青，口中沫出临死者。取扁竹十斤到，以水一石，煎至一斗，去滓煎如饧，隔宿勿食，空心服一升，虫即下也。仍常煮汁作饭食，心头急痛不能当，我有仙人海上方，蓄醋煎通口咽，管教时刻便安康。⑥虫食下部。虫状如蜗牛，食下部作痒。取扁竹一把，水二升，煮熟，五岁儿，空腹服三、五合。⑦痔发肿痛。扁竹捣汁，服一升，一、二服未瘥，再服，亦取汁和面作馎饦煮食，日三次。⑧恶疮痂痒作痛。扁竹捣封，痂落即瘥。

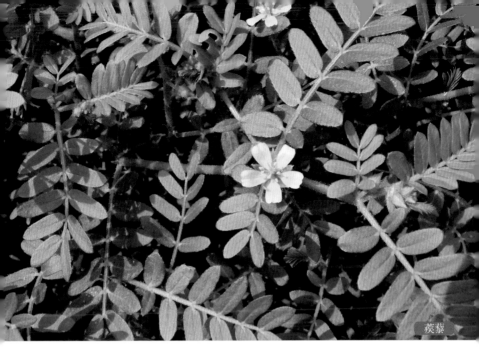

蒺藜

蒺 藜

【**释名**】茨、旁通、屈人、止行、休羽、升推。

【**气味**】子：苦，温，无毒。

【**主治**】子：恶血，破癥结积聚，喉痹乳难。久服长肌肉，明目轻身。身体风痒，头痛，咳逆伤肺肺痿，止烦下气。小儿头疮，痛肿阴溃，可作摩粉。治诸风疬，疗吐脓，去燥热。治奔豚肾气，肺气胸膈满，催生堕胎，益精，疗水藏冷，小便多，止遗沥泄精溺血肿痛，痔漏阴汗，夫人发乳带下。治风秘，及蛔虫心腹痛。

【**附方**】①服食法。蒺藜子一石，七、八月熟时收取，日干，舂去刺，杵为末。每服二钱，新汲水调下，日三服，勿令中绝，断谷长生。服之一年以后，冬不寒，夏不热；二年，老者复少，发白复黑，齿落更生；服之三年，身轻长生。②腰脊引痛。蒺藜子捣末，蜜和丸胡豆大。酒服二丸，日三服。③通身浮肿。杜蒺藜日日煎汤洗之。④卒中五尸。蒺藜子捣末，蜜丸胡豆大。每服二丸，日三服。⑤大便风秘。蒺藜子炒一两，猪牙皂荚去皮，酥炙五钱，为末。每服一钱，盐茶汤

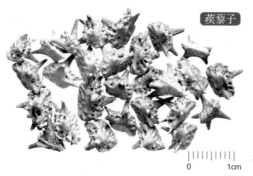

蒺藜子

下。⑥月经不通。杜蒺藜、当归等分，为末。米饮每服三钱。⑦催生下衣，难产，胎在腹中，并包衣不下及胎死者。蒺藜子、贝母各四两，为末。米汤服三钱，少顷不下，再服。⑧蛔虫心痛吐清水。七月七日采蒺藜子阴干，烧作灰，先食服方寸匕，日三服。⑨万病积聚。七八月收蒺藜子，水煮熟，曝干，蜜丸梧子大。每酒服七丸，以知为度，其汁煎如饴，服之。⑩三十年失明。补肝散：用蒺藜子七月七日收，阴干捣散；食后水服方寸匕，日二。⑪牙齿动摇，疼痛及打动者。土蒺藜去角生研五钱，淡浆水半碗，蘸水入盐温漱，甚效，或以根烧灰，贴牙即牢固也。⑫牙齿出血不止，动摇。白蒺藜末，旦旦擦之。⑬打动牙疼。蒺藜子或根为末，日日揩之。⑭鼻塞出水，多年不闻香臭。蒺藜一握，当道车碾过，以水一大盏，煮取半盏，仰卧，先满口含饭，以汁一合灌鼻中，不过再灌，嚏出一两个息肉，似赤蛹虫，即愈。⑮面上瘢痕。蒺藜子、山栀子各一合，为末。醋和，夜涂旦洗。⑯白癜风疾。白蒺藜子六两，生捣为末。每汤服二钱，日二钱；一月绝根，服至半月，白处见红点，神效。⑰一切疔肿。蒺藜子一升，作灰，以醋和封头上，拔根。

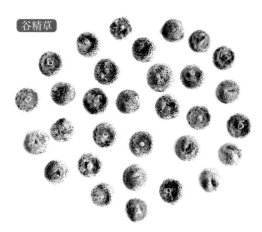

谷精草

谷精草

【释名】戴星草、文星草、流星草。

【气味】花：辛，温，无毒。

【主治】花：喉痹，齿风痛，诸疮疥。头风痛，目盲翳膜，痘后生翳，止血。

【附方】①脑痛眉痛。谷精草

二钱，地龙三钱，乳香一钱，为末，每用半钱，烧烟筒中，随左右熏鼻。②偏正头痛。用谷精草一两为末，以白面糊调摊纸花上，贴痛处，干换。用谷精草末、铜绿各一钱，硝石半分，随左右搐鼻。③鼻衄不止。谷精草为末，熟面汤服二钱。④目中翳膜。谷精草、防风等分，为末，米饮服之，甚验。⑤痘后目翳，隐涩泪出，久而不退。用谷精草为末，以柿或猪肝片蘸食；一方：加蛤粉等分，同入猪肝内煮熟，日食之；又方：见夜明沙。⑥小儿雀盲，至晚忽不见物。用羖羊肝一具不用水洗，竹刀剖开，入谷

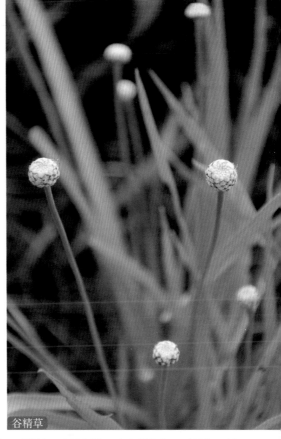

谷精草

精草一撮，瓦罐煮熟，日食之，屡效，忌铁器，如不肯食，炙熟，捣作丸绿豆大，每服三十丸，茶下。⑦小儿中暑，吐泄烦渴。谷精草烧存性，用器覆之，放冷为末，每冷米饮服半钱。

海金沙

【**释名**】竹园荽。

【**气味**】甘，寒，无毒。

【**主治**】通利小肠。得栀子、马牙硝、蓬沙，疗伤寒热狂，或丸或散。治湿热肿满，小便热淋、膏

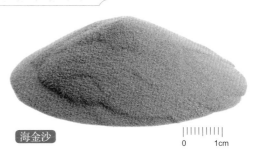

海金沙

0　　1cm

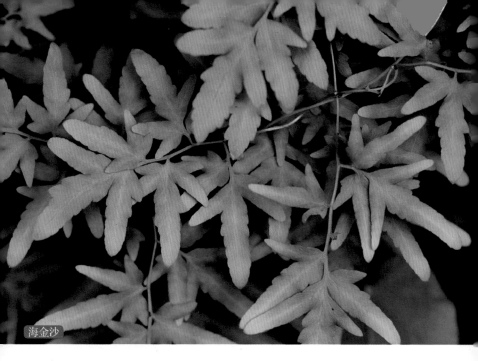

海金沙

淋、血淋、石淋茎痛，解热毒气。

【附方】①热淋急痛。海金沙草阴干为末，煎生甘草汤，调服二钱，此陈总领方也。一加滑石。②小便不通，脐下满闷。海金沙一两，蜡面茶半两，捣碎，每服三钱，生姜甘草煎汤下，日二服，亦可末服。③膏淋如油。海金沙、滑石各一两，甘草梢二钱半，为末，每服二钱，麦门冬煎汤服，日二次。④血淋痛涩，但利水道，则清浊自分。海金沙末，新汲水或沙糖水服一钱。⑤脾湿肿满，腹胀如鼓，喘不得卧。海金沙散：用海金沙三钱，白术四两，甘草半两，黑牵牛头末一两半，为末，每服一钱，煎倒流水调下，得利为妙。⑥痘疮变黑。用竹园荽草煎酒，敷其身，即发起。

半边莲

【气味】辛，平，无毒。

【主治】蛇虺伤，捣汁饮，以滓围涂之。又治寒齁气喘，及疟疾寒热，同雄黄各二钱，捣泥，碗内覆之，待色青，以饮丸梧子大，每服九

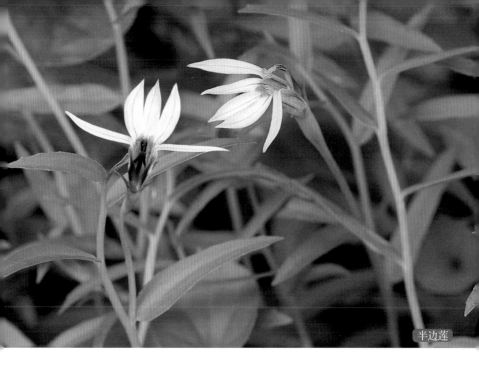

半边莲

丸，空心盐汤下。

紫花地丁

【释名】 箭头草、独行虎、羊角子、米布袋。

【气味】 苦、辛，寒，无毒。

【主治】 一切痈疽发背，疔肿瘰，无名肿毒恶疮。

【附方】 ① 黄疸内热。地丁末，酒服三钱。② 稻芒粘咽，不得出者。箭头草嚼咽下。③ 痈疽恶疮。紫花地丁连根、同苍耳叶等分，捣烂，酒一钟，搅汁服。④ 痈疽发背，无名诸肿，贴之如神。紫花地丁草，三伏时收，以白面和成，盐醋浸一夜贴之。昔有一尼发背，梦得此方，数日而痊。⑤ 一切恶疮。紫花地丁根，日干，以罐盛，烧烟对疮熏之，出黄水，取尽愈。⑥ 瘰疬疔疮，发背诸肿。紫花地丁根去粗皮，同白蒺藜为末，油和涂神效。⑦ 丁疮肿毒。用紫花地丁草捣汁服，虽极者亦效。杨氏方。用紫花地丁草、葱头、生蜜共捣贴之，若瘤疮，加新黑牛屎。⑧ 喉痹肿痛。紫花地丁叶，入酱少许，研膏，点入取吐。

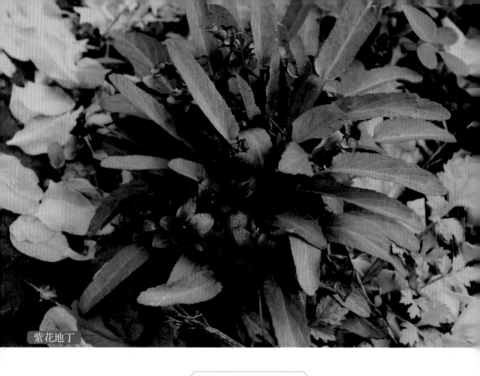

紫花地丁

大 黄

【释名】 黄良、将军、火参、肤如。

【气味】 根：苦，寒，无毒。

【主治】 根：下瘀血血闭，寒热，破癥瘕积聚，留饮宿食，荡涤肠胃，推陈致新，通利水谷，调中化食，安和五脏。平胃下气，除痰实，肠间结热，心腹胀满，女子寒血闭胀，小腹痛，诸老血留结。通女子经候，利水肿，利大小肠。贴热肿毒，小儿寒热时疾，烦热蚀脓。通宣一切气，调血脉，利关节，泄壅滞水气，温瘴热疟。泻诸实热不通，除下焦湿热，消宿食，泻心下痞满。下痢赤白，里急腹痛，小便淋沥，实热燥结，潮热谵语，黄疸诸火疮。

【附方】 ①吐血衄血。治心气不足，吐血衄血者，泻心汤主之。大黄二两，黄连、黄芩各一两，水三升，煮一升，热服取利。②吐血刺痛。川大黄一两，为散，每服一钱，以生地黄汁一合，水半盏，煎三五沸，无时服。③伤寒痞满。病发于阴，而反下之，心下满而不痛，按之濡，此为痞也，大黄黄连泻心汤主之。大黄二两，黄连一两，以麻沸汤二升渍之，须臾绞汁，分作二次温服。④热病谵狂。川大黄五两，剉，炒微赤，为散，用腊雪水五升，煎如膏，每服半匙，冷水下。⑤伤寒发黄。方同上。气壮者，大黄一两。水二升，渍一宿，平旦煎汁一升，入芒硝一两，缓服，须臾当利下。⑥腰脚风气作痛。大黄二两，切如棋子，和少酥炒干，勿令焦，捣筛，每用二钱，空心以水三大合，入姜三片，煎十余沸，取汤调服，当下冷脓恶物，即痛止。⑦一切壅滞。治风热积壅，化痰涎，治痞闷消食，化气导血。用大黄四两，牵牛子半炒半生四两，为末，炼蜜丸如梧子

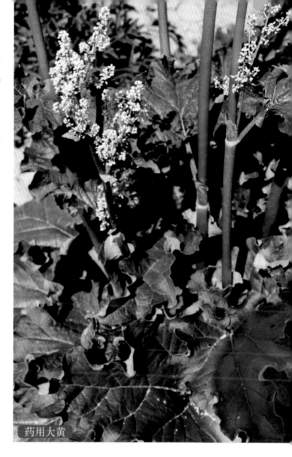
药用大黄

大，每服十丸，白汤下，并不损人。如要微利，加一二十丸。用皂荚熬膏和丸，名坠痰丸，又名全真丸。金宣宗服之有验，赐名保安丸。⑧痰为百病。滚痰丸。治痰为百病，惟水泻、胎前产后不可服用。大黄酒浸，蒸熟切晒八两，生黄芩八两，沉香半两，青礞石二两，以焰硝二两，同入砂罐固济，煅红研末二两。上各取末，以水和丸梧子大，常服一二十丸，小病五、六十丸，缓病七八十丸，急病一百二十丸，温水吞下，即卧勿动，候药逐上焦痰滞，次日先下糟粕，次下痰涎，未下再服。王隐君岁合四十余斤，愈疾数万也。⑨男女诸病。无极丸：治妇人经血不通，赤白带下，崩漏不止，肠风下血，五淋，产后积血，癥瘕腹痛，男子五劳七伤，小儿骨蒸潮热等证，其效甚速。分作四分：一分用童尿一碗，食盐二钱，浸一日，切晒；一分用醇酒一碗，浸一日，切晒，再以巴豆仁三十五粒同炒，豆黄，去豆不用；

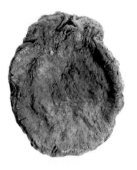
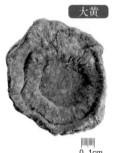

大黄

一分用红花四两，泡水一碗，浸一日，切晒；一分用当归四两，入淡醋一碗。同浸一日，去归，切晒，为末，炼蜜丸梧子大，每服五十丸，空心温酒下，取下恶物为验，未下再服。此武当高士孙碧云方也。⑩心腹诸疾。三物备急丸：治心腹诸疾，卒暴百病。用大黄、巴豆、干姜各一两，捣筛，蜜和捣一千杵，丸小豆大，每服三丸。凡中恶客忤，心腹胀满，痛如者，以暖水或酒服之，或灌之，未知更服三丸，腹中鸣转，当吐下便愈。若口已噤者，折齿灌之，入喉即瘥。此乃仲景方，司空裴秀改为散用，不及丸也。⑪腹中痞块。大黄十两为散，醋三升、蜜两匙和煎，丸梧子大，每服三十丸，生姜汤下，吐利为度。⑫腹胁积块。风化石灰末半斤，瓦器炒极热，稍冷，入大黄末一两炒热，入桂心末半两略炒，下米醋搅成膏，摊布贴之。又方：大黄二两，朴硝一两，为末，以大蒜同捣膏和贴之，或加阿魏一两，尤妙。⑬久患积聚，二便不利，气上抢心，腹中胀满，害食。大黄、白芍各二两，为末，水丸梧子大，每汤下四十丸，日三，以知为度。⑭脾癖疳积，不拘大人小儿。锦纹大黄三两为末，醋一盏，砂锅内容武火熬成膏，倾瓦上，日晒夜露三日，再研，用舶上硫黄一两形如琥珀者，官粉一两，同研匀。十岁以下小儿半钱，大人一钱半，米饮下，忌一切生冷、鱼肉，只食白粥半月，如一服不愈，半月之后再服，若不忌口，不如勿服。⑮骨蒸积热，渐渐黄瘦。大黄四分，以童子小便五六合，煎取四合，去滓，空腹分为二服，如人行五里，再服。⑯赤白浊淋。好大黄为末，每服六分，以鸡子一个，破顶入药，搅匀蒸熟，空心食之，不过三服愈。⑰相火秘结。大黄末一两，牵牛头末半两，每服三钱。有厥冷者，酒服；无厥冷，五心烦，蜜汤服。⑱诸痢初起。大黄煨熟、当归各二、三钱壮人各一两，水煎服，取利，或加槟榔。⑲热痢里急。大黄一两，浸酒半日，煎服取利。⑳忽喘闷绝，不能语言，涎流吐逆，牙齿动摇，气出转大，绝而复苏，名伤寒并热霍乱。大黄、人参各半两，水二盏，煎一盏，热服，可安。㉑食已即吐，胸中有火也。大黄一两，甘草二钱半，水一升，煮半升，温服。㉒妇人血癖作痛。大黄一两，酒二升，煮十沸，顿服取利。㉓产后血块。大黄末一两，头醋半升，熬膏，丸梧子大，每服五丸，温醋化下，良久当下。㉔干血气痛。绵纹大黄酒浸晒干四两，为末，好醋一升，熬成膏，丸芡子大，卧时酒化一丸服，大便利一、二行，红漏自下，乃调经仙药也，或加香附。㉕妇人嫁痛，小户肿痛也。大黄一两，酒一升，煮一沸，顿服。㉖男子偏坠作痛。大黄末和醋涂之，干则易。㉗湿热眩晕，不可当者。酒炒大黄为末，茶清服二钱，急则治其标也。㉘暴赤目痛。四物汤加熟大黄，酒煎服之。㉙胃火牙痛。口含冰水一口，以纸捻蘸大黄末，随左右揞鼻，立止。㉚风热牙痛。紫金散：治风热积壅，一切牙痛，去口气，大有奇效。好大黄瓶内烧存性，为末，早晚揩牙，漱去。都下一家专货此药，两宫常以数千赎之，其门如市也。㉛风虫牙痛，龈常出血，渐至崩落，口臭，极效。大黄米泔浸软、生地黄各旋切一片，合定粘贴，一夜即愈，未愈再贴，忌说话，恐引入风。㉜口疮糜烂。大黄、枯矾等分，为末，擦之吐涎。㉝鼻中生疮。生大黄、杏仁捣匀，猪脂和涂。又方：生大黄、黄连各一钱，麝香少许，为末，生油调搽。㉞伤损瘀血。鸡鸣散：治从高坠下，木石压伤，及一切伤损，血瘀凝积，痛不可忍，并以此药推陈致新，鸡鸣时服，至晚取下瘀血，即愈。治跌压瘀血在内胀满，大黄、当归等分，炒研，每服四钱，温酒服，取下恶物愈。㉟打扑伤痕，瘀血滚注，或作潮热者。大黄末，姜汁调涂，一夜，黑者紫；二夜，紫者白也。㊱杖疮肿痛。大黄末，醋调涂之，童尿亦可调。㊲金疮烦痛，大便不利。大黄、黄芩等分，为末，蜜丸，先食水下十丸，日三服。㊳冻疮破烂。大黄末，水调涂之。㊴汤火伤灼。庄浪大黄生研，蜜调涂之。不惟止痛，又且灭瘢。此乃金山寺神人所传方㊵火丹赤肿遍身者。大黄磨水，频刷之。㊶肿毒初起。大黄、五倍子、黄柏等分，为末，新汲水调涂，日四、五次。㊷痈肿焮热作痛。大黄末，醋调涂之。燥即易，不过数易即退，甚验神方也。㊸乳痈肿毒。金黄散：用川大黄、粉草各一两，为末，好酒熬成膏收之，以绢摊贴疮上，仰卧，仍先以温酒服一大匙，明日取下恶物。

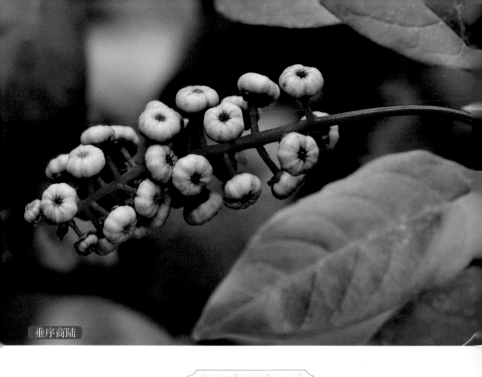

垂序商陆

商 陆

【释名】蓫薚、当陆、章柳、白昌、马尾、夜呼。

【气味】根：辛，平，有毒。

【主治】根：水肿疝瘕痹，熨除痈肿，杀鬼精物。疗胸中邪气，水肿痿痹，腹满洪直，疏五脏，散水气。泻十种水病。喉痹不通，薄切醋炒，涂喉外，良。通大小肠，泻蛊毒，堕胎，熁肿毒，敷恶疮。

【附方】①湿气脚软。商陆根切小豆大，煮熟，更以绿豆同煮为饭，每日食之，以瘥为度，最效。②水气肿满。用白商陆根去皮，切如豆大，一大盏，以水三升，煮一升，更以粟米一大盏，同煮成粥，每日空心服之，取微利，不得杂食；千金髓：用白商陆六两，取汁半合，和酒半升，看人与服。当利下水，取效；用白商陆一升，羊肉六两，水一斗，煮取六升，去滓，和葱、豉作臛食之。③腹中暴症，有物如石，痛刺啼呼，不治，百日死。多取商陆根捣汁或蒸之，以布藉腹上，安药，衣物覆，冷即易，昼夜勿息。④疝癖如石，在胁下坚硬。生商陆根汁一升，杏仁一两浸去皮尖，捣如泥，以商陆汁绞杏泥，火煎如饧，每服枣许，空腹热酒服，以利下恶物为度。⑤产后腹大坚满，喘不能卧。白圣散：用章柳根三两，大戟一两半，甘遂炒一两，为末，每服二三钱，热汤调下，大便宣利

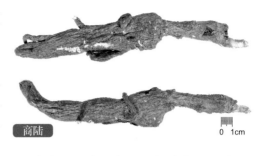

商陆

0 1cm

为度；此乃主水圣药也。⑥五尸注痛。腹痛胀急，不得喘息，上攻心胸，旁攻两胁，痛或磊块涌起。用商陆根熬，以囊盛，更互熨之，取效。⑦小儿痘毒。小儿将痘发热，失表，忽作腹痛，及膨胀弩气，干霍乱，由毒气与胃气相搏，欲出不得出也。以商陆根和葱白捣敷脐上，斑止痘出，方免无虞。⑧耳卒热肿。生商陆，削尖纳入，日再易。⑨喉卒攻痛。商陆切根炙热，隔布熨之，冷即易，立愈。⑩瘰疬喉痹攻痛。生商陆根捣作饼，置病上，以艾炷于上灸三四壮良。⑪一切毒肿。商陆根和盐少许，捣敷，日再易之。⑫石痈如石，坚硬不作脓者。生商陆根捣擦之，燥即易，取软为度。亦治湿漏诸疮。⑬疮伤水毒。章陆根捣炙，布裹熨之，冷即易之。

狼　毒

【气味】根：辛，平，有大毒。

【主治】根：咳逆上气，破积聚饮食，寒热水气，恶疮鼠瘘疽蚀，鬼精蛊毒，杀飞鸟走兽。除胁下积癖。治痰饮癥瘕，亦杀鼠。合野葛纳耳中，治聋。

【附方】①心腹连痛作胀。用野狼毒二两附子半两，捣筛，蜜丸梧子大。一日服一丸，二日二丸，三日三丸，止；又从一丸起，至三丸止，以瘥为度。②九种心痛。一虫，二蛀，三风，四悸，五食，六饮，七冷，八热，九气也。又治连年积冷，流注心胸，及落马堕车，瘀血中恶等证。九痛丸：用野狼毒炙香、吴茱萸汤泡、巴豆去心，炒取霜、干姜炮、人参各一两，附子泡去皮三两，为末，炼蜜丸梧子大，每空腹温酒下一丸。③腹中冷痛，水谷阴结，心下停痰，两胁痞

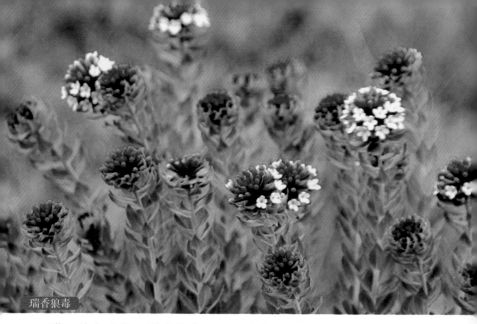

瑞香狼毒

满，按之鸣转，逆害饮食。用野狼毒三两，附子一两，旋复花三两，捣末，蜜丸梧子大，每服三丸，食前白汤下，日三服。④阴疝欲死，丸缩入腹，急痛欲死。狼毒四两，防风二两，附子三两烧，以蜜丸梧子大，每服三丸，日夜三度白汤下。⑤一切虫病。用野狼毒杵末，每服一钱，用饧一皂子大，沙糖少许，以水化开，卧时空腹服之，次早即下虫也。⑥干湿虫疥。狼毒不拘多少，捣烂，以猪油、马油调搽患处。方睡勿以被蒙头，恐药气伤面。⑦积年疥癞。狼毒一两，一半生研，一半炒研，轻粉三合，水银三钱，以茶末少许，于瓦器内，以津液擦化为末，同以清油浸药，高一寸，三日，待药沉油清，遇夜不见灯火，蘸油涂疮上，仍以口鼻于药盏上吸气，取效。⑧积年干癣生痂，搔之黄水出，每逢阴雨即痒。用狼毒末涂之。⑨恶疾风疮。野狼毒、秦艽等分，为末，每服方寸匕，温酒下，日一二服。

大 戟

【释名】邛钜、下马仙。

【气味】根：苦，寒，有小毒。

【主治】根：蛊毒，十二水，腹满急痛积聚，中风皮肤疼痛，吐逆。

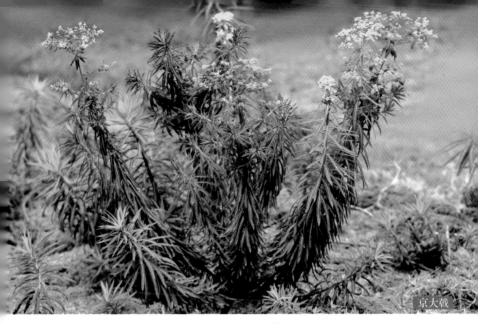

京大戟

颈腋痈肿，头痛，发汗，利大小便。泻毒药，泄天行黄病温疟，破癥结。下恶血癖块，腹内雷鸣，通月水，堕胎孕。治隐疹风，及风毒脚肿，并煮水，日日热淋，取愈。

【附方】①百祥膏。治嗽而吐青绿水，又治痘疮归肾，紫黑干陷，不发寒者，宜下之，不黑者，慎勿下。红芽大戟不以多少，阴干，浆水煮极软，去骨日干，复纳原汁尽，焙为末，水丸粟米大，每服一二十丸，研赤脂麻汤下。用大戟一两，枣三枚，水一碗同煮，曝干，去大戟，以枣肉焙丸服，从少至多，以利为度。②控涎丹。治痰涎留在胸膈上下，变为诸病，或颈项胸背骨牵引，钓痛走易，及皮肤麻痹，似乎瘫痪，不可误作风气风毒及疮疽施治。又治头痛不可举，或睡中流涎，或咳唾喘息，或痰迷心窍，并宜此药。数服痰涎自失，诸疾寻愈。紫大戟、白甘遂、白芥子微炒各一两，为末，姜汁打面糊丸梧子大，每服七丸，或二十丸，以津液咽下，若取利，则服五六十

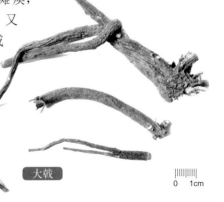

大戟

0　1cm

丸。③水肿喘急，小便涩及水蛊。大戟炒二两，干姜炮半两，为散，每服三钱，姜汤下，大小便利为度。④水病肿满，不问年月浅深。大戟、当归、橘皮各一两切，以水二升，煮取七合，顿服，利下水二三斗，勿怪，至重者，不过再服便瘥，禁毒食一年，永不复作。⑤水气肿胀。大戟一两，广木香半两，为末，五更酒服一钱半，取下碧水后，以粥补之，忌咸物。用大戟烧存性，研末，每空心酒服一钱匕。⑥水肿腹大如鼓，或遍身浮肿。用枣一斗，入锅内以水浸过，用大戟根苗盖之，瓦盆合定，煮熟，取枣无时食之，枣尽决愈。又大戟散：用大戟、白牵牛、木香等分，为末，每服一钱，以猪腰子一对，批开掺末在内，湿纸煨熟，空心食之，左则塌左，右则塌右。⑦牙齿摇痛。大戟咬于痛处，良。⑧中风发热。大戟、苦参四两，白酢浆一斗，煮熟洗之，寒乃止。

甘 遂

【释名】 甘藁、陵藁、陵泽、甘泽、重泽、苦泽、白泽、主田、鬼丑。

【气味】 根：苦，寒，有毒。

【主治】 根：大腹疝瘕，腹满，面目浮肿，留饮宿食，破癥坚积聚，利水谷道。下五水，散膀胱留热，皮中痞，热气肿满。能泻十二种水

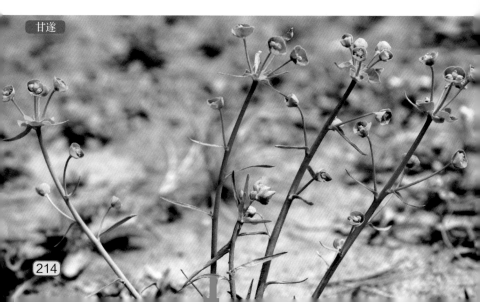

甘遂

疾，去痰水。泻肾经及隧道水湿，脚气，阴囊肿坠，痰迷癫痫，噎膈痞塞。

【附方】①水肿腹满。甘遂炒二钱二分，黑牵牛一两半，为末，水煎，时时呷之。②膜外水气。甘遂末、大麦面各半两，水和作饼，烧熟食之，取利。③身面洪肿。甘遂二钱半，生研为末，以獭猪肾

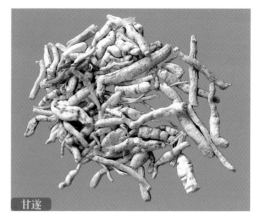

甘遂

一枚，分为七脔，入末在内，湿纸包煨，令熟食之，日一服，至四五服，当觉腹鸣，小便利，是其效也。④肾水流注，腿膝挛急，四肢肿痛。即上方加木香四钱，每用二钱，煨熟，温酒嚼下，当利黄水，为验。⑤正水胀急，大小便不利，欲死。甘遂五钱半生半炒，胭脂坏子十文，研匀，每以一钱，白面四两，水和作棋子大，水煮令浮，淡食之，大小便利后，用平胃散加熟附子，每以二钱煎服。⑥水蛊喘胀。甘遂、大戟各一两，慢火炙研，每服一字，水半盏，煎三，五沸服，不过十服。⑦水肿喘急，大小便不通。十枣丸：用甘遂、大戟、芫花等分，为末，以枣肉和丸梧子大，每服四十丸，侵晨热汤下，利去黄水为度，否则次午再服。⑧心下留饮，坚满脉伏，其人欲自利反快。甘遂半夏汤：用甘遂大者三枚，半夏十二个，以水一升，煮半升，去滓，入芍药五枚，甘草一节，水二升，煮半升，去滓，以蜜半升，同煎八合，顿服取利，木鳖子仁四个，为末，猪腰子一个，去皮膜，切片，用药四钱掺在内，湿纸包煨熟，空心食之，米饮下，服后便伸两足，大便行后，吃白粥二三日为妙。⑨二便不通。甘遂末，以生面糊调敷脐中及丹田内，仍艾三壮，饮甘草汤，以通为度。又太山赤皮甘遂末一两，炼蜜和匀，分作四服，日一服取利。⑩小便转脬。甘遂末一钱，猪苓汤调下，立通。⑪疝气偏肿。甘遂、茴香等分；为末，酒服二钱。⑫妇人血结。妇人少腹满如敦状，小便微难而不渴，此为水与血俱结在血室。大黄二两，甘遂、阿胶各一两，水一升半，煮半升，顿服，其血当下。⑬膈气哽噎。甘遂面煨五钱，南木香一钱，为

末，壮者一钱，弱者五分，水酒调下。⑭消渴引饮。甘遂麸炒半两，黄连一两，为末，蒸饼丸绿豆大，每薄荷汤下二丸，忌甘草。⑮癫痫心风。遂心丹：治风痰迷心，癫痫，及妇人心风血邪。用甘遂二钱，为末，以猪心取三管血和药，入猪心内缚定，纸裹煨熟，取末，入辰砂末一钱，分作四丸，每服一丸，将心煎汤调下，大便下恶物为效，不下再服。⑯麻木疼痛。万灵膏：用甘遂二两，蓖麻子仁四两，樟脑一两，捣作饼贴之。内饮甘草汤。⑰耳卒聋闭。甘遂半寸，绵裹插入两耳内，口中嚼少甘草，耳卒自然通也。

续随子

【释名】千金子、千两金、菩萨豆、拒冬、联步。

【气味】辛，温，有毒。

【主治】妇人血结月闭，瘀血癥瘕疹癖，除蛊毒鬼疰，心腹肠，下恶滞物。积聚痰饮，不下食，呕逆，及腹内诸疾，研碎酒服，不过三颗，当下恶物。宣一切宿滞，治肺气水气，日服十粒。泻多，以酸浆

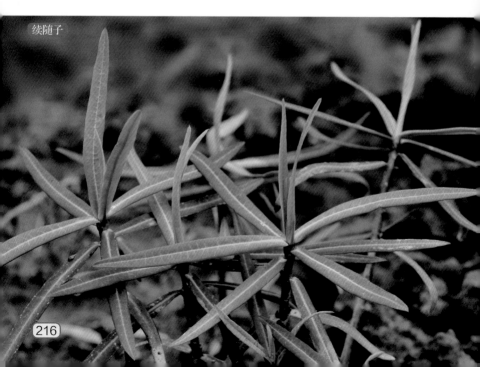

续随子

水或薄醋粥吃，即止。又涂疥癣疮。

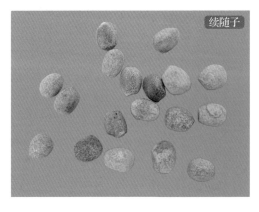
续随子

【附方】①小便不通，脐腹胀痛不可忍，诸药不效者，不过再服。用续随子去皮一两，铅丹半两，同少蜜捣作团，瓶盛埋阴处，腊月至春末取出，研，蜜丸梧子大，每服二三十丸，木通汤下，化破尤妙；病急亦可旋中。②水气肿胀。续随子一两，去壳研，压去油，重研、分作七服，每治一人用一服，丈夫生饼子酒下，妇人荆芥汤下，五更服之。当下利，至晓自止。后以浓朴汤补之，频吃益善，忌盐、醋一百日，乃不复作。③阳水肿胀。续随子炒去油二两，大黄一两，为末，酒水丸绿豆大，每白汤下五十丸，以去陈莝。④涎积症块。续随子三十枚，腻粉二钱，青黛炒一钱，研匀，糯米饭丸芡子大，每服一丸，打破，以大枣一枚，烧熟去皮核，同嚼，冷茶送下，半夜后，取下积聚恶物为效。⑤蛇咬肿闷，欲死。用重台六分，续随子仁七粒，捣筛为散，酒服方寸匕，兼唾和少许，涂咬处，立效。⑥黑子疣赘。续随子熟时涂之，自落。

莨 菪

【释名】天仙子、横唐、行唐。

【气味】子：苦，寒，有毒。

【主治】子：齿痛出虫，肉痹拘急。久服轻身，使人健行，走及奔马，强志益力，通神见鬼。多食令人狂走。疗癫狂风痫，颠倒拘挛。安心定志，聪明耳目，除邪逐风，变白，主癖。取子洗晒，隔日空腹，水下一指捻。亦可小便浸令泣尽，曝干，如上服。勿令子破，破则令人发狂。炒焦研末，治下部脱肛，止冷痢。主蛀牙痛，咬之虫出。烧熏虫牙，及洗阴汗。

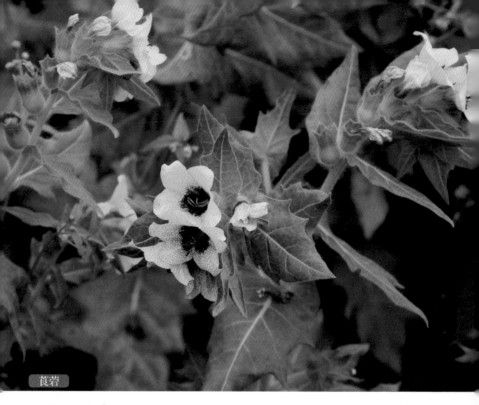

莨菪

【附方】①卒发颠狂。莨菪三升为末，以酒一升渍数日，绞去滓，煎令可丸，如小豆三丸，日三服，当觉口面急，头中如有虫行，额及手足有赤色处，如此，并是瘥候也，未知再服，取尽神良。②风痹厥痛。莨菪三钱炒，大草乌头、甘草半两，五灵脂一两，为末，糊丸梧子大，以螺青为衣，每服十丸，男子菖蒲酒下，女子芫花汤下。③久嗽不止有脓血。莨菪子五钱淘去浮者，煮令芽出，炒研，真酥一鸡子大，大枣七枚，同煎令酥尽，取枣日食三枚。又方：莨菪子三撮，吞之，日五六度。光禄李丞服之，神验。④年久呷嗽，至三十年者。莨菪子、木香、熏黄等分，为末，以羊脂涂青纸上，撒末于上，卷作筒，烧烟熏吸之。⑤水肿蛊胀。方见兽部羚羊下。⑥积冷痃癖，不思饮食，羸困者。莨菪子三分水淘去浮者，大枣四十九个，水三升，煮干，只取枣去皮核，每空心食一个，米饮下，觉热即止。⑦水泻日久。青州干枣十个去核，入莨菪子填满扎定，烧存性，每粟米饮服一钱。⑧赤白下痢腹痛，肠滑后重。大黄煨半两，莨菪子炒黑一抄，为末，每服一钱，米饮下。⑨久痢不止，变种种痢，兼脱肛。莨

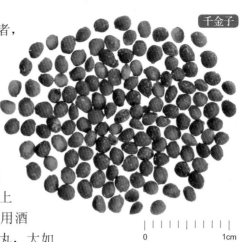

千金子

|||||||||||
0　　　　　　　　1cm

莨蓉丸：用莨蓉子一升淘去浮者，煮令芽出，晒干，炒黄黑色，青州枣一升去皮核，酽醋二升，同煮，捣膏丸梧子大，每服二十丸，食前米饮下。⑩肠风下血。莨蓉煎：用莨蓉实一升，曝干捣筛，生姜半斤，取汁，银锅中更以无灰酒二升投之，上火煎如稠饧，即旋投酒，度用酒可及五升即止，慢火煎令可丸，大如梧子，每旦酒饮通下三丸，增至五、七丸止，若丸时粘手，则以菟丝粉衬隔之，火候忌紧，药焦则失力也。初服微热，勿怪，疾甚者，服过三日，当下利，疾去，利亦止，绝有效。⑪脱肛不收。莨蓉子炒研敷之。⑫风牙虫牙。用天仙子一撮，入小口瓶内烧烟，竹筒引烟，入虫孔内，熏之即死，永不发。用莨蓉子入瓶内，以热汤淋下，口含瓶口，令气熏之，冷更作，尽三合乃止。有涎津可去，甚效。用莨蓉子数粒纳孔中，以蜡封之，亦效。⑬牙齿宣落风痛。莨蓉子末，绵裹咬之，有汁勿咽。⑭风毒咽肿，咽水不下，及瘰疬咽肿。水服莨蓉子末两钱匕，神良。⑮乳痈坚硬。新莨蓉子半匙，清水一盏，服之，不得嚼破。⑯石痈坚硬不作脓者。莨蓉子为末，醋和，敷疮头，根即拔出。⑰恶疮似癞，十年不愈者。莨蓉子烧研敷之。⑱打扑折伤。羊脂调莨蓉子末，敷之。⑲恶犬咬伤。莨蓉子七枚，吞之，日三服。⑳冷疳痢下。莨蓉子为末，腊猪脂和丸，绵裹枣许，导下部，因痢出，更纳新者，不过三度瘥。

云 实

【**释名**】员实、云英、天豆、马豆、羊石子、苗名云母、臭草、粘刺。

【**气味**】实：辛，温，无毒。

【**主治**】实：泄痢肠澼，杀虫蛊毒，去邪恶结气，止痛，除寒热。消

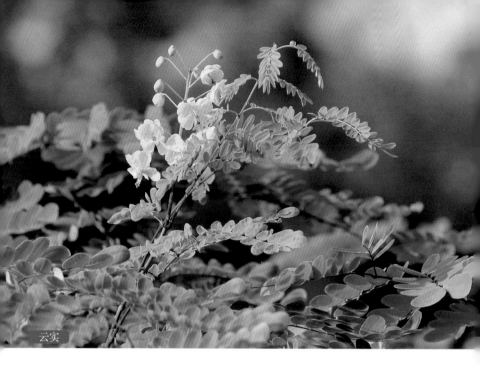

云实

渴。治疟多用。主下蛊脓血。

【附方】蛊下不止。云实、女萎各一两，桂半两，川乌头二两，为末，蜜丸梧子大；每服五丸，水下，日三服。

蓖 麻

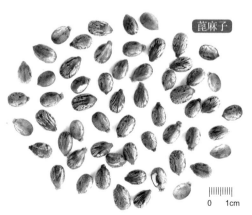

蓖麻子

0　1cm

【气味】子：甘、辛，平，有小毒。

【主治】子：水癥。以水研二十枚服之，吐恶沫，加至三十枚，三日一服，瘥则止。又主风虚寒热，身体疮痒浮肿，尸疰恶气，榨取油涂之。研敷疮痍疥癞。涂手足心，催生。治瘰疬。取子炒熟去皮，每卧时嚼服二三枚，渐加至十数枚，有效。主偏风不遂，口眼㖞斜，失音口噤，头风耳聋，舌胀喉痹，齁喘脚气，毒肿丹瘤，汤火伤，针刺入肉，女人胎衣不下，子肠挺出，开通关窍经络，能止诸痛，消肿追脓拔毒。

【附方】①**半身不遂，失音不语。**取蓖麻子油一升，酒一斗，铜锅盛油，着酒中一日，煮之令熟，细细服之。②**口目㖞斜。**蓖麻子仁捣膏，左贴右，右贴左，即正。用蓖麻子仁七七粒，研作饼，右㖞安在左手心；左㖞，安在右手心，却以铜盂盛热水坐药上，冷即换，五六方即正也。一方：用蓖麻子仁七七粒，巴豆十九粒，麝香五分，作饼如上用。③**风气头痛不可忍者。**乳香、蓖麻仁等分，捣饼随左右贴太阳穴，解发出气，甚验。用蓖麻油纸剪花，贴太阳亦效。又方：蓖麻仁半两，枣肉十五枚，捣涂纸上，卷筒插入鼻中，下清涕即止。④**八种头风。**蓖麻子、刚子各四十九粒去壳，雀脑芎一大块，捣如泥，糊丸弹子大，线穿挂风处阴干，用时先将好末茶调成膏子涂盏内，后将炭火烧前药烟起，以盏覆之，待烟尽，以百沸葱汤点盏内茶药服之，后以绵被裹头卧，汗出避风。⑤**鼻窒不通。**蓖麻子仁去皮三百粒，大枣去皮核十五枚，捣匀，绵裹塞之，一日一易，三十余日闻香臭也。⑥**天柱骨倒，小儿疳疾及诸病后。**天柱骨倒，乃体虚所致，宜生筋散

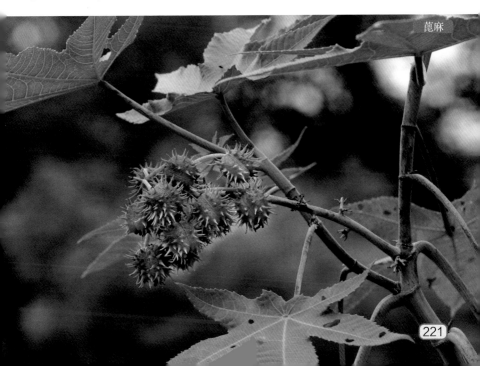

蓖麻

221

贴之。木鳖子六个去壳，蓖麻子六十粒去壳，研匀，先包头擦项上令热，以津调药贴之。⑦五种风痫，不问年月远近。用蓖麻子仁二两，黄连一两，用银石器纳水一大碗，文武火煮之，干即添水，三日两夜取出黄连，只用蓖麻风干，勿令见日，以竹刀每个切作四段，每服二十段，食后荆芥汤下，日二服，终身忌食豆，犯之必腹胀死。⑧舌上出血。蓖麻子油纸燃，烧烟熏鼻中，自止。⑨舌胀塞口。蓖麻仁四十粒，去壳研油涂纸上，作燃烧烟熏之，未退再熏，以愈为度。有人舌肿退场门外，一村人用此法而愈。⑩急喉痹塞，牙关紧急不通，用此即破。以蓖麻子仁研烂，纸卷作筒，烧烟熏吸即通，或只取油作捻尤妙，名圣烟筒。⑪咽中疮肿。用蓖麻子仁一枚，朴硝一钱，同研，新汲水服之，连进二三服效。用蓖麻仁、荆芥穗等分，为末，蜜丸，绵包噙，咽之。⑫水气胀满。蓖麻子仁研，水解得三合，清旦一顿服尽，日中当下青黄水也，或云壮人止可服五粒。⑬脚气作痛。蓖麻子七粒，去壳研烂，同苏合香丸贴足心，痛即止也。⑭小便不通。蓖麻仁三粒，研细，入纸捻内，插入茎中即通。⑮齁喘咳嗽。蓖麻子去壳炒熟，拣甜者食之，须多服见效，终身不可食炒豆。⑯子宫脱下。蓖麻子仁、枯矾等分，为末，安纸上托入；仍以蓖麻子仁十四枚，研膏涂顶心即入。⑰一切毒肿，痛不可忍。蓖麻子仁捣敷，即止也。⑱疠风鼻塌，手指挛曲，节间痛不可忍，渐至断落。用蓖麻子一两去皮，黄连一两剉豆大，以小瓶子入水一升，同浸；春夏三日，秋冬五日后，取蓖麻子一枚劈破，面东以浸药水吞之，渐加至四五枚，微利不妨，瓶中水尽更添，两月后吃大蒜、猪肉试之，如不发是也，若发动再服，直候不发乃止。⑲瘰疬结核。蓖麻子炒去皮，每睡时服二三枚，取效，一生不可吃炒豆。⑳瘰疬恶疮及软疖。用白胶香一两，瓦器溶化，去滓，以蓖麻子六十四个，去壳研膏，溶胶投之，搅匀，入油半匙头，柱点水中试软硬，添减胶油得所，以绯帛量疮大小摊贴，一膏可治三五疖也。㉑肺风面疮起白屑，或微有赤疮。用蓖麻子仁四十九粒，白果、胶枣各三粒，瓦松三钱，肥皂一个，捣为丸，洗面用之良。㉒面上雀斑。蓖麻子仁、密陀僧、硫黄各一钱，为末，用羊髓和匀，夜夜敷之。㉓发黄不黑。蓖麻子仁，香油煎焦，去滓，三日后频刷之。㉔耳卒聋闭。蓖麻子一百个去壳，与大枣十五枚捣烂，入乳小儿乳汁，和丸作铤，每以绵裹一枚塞之，觉耳中热为度，一日一易，二十日瘥。㉕**汤火灼伤**。蓖麻子仁、蛤粉等分，研膏。汤伤，以油调；火灼，以水调，涂之。㉖**针刺入肉**。蓖麻子去壳烂研，先以帛衬伤处，敷之，频看，若见刺出，即拔去，恐药紧弩出好肉，或加白梅肉同研尤好。㉗**竹木骨哽**。蓖麻子仁一两，凝水石二两，研匀，每以一捻置舌根，嚼咽，自然不见。又方：蓖麻油、红曲等分，研细，沙糖丸皂子大，绵裹含咽，痰出大良。㉘**鸡鱼骨哽**。蓖麻子仁研烂，入百药煎研，丸弹子大，井花水化下半丸，即下。㉙**恶犬咬伤**。蓖麻子五十粒去壳。以井花研膏，先以盐水洗、吹痛处，乃贴此膏。

常山、蜀漆

【**释名**】恒山、互草、鸡尿草、鸭尿草。蜀漆乃常山苗。

【**气味**】常山：苦，寒，有毒。蜀漆：辛，平，有毒。

【**主治**】常山：伤寒寒热，热发温疟鬼毒，胸中痰结吐逆。疗鬼蛊往来，水胀，洒洒恶寒，鼠。治诸疟，吐痰涎，治项下瘤瘿。蜀漆：

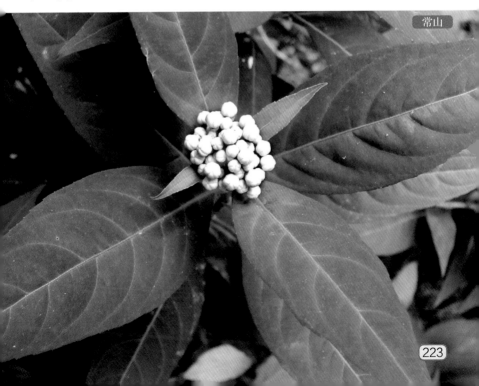
常山

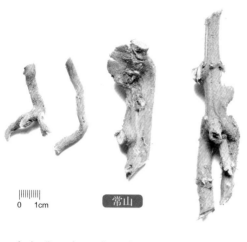

常山

|||||||||
0   1cm

疟及咳逆寒热，腹中症坚痞结，积聚邪气，蛊毒鬼痓疗胸中邪结气，吐去之。治瘴、鬼疟多时不瘥，温疟寒热，下肥气。破血，洗去腥，与苦酸同用，导胆邪。

【附方】①截疟诸汤。外台秘要：用常山三两，浆水三升，浸一宿，煎取一升，欲发前顿服，取吐。肘后方：用常山一两，秫米一百粒，水六升，煮三升，分三服，先夜、未发、临发时服尽。王隐者驱疟汤云：予用此四十年，奇效不能尽述，切勿加减，万无一吐者。常山酒煮晒干、知母、贝母、草果各一钱半，水一钟半，煎半熟，五更热服，渣以酒浸，发前服。②截疟诸酒。用常山一两，酒一升，渍二三日，分作三服，平旦一服，少顷再服，临发又服，或加甘草，酒煮服之。③厥阴肝疟。寒多热少，喘息如死状，或少腹满，小便如脓，不问久近，不吐不泄，如神。恒山一两，醋浸一夜，瓦器煮干，每用二钱，水一盏，煎半盏，五更冷服。④太阴肺疟。痰聚胸中，病至令人心寒，寒甚乃热，热间善惊，如有所见。恒山三钱，甘草半钱，秫米三十五粒，水二钟，煎一钟，发日早分三次服。⑤少阴肾疟。凄凄然寒，手足寒，腰脊痛，大便难，目眴眴然。恒山二钱半，豉半两，乌梅一钱，竹叶一钱半，葱白三根，水一升半，煎一升，发前分三服。⑥牝疟独寒，不热者。蜀漆散。用蜀漆、云母三日夜、龙骨各二钱，为末，每服半钱，临发日旦一服，发前一服，酢浆水调下。温疟，又加蜀漆一钱。⑦牡疟独热，不冷者。蜀漆一钱半，甘草一钱，麻黄二钱，牡蛎粉二钱，水二钟，先煎麻黄、蜀漆，去沫，入药再煎至一钟，未发前温服，得吐则止。⑧温疟热多。恒山一钱，小麦三钱，淡竹叶二钱，水煎，五更服，甚良。⑨瘴疟寒热。常山一寸，草果一枚，热酒一碗，浸一夜，五更望东服之，盖卧，酒醒即愈。用常山、槟榔、甘草各二钱，黑豆一百粒，水煎服之，乃彭司寇所传。用常山、黄连、香豉各一两，附子炮七钱，捣末，蜜丸梧子大，空腹饮服四丸，欲发时三丸，至午后乃食。⑩**百日儿疟**。歌曰：疟是邪风寒热攻，直须术治免成空；常山刻作人形状，钉在孩儿生气宫。如金生人，金生在巳，即钉巳上；木生人，钉亥上；火生人，钉寅上；水土生人，钉申上也。⑪**胸中痰饮**。恒山、甘草各一两，水五升，煮取一升，去滓，入蜜二合。温服七合，取吐。不吐更服。⑫**三十年疟**。治三十年老疟及积年久疟。常山、黄连各一两，酒三升，渍一宿，以瓦釜煮取一升半，发日早服五合，发时再服，热当吐，冷当利，无不瘥者。用恒山一两半，龙骨五钱，附子炮二钱半，大黄一两，为末，鸡子黄和丸梧子大，未发时五丸，将发时五丸，白汤下。支太医云：此方神验，无不断者。

藜 芦

【**释名**】山葱、葱苒、葱葵、葱苓、丰芦、憨葱、鹿葱。

【**气味**】根：辛，寒，有毒。

【**主治**】根：蛊毒咳逆，泄痢肠澼，头疡疥瘙恶疮，杀诸虫毒，去死

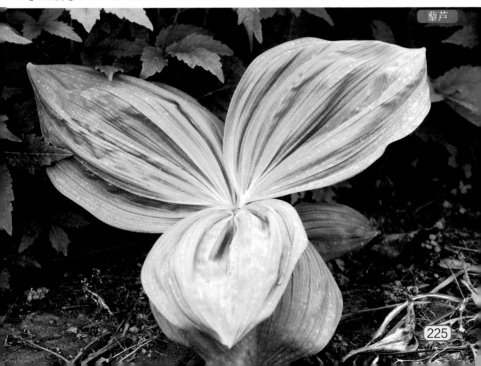

藜芦

肌。疗哕逆，喉痹不通，鼻中息肉，马刀烂疮。不入汤用。主上气，去积年脓血泄痢。吐上膈风涎，暗风痫病，小儿𪆀齁痰疾。末，治马疥癣。

【附方】①诸风痰饮。藜芦十分，郁金一分，为末，每以一字，温浆水一盏和服，探吐。②中风不省，牙关紧急者。藜芦一两去芦头，浓煎防风汤浴过，焙干碎切，炒微褐色，为末，每服半钱，小儿减半，温水调灌，以吐风涎为效，未吐再服。③中风不语。喉中如曳锯声，口中涎沫。取藜芦一分，天南星一个去浮皮，于脐上剜一坑，纳入陈醋二橡斗，四面火逼黄色，研为末，生面丸小豆大，每服三丸，温酒下。④诸风头痛。和州藜芦一茎日干研末，入麝香少许，吹鼻。又方：通顶散：藜芦半两，黄连三分，搐鼻。⑤久疟痰多不食，欲吐不吐。藜芦末半钱，温齑水调下，探吐。⑥痰疟积疟。藜芦、皂荚炙各一两，巴豆二十五枚熬黄，研末，蜜丸小豆大，每空心服一丸，未发时一丸，临发时又服一丸。⑦黄疸肿疾。藜芦灰中炮，为末，水服半钱匕，小吐，不过数服，效。⑧胸中结聚，如骇骇不去者。巴豆半两去皮心炒，捣如泥，藜芦炙研一两，蜜和捣丸麻子大，每吞一，二丸。⑨身面黑痣。藜芦灰五两，水一大碗淋汁，铜器重汤煮成黑膏，以针微刺破点之，不过三次。⑩鼻中息肉。藜芦三分，雄黄一分，为末，蜜和点之，每日三上自消，勿点两畔。⑪牙齿虫痛。藜芦末，内入孔中，勿吞汁，神效。⑫白秃虫疮。藜芦末，猪脂调涂之。⑬头生虮虱。藜芦末掺之。⑭头风白屑，痒甚。藜芦末，沐头掺之，紧包二日夜，避风效。⑮反花恶疮，恶肉反出如米。藜芦末，猪脂和敷，日三五上。⑯疥癣虫疮。藜芦末，生油和涂。⑰羊疽疮痒。藜芦二分，附子八分，为末敷之，虫自出也。⑱误吞水蛭。藜芦炒，为末，水服一钱，必吐出。

附子

【释名】其母名乌头。为乌头的侧根。

【气味】辛，温，有大毒。

【主治】风寒咳逆邪气，温中，寒湿踒躄，拘挛膝痛，不能行步，破

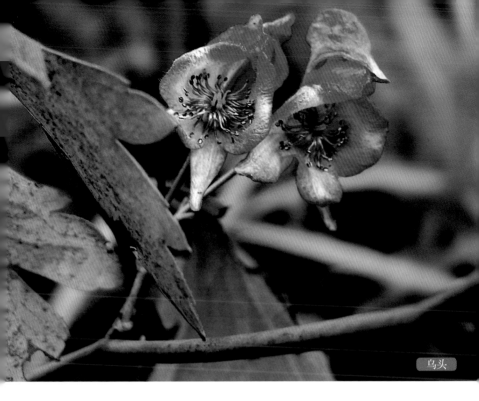

乌头

癥坚积聚血瘕，金疮。腰脊风寒，脚疼冷弱，心腹冷痛，霍乱转筋，下痢赤白，强阴，坚肌骨，又堕胎，为百药长。温暖脾胃，除脾湿肾寒，补下焦之阳虚。除脏腑沉寒，三阳厥逆，湿淫腹痛，胃寒蛔动，治经闭，补虚散壅。督脉为病，脊强而厥。治三阴伤寒，阴毒寒疝，中寒中风，痰厥气厥，柔痓痫，小儿慢惊，风湿麻痹，肿满脚气，头风，肾厥头痛，暴泻脱阳，久痢脾泄，寒疟瘴气，久病呕哕，反胃噎膈，痈疽不敛，久漏冷疮。合葱涕，塞耳治聋。

【附方】 ① 少阴伤寒。初得三四日，脉微细，但欲寐，小便色白者，麻黄附子甘草汤微发其汗。麻黄去节二两，甘草炙二两，附子炮去皮一枚，水七升，先煮麻黄去沫，纳二味，煮取三升，分作三服，取微汗。② 少阴发热。少阴病始得，反发热脉沉者，麻黄附子细辛汤发其汗。麻黄去节二两，附子炮去皮一枚，细辛二两，水一斗，先煮麻黄去沫，乃纳二味，同煮三升，分三服。③ 少阴下利。少阴病，下利清谷，里寒外热，手足厥逆，脉微欲绝，身反不恶寒，其人面赤色，或腹痛，或干呕，或咽痛，或利止脉不出者，通脉四逆汤：用大附子一

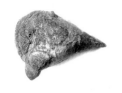
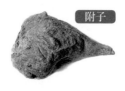

附子

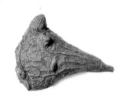
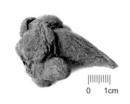

0　1cm

个去皮生破八片，甘草炙二两，干姜三两，水三升，煮一升，分温再服，其脉即出者愈；面赤加葱九茎，腹痛加芍药二两；呕加生姜二两；咽痛加桔梗一两；利止脉不出，加人参二两。④阴病恶寒。伤寒已发汗不解，反恶寒者，虚也，芍药甘草附子汤补之。芍药三两，甘草炙三两，附子炮去皮一枚，水五升，煮取一升五合，分服。⑤伤寒发躁。伤寒后下，又发其汗，昼日烦躁不得眠，夜而安静，不呕不渴，无表证，脉沉微，身无大热者，干姜附子汤温之。干姜一两，生附子一枚，去皮破作八片，水三升，煮取一升，顿服。⑥阴盛格阳。伤寒阴盛格阳，其人必躁热而不饮水，脉沉手足厥逆者，是此证也。霹雳散：用大附子一枚，烧存性，为末，蜜水调服，逼散寒气，然后热气上行而汗出，乃愈。⑦阴病恶寒。伤寒已发汗不解，反恶寒者，虚也，芍药甘草附子汤补之。芍药三两，甘草炙三两，附子炮去皮一枚，水五升，煮取一升，分服。⑧伤寒发躁。伤寒下后，又发其汗，昼曰烦躁不得眠，夜而安静，不呕不渴，无表证，脉沉微，身无大热者，干姜附子汤温之。干姜一两，生附子一枚，去皮破作八片，水三升，煮取一升，顿服。⑨阴盛格阳。伤寒阴盛格阳，其人必躁热而不饮水，脉沉手足厥逆者，是此证也。霹雳散：用大附子一枚，烧存性，为末，蜜水调服，逼散寒气，然后热气上行而汗出，乃愈。⑩热病吐下及下利。身冷脉微，发躁不止者。附子炮一枚，去皮脐，分作八片，入盐一钱，水一升，煎半升，温服，立效。

乌　头

【释名】乌喙、草乌头、土附子、奚毒、即子耿子、毒公、金鸦、苗名茛、芨、堇、独白草、鸳鸯菊，汁煎名射罔。为乌头的母根。

【气味】辛，温，有大毒。

【主治】中风恶风，洗洗出汗，除寒湿痹，咳逆上气，破积聚寒热，其汁煎之名射罔，杀禽兽。消胸上痰冷，食不下，心腹冷疾，脐间痛，肩胛痛，不可俯仰，目中痛，不可久视。又堕胎。主恶风憎寒，冷痰包心，肠腹痛，癖气块，齿痛，益阳事，强志。治头风喉痹，痈肿疔毒。

【附方】①阴毒伤寒。生草乌头为末，以葱头蘸药纳谷道中，名提盆散。②二便不通。同方①，名霹雳箭。③中风瘫痪，手足颤掉，言语蹇涩。左经丸：用

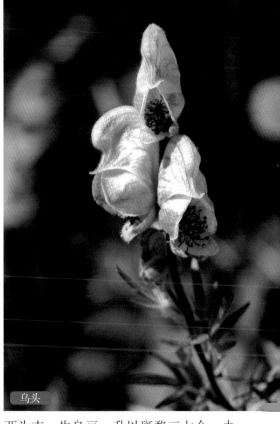

乌头

草乌头炮去皮四两，川乌头炮去皮二两，乳香、没药各一两为末，生乌豆一升以斑蝥三七个，去头翅，同煮，豆熟去蝥，取豆焙干为末，和匀，以醋面糊丸梧子大，每服三十丸，温酒下。④瘫痪顽风，骨节疼痛，下元虚冷，诸风痔漏下血，一切风疮。草乌头、川乌头、两头尖各三钱，硫黄、麝香、丁香各一钱，木鳖子五个，为末，以熟蕲艾揉软，合成一处，用草纸包裹，烧熏病处，名雷丸。⑤诸风不遂。用生草乌头、晚蚕砂等分，为末，取生地龙捣和，入少醋，糊丸梧子大，每服四、五丸，白汤下，甚妙。勿多服，恐麻人，名鄂渚小金丹。用草乌头四两去皮，大豆半升，盐一两，同以沙瓶煮三伏时，去豆，将乌头入木白捣三百杵，作饼焙干为末，酒糊丸梧子大，每空心盐汤下十丸，名至宝丹。⑥一切顽风。神应丹：用生草乌头、生天麻各洗等分，捣烂绞汁倾盆中，砌一小坑，其下烧火，将盆放坑上，每日用竹片搅一次，夜则露之，晒至成膏，作成小铤子，每一铤分作三服，用葱、姜自然汁和好酒热

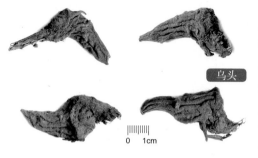

乌头

|||||||||||
0   1cm

服。⑦一切风证，不问头风痛风，黄鸦吊脚风痹。生淮乌头一斤，生川乌头一枚，生附子一枚，并为末，葱一斤，姜一斤，擂如泥，和作饼子，以草铺盘内，加楮叶于上，安饼于叶上，又铺草叶盖之，待出汗黄一日夜，乃晒之，舂为末，以生姜取汁煮面糊和丸梧子大，初服三十丸，日二服，服后身痹汗出即愈，避风。⑧破伤风病。用草乌头为末，每以一二分温酒服之，出汗。用草乌尖、白芷，并生研末；每服半钱，冷酒一盏，入葱白一根，同煎服；少顷以葱白热粥投之，汗出立愈。⑨年久麻痹，或历节走气，疼痛不仁，不拘男女。神授散：用草乌头半斤，去皮为末，以袋一个，盛豆腐半袋，入乌末在内，再将豆腐填满压干，入锅中煮一夜，其药即坚如石，取出晒干为末，每服五分。冷风湿气，以生姜汤下；麻木不仁，以葱白汤下之。⑩风湿痹木。黑神丸：草乌头连皮生研、五灵脂等分，为末，六月六日滴水丸弹子大，四十岁以下分六服，病甚一丸作二服，薄荷汤化下，觉微麻为度。⑪风湿走痛。黑弩箭丸：用两头尖、五灵脂各一两，乳香、没药、当归各三钱，为末，醋糊丸梧子大，每服十丸至三十丸，临卧温酒下，忌油腻、湿面。孕妇勿服。⑫腰脚冷痛。乌头三个，去皮脐，研末，醋调贴，须臾痛止。⑬膝风作痛。草乌、细辛、防风等分，为末，掺靴袜中，及安护膝内，能除风湿健步，用之可行千里，甚妙。⑭远行脚肿。草乌、细辛、防风等分，为末，掺鞋底内，如草鞋，以水微湿掺之，用之可行千里，甚妙。⑮脚气掣痛，或胯间有核。生草乌头、大黄、木鳖子作末，姜汁煎茶调贴之。又法：草乌一味为末，以姜汁或酒糟同捣贴之。⑯湿滞足肿，早轻晚重。用草乌头一两以生姜一两同研，交感一宿，苍术一两以葱白一两同研，交感一宿，各焙干为末，酒糊丸梧子大，每服五十丸，酒下。⑰除风去湿，治脾胃虚弱，久积冷气，饮食减少。用草乌头一斤，苍术二斤，以去白陈皮半斤，生甘草，四两，黑豆三升，水一石，同煮干，只拣乌、术晒焙为末，酒糊丸梧子大，焙干收之，每空心温酒下二三十丸，觉麻即渐减之，名乌术丸。⑱偏正头风。草乌头四两，川芎 四两，苍术半斤，生姜四两，连须生葱一把，捣烂，同入瓷瓶封固埋土中。春五、夏三、秋五、冬七日，取出晒干，拣去葱、姜，为末，醋面糊和丸梧子大，每服九丸，临卧温酒下，立效。⑲久患头风。草乌头尖生用一分，赤小豆三十五粒，麝香一字，为末，每服半钱，薄荷汤冷服，更随左右搐鼻。⑳风痰头痛，体虚伤风，停聚痰饮，上厥头痛，或偏或正。草乌头炮去皮尖半两，川乌头生去皮尖一两，藿香，乳香三皂子大，为末，每服二钱，薄荷姜汤下，食后服。㉑女人头痛，血风证。草乌头、栀子等分，为末，自然葱汁，随左右调涂太阳及额上，勿过眼，避风。㉒脑泄臭秽。草乌去皮半两，苍术一两，川芎二两，并生研末，面糊丸绿豆大，每服十丸，茶下；忌一切热物。㉓耳鸣耳痒，如流水及风声，不治成聋。用生乌头掘得，乘湿削如枣核大，塞之，日易二次，不过三日愈。㉔喉痹口噤不开，欲死。草乌头、皂荚等分，为末，入麝香少许，擦牙并搐鼻内，牙关自开也；用草乌尖、石胆等分，为末，每用一钱，醋煮皂荚汁，调稀扫入肿上，流涎数次，其毒即破也。㉕虚壅口疮，满口连舌者。草乌一个，南星一个，生姜一大块，为末，睡时以醋调涂手心足心；或以草乌头、吴茱萸等分，为末，蜜调涂足心。㉖疳蚀口鼻，穿透者。草乌头烧灰、入麝香等分，为末贴之。㉗风虫牙痛。草乌炒一两，细辛一钱，为末揩之，吐出涎。一方：草乌、食盐同炒黑，掺之。㉘寒气心疝，三十年者。射罔、食茱萸等分，为末，蜜丸麻子大，每酒下二丸，日三服。㉙寒疟积疟。巴豆一枚去心皮，射罔如巴豆大，大枣去皮一枚，捣成丸梧子大，清旦、先发时各服一丸，白汤下。㉚脾寒厥疟。先寒后热，名寒疟；但寒不热，面色黑者，名厥疟；寒多热少，面黄腹痛，名脾疟，三者并宜服此。贾耘老用之二十年，累试有效。不蛀草乌头削去皮，沸汤泡二七度，以盏盖良久，切焙研，稀糊丸梧子大，每服三十丸，姜十片，枣三枚，葱三根，煎汤清早服，以枣压之，如人行十里许，再一服，绝勿饮汤，便不发也。㉛腹中癥结，害妨饮食，羸瘦。射罔二两，椒三百粒，捣末，鸡子白和丸麻子大，每服一丸。㉜水泄寒痢。大草乌一两，以一半生研，一半烧灰，醋糊和丸绿豆大，每服七丸，井华水下，忌生、冷、鱼、肉。㉝泄痢注下。三神丸：治清浊不分，泄泻注下，或赤或白，腹脐刺痛，里急后重。用草乌头三个去皮尖，以一个火炮，一个醋煮，一个烧灰，为末，醋糊丸绿豆大，每服二十丸，水泻流水下。赤痢，甘草汤下；白痢姜汤下，忌鱼腥、生、冷。㉞**结阴下血腹痛**。草乌头蛤粉炒，去皮脐切一两，茴香炒三两，每用三钱，水一盏，入盐少许，煎八分，去滓，露一夜，五更冷服。㉟**老人遗尿，不知处者**。草乌头一两，童便浸七日，去皮，同盐炒为末，酒糊丸绿豆大，每服二十丸，盐汤下。㊱**内痔不出**。草乌为末，津调点肛门内，痔即反出，乃用枯痔药点之。㊲**疔毒初起**。草乌头七个，川乌头三个，杏仁九个，飞罗面一两，为末，无根水调搽，留口以纸盖之，干则以水润之。㊳**疔毒恶肿**。生乌头切片，醋熬成膏，摊贴，次日根出。又方：两头尖一两，巴豆四个捣贴，疔自拔出。㊴**疔疮发背**。草乌头去皮为末，用葱白连须和捣，丸豌豆大，以雄黄为衣，每服一丸，先将葱一根细嚼，以热酒送下；或有恶心呕三四口，用冷水一口止之，即卧，以被浓盖，汗出为度，亦治头风。㊵**恶毒诸疮，及发背、疔疮、便毒等证**。二乌膏：用草乌头、川乌头，于瓦上以井华水磨汁涂之。如有口，即涂四边，干再上，亦可单用草乌磨醋涂之。㊶**大风癣疮，遍身黑色，肌体麻木，痹痛不常**。草乌头一斤，刮洗去皮极净，摊干。以清油四两，盐四两，同入铫内，炒令深黄色，倾出剩油，只留盐并药再炒，令黑烟出为度，取一枚擘破，心内如米一点白者始好，白多再炒，乘热杵罗为末，醋面糊丸梧子大，每服三十丸，空心温酒下。草乌性毒难制，五七日间，以黑豆煮粥食解其毒。㊷**遍身生疮，阴囊两脚尤甚者**。草乌一两盐一两，化水浸一夜，炒赤为末，猪腰子一具去膜煨熟，竹刀切捣，醋糊丸绿豆大，每服三十丸，空心盐汤下。㊸**一切诸疮，未破者**。草乌头为末，入轻粉少许，腊猪油和搽。㊹**瘰疬初作未破，作寒热**。草乌头半两，木鳖子二个，以米醋磨细，入捣烂葱头、蚯蚓粪少许，调匀敷上，以纸条贴，令通气孔，妙。㊺**马汗入疮肿痛，急疗之，迟则毒深**。以生乌头末敷疮口，良久有黄水出，即愈。

虎掌、天南星

【释名】虎膏、鬼蒟蒻。

【气味】苦，温，有大毒。

【**主治**】心痛，寒热结气，积聚伏梁，伤筋痿拘缓，利水道。除阴下湿，风眩。主疝瘕肠痛，伤寒时疾，强阴除痰下气，利胸膈，攻坚积，消痈肿，散蛇虫咬，疥癣恶疮。去上焦痰及眩晕。主破伤风，口噤身强。补肝风虚，治痰功同半夏。治惊痫，口眼㖞斜，喉痹，口舌疮糜，结核，解颅。

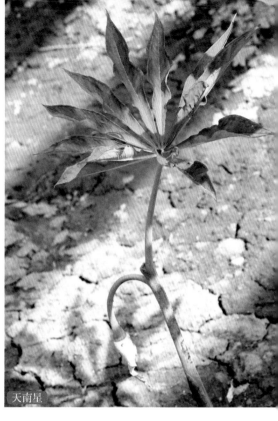

天南星

【**附方**】①中风口噤目瞑，无门下药者。开关散：用天南星为末，入白龙脑等分，五月五日午时合之，每用中指点末，揩齿三二十遍，揩大牙左右，其口自开，又名破棺散。②诸风口噤。天南星炮锉，大人三钱、小儿三字，生姜五片，苏叶一钱，水煎减半，入雄猪胆汁少许，温服。③吐泻慢惊。天王散：治小儿吐泻，或误服冷药，脾虚生风痰慢惊。天南星一个重八九钱者，去脐，黄土坑深三寸，炭火五斤，煅赤，入好酒半盏。安南星在内，仍架炭三条在上，候发裂取锉，再炒熟为末，用五钱，天麻煨熟研末一钱，麝香一字，和匀，三岁小儿用半钱，以生姜、防风煎汤调下，亦治久嗽恶心。④风痫痰迷。坠痰丸：用天南星九蒸九晒，为末，姜汁面糊丸梧子大，每服二十丸，人参汤下，石菖蒲、麦门冬汤亦可。⑤治痫利痰。天南星煨香一两，朱砂一钱，为末，猪心血丸梧子大。每防风汤化下一丸。⑥口眼㖞斜。天南星生研末，自然姜汁调之，左贴右，右贴左。⑦角弓反张。南星、半夏等分，为末，姜汁、竹沥灌下一钱，仍灸印堂。⑧破伤中风。胡氏夺命散，又名玉真散：治打扑金刃伤，及破伤风伤湿，发病强直如痫状者。天南星、防风等分，为末，水调敷疮，出水为妙。仍以温酒调服一钱，已死心尚温者，热童便调灌二钱。斗殴内伤坠压者，酒和童便连灌三服，即苏，亦可煎服。⑨破伤风疮。生南星末，水调涂疮四围，水出有效。⑩妇人头风，攻目作痛。天南星一个，掘地坑烧赤，安药于中，以醋一盏沃之，盖定勿令透气，候冷研末，每服一字，以酒调下，重者半钱。⑪风痰头痛，不可忍。天南星一两，荆芥叶一两，为末，姜汁糊丸梧子大，每食后姜汤下二十丸。又上清丸：用天南星、茴香等分，生研末，盐醋煮面糊丸。如上法服。⑫风痰头晕目眩，吐逆烦懑，饮食不下。玉壶丸：用生南星、生半夏各一两，天麻半两，白面三两，为末，水丸梧子大，每服三十丸，以水先煎沸，入药煮五七沸，漉出放温，以姜汤吞之。⑬脑风流涕，邪风入脑，鼻内结硬，遂流髓涕。大白南星切片，沸汤泡二次，焙干，每用二钱，枣七个，甘草五分，同煎服，三四服，其硬物自出，脑气流转，髓涕自收，以大蒜、莘荑末作饼，隔纱贴囟前，熨斗熨之，或以香附、莘荑末频吹鼻中。⑭壮人风痰及中风，中气初起。星香饮：用南星四钱，木香一钱，水二盏，生姜十四片，煎六分，温服。⑮痰迷心窍。寿星丸：治心胆被惊，神不守舍，或痰迷心窍，恍惚健忘，妄言妄见。天南星一斤，先掘土坑一尺，以炭火三十斤烧赤，入酒五升，渗干，乃安南星在内，盆覆定，以灰塞之，勿令走气。次日取出为末，琥珀一两，朱砂二两，为末，生姜汁打面糊丸梧子大，每服三十丸至五十丸，煎人参、石菖蒲汤下，一日三服。⑯痰湿臂痛，右边者。南星制、苍术等分，生姜三片，水煎服之。⑰风痰咳嗽。大天南星一枚，炮裂研末，每服一钱，水一盏，姜三片，煎五分，温服，每日早、午、晚各一服。⑱气痰咳嗽。玉粉丸。南星曲、半夏曲、陈橘皮各一两，为末，自然姜汁打糊丸如梧子大，每服四十丸，姜汤下。寒痰，去橘皮，加官桂。⑲清气化痰。三仙丸：治中脘气滞，痰涎烦闷，头目不清。生南星去皮、半夏各五两并汤泡七次，为末，自然姜汁和作饼，铺竹筛内，以楮叶包覆，待生黄成曲，晒干，每用二两，入香附末一两，糊丸梧子大，每服四十丸，食后姜汤下。⑳温中散滞，消导饮食。天南星炮、高良姜炮各一两，砂仁二钱半，为末，姜汁糊丸梧子大，每姜汤下五十丸。㉑酒积酒毒，服此即解。天南星丸：用正端天南星一斤，土坑烧赤，沃酒一斗入坑，放南星，盆覆，泥固济，一夜取出，酒和水洗净，切片，焙干为末，入朱砂末一两，姜汁面糊丸梧子大，每服五十丸，姜汤下。蔡丞相、吕丞相尝用有验。㉒吐泄不止，四肢厥逆，虚风不省人事，服此则阳回。名回阳散：天南星为末，每服三钱，京枣三枚，水二钟，煎八分，温服，未省再服。又方：醋调南星末，贴足心。㉓肠风泻血，诸药不效。天南星锻石炒焦黄色，为末，酒糊丸梧子大，每酒下二十丸。㉔吐血不止。天南星一两，剉如豆大，以炉灰汁浸一宿，洗焙研末，每服一钱，以自然铜磨酒调下。㉕初生贴囟，头热鼻塞者。天南星炮为末，水调贴囟上，灸手熨之。㉖解颐脱臼，不能收上。用南星末，姜汁调涂两颊，一夜即上。㉗小儿口疮，白屑如鹅口，不须服药。以生天南星去皮脐，研末，醋调涂足心，男左女右。㉘喉风喉痹。天南星一个，剜心，入白僵蚕七枚，纸包煨熟，研末，姜汁调服一钱，甚者灌之，吐涎愈。㉙痰瘤结核。南星膏：治人皮肌头面上生瘤及结核，大者如拳，小者如栗，或软或硬，不疼不痒，宜用此药，不可辄用针灸。生天南星大者一枚，研烂，滴好醋五七点，如无生者，以干者为末，醋调，先用针刺令气透，乃贴之，觉痒则频贴，取效。㉚身面疣子。醋调南星末涂之。

半 夏

【**释名**】守田、水玉、地文、和姑。

【**气味**】根：辛，平，有毒。

【**主治**】根：伤寒寒热，心下坚，胸胀咳逆，头眩，咽喉肿痛，肠鸣，下气止汗。消心腹胸膈痰热满结，咳嗽上气，心下急痛坚痞，时气呕逆，消痈肿，疗痿黄，悦泽面目，堕胎。消痰，下肺气，开胃健脾，止呕吐，去胸中痰满。生者。摩痈肿，除瘤瘿气。治吐食反胃，霍乱转筋，肠腹冷，痰疟。治寒痰，及形寒饮冷

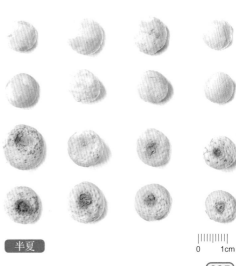

半夏

|||||||||||
0   1cm

235

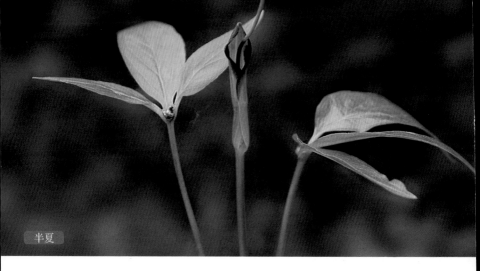

半夏

伤肺而咳，消胸中痞，膈上痰，除胸寒，和胃气，燥脾湿，治痰厥头痛，消肿散结。治眉棱骨痛。补肝风虚，除腹胀，目不得瞑，白浊梦遗带下。

【附方】 ①**法制半夏，清痰化饮，壮脾顺气。**用大半夏，汤洗七次，焙干再洗，如此七转，以浓米泔浸一日夜，每一两用白矾一两半，温水化，浸五日，焙干，以铅白霜一钱，温水化，又浸七日，以浆水慢火内煮沸，焙干收之，每嚼一二粒，姜汤送化下。②**红半夏法，消风热，清痰涎，降气利咽。**大半夏，汤浸焙制如上法，每一两入龙脑五分，朱砂为衣染之，先铺灯草一重，约一指浓，排半夏于上，再以灯草盖一指浓，以炒豆焙之，候干取出，每嚼一两粒。③**化痰镇心，祛风利膈。**辰砂半夏丸：用半夏一斤汤泡七次，为末筛过，以水浸三日，生绢滤去滓，澄清去水，晒干一两，入辰砂一钱，姜汁打糊丸梧子大。每姜汤下七十丸，此周府方也。④**化痰利气。**三仙丸，方见虎掌下。⑤**消痰开胃，去胸膈壅滞。**用半夏洗净，焙干为末，自然姜汁和作饼，湿纸裹煨香，以熟水二盏，同饼二钱，入盐五分，煎一盏，服之，大压痰毒，及治酒食伤，极验。用半夏、天南星各二两，为末，水五升，入坛内浸一宿，去清水，焙干重研。每服二钱，水二盏，姜三片，煎服。⑥中焦痰涎，利咽，清头目，进饮食。半夏泡七次四两，枯矾一两，为末，姜汁打糊，或煮枣肉，和丸梧子大，每姜汤下十五丸，寒痰加丁香五钱；热痰加寒水石四两，名玉液丸。⑦老人风痰。大腑热不识人，及肺热痰实，咽喉不利。半夏泡七次，焙，硝石各半两，为末，入白面一两捣匀，水和丸绿豆大，每姜汤下五十丸。⑧膈壅风痰。半夏不计多少，酸浆浸一宿，温汤洗五、七遍，去恶气，日干为末，浆水搜作饼，日干再研为末，每五两，入生龙脑一钱，以浆水浓脚和丸鸡头子大，纱袋盛，通风处阴干，每服一丸，好茶或薄荷汤嚼下。⑨搜风化痰，定志安神，利头目。辰砂化痰丸：用半夏曲三两，天南星炮一两，辰砂、枯矾各半两，为末，姜汁打糊丸梧子大，每服三十丸，食后姜汤送下。⑩痰厥中风。省风汤：用半夏汤泡八两，甘草炙二两，防风四两，每服半两，姜二十片，水二盏，煎服。⑪风痰头运，呕逆目眩，面色青黄，脉弦者。水煮金花丸：用生半夏、生天南星、寒水石煅各一两，天麻半两，雄黄二钱，小麦面三两，为末，水和成饼，水煮浮起，漉出，捣丸梧子大，每服五十丸，姜汤下，极效。亦治风痰咳嗽，二便不通，风痰头痛。⑫风痰湿痰。青壶丸：半夏一斤，天南星半两，各汤泡，晒干为末，姜汁和作饼，焙干，入神曲半两，白术末四两，枳实末二两，姜汁面糊丸梧子大，每服五十丸，姜汤下。⑬风痰喘逆，兀兀欲吐，眩晕欲倒。半夏一两，雄黄三钱，为末，姜汁浸，蒸饼丸梧子大，每服三十丸，姜汤下。已吐者加槟榔。⑭风痰喘急。千缗汤：用半夏汤洗七个，甘草炙、皂荚炒各一寸，姜二片，水一盏，煎七分，温服。⑮上焦热痰咳嗽。制过半夏一两，片黄芩末二钱，姜汁打糊丸绿豆大，每服七十丸，淡姜汤食后服。此周宪王亲制方也。⑯肺热痰嗽。制半夏、栝蒌仁各一两，为末，姜汁打糊丸梧子大，每服二三十丸，白汤下，或以栝蒌瓢煮熟丸。⑰热痰咳嗽，烦热面赤，口燥心痛，脉洪数者。小黄丸：用半夏、天南星各一两，黄芩一两半，为末，姜汁浸蒸饼丸梧子大，每服五、七十丸，食后姜汤下。⑱湿痰咳嗽，面黄体重，嗜卧惊，兼食不消，脉缓者。白术丸：用半夏、南星各一两，白术一两半，为末，薄糊丸梧子大，每服五七十丸，姜汤下。⑲气痰咳嗽，面白气促，洒淅恶寒，愁忧不乐，脉涩者。玉粉丸：用半夏、南星各一两，官桂半两，为末，糊丸梧子大，每服五十丸，姜汤下。⑳湿痰心痛，喘急者。

半夏油炒为末，粥糊丸绿豆大，每服二十丸，姜汤下。㉑急伤寒病。半夏四钱，生姜七片，酒一盏，煎服。㉒结痰不出，语音不清，年久者亦宜。玉粉丸：半夏半两，桂心一字，草乌头半字，为末，姜汁浸蒸饼丸芡子大，每服一丸，夜卧含咽。㉓停痰冷饮，呕逆。橘皮半夏汤：用半夏水煮熟、陈橘皮各一两，每服四钱，生姜七片，水二盏，煎一盏，温服。㉔停痰留饮。胸膈满闷，气短恶心，饮食不下，或吐痰水。茯苓半夏汤：用半夏泡五两，茯苓三两，每服四钱，姜七片，水一钟半，煎七分，去滓空心服，甚捷径。㉕支饮作呕。呕家本渴，不渴者，心下有支饮也，或似喘不喘，似呕不呕，似哕不哕，心下愦愦，并宜小半夏汤。用半夏泡七次一升，生姜半斤，水七升，煮一升五合，分服。㉖哕逆欲死。半夏生姜汤主之，即上方也。㉗呕哕眩悸，谷不得下。小半夏加茯苓汤：半夏一升，生姜半斤，茯苓三两，切，以水七升，煎一升半，分温服之。㉘心下悸忪。半夏麻黄丸：半夏、麻黄等分，为末，蜜丸小豆大，每服三十丸，日三。㉙伤寒干哕。半夏熟洗，研末，生姜汤服一钱匕。㉚呕逆厥逆，内有寒痰。半夏一升洗滑焙研，小麦面一升，水和作弹丸，水煮熟，初吞四、五枚，日三服稍增至十五枚，旋煮旋吞，觉病减，再作，忌羊肉、饧糖，此乃许仁则方也。㉛呕吐反胃。大半夏汤：半夏三升，人参三两，白蜜一升，水一斗二升和，扬之一百二十遍，煮取三升半，温服一升，日再服，亦治膈间支饮。㉜胃寒哕逆，停痰留饮。藿香半夏汤：用半夏汤泡，炒黄二两，藿香叶一两，丁香皮半两，每服四钱，水一盏，姜七片，煎服。㉝霍乱腹胀。半夏、桂等分，为末，水服方寸匕。㉞小儿腹胀。半夏末少许，酒和丸粟米大，每服二丸，姜汤下。不瘥，加之；或以火炮研末，姜汁调贴脐，亦佳。㉟黄疸喘满，小便自利，不可除热。半夏、生姜各半斤，水七升，煮一升五合，分再服，有人气结而死，心下暖，以此少许入口，遂活。㊱伏暑引饮，脾胃不利。消暑丸：用半夏醋煮一斤，茯苓半斤，生甘草半斤，为末，姜汁面糊丸梧子大，每服五十丸，热汤下。㊲老人虚秘冷秘，及痃癖冷气。半硫丸：半夏泡炒、生硫黄等分，为末，自然姜汁煮糊丸如梧子大，每空心温酒下五十丸。㊳失血喘急，吐血下血，崩中带下，喘急痰呕，中满宿瘀。用半夏捶扁，以姜汁和面包煨黄，研末，米糊丸梧子大，每服三十丸，白汤下。㊴白浊梦遗。半夏一两，洗十次，切破，以木猪苓二两，同炒黄，出火毒，去猪苓，入过牡蛎一两，以山药糊丸梧子大，每服三十丸，茯苓汤送下。肾气闭而一身精气无所管摄，妄行而遗者，宜用此方，盖半夏有利性，猪苓导水，使肾气通也，与下元虚惫者不同。㊵**八般头风，三次见效**。半夏末，入百草霜少许，作纸捻烧烟，就鼻内搐之，口中含水，有涎，吐去再含。㊶**少阴咽痛生疮，不能言语，声不出者，苦酒汤主之**。半夏七枚打碎，鸡子一枚，头开一窍，去黄，纳苦酒令小满，入半夏在内，以镮子坐于炭火上，煎三沸，去滓，置杯中，时时咽之，极验，未瘥更作。㊷**喉痹肿塞**。生半夏末搐鼻内，涎出效。㊸**骨哽在咽**。半夏、白芷等分，为末，水服方寸匕，当呕出，忌羊肉。㊹**重舌木舌，胀大塞口**。半夏煎醋，含漱之。又方：半夏二十枚，水煮过，再泡片时，乘热以酒一升浸之，密封良久，热漱冷吐之。㊺**面上黑气**。半夏焙研，米醋调敷，不可见风，不计遍数，从早至晚，如此三日，皂角汤洗下，面莹如玉也。㊻**癞风眉落**。生半夏、羊屎烧焦等分，为末，自然姜汁日调涂。㊼**盘肠生产**。产时子肠先出，产后不收者，名盘肠产。以半夏末，频搐鼻中，则上也。㊽**产后晕绝**。半夏末，冷水和丸大豆大，纳鼻中即愈，此扁鹊法也。㊾**痈疽发背及乳疮**。半夏末，鸡子白调，涂之。㊿**吹奶肿痛**。半夏一个，煨研酒服，立愈。一方：以末，随左右搐鼻效。(51)**打扑瘀痕**。水调半夏末涂之，一宿即没也。(52)**金刃不出，入骨脉中者**。半夏、白蔹等分，为末，酒服方寸匕，日三服，至二十日自出。(53)**飞虫入耳**。生半夏末，麻油调，涂耳门外。(54)**蝎虿螫人**。半夏末，水调涂之，立止。(55)**蝎瘘五孔相通者**。半夏末，水调涂之，日二。(56)**咽喉骨哽**。半夏、白芷等分，为末，水服方寸匕，当呕出，忌羊肉。

鬼 臼

【释名】九臼、天臼、鬼药、解毒、爵犀、马目毒公、害母草、羞天花、术律草、琼田草、独脚莲、独荷草、山荷叶、旱荷、八角盘，唐婆镜。

【气味】根：辛，温，有毒。

【主治】根：杀蛊毒鬼疰精物，辟恶气不祥，逐邪，解百毒。杀大毒，

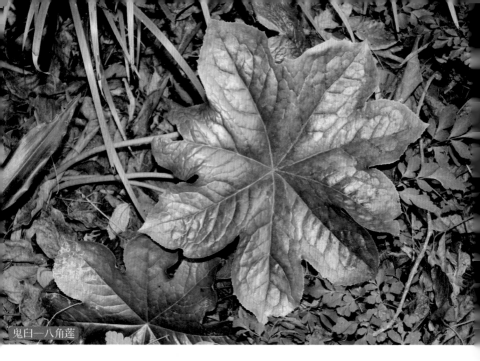

鬼臼—八角莲

疗咳嗽喉结，风邪烦惑，失魄妄见，去目中肤翳。不入汤。主尸疰殗
殜，劳疾传尸瘦疾。下死胎，治邪疟痈疽，蛇毒射工毒。

蚤 休

【释名】蚩休、螫休、紫河车、重台、重楼金线、三层草、七叶一枝
花、草甘遂、白甘遂。

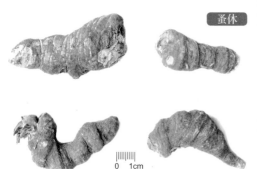

蚤休

0   1cm

【气味】根：苦，微寒，有毒。

【主治】根：惊痫，摇头弄舌，
热气在腹中，癫疾，痈疮阴
蚀，下三虫，去蛇毒。生食一
升，利水。治胎风手足搐，能
吐泄瘰疬。去疟疾寒热。

【附方】①服食法。蚤休根以
竹刀刮去皮，切作骰子大块，
面裹入瓷瓶中，水煮候浮滗

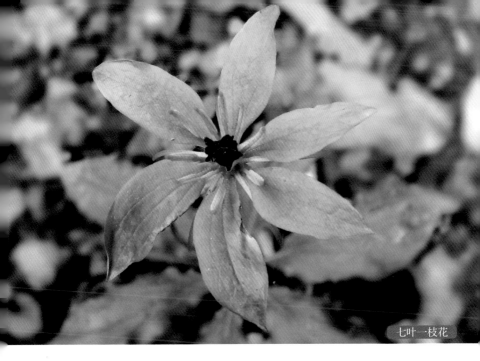

出，凝冷入新布袋中，悬风处待干，每服三丸，五更初面东念咒，井水下，连进三服，即能休粮。若要饮食，先以黑豆煎汤饮之，次以药丸煮稀粥，渐渐食之。咒曰：天朗气清金鸡鸣，吾今服药欲长生，吾今不饥复不渴，赖得神仙草有灵。②慢惊发搐，带有阳证者。蚤休末即蚤休一钱，栝蒌根末二钱，同于慢火上炒焦黄，研匀，每服一字，煎麝香薄荷汤调下。③中鼠莽毒。蚤休根，磨水服，即愈。④咽喉谷贼肿痛。用蚤休赤色者、川大黄炒、木鳖子仁、马牙硝各半两，半夏泡一分，为末，蜜丸子芡子大，绵裹含之。

射 干

【**释名**】乌扇、乌翣、乌吹、乌蒲、凤翼、鬼扇、扁竹、仙人掌、紫金牛、野萱花、草姜、黄姜。

【**气味**】根：苦，平，有毒。

【**主治**】根：咳逆上气，喉痹咽痛，不得消息，散结气，腹中邪逆，食饮大热。疗老血在心脾间，咳唾，言语气臭，散胸中热气。苦酒摩

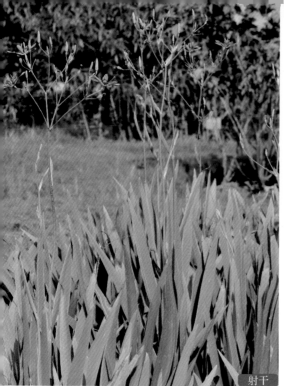

射干

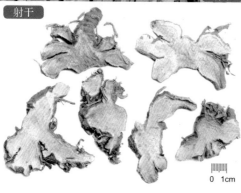

射干

0   1cm

涂毒肿。治疰气，消瘀血，通女人月闭消痰，破癥结，胸膈满腹胀，气喘疰癖，开胃下食，镇肝明目佳。去胃中痈疮。

【附方】①咽喉肿痛。射干花根、山豆根、阴干为末，吹之如神。②伤寒咽闭肿痛。用生射干、猪脂各四两，合煎令微焦，去滓，每噙枣许取瘥。③喉痹不通，浆水不入。用射干一片，含咽汁良。用扁竹新根擂汁咽之，大腑动即解；或醋研汁噙，引涎出亦妙。用紫蝴蝶根一钱，黄芩、生甘草、桔梗各五分，为末，水调顿服，立愈，名夺命散。④二便不通，诸药不效。紫花扁竹根，生水边者佳，研汁一盏服，即通。⑤水蛊腹大，动摇水声，皮肤黑。用射干根捣汁，服一杯，水即下。⑥阴疝肿刺，发时肿痛如刺。用生射干捣汁与服取利，亦可丸服。⑦乳痈初肿。射干根如僵蚕者，同萱草根为末，蜜调敷之，神效。

鸢尾

【释名】乌园，根名鸢头。

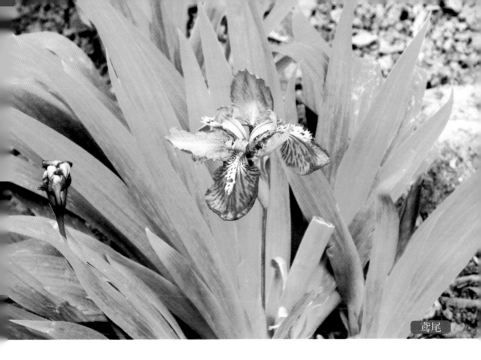

鸢尾

【气味】苦，平，有毒。

【主治】蛊毒邪气，鬼疰诸毒，破癥瘕积聚大水，下三虫。杀鬼魅，疗头眩。

【附方】①飞尸游蛊着喉中，气欲绝者。鸢尾根削去皮，纳喉中，摩病处，令血出为佳。②鬼魅邪气。四物鸢头散：东海鸢头、黄牙即金牙、莨菪子、防葵，为末，酒服方寸匕，欲令病人见鬼，增防葵各一分，欲令知鬼，又增一分，立验，不可多服。

玉 簪

【释名】白鹤仙。

【气味】根：甘、辛，寒，有毒。

【主治】根：捣汁服，解一切毒，下骨哽，涂痈肿。

【附方】①乳痈初起。内消花即玉簪花，取根擂酒服，以渣敷之。②解斑蝥毒。玉簪根擂水服之，即解。③下鱼骨哽。玉簪花根、山里红果根，同捣自然汁，以竹筒灌入咽中，其骨自下，不可着牙齿。④刮骨

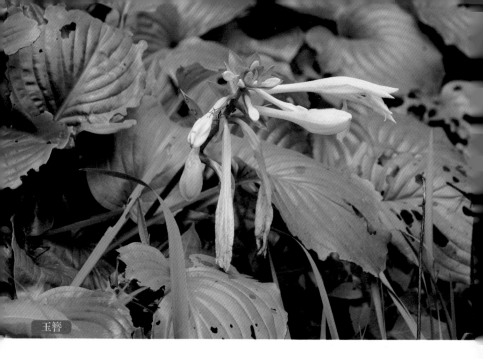

玉簪

取牙。玉簪根干者一钱，白砒三分，白硇七分，蓬砂二分，威灵仙三分，草乌头一分半，为末，以少许点疼处，即自落也。

凤 仙

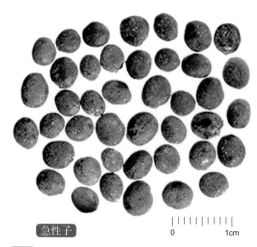

急性子

|||||||||||||
0   1cm

【释名】急性子、旱珍珠、金凤花、小桃红、夹竹桃、海蒳、染指甲草、菊婢。

【气味】子：微苦，温，有小毒。

【主治】子：产难，积块噎膈，下骨哽，透骨通窍。

【附方】①噎食不下。凤仙花子酒浸三宿，晒干为末，酒丸绿豆大，每服八粒，温酒下，不可多用，即急性子也。②咽中骨哽，欲死者。白凤仙子研水一大呷，以竹筒灌入咽，其物即软，不可近牙，或为末吹之。③牙齿欲取。金凤花子研末，入砒少许，点疼牙根，取之。

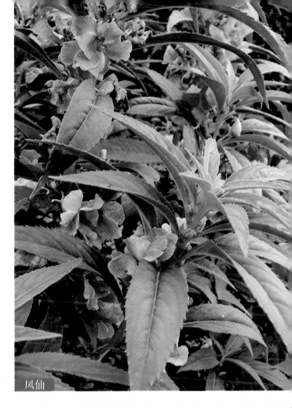
凤仙

曼陀罗花

【释名】风茄儿、山茄子。

【气味】花、子：辛，温，有毒。

【主治】花、子：诸风及寒湿脚气，煎汤洗之。又主惊痫及脱肛，并入麻药。

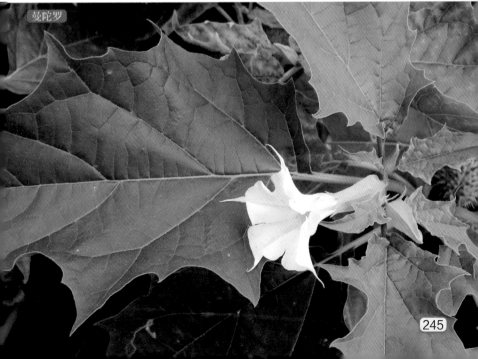
曼陀罗

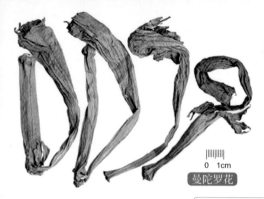

【附方】①面上生疮。曼陀罗花，晒干研末，少许贴之。②大肠脱肛。曼陀罗子连壳一对，橡斗十六个，同锉，水煎三五沸，入朴硝少许，洗之。

|||||||||||
0　1cm
曼陀罗花

羊踯躅

【释名】黄踯躅、黄杜鹃、羊不食草、闹羊花、惊羊花、老虎花、玉枝。

【气味】花：辛，温，有大毒。

【主治】花：贼风在皮肤中淫淫痛，温疟恶毒诸痹。邪气鬼疰蛊毒。

【附方】①风痰注痛。踯躅花、天南星，并生时同捣作饼，甑上蒸四五遍，以稀葛囊盛之，临时取焙为末，蒸饼丸梧子大，每服三丸，温酒下。腰脚骨痛，空心服；手臂痛，食后服，大良。②痛风走注。黄

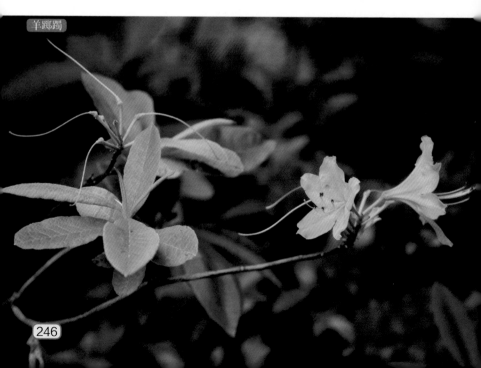

羊踯躅

踯躅根一把，糯米一盏，黑豆半盏，酒、水各一碗，徐徐服，大吐大泄，一服便能动也。③风湿痹痛，手足身体收摄不遂，肢节疼痛，言语蹇涩。踯躅花酒拌蒸一炊久，晒干为末，每以牛乳一合，酒二合，调服五分。④风虫牙痛。踯躅一钱，草乌头二钱半，为末，化腊丸豆大，绵包一丸，咬之，追涎。

芫 花

【释名】 杜芫、赤芫、去水、毒鱼、头痛花、儿草、败华、根名黄大戟、蜀桑。

【气味】 辛，温，有小毒。

【主治】 咳逆上气，喉鸣喘，咽肿短气，蛊毒鬼疟，疝瘕痈肿。杀虫鱼。消胸中痰水，喜唾，水肿，五水在五脏皮肤及腰痛，下寒毒肉毒。根：疗疥疮。可用毒鱼。治心腹胀满，去水气寒痰，涕唾如胶，通利血脉，治恶疮风痹湿，一切毒风，四肢挛急，不能行步。疗咳嗽瘴疟。治水饮痰澼，胁下痛。

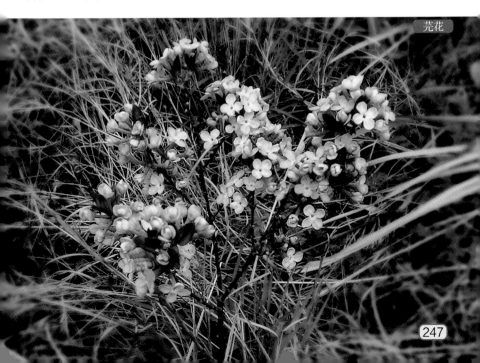

芫花

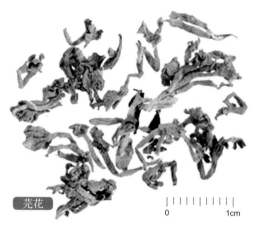

芫花

|||||||||||
0   1cm

【附方】①卒得咳嗽。芫花一升，水三升，煮汁一升，以枣十四枚，煮汁干，日食五枚，必愈。②卒嗽有痰。芫花一两炒，水一升，煮四沸，去滓，白糖入半斤，每服枣许，勿食酸咸物。③喘嗽失音。暴伤寒冷，喘嗽失音。取芫花连根一虎口，切曝干，令病患以荐自裹，舂令灰飞扬，入其七孔中，当眼泪出、

口鼻皆辣，待芫根尽乃止，病即愈。④干呕胁痛。伤寒有时头痛，心下痞满，痛引两胁，干呕短气，汗出不恶寒者，表解里未和也，十枣汤主之。芫花熬、甘遂、大戟各等分，为散，以大枣十枚，水一升半，煮取八合，去滓纳药，强人服一钱，羸人半钱，平旦服之，当下利病除，如不除，明旦更服。⑤水肿支饮。及癖饮：用十枣汤加大黄、甘草，五物各一两，大枣十枚同煮，如法服。一方：加芒硝一两。⑥天行烦乱。治天行毒病七八日，热积胸中，烦乱欲死。用芫花一斤，水三升，煮取一升半，渍故布薄胸上，不过再三薄，热则除，当温四肢，护厥逆也。⑦久疟结癖，在腹胁坚痛者。芫花炒二两，朱砂五钱，为末，蜜丸梧子大，每服十丸，枣汤下。⑧水蛊胀满。芫花、枳壳等分，以醋煮芫花至烂，乃下枳壳煮烂，捣丸梧子大，每服三十丸，白汤下。⑨酒疸尿黄发黄，心懊痛，足胫满。芫花、椒目等分，烧末，水服半钱，日二服。⑩背腿间痛，一点痛，不可忍者。芫花根末，米醋调敷之，如不住，以帛束之，妇人产后有此，尤宜。⑪诸般气痛。芫花醋煮半两，玄胡索炒一两半，为末，每服一钱。男子元脏痛，葱酒下；疟疾，乌梅汤下；妇人血气痛，当归酒下；诸气痛，香附汤下；小肠气痛，茴香汤下。⑫牙痛难忍，诸药不效。芫花末擦之，令热痛定，以温水漱之。⑬痈肿初起。芫花末，和胶涂之。⑭痈疖已溃。芫花根皮搓作捻，插入，则不生合，令脓易竭也。⑮痔疮乳核。芫根一握，洗净，入木臼捣烂，入少水绞汁，于石器中慢火煎成膏，将丝线于膏内度过，以线系痔，当微痛，候痔干落，以纸捻蘸膏纳窍

内，去根，当永除根也。一方
只捣汁浸线一夜用，不得使水。
⑯瘰疬初起，气壮人。用芫根
擂水一盏服，大吐利，即平；
黄州陈大用所传。⑰白秃头疮。
芫花末，猪脂和敷之。

石龙芮

【释名】地椹、天豆、石能、鲁
果能、水堇、苦堇、堇葵、胡椒
菜、彭根。

【气味】子：苦，平，无毒。

【主治】子：风寒湿痹，心腹邪
气，利关节，止烦满。久服轻身
明目不老。平肾胃气，补阴气不
足，失精茎冷。令人皮肤光泽有
子。逐诸风，除心热躁。

【附方】①结核气。石龙芮日干
为末，油煎成膏，摩之，日三五
度，便瘥。②蛇咬伤疮。石龙
芮杵汁涂之。③血疝初起。石
龙芮菜叶，按揉之。

毛　茛

【释名】毛建草、水茛、毛堇、
天灸、自灸、猴蒜。

【气味】子、叶：辛，温，有毒。

【主治】子、叶：恶疮痈肿，疼

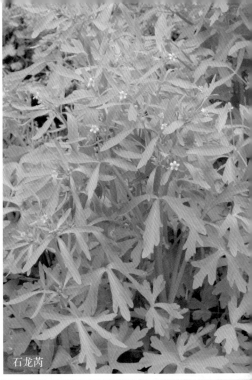

石龙芮

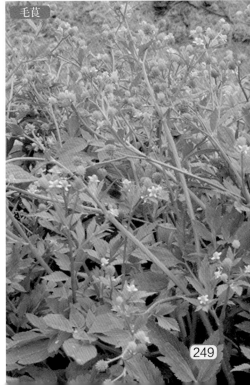

毛茛

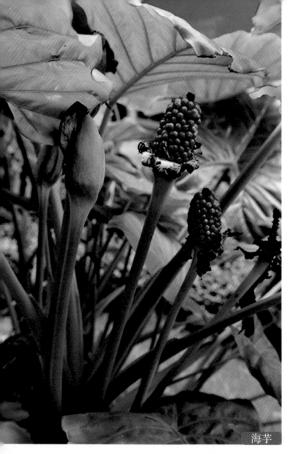

海芋

痛未溃，捣叶傅之，不得入疮令肉烂。又患疟人，以一握微碎，缚于臂上，男左女右，勿令近肉，即便成疮。和姜捣涂腹，破冷气。

海 芋

【**释名**】观音莲、羞天草、天荷、隔河仙。

【**气味**】辛，有大毒。

【**主治**】疟瘴毒肿风癞。伏砒砂。

第五卷　蔓草类

菟丝子

【释名】菟缕、菟累、菟芦、菟丘、赤网、玉女、唐蒙、火焰草、野狐丝、金线草。

【气味】子：辛、甘，平，无毒。

【主治】子：续绝伤，补不足，益气力，肥健人。养肌强阴，坚筋骨，主茎中寒，精自出，溺有余沥，口苦燥渴，寒血为积。久服明目轻身延年精益髓，去腰疼膝冷，消渴热中。久服去面黚，悦颜色。补五劳七伤，治鬼交泄精，尿血，润心肺。补肝脏风虚。

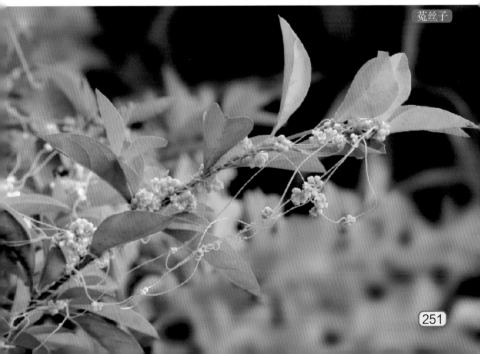

菟丝子

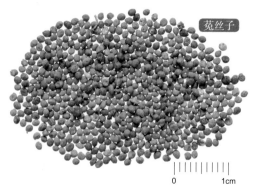

菟丝子

【附方】 ①消渴不止。菟丝子煎汁，任意饮之，以止为度。②阳气虚损。用菟丝子、熟地黄等分，为末，酒糊丸梧子大，每服五十丸；气虚，人参汤下；气逆，沉香汤下。用菟丝子二两酒浸十日，水淘，杜仲焙研蜜炙一两，以薯蓣末酒煮糊丸梧子大，每空心酒下五十丸。③白浊遗精。茯菟丸：治思虑太过，心肾虚损，真阳不固，渐有遗沥，小便白浊，梦寐频泄。菟丝子五两，白茯苓三两，石莲肉二两，为末，酒糊丸梧子大，每服三五十丸，空心盐汤下。④小便淋沥。菟丝子，煮汁饮。⑤小便赤浊，心肾不足，精少血燥，口干烦热，头晕怔忡。菟丝子、麦门冬等分，为末，蜜丸梧子大，盐汤每下七十丸。⑥腰膝疼痛，或顽麻无力。菟丝子洗一两，牛膝一两，同入银器内，酒浸过一寸，五日，曝干为末，将原酒糊丸梧子大，每空心酒服二三十丸。⑦肝伤目暗。菟丝子三两，酒浸三日，曝干为末，鸡子白和丸梧子大，空心温酒下二十丸。⑧身面卒肿洪大。用菟丝子一升，酒五升，渍二三宿，每饮一升，日三服，不消再造。⑨眉炼癣疮。菟丝子炒研，油调敷之。⑩谷道赤痛。菟丝子熬黄黑，为末，鸡子白和涂之。⑪痔如虫咬。方同上。

五味子

【释名】 荎蕏、玄及、会及。

【气味】 酸，温，无毒。

【主治】 益气，咳逆上气，劳伤羸瘦，补不足，强阴，益男子精。养五脏，除热，生阴中肌。治中下气，止呕逆，补虚劳，令人体悦泽。明目，暖水脏，壮筋骨，治风消食，反胃霍乱转筋，疝癥奔豚冷气，消水肿心腹气胀，止渴，除烦热，解酒毒。治喘咳燥嗽，壮水镇阳。

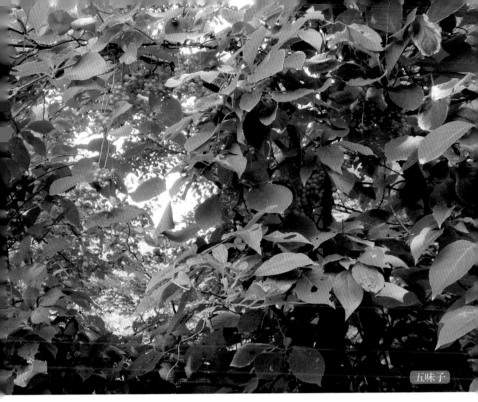

五味子

【附方】 ①久咳肺胀。五味子二两，粟壳白饧炒过半两，为末，白饧丸弹子大，每服一丸，水煎服。②久咳不止。丹溪方：用五味子五钱，甘草一钱半，五倍子、风化硝各二钱，为末，干噙。摄生方：用五味子一两，真茶四钱，

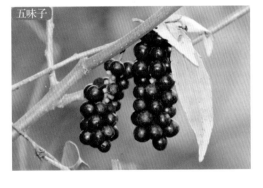

五味子

晒研为末，以甘草五钱煎膏，丸绿豆大，每服三十丸，沸汤下，数日既愈也。③痰嗽并喘。五味子、白矾等分，为末，每服三钱，以生猪肺炙熟，蘸末细嚼，白汤下。汉阳库兵黄六病此，百药不效，于岳阳遇一道人传此，两服，病遂不发。④阳事不起。新五味子一斤，为末，酒服方寸匕，日三服，忌猪、鱼、蒜、醋。尽一剂，即得。⑤肾虚遗精。北五味子一斤洗净，水浸，捋去核，再以水洗核，取尽余味，通

置砂锅中，布滤过，入好冬蜜二斤，炭火慢熬成膏，瓶收五日，出火性，每空心服一二茶匙，百滚汤下。⑥**肾虚白浊**，及两胁并背脊穿痛。五味子一两，炒赤为末，醋糊丸梧子大，每醋汤下三十丸。⑦**五更肾泄**。凡人每至五更即溏泄一二次，经年不止者，名曰肾泄，盖阴盛而然。脾恶湿，湿则濡而困，困则不能治水。水性下流，则肾水不足。用五味子以强肾水，养五脏。⑧**女人阴冷**。五味子四两为末，以口中玉泉和丸兔矢大，频纳阴中，取效。⑨**烂弦风眼**。五味子、蔓荆子煎汤，频洗之。⑩**赤游风丹**，渐渐肿大。五味子焙研，热酒顿服一钱，自消，神效。

覆盆子

【**释名**】茥、蒛葐、西国草、毕楞伽、大麦莓、插田藨、乌藨子。
【**气味**】甘，平，无毒。
【**主治**】益气轻身，令发不白。补虚续绝，强阴健阳，悦泽肌肤，安和五脏，温中益力，疗痨损风虚，补肝明目。并宜捣筛，每旦水服三钱。男子肾精虚竭，阳痿能令坚长。女子食之有子。食之令人好颜

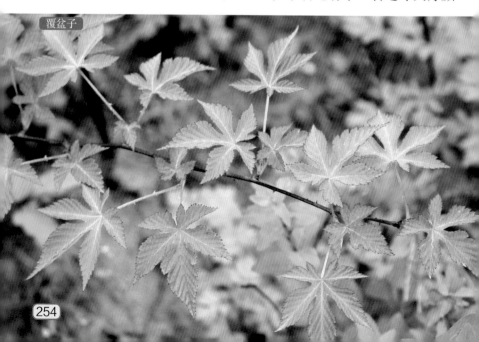

覆盆子

色。榨汁涂发不白。益肾
脏，缩小便。取汁同少蜜
煎为稀膏，点服，治肺气
虚寒。

【附方】①牙疼点眼。用
覆盆子嫩叶捣汁，点目三
四次，有虫随眵泪出成块
也，无新叶，干者煎浓汁
亦可，即大麦莓也。②臁
疮溃烂。覆盆叶为末，用
酸浆水洗后掺之，日一次，以愈为度。

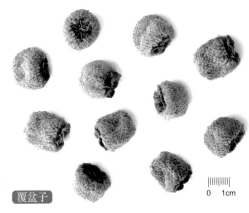

覆盆子

0　1cm

悬钩子

【释名】沿钩子、茩、山莓、木霉、树莓。

【气味】酸，平，无毒。

【主治】醒酒止渴，除痰唾，
去酒毒。捣汁服，解射工、
沙虱毒。

【附方】①血崩不止。悬钩
子根四两，酒一碗，煎七
分，空心温服。②治妇人崩
中及下痢。日夜数十起欲死
者，以此入腹即活。悬钩子
根、蔷薇根、柿根、菝各
一斛，锉入釜中，水淹上
四五寸，煮减三之一，去
滓取汁，煎至可丸，丸梧
子大，每温酒服十丸，日
三服。

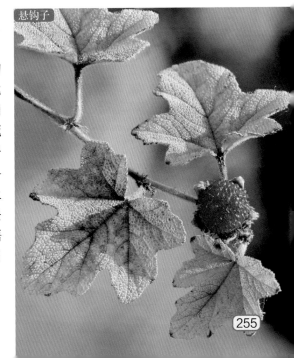

悬钩子

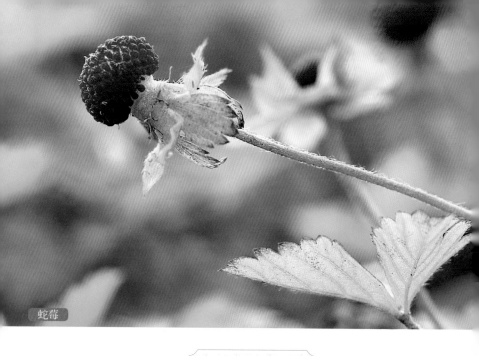

蛇莓

蛇　莓

【释名】蛇蘑、地莓、蚕莓。

【气味】汁：甘、酸，大寒，有毒。

【主治】汁：胸腹大热不止。伤寒大热，及溪毒、射工毒，甚良。通月经，燂疮肿，傅蛇伤。主孩子口噤，以汁灌之。傅汤火伤，痛既止。

【附方】①口中生疮，天行热甚者。蛇莓自然汁半升，稍稍咽之。②伤寒下䘌生疮。以蛇莓汁服二合，日三服，仍水渍乌梅令浓，入崖蜜饮之。③水中毒病。蛇莓根捣末服之，并导下部，亦可饮汁一、二升，夏月欲入水，先以少末投中流，更无所畏，又辟射工，家中以器贮水，浴身亦宜投少许。

使君子

【释名】留求子。

【气味】甘，温，无毒。

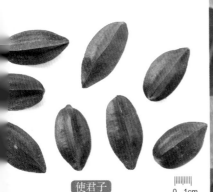

使君子

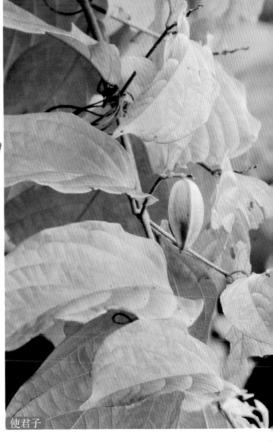

|||||||||||
0 1cm

使君子

【主治】小儿五疳，小便白浊，杀虫，疗泻痢。健脾胃，除虚热，治小儿百病疮癣。

【附方】①小儿痞块腹大，肌瘦面黄，渐成疳疾。使君子仁三钱，木鳖子仁五钱，为末，水丸龙眼大，每以一丸，用鸡子一个破顶，入药在内，饭上蒸熟，空心食之。②小儿蛔痛，口流涎沫。使君子仁为末，米饮五更调服一钱。③小儿虚肿，头面阴囊俱浮。用使君子一两，去壳，蜜五钱炙尽，为末，每食后米汤服一钱。④鼻齄面疮。使君子仁，以香油少许，浸三、五个。临卧时细嚼，香油送下，久久自愈。⑤虫牙疼痛。使君子煎汤频漱。

木鳖子

【释名】木蟹。

【气味】仁：甘，温，无毒。

【主治】仁：折伤，消结肿恶疮，生肌，止腰痛，除粉刺𪒟𪒷，妇人乳痛，肛门肿痛。醋摩，消肿毒。治疳积痞块，利大肠泻痢，痔瘤瘰疬。

257

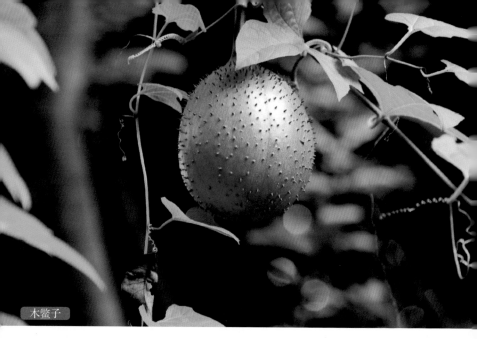

木鳖子

【附方】①酒疸脾黄。木鳖子磨醋，服一、二盏，见利效。②脚气肿痛。木鳖子仁，每个作两边，麸炒过，切碎再炒，去油尽为度，每两入浓桂半两，为末，热酒服二钱，令醉，得汗愈，梦秘授方也。③湿疮脚肿，行履难者。木鳖子四两去皮，甘遂半两，为末，以猪腰子一个，去膜切片，用药四钱在中，湿纸包煨熟，空心米饮送下，服后便伸两脚。如大便行者，只吃白粥二三日为妙。④阴疝偏坠，痛甚者。木鳖子一个磨醋，调黄柏、芙蓉末敷之，即止。⑤久疟有母。木鳖子、穿山甲（炮）等分，为末，每服三钱，空心温酒下。⑥腹中痞块。木鳖子仁五两，用獖猪腰子二付，批开入在内，签定，煨熟，同捣烂，入黄连三钱末，蒸饼和丸绿豆大，每白汤下三十丸。⑦疳病目蒙不见物。用木鳖子仁二钱，胡黄连一钱，为末，米糊丸龙眼大，入鸡子内蒸熟，连鸡子食之为妙。⑧倒睫拳毛。因风入脾经，致使风痒，不住手擦，日久赤烂，拳毛入内。将木鳖子仁槌烂，以丝帛包作条，左患塞右鼻，右患塞左鼻，其毛自分上下，次服蝉蜕药为妙。⑨水泻不止。木鳖仁五个，母丁香五个，麝香一分，研末，米汤调作膏，纳脐中贴之，外以膏药护住。⑩痢疾禁口。木鳖仁六个研泥，分作二分，用面烧饼一个，切作两半，只用半饼作一窍，纳药在内，乘热覆在病患脐上，一时再换半个热饼，其痢即止，遂思饮食。⑪肠风泻血。木鳖子以桑柴烧存性，候冷为末，每服一钱，煨葱白酒空心服之，名乌金散。⑫肛门痔痛。用木鳖仁三枚，砂盆擂如泥，入百沸汤一碗，乘热先熏后洗，日用三次，仍涂少许。用木鳖仁带润者，雌雄各五个，乳细作七丸，碗覆湿处，勿令干，每以一丸，唾化开，贴痔上，其痛即止，一夜一丸自消也。江夏铁佛寺蔡和尚病此，痛不可忍，有人传此而愈，用治数人皆有效。⑬瘰疬经年。木鳖仁二个，去油研，以鸡子白和，入瓶内，安甑中蒸熟，食后食之，每日一服，半月效。⑭耳卒热肿。木鳖子仁一两，赤小豆、大黄各半两，为末，每以少许生油调涂之。⑮风牙肿痛。木鳖子仁磨醋搽之。⑯肺虚久嗽。木鳖子、款冬花各一两，为末，每用三钱，焚之吸烟，良久吐涎，以茶润喉。如此五六次，后服补肺药。一方：用木鳖子一个，雄黄一钱。

番木鳖（马钱）

【释名】马钱子、苦实把豆、火失刻把都。

【气味】仁：苦，寒，无毒。

【主治】仁：伤寒热病，咽喉痹痛，消痞块。并含之咽汁，或磨水噙咽。

【附方】①喉痹作痛。番木鳖、青木香、山豆根等分，为末吹之。②缠喉风肿。番木鳖仁一个，木香三分，同磨水，调熊胆三分，胆矾五分，以鸡毛扫患处取效。③癍疮入目。马钱子半个，轻粉、水花、银朱各五分，片脑、麝香、枯矾、少许为末，左目吹右耳，右目吹左耳，日二次。④病欲去胎。马钱子研膏，纳入牝户三四寸。

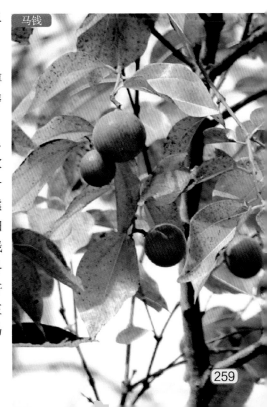

马钱

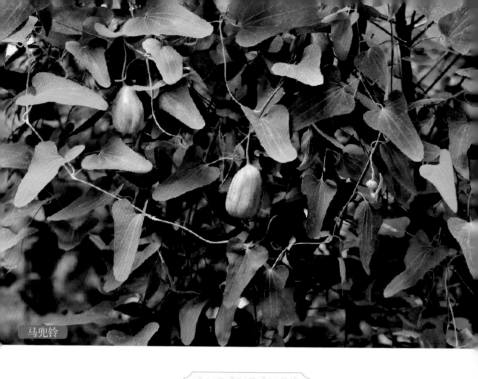

马兜铃

马兜铃

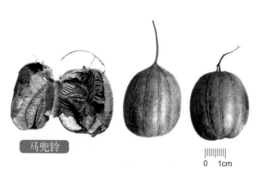

马兜铃

|||||||||||
0   1cm

【释名】都淋藤、独行根、土青木香、云南根、三百两银药。

【气味】实：苦，寒，无毒。

【主治】实：肺热咳嗽，痰结喘促，血痔瘘疮。肺气上急，坐息不得，咳逆连连不止。清肺气，补肺，去肺中湿热。

【附方】①水肿腹大喘急。马兜铃煎汤，日服之。②肺气喘急。马兜铃二两，去壳及膜，酥半两，入碗内拌匀，慢火炒干，甘草炙一两，为末，每服一钱，水一盏，煎六分，温呷或噙之。③一切心痛，不拘大小男女。大马兜铃一个，灯上烧存性，为末，温酒服，立效。④解蛇蛊毒。饮食中得之，咽中如有物，咽不下，吐不出，心下热闷。马兜铃一两，煎水服，即吐出。⑤**痔瘘肿痛**。以马兜铃于瓶中烧烟，熏病处良。

榼藤子

【**释名**】象豆、榼子、合子。

【**气味**】仁：涩、甘，平，无毒。

【**主治**】仁：五痔蛊毒，飞尸喉痹。以仁为粉，微熬，水服一二匕。亦和大豆澡面，去䵟𪒟。治小儿脱肛血

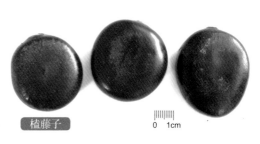

榼藤子

|||||||||||
0　　1cm

痢泻血，并烧灰服。或以一枚割瓤熬研，空腹热酒服二钱。不过三服，必效。解诸药毒。

【**附方**】①**喉痹肿痛**。藤子烧研，酒服一钱。②**五痔下血**。榼藤子烧存性，米饮服二钱有功。③**肠风下血**。用榼藤子二个，不蛀皂荚子

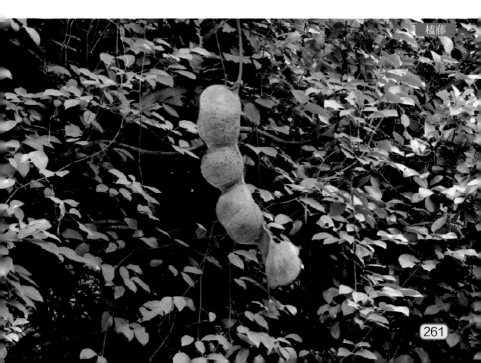

榼藤

四十九个，烧存性为末，每服二钱，温酒下，少顷再饮酒一盏，趁口服，极效。用榼藤子三枚，浓重者，湿纸七重包，煨熟去壳，取肉为末，每服一钱，食前黄汤下，日一服。

牵牛子

【释名】黑丑、草金铃、盆甑草、狗耳草。

【气味】子：苦，寒，有毒。

【主治】子：下气，疗脚满水肿，除风毒，利小便。治痃癖气块，利大小便，除虚肿，落胎。取腰痛，下冷脓，泻蛊毒药，并一切气壅滞。和山茱萸服，去水病。除气分湿热，三焦壅结。逐痰消饮，通大肠气秘风秘，杀虫，达命门。

【附方】①搜风通滞，风气所攻，脏腑积滞。用牵牛子以童尿浸一宿，长流水上洗半日，生绢袋盛，挂当风处令干，每日盐汤下三十粒，极能搜风，亦消虚肿，久服令人体清瘦。②三焦壅塞，胸膈不快，头昏目眩，涕唾痰涎，精神不爽。利膈丸：用牵牛子四两，半生半炒，不蛀皂荚酥炙二两，为末，生姜自然汁煮糊，丸梧子大，每服二十丸，荆芥汤下。③一切积气，宿食不消。黑牵牛头为末四两，用萝卜剜

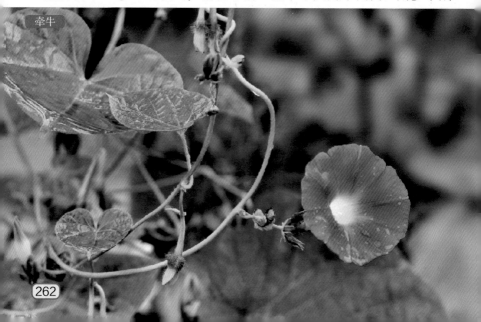

牵牛

空，安末盖定，纸入白豆蔻末一钱，捣丸梧子大，每服一二十丸，白汤下，名顺气丸。④**男妇五积，五般积气成聚**。用黑牵牛一斤，生捣末八两，余滓以新瓦炒香，再捣取四两，炼蜜丸梧子大。至重者三五十丸，陈橘皮、生姜煎汤，卧时服，半夜未动，再服三十丸，当下积聚之物，寻常行气，每服十丸甚妙。⑤**胸膈食积**。

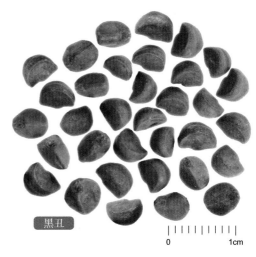

黑丑

0　　　　　　　　1cm

牵牛末一两，巴豆霜三个，研末，水丸梧子大，每服二三十丸，食后随所伤物汤下。⑥**气筑奔冲，不可忍**。牛郎丸：用黑牵牛半两炒，槟榔二钱半，为末，每服一钱，紫苏汤下。⑦**肾气作痛**。黑、白牵牛等分，炒为末，每服三钱，用猪腰子切，缝入茴香百粒，川椒五十粒，掺牵牛末入内扎定，纸包煨熟，空心食之，酒下，取出恶物效。⑧**伤寒结胸，心腹硬痛**。用牵牛头末一钱，白糖化汤调下。⑨**大便不通**。用牵牛子半生半熟，为末，每服二钱，姜汤下，未通，再以茶服。一方：加大黄等分。一方：加生槟榔等分。⑩**大肠风秘结涩**。牵牛子微炒，捣头末一两，桃仁去皮尖，麸炒半两，为末蜜丸梧子大，每汤服三十丸。⑪**水蛊胀满**。白牵牛、黑牵牛各取头末二钱，大麦面四两，和作烧饼，卧时烙熟食之，以茶下，降气为验。⑫**诸水饮病**。张子和云：病水之人，如长川泛溢，非杯杓可取，必以神禹决水之法治之，故名禹功散。用黑牵牛头末四两，茴香一两炒，为末，每服一二钱，以生姜自然汁调下，当转下气也。⑬**阴水阳水**。黑牵牛头末三两，大黄末三两，陈米饭锅糕一两，为末，糊丸梧子大，每服五十丸，姜汤下。⑭**水肿尿涩**。牵牛末，每服方寸匕，以小便利为度。⑮**湿气中满，足胫微肿，小便不利，气急咳嗽**。黑牵牛末一两，厚朴制半两，为末，每服二钱，姜汤下，或临时水丸，每枣汤下三十丸。⑯**水气浮肿气促，坐卧不得**。用牵牛子二两，微抄捣末，以乌牛尿一升浸一宿，平旦入葱白一握，煎十余沸，空心分二服，水从小便中出。

⑰风毒脚气，捻之没指者。牵牛子捣末，蜜丸小豆大，每服五丸，生姜汤下，取小便利乃止，亦可吞之，其子黑色，正如栎子核。⑱疝气浮肿，常服自消。黑牵牛、白牵牛各半生半炒，取末、陈皮、青皮等分，为末，糊丸绿豆大，每服，三岁儿服二十丸，米汤下。⑲疝气耳聋，疝气攻肾，耳聋阴肿。牵牛末一钱，猪腰子半个，去膜薄切，掺入内，加少盐，湿纸包煨，空心服。⑳小儿雀目。牵牛子末，每以一钱用羊肝一片，同面作角子二个，炙熟食，米饮下。㉑风热赤眼。白牵牛末，以葱白煮研丸绿豆大，每服五丸，葱汤下，服讫睡半时。㉒面上风刺。黑牵牛酒浸三宿，为末，先以姜汁擦面，后用药涂之。㉓面上粉刺，子如米粉。黑牵牛末对入面脂药中，日日洗之。㉔面上雀斑。黑牵牛末，鸡子清调，夜敷日洗。㉕马脾风病。小儿急惊，肺胀喘满，胸高气急，肾缩鼻张，闷乱咳嗽，烦渴，痰潮声嘎，俗名马脾风，不急治，死在旦夕。白牵牛半生半炒、黑牵牛半生半炒、大黄煨、槟榔，各取末一钱，每用五分，蜜汤调下，痰盛加轻粉一字，名牛黄夺命散。㉖小儿夜啼。黑牵牛末一钱，水调，敷脐上，即止。㉗临月滑胎。牵牛子一两，赤土少许，研末，觉胎转痛时，白榆皮煎汤下一钱。㉘肠风泻血。牵牛五两，牙皂三两，水浸三日，去皂，以酒一升煮干，焙研末，蜜丸梧子大，每服七丸，空心酒下，日三服，下出黄物，不妨，病减后，日服五丸，米饮下。㉙一切痈疽发背，无名肿毒，年少气壮者。用黑、白牵牛各一合，布包捶碎，以好醋一碗，熬至八分，露一夜，次日五更温服，以大便出脓血为妙，名济世散。㉚湿热头痛。黑牵牛七粒，砂仁一粒，研末，井华水调汁，仰灌鼻中，待涎出即愈。㉛气滞腰痛。牵牛不拘多少，以新瓦烧赤，安于上，自然一半生一般熟，不得拨动，取末一两，入硫黄末二钱半，同研匀，分作三分，每分用白面三匙，水和捍开，切作棋子。五更初以水一盏煮熟，连汤温下，痛即已，未住，隔日再作，予常有此疾，每发一服，痛即止。

紫葳（凌霄）

【释名】凌霄、陵苕、陵时、女葳、芰华、武威、瞿陵、鬼目。

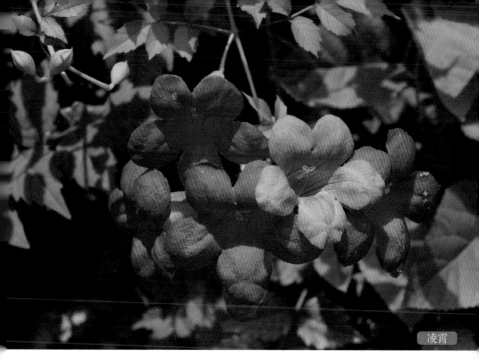

【气味】花：酸，微寒，无毒。

【主治】花：妇人产乳余疾，崩中，癥瘕血闭，寒热羸瘦，养胎。产后奔血不定，淋沥，主热风风痫，大小便不利，肠中结实。酒渣热毒风刺风，妇人血膈游风，崩中带下。

【附方】①**妇人血崩**。凌霄花为末，每酒服二钱，后服四物汤。②**粪后下血**。凌霄花浸酒频饮之。③**消渴饮水**。凌霄花一两，捣碎，水一盏半，煎一盏，分二服。④**久近风痫**。凌霄花或根叶为末，每服三钱，温酒下，服毕，解发不住手梳，口噙冷水，温则吐去，再噙再梳，至二十口乃止，如此四十九日绝根，百无所忌。⑤**通身风痒**。凌霄花为末，酒服一钱。⑥**大风疠疾**。用凌霄花五钱，地龙焙、僵蚕炒、全蝎炒，各七个，为末，每服二钱，温酒下，先以药汤浴过，服此出臭汗为效。加蝉蜕，五品各九个，作一服。⑦**鼻上酒渣**。用凌霄花、山栀子等分，为末，每茶服二数日除根。用凌霄花半两，硫黄一两，胡桃四个，腻粉一钱，研膏，生绢包揩。⑧**发歇不定，田野名悲羊疮**。用凌霄花并叶煎汤，日日洗之。⑨**妇人阴疮**。紫葳为末，用鲤鱼脑或胆调搽。⑩**耳卒聋闭**。凌霄叶，杵取自然汁，滴之。⑪**女经不行**。凌霄花为末，每服二钱，食前温酒下。

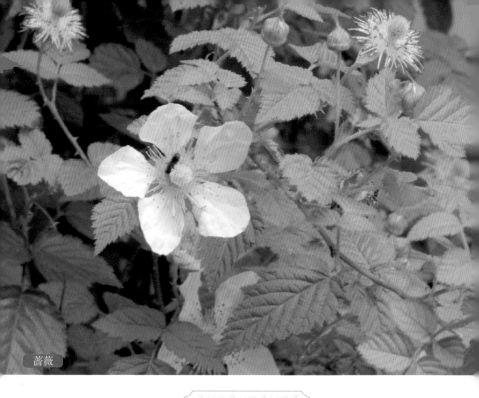

蔷薇

营实、蔷薇

【释名】 蔷蘼、山棘、牛棘、刺花。蔷薇子为营实。

【气味】 营实：酸，温，无毒。

【主治】 营实：痈疽恶疮，结肉跌筋，败疮热气，阴蚀不瘳，利关节。久服轻身益气，治上焦有热，好瞑。

【附方】 眼热昏暗。营实、枸杞子、地肤子各二两，为末，服三钱，温酒下。

月季花

【释名】 月月红、胜春、瘦客、斗雪红。

【气味】 甘，温，无毒。

【主治】 活血，消肿，傅毒。

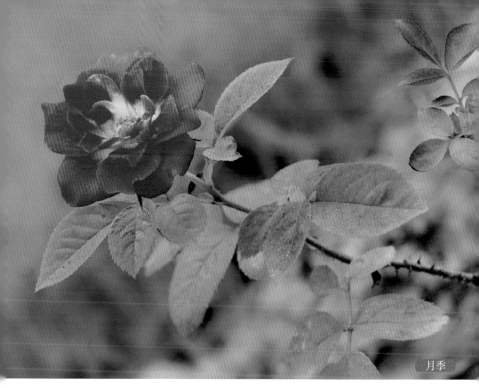

月季

【附方】瘰疬未破。用月季花头二钱，沉香五钱，芫花炒三钱，碎锉，入大鲫鱼腹中，就以鱼肠封固，酒、水各一盏，煮熟食之，即愈。鱼须安粪水内游死者方效，此是家传方，活人多矣。

栝 楼

【释名】果蠃、瓜蒌、天瓜、黄瓜、地楼、泽姑，根名白药、天花粉、瑞雪。

【气味】实：苦，寒，无毒。

【主治】实：胸痹，悦泽人面。润肺燥，降火，治咳嗽，涤痰结，利咽喉，止消渴，利大肠，消痈肿疮毒。子：炒用，补虚劳口干，润心肺，治吐血，肠风泻血，赤白痢，手面皱。

【附方】①痰咳不止。栝蒌仁一两，文蛤七分，为末，以姜汁澄浓脚，丸弹子大，噙之。②干咳无痰。熟栝蒌捣烂绞汁，入蜜等分，加白矾一钱，熬膏，频含咽汁。③咳嗽有痰。熟栝蒌十个，明矾二两，捣

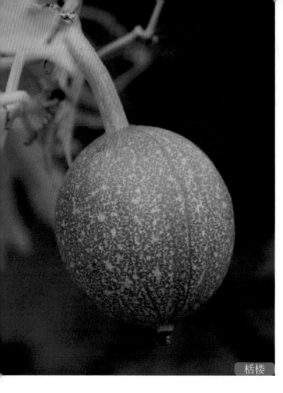

栝楼

和饼阴干，研末，糊丸梧子大，每姜汤下五七十丸。④痰喘气急。栝蒌二个，明矾一枣人，同烧存性，研末，以熟萝卜蘸食，药尽病除。⑤热咳不止。用浓茶汤一钟，蜜一钟，大熟栝蒌一个去皮，将瓤入茶蜜汤洗去子，以碗盛，于饭上蒸，至饭熟取出。时时挑三四匙咽之。⑥肺热痰咳，胸膈塞满。用栝蒌仁、半夏汤泡七次，焙研各一两，姜汁打面糊丸梧子大，每服五十丸，食后姜汤下。⑦肺痿咳血不止。用栝蒌五十个连瓤瓦焙，乌梅肉五十个焙，杏仁去皮尖炒二十一个，为末，每用一捻，以猪肺一片切薄，掺末入内炙熟，冷嚼咽之，日二服。⑧酒痰咳嗽，用此救肺。栝蒌仁、青黛等分，研末，姜汁蜜丸芡子大，每噙一丸。⑨饮酒发热。即上方研膏，日食数匙，一男子年二十病此，服之而愈。⑩饮酒痰澼，两胁胀满，时复呕吐，腹中如水声。栝蒌实去壳焙一两，神曲炒半两，为末，每服二钱，葱白汤下。⑪妇人夜热痰嗽，月经不调，形瘦者。用栝蒌仁一两，青黛、香附，童尿浸晒一两五钱，为末，蜜调，噙化之。⑫胸痹痰嗽，胸痛彻背，心腹痞满，气不得通，及治痰嗽。大瓜蒌去瓤，取子炒熟，和壳研末，面糊丸梧子大，每米饮下二三十丸，日二服。⑬胸中痹痛引背，喘息咳唾，短气，寸脉沉迟，关上紧数。用大栝蒌实一枚切，薤白半斤，以白酒七斤，煮二升，分再服，加半夏四两更善。⑭清痰利膈，治咳嗽。用肥大栝蒌洗取子切焙，半夏四十九个，汤洗十次，捶焙等分，为末，用洗栝蒌水并瓤同熬成膏，和丸梧子大，每姜汤下三五十丸，良。⑮中风喝斜。用栝蒌绞汁，和大麦面作饼，炙热熨之，正便止，勿令太过。⑯小便不通腹胀。用栝蒌焙研，每服二钱，热酒下，频服，以通为度。绍兴刘驻云：魏明州病此，御医用此方治之，得效。⑰消渴烦乱。黄栝蒌一个，酒一盏，洗去皮子，取瓤煎成膏，入白矾末一两，丸梧子大，每米饮下十丸。⑱燥渴肠秘。九月、十月熟实，取瓤拌干葛粉，银石器中慢火炒熟，为末，食后、夜卧各以沸汤点服二钱。⑲吐血不止。栝蒌泥固煅存性研三钱，糯米饮服，日再服。⑳肠风下血。栝蒌一个烧灰，赤小豆半两，为末，每空心酒服一钱。㉑久痢五色。大熟瓜蒌一个，煅存性，出火毒，为末，作一服，温酒服之。胡大卿一仆，患痢半年，杭州一道人传此而愈。㉒大肠脱肛。生栝楼捣汁，温服之，以猪肉汁洗手按之令暖，自入。㉓牙齿疼痛。瓜蒌皮、露蜂房烧灰擦牙，以乌桕根、荆柴根、葱根煎汤嗽之。㉔咽喉肿痛，语声不出。用栝蒌皮、白僵蚕炒、甘草炒各二钱半，为末，每服三钱半，姜汤下，或以绵裹半钱，含咽，一日二服，名发声散。㉕坚齿乌须。大栝蒌一个开顶，入青盐二两，杏仁去皮尖三七粒，原顶合扎定，蚯蚓泥和盐固济，炭火煅存性，研末，每日揩牙三次，令热，百日有验。如先有白须，拔去以药投之，即生黑者，其治口齿之功，未易具陈。㉖面黑令白。栝蒌瓤三两，杏仁一两，猪胰一具，同研如膏，每夜涂之，令人光润，冬月不皴。㉗胞衣不下。栝蒌实一个，取子细研，以酒与童子小便各半盏，煎七分，温服，无实，用根亦可。㉘乳汁不下。蒌子淘洗，控干炒香，瓦上拓令白色，为末，酒服一钱匕，合面卧，一夜流出。㉙乳痈初发。大熟栝蒌一枚熟捣，以白酒一斗，煮取四升，去滓，温服一升，日三服。㉚诸痈发背，初起微赤。栝蒌捣末，井华水服方寸匕。㉛风疮疥癞。生栝蒌一二个、打碎，酒浸一日夜，热饮。㉜热游丹肿。栝蒌子仁末二大两，酽醋调涂。㉝杨梅疮痘。小如指顶，遍身者，先服败毒散，后用此解皮肤风热，不过十服愈。用栝蒌皮为末，每服三钱，烧酒下，日三服。

王 瓜

【释名】土瓜、钩蒌、老鸦瓜、马瓟瓜、赤雹子、野甜瓜、师姑草、公公须。

【气味】根：苦，寒，无毒。

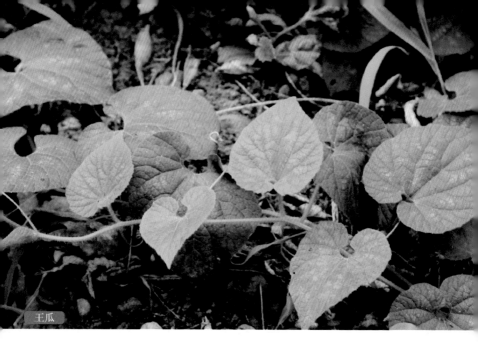

王瓜

【**主治**】根：消渴内痹，瘀血月闭，寒热酸疼，益气愈聋。疗诸邪气，热结鼠瘘，散痈肿留血，妇人带下不通，下乳汁，止小便数不禁，逐四肢骨节中水，治马骨刺人疮。天行热疾，酒黄病，壮热心烦闷，热劳，排脓，消扑损瘀血，破癥癖，落胎。主蛊毒，小儿闪癖，痞满痰疟。并取根及叶捣汁，少少服，当吐下。利大小便，治面黑面疮。

【**附方**】①黄疸变黑，医所不能治。用王瓜根汁，平旦温服一小升，午刻黄水当从小便出，不出再服。②小便如泔，乃肾虚也。用王瓜根一两，白石脂二两，菟丝子酒浸二两，桂心一两，牡蛎粉二两，为末，每服二钱，大麦粥饮下。③小便不通。王瓜根捣汁，入少水解之，筒吹入下部。④大便不通。上方吹入肛门内。二便不通，前后吹之，取通。⑤乳汁不下。王瓜根为末，酒服一钱，一日二服。⑥经水不利。带下，少腹满，或经一月再见者，王瓜根散主之。王瓜根、芍药、桂枝、䗪各三两，为末，酒服方寸匕，日三服。⑦一切漏疾。王瓜根捣傅之，燥则易。⑧中诸蛊毒。王瓜根大如指，长三寸，切，以酒半升，渍一宿，服当吐下。⑨面上痱瘰。王瓜根捣末，浆水和匀，入夜别以浆水洗面涂药，旦复洗之。百日光彩射人，夫妻不相识也，曾用有效。⑩耳聋灸法。王瓜根，削半寸塞耳内，以艾灸七壮，每旬一灸，愈乃止。

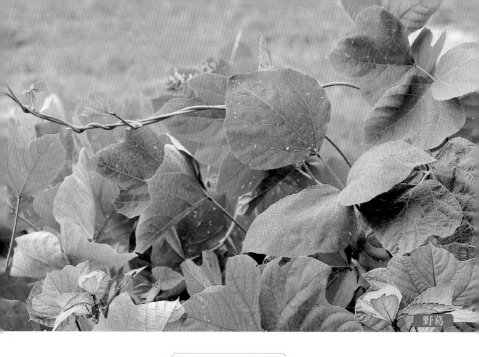

野葛

葛

【**释名**】鸡齐、鹿藿、黄斤。

【**气味**】根：甘、辛，平，无毒。

【**主治**】根：消渴，身大热，呕吐，诸痹，起阴气，解诸毒。疗伤寒中风头痛，解肌发表出汗，开腠理，疗金疮，止胁风痛。治天行上气呕逆，开胃下食，解酒毒。治胸膈烦热发狂，止血痢，通小肠，排脓破血。傅蛇虫啮，署毒箭伤。杀野葛、巴豆、百药毒。生者：堕胎。蒸食：消酒毒，可断谷不饥。作粉尤妙。作粉：止渴，利大小便，解酒，去烦热，压丹石，傅小儿热疮。捣汁饮：治小儿热痞。 猘狗伤，捣汁饮，并末傅之。散郁火。

【**附方**】①数种伤寒。庸人不能分别，今取一药兼治，天行时气，初觉头痛，内热脉洪者。葛根四两，水二升，入豉一升，煮取半升服，捣生根汁尤佳。②时气头痛壮热。生葛根洗净，捣汁一大盏，豉一合，煎六分，去滓分服，汗出即瘥，未汗再服，若心热，加栀子仁十枚。③伤寒头痛，二三日发热者。葛根五两，香豉一升，以童子小便八升，煎取二升，分三服，食葱豉粥取汗。④预防热病，急黄贼风。

葛粉二升，生地黄一升，香豉半升，为散，每食后米饮服方寸匕，日三服，有病五服。⑤辟瘴不染。生葛捣汁一小盏服，去热毒也。⑥烦躁热渴。葛粉四两，先以水浸粟米半升，一夜漉出，拌匀，煮粥食之。⑦干呕不息。葛根捣汁，服一升，瘥。⑧心热吐血不止。生葛捣汁半升，顿服，立瘥。⑨衄血不止。生葛根捣汁，服一小盏，三服即止。⑩热毒下血，因食热物发者。生葛根二斤，捣汁一升，入藕汁一升，和服。⑪伤筋出血。葛根，捣汁饮。干者，煎服。仍熬屑敷之。⑫肾腰疼痛。生葛根嚼之咽汁，取效乃止。⑬金创中风，痉强欲死。生葛根四大两，以水三升，煮取一升，去滓，分温四服，口噤者灌之。若干者，捣末调三指撮。仍以此及竹沥多服，取效。⑭服药过剂苦烦。生葛汁饮之，干者煎汁服。⑮酒醉不醒。生葛根汁，饮二升，便愈。⑯诸菜中毒，发狂烦闷。吐下欲死。葛根煮汁服。⑰解中鸩毒，气欲绝者。葛粉三合，水三盏，调服，口噤者灌之。

天门冬

【释名】 虋冬、颠勒、颠棘、天棘、万岁藤。

【气味】 根：苦，平，无毒。

【主治】 根：诸暴风湿偏痹，强骨髓，杀三虫，去伏尸。久服轻身益气延年，不饥。保定肺气，去寒热，养肌肤，利小便，冷而能补。肺气咳逆，喘息促急，肺痿生痈吐脓，除热，通肾气，止消渴，去热中风，治湿疥，宜久服。煮食之，令人肌体滑泽白净，除身上一切恶气不洁之疾。镇心，润五脏，补五劳七伤，吐血，治嗽消痰，去风热烦闷。主心病，嗌干心痛，渴而欲饮，痿蹶嗜卧，足下热而痛。润燥滋阴，清金降火。阳事不起，宜常服之。

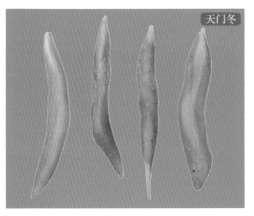

天门冬

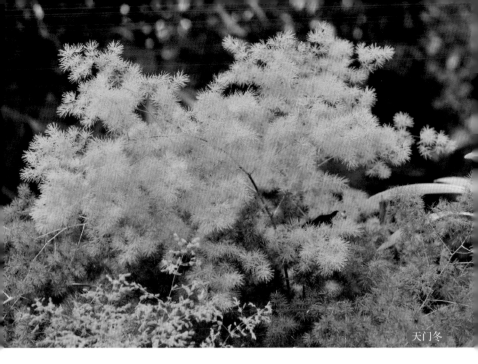
天门冬

【附方】①服食法。八九月采天门冬根，曝干为末，每服方寸匕，日三服。无问山中人间，久服补中益气，治虚劳绝伤，年老衰损，偏枯不随，风湿不仁，冷痹恶疮，痈疽癫疾；鼻柱败烂者，服之皮脱虫出；酿酒服，去癥瘕积聚，风痰颠狂，三虫伏尸，除湿痹，轻身益气，则香美，诸酒不及也，忌鲤鱼，每服方寸匕，名仙人粮。②辟谷不饥。天门冬二斤，熟地黄一斤，为末，炼蜜丸弹子大，每温酒化三丸，日三服。居山远行，辟谷良，服至十日，身轻目明；二十日，百病愈，颜色如花；三十日，发白更黑，齿落重生；五十日，行及奔马；百日，延年。又法：天门冬捣汁，微火煎取五斗，入白蜜一斗，胡麻（炒末）二升，合煎至可丸，即止火。下大豆黄末，和作饼，径三寸，浓半寸，一服一饼，一日三服，百日以上有益。又法：天门冬末一升，松脂末一升，蜡、蜜一升和煎，丸如梧子大，每日早、午、晚各服三十丸。③天门冬酒。补五脏，调六腑，令人无病。天门冬三十斤，去心捣碎，以水二石，煮汁一石，糯米一斗，细曲十斤，如常炊酿，酒熟，日饮三杯。④天门冬膏。去积聚风痰，补肺，疗咳嗽失血，润五脏，杀三虫伏尸，除瘟疫，轻身益气，令人不饥。以天门冬流水泡过，去皮心，捣烂取汁，砂锅文武炭火煮，勿令大沸，以十斤

273

为率，熬至三斤，却入蜜四两，熬至滴水不散，瓶盛埋土中一七，去火毒，每日早、晚白汤调服一匙，若动大便，以酒服之。⑤肺痿咳嗽，吐涎沫，心中温温，咽燥而不渴。生天门冬（捣汁）一斗，酒一斗，饴一升，紫菀四合，铜器煎至可丸，每服杏仁大一丸，日三服。⑥阴虚火动有痰，不堪用燥剂者。天门冬一斤，水浸洗去心，取肉十二两，石臼捣烂，五味子水洗去核，取肉四两，晒干，不见火，共捣丸梧子大，每服二十丸，茶下，日三服。⑦滋阴养血，温补下元。三才丸：用天门冬去心，生地黄二两，二味用柳甑箄，以酒洒之，九蒸九晒，待干称之，人参一两为末，蒸枣肉捣和，丸梧子大，每服三十丸，食前温酒下，日三服。⑧虚劳体痛。天门冬末，酒服方寸匕，日三，忌鲤鱼。⑨肺劳风热，止渴去喘。天门冬去皮心，煮食，或曝干为末，蜜丸服，尤佳。亦可洗面。⑩妇人骨蒸，烦热寝汗，口干引饮，气喘。天门冬十两，麦门冬八两并去心为末，以生地黄三斤，取汁熬膏，和丸梧子大，每服五十丸，以逍遥散去甘草，煎汤下。⑪风颠发作则吐，耳如蝉鸣，引胁牵痛。天门冬去心皮，曝捣为末，酒服方寸匕，日三服，久服良。⑫小肠偏坠。天门冬三钱，乌药五钱，以水煎服。⑬口疮连年。天门冬、麦门冬并去心、玄参等分，为末，炼蜜丸弹子大，每噙一丸，乃僧居寮所传方也。⑭诸般痈肿。新掘天门冬三五两，洗净，沙盆擂细，以好酒滤汁，顿服，未效，再服必愈。⑮面黑令白。天门冬曝干，同蜜捣作丸，日用洗面。

百 部

【释名】 婆妇草、野天门冬。

【气味】 根：甘，微温，无毒。

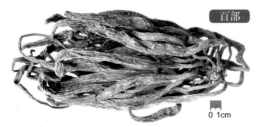

百部

0 1cm

【主治】 根：咳嗽上气。火炙酒渍饮之。治肺热，润肺。治传尸骨蒸劳，治疳，杀蛔虫、寸白、蛲虫，及一切树木蛀虫，烬之即死。杀虱及蝇蠓。火炙酒浸空腹饮，治疥癣，去虫蚕咬毒。

【附方】 ①暴咳嗽。用百部根渍酒，每温服一升，日三服；用百部、生姜各捣汁等分，煎服二合；用百部藤根捣自然汁，和蜜等分，沸汤煎膏噙咽。治卒咳不止：用百部根悬火上炙干，每含咽汁，勿令人知。②三十年嗽。百部根二十斤，捣取汁，煎如饴，服方寸匕，日三服，深师加蜜二斤，加饴一斤。③遍身黄肿。掘新鲜百条根，洗捣，罨脐上。以糯米饭半升，拌水酒半合，揉软盖在药上以帛包住，待一二日后，口内作酒气，则水从小便中出，肿自消也。

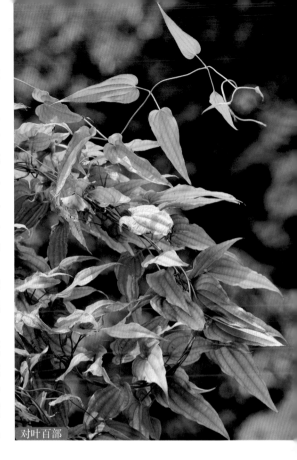

对叶百部

百条根，一名野天门冬，一名百奶，状如葱头，其苗叶柔细，一根下有百余个数。④百虫入耳。百部炒研，生油调一字于耳门上。⑤熏衣去虱。百部、秦艽，为末，入竹笼烧烟熏之，自落，亦可煮汤洗衣。

何首乌

【释名】 交藤、夜合、地精、陈知白、马肝石、桃柳藤、九真藤、赤葛、疮帚、红内消。

【气味】 根：苦、涩、微温，无毒。

【主治】 根：瘰疬，消痈肿，疗头面风疮，治五痔，止心痛，益血气，黑髭发，悦颜色。久服长筋骨，益精髓，延年不老。亦治妇人产后及

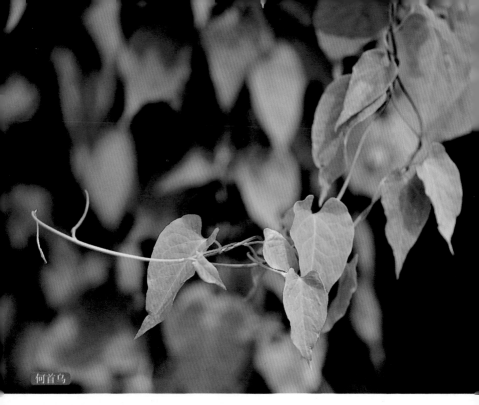

何首乌

带下诸疾。久服令人有子，治腹脏一切宿疾，冷气肠风。

【附方】①**七宝美髯丹**。乌须发，壮筋骨，固精气，续嗣延年。赤白何首乌各一斤，米泔水浸三四日，瓷片刮去皮，用淘净黑豆二升，以砂锅木甑，铺豆及首乌，重重铺盖蒸之，豆熟，取出去豆，曝干，换豆再蒸，如此九次，曝干为末；赤白茯苓各一斤去皮研末，以水淘去筋膜及浮者，取沉者捻块，以人乳十碗浸匀，晒干研末；牛膝八两去苗，酒浸一日，同何首乌第七次蒸之，至第九次止，晒干；当归八两酒浸晒，枸杞子八两酒浸晒，菟丝子八两酒浸生芽，研烂晒，补骨脂四两以黑脂麻炒香，并忌铁器，石臼为末，炼蜜和丸弹子大，一百五十丸，每日三丸，侵晨温酒下，午时姜汤下，卧时盐汤下。其余并丸梧子大，每日空心酒服一百丸，久服极验。忌见前。②**服食滋补**。何首乌丸：专壮筋骨，长精髓，补血气，久服黑须发，坚阳道，令人多子，轻身延年。月计不足，岁计有余：用何首乌三斤铜刀切片，干者以米泔水浸软切之，牛膝去苗一斤切，以黑豆一斗，淘净，用木甑铺豆一层，铺药一层，重重铺尽，瓦锅蒸至豆熟，取出去豆曝干，换豆又蒸，如此三次，为末，蒸枣肉，和丸梧子大，每服三五十丸，空心温酒下，忌见前。只用赤白何首乌各半斤，去粗皮阴干，石臼杵末。每旦无灰酒服二钱。用赤去皮，切片，用米泔水浸一宿，晒干，以壮妇男儿乳汁拌晒

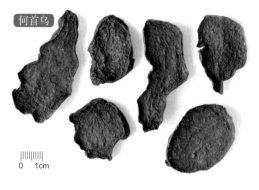

何首乌

0　1cm

三度，候干，木臼舂为末，以密云枣肉和杵，为丸如梧子大，每服二十丸，每十日加十丸，至百丸止，空心温酒、盐汤任下。一方不用人乳。笔峰《杂兴方》：用何首乌雌雄各半斤，分作四分：一分用当归汁浸，一分生地黄汁浸，一分旱莲汁浸，一分人乳浸。三日取出，各曝干，瓦焙，石臼为末，蒸枣肉，和丸梧子大，每服四十丸，空心百沸汤下，禁忌见前。③**骨软风疾，腰膝疼，行步不得，遍身瘙痒。**用何首乌大而有花纹者，同牛膝各一斤，以好酒一升，浸七宿，曝干，木臼杵末，枣肉和丸梧子大，每一服三五十丸，空心酒下。④**宽筋治损。**何首乌十斤，生黑豆半斤同煎熟，皂荚一斤烧存性，牵牛十两炒取头末，薄荷十两、木香、牛膝各五两，川乌头炮二两，为末，酒糊丸梧子大，每服三十丸，茶汤下。⑤**皮里作痛，不问何处。**用何首乌末，姜汁调成膏涂之，以帛裹住，火炙鞋底熨之。⑥**自汗不止。**何首乌末，津调，封脐中。⑦**肠风脏毒，下血不止。**何首乌二两，为末，食前米饮服二钱。⑧**破伤血出。**何首乌末，敷之，即止，神效。⑨**瘰疬结核，或破或不破，下至胸前者，皆治之。**用何首乌，取根洗净，日日生嚼，并取叶捣涂之，数服即止。其药久服，延年黑发，用之神效。⑩**痈疽毒疮。**何首乌建昌产者，良，不限多少，瓶中文武火熬煎，临熟入好无灰酒相等，再煎数沸，时时饮之。其滓焙研为末，酒煮面糊丸梧子大，空心温酒下三十丸，疾退宜常服之。⑪**大风疠疾。**何首乌大而有花纹者一斤，米泔浸一七，九蒸九晒，胡麻四两九蒸九晒，为末，每酒服二钱，日二。⑫**疥癣满身，不可治者。**何首乌、艾叶等分，水煎浓汤洗浴，甚能解痛，生肌肉。

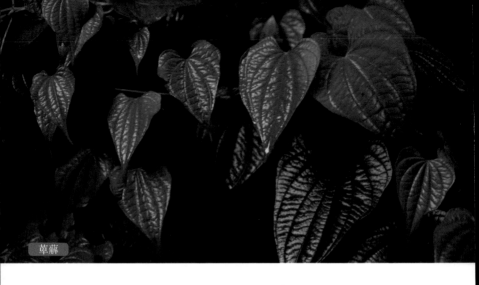
草薢

萆 薢

【释名】赤节、百枝、竹木、白菝葜。

【气味】根：苦，平，无毒。

【主治】根：主腰背痛强，骨节风寒湿周痹，恶疮不瘳，热气。伤中恚怒，阴痿失溺，老人五缓，关节老血。冷气瘙痹，腰脚瘫缓不遂，手足惊掣，男子臂腰痛，久冷，肾间有膀胱宿水。中风失音。补肝虚。治白浊茎中痛，痔瘘坏疮。

【附方】①腰脚痹软，行履不稳者。萆薢二十四分，杜仲八分，捣筛，每旦温酒服三钱匕，禁牛肉。②小便频数。川萆薢一斤，为末，酒糊丸梧子大，每盐酒下七十丸。③白浊频数，漩面如油，澄下如膏，乃真元不足，下焦虚寒。萆薢分清饮：用萆薢、石菖蒲、盆智仁、乌药等分，每服四钱，每服四钱，水一盏，入盐一捻，煎七分，食前温服，日一服，效乃止。④肠风痔漏。如圣散：用萆薢、贯众去土等分，为末，每服三钱，温酒空心服之。⑤头痛发汗。萆薢、旋覆花、虎头骨酥炙等分，为散，欲发时，以温酒服二钱，暖卧取汗，立瘥。

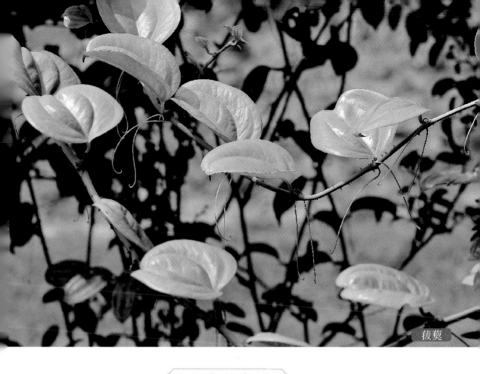

菝葜

菝 葜

【释名】 菝、金刚根、铁菱角、王瓜草。

【气味】 根：甘、酸、平、温，无毒。

【主治】 根：腰背寒痛，风痹，益血气，止小便利。治时疾瘟瘴。补肝经风虚。治消渴，血崩，下痢。

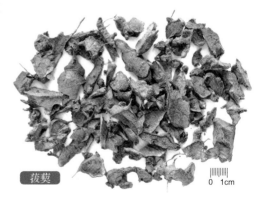

菝葜

0 1cm

【附方】 ①小便滑数。菝葜为末，每服三钱，温酒下，睡时。②沙石淋疾。用菝葜二两，为末，每米饮服二钱，后以地椒煎汤浴腰腹，须臾即通也。③消渴不止。菝葜，叹咀半两，水三盏，乌梅一个，煎一盏，温服。④下痢赤白。菝葜、蜡茶等分，为末，白梅肉捣丸芡子大，每服五七丸，小儿三丸，白痢甘草汤下，赤痢乌梅汤下。⑤风毒脚弱，痹满上气，田舍贫家用此最良。菝葜洗锉一斛，以水三斛渍曲去滓，取一斛渍饮，如常酿酒，任意日饮之。

土茯苓

【释名】土草薢、刺猪苓、山猪粪、草禹余粮、仙遗粮、冷饭团、硬饭、山地栗。

【气味】根：甘、淡，平，无毒。

【主治】根：食之当谷不饥，调中止泄，健行不睡。健脾胃，强筋骨，去风湿，利关节，止泄泻，治拘挛骨痛，恶疮痈肿。解汞粉、银朱毒。

【附方】①杨梅毒疮。用土茯苓四两，皂角子七个，水煎代茶饮，浅者二七，深者四七，见效。土茯苓一两，五加皮、皂角子、苦参各三钱，金银花一钱，用好酒煎，日一服。②小儿杨梅，疮起于口内，延及遍身。土茯苓末，乳汁调服，月余自愈。③骨挛痈漏。服轻粉致伤脾胃气血，筋骨疼痛，久而溃烂成痈，连年累月，至于终身成废疾者。土茯苓一两，有热加芩、连，气虚加四君子汤，血虚加四物汤

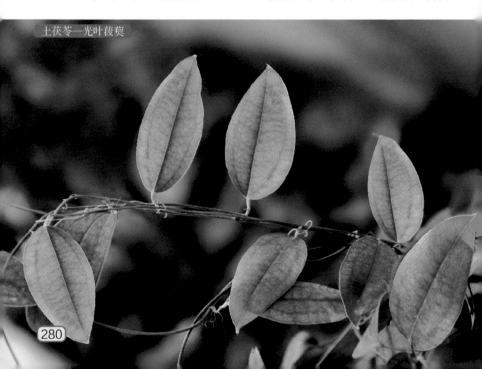

土茯苓—光叶菝葜

水煎代茶，月余即安。用土茯苓加四物汤一两，皂角子七个，川椒四十九粒，灯心七根，水煎日饮。④瘰疬溃烂。土茯苓切片或为末，水煎服或入粥内食之，须多食为妙，江西所出色白者良，忌铁器、发物。

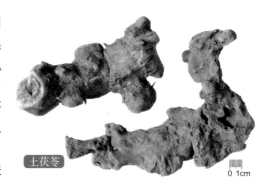

土茯苓

0 1cm

白敛（白蔹）

【**释名**】白草、白根、兔核、猫儿卵、昆仑。

【**气味**】根：苦，平，无毒。

【**主治**】根：痈肿疽疮，散结气，止痛除热，目中赤，小儿惊痫温疟，女子阴中肿痛，带下赤白。杀火毒。治发背病，面上疱疮，肠风痔

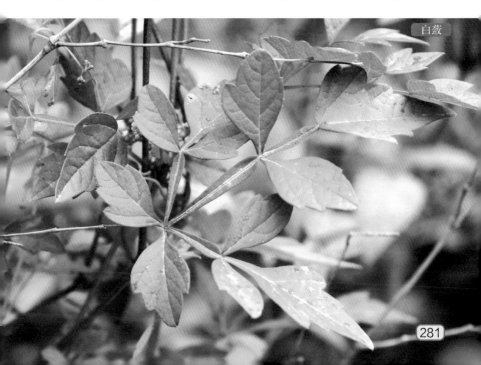

白蔹

漏，血痢，刀箭疮，扑损，生肌止痛。解狼毒毒。

【附方】①发背初起。水调白蔹末，涂之。②疔疮初起。方同上。③一切痈肿。权曰：白蔹、赤小豆、藜芦一分，为末，酒和贴之，日三上。④面鼻酒渣。白蔹、白石脂、杏仁各半两，为末，鸡子清调涂，旦洗。⑤面生粉刺。白蔹二分，杏仁半分，鸡屎白一分，为末，蜜和杂水拭面。⑥冻耳成疮。白蔹、黄柏等分，为末，生油调搽。⑦汤火灼伤。白蔹末敷之。⑧诸物哽咽。白蔹、白芷等分，为末，水服二钱。⑨铁刺诸哽，及竹木哽在咽中。白蔹、半夏（泡）等分，为末，酒服半钱，日二服。⑩刺在肉中。方同上。⑪风痹筋急肿痛，展转易常处。白蔹二分，熟附子一分，为末，每酒服半刀圭，日二服，以身中热行为候，十日便觉，忌猪肉、冷水。⑫诸疮不敛。白蔹、赤蔹、黄柏各三钱（炒研），轻粉一钱，为细末，先用葱白浆水洗净，敷之。

山豆根

【释名】解毒、黄结、中药。

【气味】甘，寒，无毒。

【主治】解诸药毒，止痛，消疮肿毒，发热咳嗽，治人及马急黄，杀小虫。含之咽汁，解咽喉肿毒，极妙。气腹胀，又下寸白诸虫。丸服，止下痢。磨汁服，止卒患热厥心腹痛，五种痔痛。研汁涂诸热肿秃疮，蛇狗蜘蛛伤。

【附方】①解中蛊毒。密取山豆根和水研，服少许，未定再服，已禁声者，亦愈。②五般急黄。山豆根末，水服二钱，若带蛊气，以酒下。③霍乱吐利。山豆根末，橘皮汤下三钱。④赤白下痢。山豆根末，蜜丸梧子大，每服二十丸，空腹白汤下，三服自止。⑤水蛊腹大有声，而皮色黑者。山豆根末，酒服二钱。⑥卒患腹痛。山豆根，水研半盏

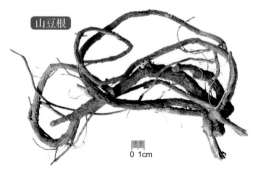

山豆根

0 1cm

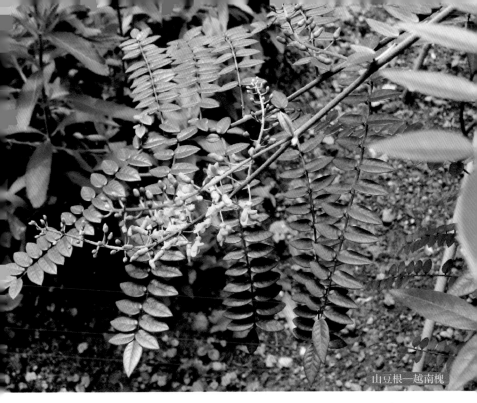

山豆根—越南槐

服，入口即定。⑦头风热痛。山豆根末，油调，涂两太阳。⑧头上白屑。山豆根末，浸油，日涂之。⑨牙龈肿痛。山豆根一片，含于痛所。⑩喉中发痈。山豆根，磨醋噙之，追涎即愈，势重不能言者，频以鸡翎扫入喉中，引涎出，就能言语。⑪麸豆诸疮，烦热甚者。水研山豆根汁，服少许。⑫疥癣虫疮。山豆根末，腊猪脂调涂。⑬喉风急证，牙关紧闭，水谷不下。山豆根、白药等分，水煎噙之，咽下，二三口即愈。

威灵仙

【气味】根：苦，温，无毒。

【主治】根：诸风，宣通五脏，去腹内冷滞，心膈痰水，久积癥瘕，痃癖气块，膀胱宿脓恶水，腰膝冷疼，疗折伤。久服无有温疫疟。推新旧积滞，消胸中痰唾，散皮肤大肠风邪。

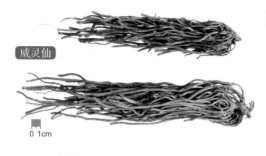

威灵仙

【附方】①脚气入腹，胀闷喘急。用威灵仙末，每服二钱，酒下，痛减一分，则药亦减一分。②腰脚诸痛。用威灵仙末，空心温酒服一钱，逐日以微利为度。用威灵仙一斤，洗干，好酒浸七日，为末，面糊丸梧子大，以浸药酒，每服二十丸。③肾脏风壅，腰膝沉重。威灵仙末，蜜丸梧子大，温酒服八十丸；平明微利恶物，如青脓胶，即是风毒积滞，如未利，夜再服一百丸，取下后，食粥补之，一月仍常服温补药，孙兆方名放杖丸。④筋骨毒痛。因患杨梅疮，服轻粉毒药，年久不愈者。威灵仙三斤，水酒十瓶，封煮一炷香，出火毒，逐日饮之，以愈为度。⑤破伤风病。威灵仙半两，独头蒜一个，香油一钱，同捣烂，热酒冲服，汗出即愈。⑥手足麻痹。时发疼痛，或打扑伤损，痛不可忍，或瘫痪等症。生川乌头、五灵脂各四两，为末，醋糊丸梧子大，每服七丸，用盐汤下，忌茶。⑦男妇气痛，不拘久近。威灵仙五两，生韭根二钱半，乌药五分，好酒一盏，鸡子一个，灰火煨一宿，五更视鸡子壳软为度，去渣温服，以干物压之，侧睡向块边，渣再煎，次日服，觉块刺痛，是其验也。⑧噎塞膈气。威灵仙一把，醋、蜜各半碗，煎五分，服之，吐出宿痰，愈。⑨停痰宿饮，喘咳呕逆，全不入食。威灵仙焙、

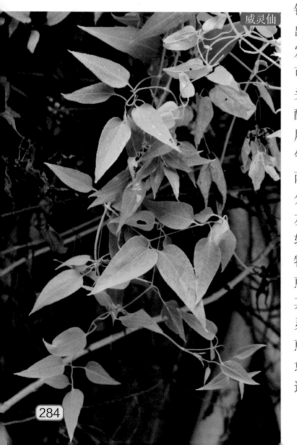

威灵仙

半夏姜汁浸焙，为末，用皂角水熬膏，丸绿豆大；每服七丸至十丸，姜汤下，一日三服，一月为验，忌茶、面。⑩腹中痞积。威灵仙、楮桃儿各一两，为末，每温酒服三钱，名化铁丸。⑪大肠冷积。威灵仙末，蜜丸梧子大，一更时，生姜汤下十丸至二十丸。⑫肠风泻血久者。威灵仙、鸡冠花各二两，米醋二升，煮干，炒为末，以鸡子白和作小饼，炙干再研，每服二钱，陈米饮下，日二服。⑬痔疮肿痛。威灵仙三两，水一斗，煎汤，先熏后洗，冷再温之。⑭诸骨哽咽。威灵仙一两二钱，砂仁一两，沙糖一盏，水二钟，煎一钟，温服。用威灵仙米醋浸二日，晒研末，醋糊丸梧子大，每服二三丸，半茶半汤下，如欲吐，以铜青末半匙，入油一二点，茶服，探吐。治鸡鹅骨哽：赤茎威灵仙五钱，井华水煎服，既软如绵吞下也，甚效。⑮**飞丝缠阴，肿痛欲断**。以威灵仙捣汁，浸洗，一人病此得效。⑯**痘疮黑陷**。铁脚威灵仙炒研一钱，脑子一分，温水调服，取下疮痂为效，意同百祥丸。

茜 草

【释名】蒨、茅蒐、茹藘、地血、染绯草、血见愁、风车草、过山龙、牛蔓。

【气味】根：苦，寒，无毒。

【主治】根：寒湿风痹，黄疸，补中。止血，内崩下血，膀胱不足，踒跌蛊毒。久服益精气，轻身。可以染绛。苗根：主痹及热中伤跌折。治六极伤心肺，吐血泻血。止鼻洪尿血，产后血运，月经不止，带下，扑损淤血，泄精，痔瘘疮疖排脓。酒煎服。通经脉，治骨节风痛，活血行血。

【附方】①吐血不定。茜根一两，捣末，每服二钱，水煎冷服，亦可水和二钱

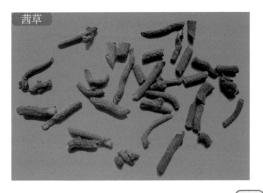

茜草

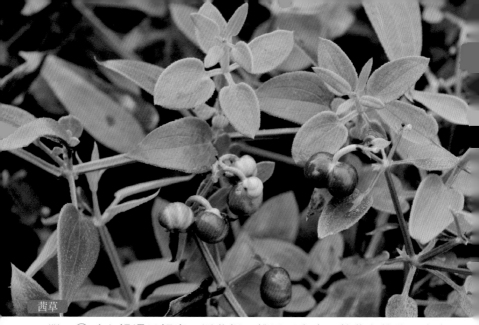

茜草

服。②吐血燥渴及解毒。用茜根、雄黑豆去皮、甘草炙等分，为末，井水丸弹子大，每温水化服一丸。③鼻血不止。茜根、艾叶各一两，乌梅肉二钱半，为末，炼蜜丸梧子大，每乌梅汤下五十丸。④五旬行径。妇人五十后，经水不止者，作败血论。用茜草一两，阿胶、侧柏叶炙黄芩各五钱，生地黄一两，小儿胎发一枚烧灰，分作六帖，每帖水一盏半，煎七分，入发灰服之。⑤心瘅心烦内热。茜根煮汁服。⑥解中蛊毒，吐下血如烂肝。茜草根、襄荷叶各三两，水四升，煮二升，服即愈。自当呼蛊主姓名也。⑦黑髭乌发。茜草一斤，生地黄三斤，取汁，以水五大碗，煎茜绞汁，将滓再煎三度，以汁同地黄汁，微火煎如膏，以瓶盛之。每日空心温酒服半匙，一月髭发如漆也。忌萝卜、五辛。⑧脱肛不收。茜根、石榴皮各一握，酒一盏，煎七分，温服。⑨预解疮疹。时行疮疹正发，服此则可无患。茜根煎汁，入少酒饮之。

防　己

【释名】解离、石解。

【气味】辛，平，无毒。

【主治】风寒温疟，热气诸痛，除邪，利大小便。疗水肿风肿，去膀胱热，伤寒寒热邪气，中风手脚挛急，通腠理，利九窍，止泄，散痈肿恶结，诸疥癣虫疮。治湿风，口眼㖞斜，手足拘痛，散留痰，肺气喘嗽。治中下湿热肿，泄脚气，行十二经。木防己：主治男子肢节中风，毒风不语，散结气痈肿，温疟风水肿，治膀胱。

【附方】①皮水胕肿，按之没指，不恶风，水气在皮肤中，四肢聂聂动者。防己茯苓汤主之。防己、黄芪、桂枝各三两，茯苓六两，甘草二两；每服一两，水一升，煎半升服，日二服。②风

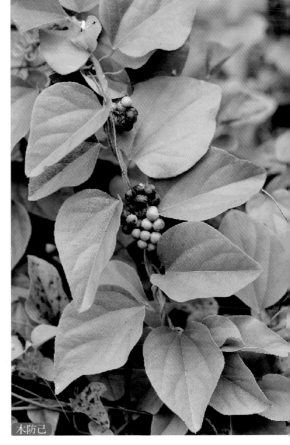

木防己

水恶风，汗出身重，脉浮。防己黄芪汤主之。防己一两，黄芪一两二钱半，白术七钱半，炙甘草半两，锉散，每服五钱，生姜四片，枣一枚，水一盏半，煎八分，温服，良久再服，腹痛加芍药。③风湿相搏，关节沉痛，微肿恶风。方同上。④小便淋涩。三物木防己汤：用木防己、防风、葵子各二两；咬咀；水五升，煮二升半，分三服。⑤膈间支饮。其人喘满，心下痞坚，面鳌黑，其脉沉紧，得之数十日，医吐下之不愈，木防己汤主之。虚者即愈，实者三日复发，复与之不愈，去石膏，加茯苓芒硝主之。用木防己三两，人参四两，桂枝二两，石膏鸡子大二十枚，水六升，煮二升，分温再服。⑥伤寒喘急。防己、人参等分，为末，桑白汤服二钱，不拘老小。⑦肺痿喘嗽。汉防己末二钱，浆水一盏，煎七分，细呷。⑧肺痿咯血多痰者。汉防己、葶苈等分，为末，糯米饮每服一钱。⑨鼻衄不止。生防己末，新汲水服二钱，仍以少许搐之。

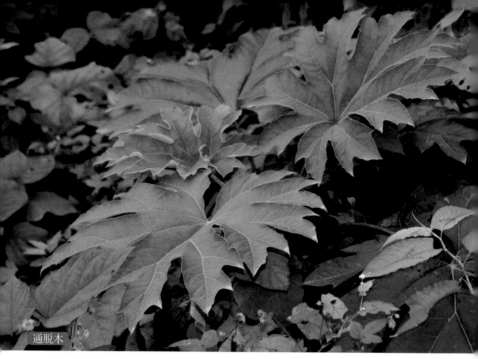

通脱木

⑩**霍乱吐利。**防己、白芷等分，为末，新汲水服二钱。⑪**目睛暴痛。**防己酒浸三次，为末，每一服二钱，温酒下。⑫**解雄黄毒。**防己煎汁服之。

通脱木

【释名】通草、活苋、离南。

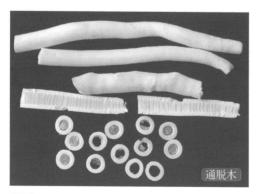

通脱木

【气味】甘、淡，寒，无毒。

【主治】利阴窍，治五淋，除水肿癃闭，泻肺。解诸毒虫痛。明目退热，下乳催生。

【附方】洗头风痛。新通脱木瓦上烧存性，研末二钱，热酒下，牙关紧者，斡口灌之。

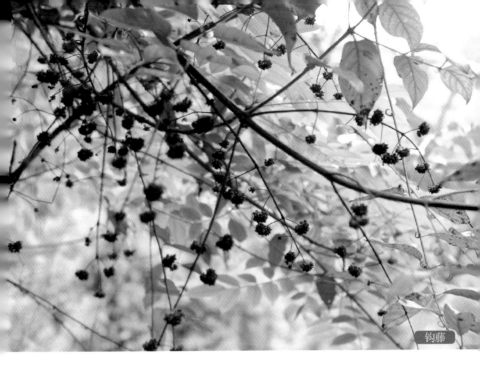

钩 藤

【气味】甘，微寒，无毒。

【主治】小儿寒热，十二惊痫。小儿惊啼，瘈疭热拥，客忤胎风。大人头旋目眩，平肝风，除心热，小儿内钓腹痛，发斑疹。

【附方】①小儿惊热。钓藤一两，消石半两，甘草炙一分，为散，每服半钱，温水服，日三服，名延龄散。②卒得痫疾。钓藤、

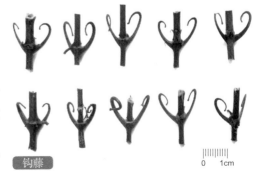

钩藤

|||||||||||
0   1cm

甘草炙各二钱，水五合，煎二合，每服枣许，日五、夜三度。③斑疹不快。钓藤钩子、紫草茸等分，为末，每服一字或半钱，温酒服。

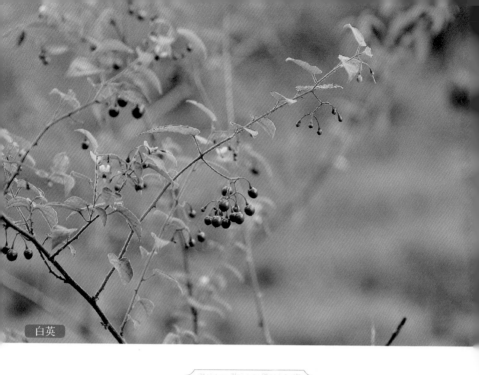

白英

白 英

【**释名**】毂菜、白草、白幕、排风、子名鬼目。

【**气味**】根苗：甘，寒，无毒。

【**主治**】根苗：寒热八疸，消渴，补中益气。久服轻身延年。叶：作羹饮，甚疗劳。烦热，风疹丹毒，瘴疟寒热，小儿结热，煮汁饮之。

乌蔹莓

【**释名**】五叶莓、茏草、拔、茏葛、赤葛、五爪龙、赤泼藤。

【**气味**】酸、苦，寒，无毒。

【**主治**】痈疖疮肿虫咬，捣根傅之。风毒热肿游丹，捣傅并饮汁。凉血解毒，利小便。根擂酒服，消疖肿，神效。

【**附方**】①**小便尿血**。五叶藤阴干为末，每服二钱，白汤下。②**喉痹肿痛**。五爪龙草、车前草、马兰菊各一握，捣汁，徐咽。③**项下热肿**，

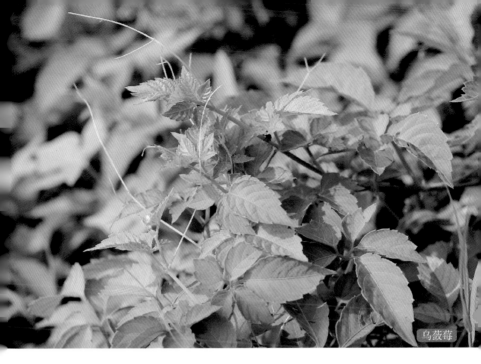

乌蔹莓

俗名虾蟆瘟。五叶藤捣，敷之。④一切肿毒，发背乳痈，便毒恶疮，初起者。并用五叶藤或根一握，生姜一块，捣烂，入好酒一碗绞汁，热服取汗，以渣傅之，即散。一用大蒜代姜，亦可。⑤跌扑损伤。五爪龙捣汁，和童尿、热酒服之，取汗。

葎 草

【释名】 勒草、葛勒蔓、来莓草。

【气味】 甘、苦，寒，无毒。

【主治】 勒草：主瘀血，止精溢盛气。葎草：主五淋，利小便，止水痢，除疟虚热渴。煮汁或生捣汁服。生汁一合服，治伤寒汗后虚热。疗膏淋，久痢，疥癞。润三焦，消五谷，益五脏，除九虫，辟温疫，傅蛇蝎伤。

【附方】 ①小便石淋。葎草掘出根，挽断，以杯于坎中承取汁，服一升，石当出，不出更服。②小便膏淋。葎草，捣生汁三升，酢二合，合和顿服，当尿下白汁。③尿血淋沥。同上。④产妇汗血，污衣赤

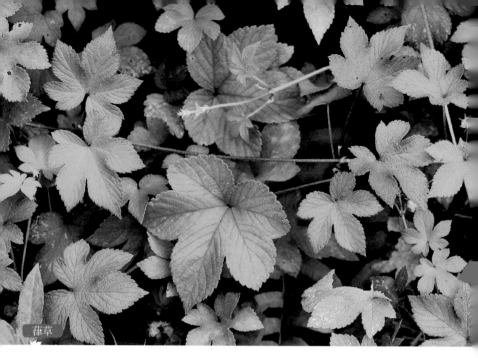

葎草

色。方同上。⑤久痢成疳。葎草蔓末，以管吹入肛门中，不过数次，如神。⑥新久疟疾。用葎草一握，去两头，秋冬用干者，恒山末等分，以淡浆水二大盏，浸药，星月下露一宿，五更煎一盏，分二服，当吐痰愈。⑦遍体癞疮。葎草一担，以水二石，煮取一石，渍之，不过三作愈。⑧乌癞风疮。葎草三秤切洗，益母草一秤切，以水二石五斗，煮取一石五斗，去滓入瓮中，浸浴一时方出，坐密室中，又暖汤浴一时，乃出，暖卧取汗，勿令见风。明日又浴，如浴时瘙痒不可忍，切勿搔动，少顷渐定，后隔三日一作，以愈为度。

络 石

【释名】 石鲮、石龙藤、悬石、耐冬、云花、云英、云丹、石血、云珠。

【气味】 茎叶：苦，温，无毒。

【主治】 茎叶：风热死肌痈伤，口干舌焦，痈肿不消，喉舌肿闭，水浆不下。大惊入腹，除邪气，养肾，主腰髋痛，坚筋骨，利关节。久服轻身明目，润泽好颜色，不老延年。通神。主一切风，变白宜老。

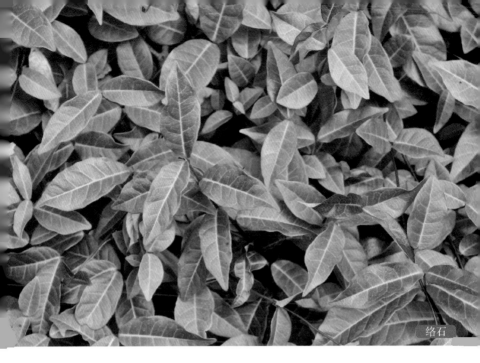

络石

蝮蛇疮毒，心闷，服汁并洗之。刀斧伤疮，傅之立瘥。

【附方】①小便白浊。用络石、人参、茯苓各二两、龙骨煅一两，为末，每服二钱，空心米饮下，日二服。②喉痹肿塞，喘息不通。须臾欲绝，神验。用络石草一两，水一升，煎一大盏，细细呷之，少顷即通。③痈疽焮痛，止痛。灵宝散：用鬼系腰生竹篱阴湿石岸间，络石而生者好，络木者无用。其藤柔细，两叶相对，形生三角，用茎叶一两洗晒，勿见火，皂荚刺一两新瓦炒黄，甘草节半两，大栝蒌一个取仁炒香，乳香、没药各三钱，每服二钱，水一盏，酒半盏，慢火煎至一盏，温服。

忍 冬

【释名】金银藤、鸳鸯藤、鹭鸶藤、老翁须、左缠藤、金钗股、通灵草、蜜桶藤。

【气味】甘，温，无毒。

【主治】寒热身肿。久服轻身长年益寿。治腹胀满，能止气下澼。热

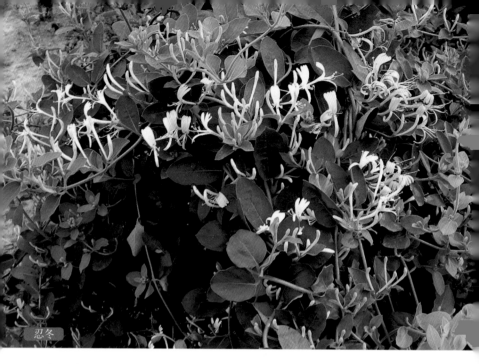
忍冬

毒血痢水痢，浓煎服。治飞尸遁尸，风尸沉尸，尸注鬼击，一切风湿气，及诸肿毒。痈疽疥癣，杨梅诸恶疮，散热解毒。

【附方】 ①**忍冬酒**。治痈疽发背，不问发在何处，发眉发颐，或头或项，或背或腰，或胁或乳，或手足，皆有奇效。乡落之间，僻陋之所，贫乏之中，药材难得，但虔心服之，俟其疽破，仍以神异膏贴之，其效甚妙。用忍冬藤生取一把，以叶入砂盆研烂，入生饼子酒少许，稀稠得所，涂于四围，中留一口泄气，其藤只用五两，木槌槌损，不可犯铁，大甘草节（生用）一两，同入沙瓶内，以水二碗，文武火慢煎至一碗，入无灰好酒一大碗，再煎十数沸，去滓分为三服，一日一夜吃尽。病势重者，一日二剂，服至大小肠通利，则药力到。沈内翰云：如无生者，只用干者，然力终不及生者效速。②**一切肿毒，不问已溃未溃，或初起发热**。用忍冬，采花连茎叶自然汁半碗，煎八分，服之，以滓敷上。败毒托里，散气和血，其功独胜。③**敷肿拔毒**。金银藤大者，烧存性、叶焙干为末各三钱，大黄焙为末四钱。凡肿毒初发，以水酒调搽四围，留心泄气。④**痈疽托里**。治痈疽发背，肠痈奶痈，无名肿毒，焮痛寒热，状类伤寒，不问老幼虚实服之，未成者内消，已成者即溃。忍冬叶、黄芪各五两，当归一两，甘草八钱，为细末，每服二钱，酒一盏半，煎一盏，随病上下服，日再服，以渣敷之。⑤恶疮不愈。忍冬一把（捣烂），入雄黄五分，水二升，瓦罐煎之，以纸封七重，穿一孔，待气出，以孔对疮熏之三时久，大出黄水后，用生肌药取效。⑥疮久成漏。忍冬草浸酒，日日常饮之。⑦热毒血痢。忍冬藤浓煎饮。⑧脚气作痛，筋骨引痛。忍冬为末，每服二钱，热酒调下。⑨中野菌毒。急采忍冬啖之，即今忍冬草也。⑩口舌生疮。赤梗忍冬、高脚地铜盘、马蹄香等分，以酒捣汁，鸡毛刷上，取涎出即愈。⑪忍冬膏，治诸般肿痛，金刃伤疮恶疮。用忍冬四两，吸铁石三钱，香油一斤，熬枯去滓，入黄丹八两，待熬至滴水不散，如常摊用。

清风藤

【**释名**】青藤、寻风藤。

【**主治**】风疾。治风湿流注，历节鹤膝，麻痹瘙痒，损伤疮肿。入酒药中用。

【**附方**】①风湿痹痛。青藤根三两，防己一两，哎咀。入酒一瓶煮饮。

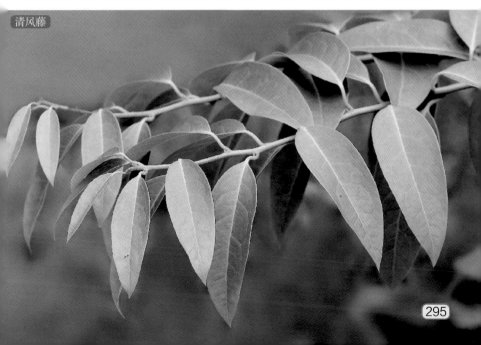
清风藤

②**一切诸风**，青藤膏。用青藤，出太平荻港上者，二三月采之，不拘多少，入釜内，微火熬七日夜成膏，收入瓷器内。用时先备梳三五把，量人虚实，以酒服一茶匙毕，将患人身上拍一掌，其后遍身发痒，不可当，急以梳梳之。要痒止，即饮冷水一口便解，风病皆愈也。避风数日良。

千里及（千里光）

【释名】 千里光、风延母

【气味】 苦，平，有小毒。

【主治】 天下疫气结黄，瘴疟蛊毒，煮汁服，取吐下。亦捣敷蛇犬咬。同甘草煮汁饮，退热明目，不入众药。同小青煎服，治赤痢腹痛。

【附方】 烂弦风眼。千里光草，以笋壳叶包煨熟，捻汁滴入目中。

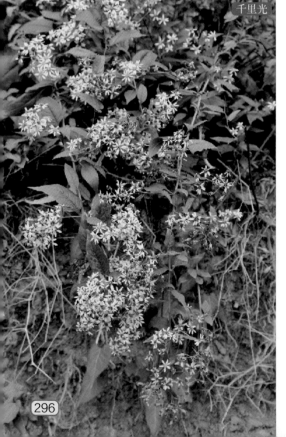
千里光

第六卷　水草类

泽　泻

【**释名**】水泻、鹄泻、及泻、蕍、芒芋、禹孙。

【**气味**】根：甘，寒，无毒。

【**主治**】根：风寒湿痹，乳难，养五脏，益气力，肥健，消水。久服，耳目聪明，不饥延年，轻身面生光，能行水上。补虚损五劳，除五脏痞满，起阴气，止泄精消渴淋沥，逐膀胱三焦停水。主肾虚精自出，治五淋，利膀胱热，宣通水道。主头旋耳虚鸣，筋骨挛缩，通小肠，止尿血，主难产，补女人血海，令人有子。入肾经，去旧水，养新

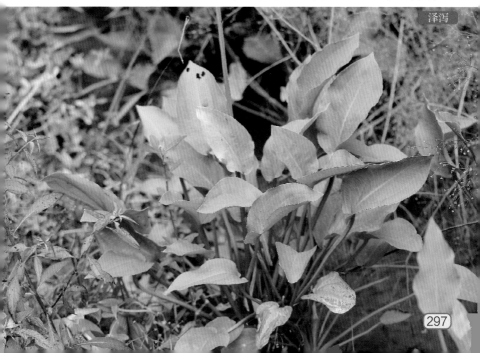

泽泻

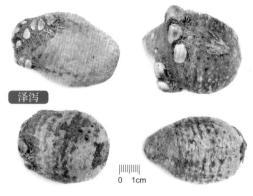

泽泻

|||||||||||
0　1cm

水，利小便，消肿胀，渗泄止渴。去�!中留垢，心下水痞。渗湿热，行痰饮，止呕吐泻痢，疝痛脚气。

【附方】①疟后怪症。口鼻中气出，盘旋不散，凝如黑盖色，过十日渐至肩胸，与肉相连，坚胜金石，无由饮食，煎泽泻汤，日饮三盏，连服五日愈。②水湿肿胀。白术、泽泻各一两，为末，或为丸，每服三钱，茯苓汤下。③冒暑霍乱。小便不利，头运引饮。三白散：用泽泻、白术、白茯苓各三钱，水一盏，姜五片，灯心十茎，煎八分，温服。④支饮苦冒。仲景泽泻汤：用泽泻五两，白术二两，水二升，煮一升，分二服。《深师方》：先以水二升煮二物，取一升，又以水一升，煮泽泻取五合，合此二汁分再服。病甚欲眩者，服之必瘥。⑤肾脏风疮。泽泻，皂荚水煮烂，焙研，炼蜜丸如梧子大，空心温酒下十五丸至二十丸。

羊　蹄

【释名】蓄、秃菜、败毒菜、牛舌菜、羊蹄大黄、鬼目、东方宿、连虫陆、水黄芹，子名金荞麦。

【气味】根：苦，寒，无毒。

【主治】根：头秃疥瘙，除热，女子阴蚀。浸淫疽痔，杀虫。疗蛊毒。治癣，杀一切虫。醋磨，贴肿毒。捣汁二三匙，入水半盏煎之，空腹温服，治产后风秘，殊验。

【附方】①大便卒结。羊蹄根一两，水一大盏，煎六分，温服。②肠风下血。羊蹄根洗切，用连皮老姜各半盏，同炒赤，以无灰酒淬之，碗盖少顷，去滓，任意饮。③喉痹不语。羊蹄独根者，勿见风日及妇人、鸡、犬，以三年醋研如泥，生布拭喉外令赤，涂之。④面上紫块如钱大，或满面俱有。野羊蹄四两取汁，穿山甲十片烧存性，川椒末五钱，生姜四两取汁和研，生绢包擦。如干，入醋润湿。数次如初，累效。⑤疠疡风驳。羊蹄草根，于生铁上磨好醋，旋旋刮涂。入硫黄少许，更妙。日日用之。⑥汗斑癜风。羊蹄根二两，独科扫帚头一两，枯矾五钱，轻粉一钱，生姜半两，同杵如泥。以汤澡浴，用手抓患处起粗皮。以布包药，着力擦之。暖卧取汗，即愈也。乃盐山刘氏方，比用硫黄者更妙。⑦头风白屑。羊蹄草根曝干杵末，同羊胆汁涂之，永除。⑧头上白秃。独根羊蹄，勿见妇女、鸡、

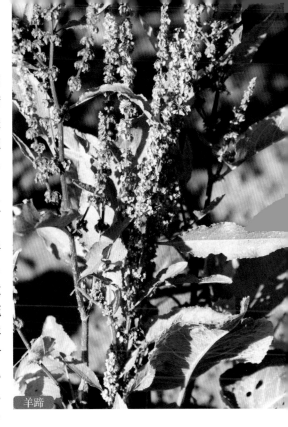

羊蹄

犬、风日，以陈醋研如泥，生布擦赤敷之，日一次。⑨癣久不瘥。《简要济众方》：用羊蹄根杵绞汁，入轻粉少许，和如膏，涂之。三五次即愈。《永类方》：治癣经年者。败毒菜根独生者，即羊蹄根，捣三钱，入川百药煎二钱，白梅肉擂匀，以井华水一盏，滤汁澄清。天明空心服之。不宜食热物。其滓抓破擦之。三次即愈。《千金方》：治细癣。用羊蹄根五升，桑柴灰汁煮四、五沸，取汁洗之。仍以羊蹄汁和矾末涂之。⑩疥瘤湿癣浸淫日广，痒不可忍，愈后复发，出黄水。羊蹄根捣，和大醋，洗净涂上。⑪疥疮有虫。羊蹄根捣，和猪脂，入盐少许，日涂之。

菖 蒲

【释名】昌阳、尧韭、水剑草。

【气味】根：辛，温，无毒。

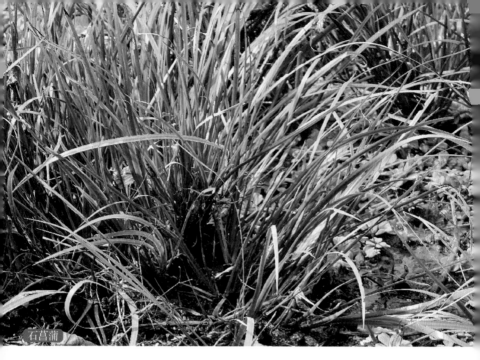

石菖蒲

【主治】根：风寒湿痹，咳逆上气，开心孔，补五脏，通九窍，明耳目，出音声。主耳聋痈疮，温肠胃，止小便利。久服轻身，不忘不迷惑，延年。益心智，高志不老。四肢湿痹，不得屈伸，小儿温疟，身积热不解，可作浴汤。治耳鸣头风泪下，鬼气，杀诸虫，恶疮疥瘙。除风下气，丈夫水脏，女人血海冷败，多忘，除烦闷，止心腹痛，霍乱转筋，及耳痛者，作末炒，乘热裹罯，甚验。心积伏梁。治中恶卒死，客忤癫痫，下血崩中，安胎漏，散痈肿。捣汁服，解巴豆、大戟毒。

【附方】①服食法。甲子日，取菖蒲一寸九节者，阴干百日，为末，每酒服方寸匕，日三服。久服耳。②健忘益智。七月七日，取菖蒲为末，酒服方寸匕，饮酒不醉，好事者服而验之。久服聪明。③三十六风有不治者，服之悉效。菖蒲，薄切日干三斤，盛以绢袋，玄水一斛，即清酒也，悬浸之，密封一百日，视之如菜绿色，以一斗熟黍米纳中，封十四日，取出日饮。④癫痫风疾。九节菖蒲不闻鸡犬声者，去毛，木臼捣末。以黑猳猪心一个批开，砂罐煮汤。调服三钱，日一服。⑤尸厥魇死。尸厥之病，卒死脉犹动，听其耳中如微语声，股间暖者，是也。魇死之病，卧忽不寤。勿以火照，但痛啮其踵及足拇趾

甲际，唾其面即苏。仍以菖
蒲末吹鼻中，桂末纳舌下，
并以菖蒲根汁灌之。⑥卒中
客忤。菖蒲生根捣汁灌之，
立瘥。⑦除一切恶。端午日，
切菖蒲渍酒饮之，或加雄黄
少许。⑧喉痹肿痛。菖蒲根

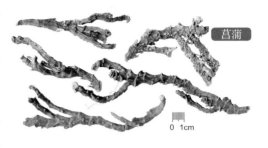

菖蒲

0 1cm

嚼汁，烧铁秤锤淬酒一杯，饮之。⑨霍乱胀痛。生菖蒲锉四两，水和
捣汁，分温四服。⑩诸积鼓胀，食积、气积、血积之类。石菖蒲八两
锉，斑蝥四两去翅足，同炒黄，去斑蝥不用。以布袋盛，拽去蝥末，
为末，醋糊丸梧子大。每服三五十丸，温白汤下。治肿胀尤妙。或入
香附末二钱。⑪肺损吐血。九节菖蒲末、白面等分。每服三钱，新
汲水下，一日一服。⑫解一切毒。石菖蒲、白矾等分，为末，新汲水
下。⑬赤白带下。石菖蒲、破故纸等分，炒为末，每服二钱，更以菖
蒲浸酒调服，日一。⑭耳卒聋闭。菖蒲根一寸，巴豆一粒去心，同捣
作七丸。绵裹一丸，塞耳，日一换。一方不用巴豆，用蓖麻仁。⑮病
后耳聋。生菖蒲汁，滴之。⑯蚤虱入耳。菖蒲末炒热，袋盛，枕之即
愈。⑰诸般赤眼，攀睛云翳。菖蒲擂自然汁，文武火熬作膏，日点之
效。⑱眼睑挑针。独生菖蒲根，同盐研敷。⑲飞丝入目。石菖蒲捶
碎。左目塞右鼻，右目塞左鼻。百发百中。⑳头疮不瘥。菖蒲末，油
调敷之，日三、夜二次。㉑痈疽发背。生菖蒲，捣贴之。疮干者，为
末，水调涂之。㉒露岐便毒。生菖蒲根捣敷之。㉓热毒湿疮。有人
遍身生疮，痛而不痒，手足尤甚，粘着衣被，晓夕不得睡。有人教以
菖蒲三斗，日干为末，布席上卧之，仍以衣被覆之。既不粘衣，又复
得睡，不五七日，其疮如失。后以治人，应手神验。㉔风癣有虫。菖
蒲末五斤，以酒三升渍，釜中蒸之，使味出。先绝酒一日，每服一升
或半升。㉕阴汗湿痒。石菖蒲、蛇床子等分，为末，日搽二三次。

香蒲、蒲黄

【释名】 甘蒲、醮石，花上黄粉名蒲黄。

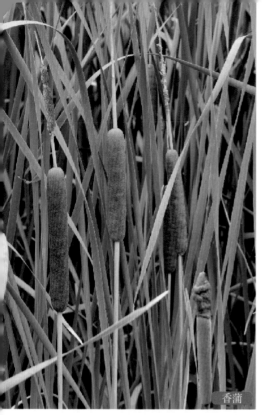

香蒲

【气味】根：甘，平，无毒。

【主治】根：五脏心下邪气，口中烂臭，坚齿明目聪耳。久服轻身耐老。去热燥，利小便。生啖，止消渴。补中益气，和血脉。捣汁服，治妊妇劳热烦躁，胎动下血。

【附方】①妒乳乳痈。蒲黄草根捣封之，并煎汁饮及食之。②热毒下痢。蒲根二两，粟米二合，水煎服，日二次。

菰

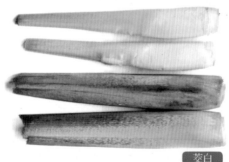

茭白

【释名】茭草、蒋草，菰笋又名茭笋、茭白、菰菜。

【气味】菰笋：甘，冷，滑，无毒。

【主治】菰笋：利五脏邪气，酒皶面赤，白癞疠疡，目赤。热毒风气，卒心痛，可盐、醋煮食之。去烦热，止渴，除目黄，利大小便，止热痢。杂鲫鱼为羹食，开胃口，解酒毒，压丹石毒发。

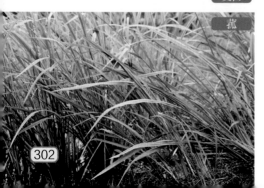

菰

水 萍

【释名】水花、水白、水苏。

【气味】辛，寒，无毒。

【主治】暴热身痒，下水气，胜酒，长须发，止消渴。久服轻身下气。以沐浴，生毛发。治热毒、风热、热狂，熁肿毒、汤火伤、风疹。捣汁服，主水肿，利小便。为末，酒服方寸匕，治人中毒。为膏，敷面。主风湿麻痹，脚气，打扑伤损，目赤翳膜，口舌生疮，吐血衄血，癜风丹毒。

【附方】①夹惊伤寒。水萍一钱，犀角屑半钱，钓藤钩三七个，为末，每服半钱，蜜水调下，连进三服，出汗为度。②消渴饮水，日至一石者。水萍捣汁服之。又方：用干水萍、栝蒌根等分，为末，人乳汁和丸梧子大。空腹饮服二十丸。三年者，数日愈。③小便不利，膀胱水气流滞。水萍日干为末，饮服方寸匕，日二服。④气洪肿，小便不利。水萍日干为末，每服方寸匕，白汤下，日二服。⑤霍乱心烦。芦根（炙）一两半，水萍（焙）、人参、枇杷叶（炙）各一两。每服五钱，入薤白四寸，酒煎温服。⑥吐血不止。水萍（焙）半两，黄（炙）二钱半，为末，每服一钱，姜、蜜水调下。⑦鼻衄不止。水萍末，吹之。⑧中水毒病，手足指冷至膝肘，即是。以水萍日干为末，饮服方寸匕良。⑨大肠脱肛。水圣散：用水萍为末，干贴之。⑩身上虚痒。水萍末一钱，以黄芩一钱同四物汤煎汤调下。⑪风热瘾疹。水萍（蒸过焙干），牛蒡子（酒煮晒干炒）各一两，为末，每薄荷汤服一二钱。

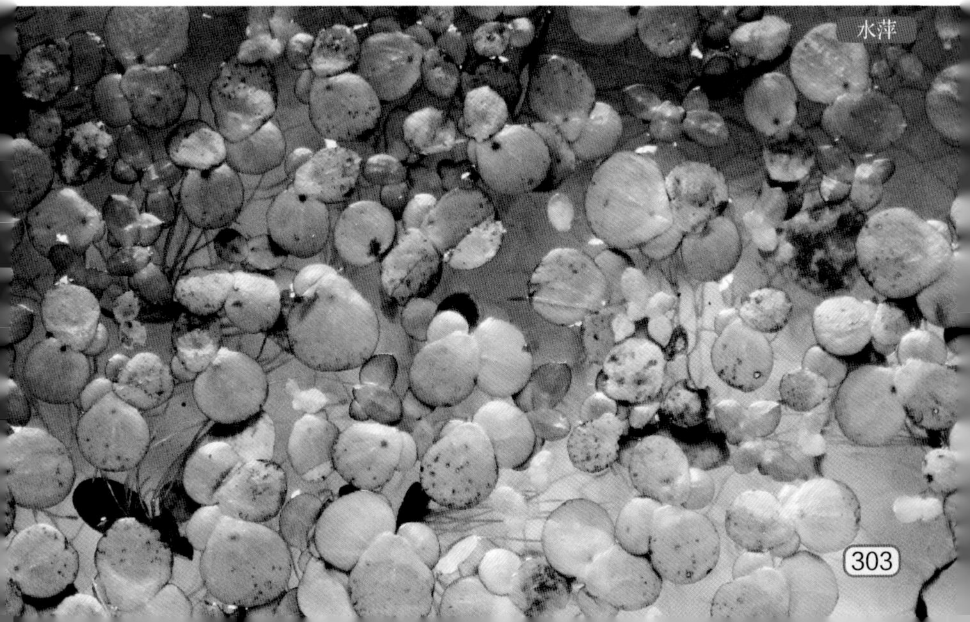
水萍

风热丹毒：浮萍捣汁，遍涂之。⑫ **汗斑癜风**。端午日收水萍晒干。每以四两煎水浴，并以萍擦之。或入汉防己二钱亦可。⑬ **少年面疱**。《圣惠方》：用浮萍日按盦之，并饮汁少许。《普济方》：用水萍四两，防己一两，煎浓汁洗之。仍以萍于斑點上热擦，日三五次。物虽微末，其功甚大，不可小看。⑭ **粉滓面點**。沟渠小萍为末，日敷之。⑮ **大风疠疾**。水萍草三月采，淘三五次，窨三五日，焙为末，不得见日。每服三钱，食前温酒下。常持观音圣号。忌猪、鱼、鸡、蒜。又方：七月七日，取紫背浮萍日干为末半升，入好消风散五两。每服五钱，水煎频饮，仍以煎汤洗浴之。⑯ **瘢疮入目**。水萍阴干为末，以生羊子肝半个，同水半盏煮熟，捣烂绞汁，调末服。甚者，不过一服，已伤者，十服见效。⑰ **弩肉攀睛**。水萍少许，研烂，入片脑少许，贴眼上效。⑱ **毒肿初起**。水萍捣敷之。发背初起，肿焮赤热，水萍捣和鸡子清贴之。⑲ **杨梅疮癣**。水萍煎汁，浸洗半日。数日一作。⑳ **烧烟去蚊**。五月取水萍阴干用之。

荇 菜

【**释名**】凫葵、水葵、水镜草、屠子菜、金莲子。

【**气味**】甘，冷，无毒。

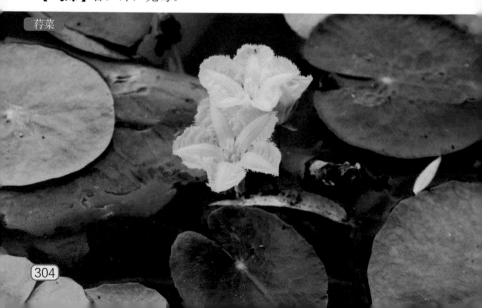
荇菜

【主治】消渴，去热淋，利小便。捣汁服，疗寒热。捣敷诸肿毒，火丹游肿。

【附方】①一切痈疽及疮疖。用荇丝菜或根，马蹄草茎或子（即莼也），各取半碗，同苎麻根五寸去皮，以石器捣烂，敷毒四围。春夏秋日换四、五次，冬换二三次，换时以荠水洗之，甚效。②谷道生疮。荇叶捣烂，绵裹纳之下部，日三次。③毒蛇螫伤，牙入肉中，痛不可堪者。勿令人知，私以荇叶覆其上穿，以物包之，一时折牙自出也。

海　藻

【释名】藫、落首、海萝。

【气味】苦、咸，寒，无毒。

【主治】瘿瘤结气，散颈下硬核痛，痈肿癥瘕坚气，腹中上下雷鸣，下十二水肿。疗皮间积聚暴，瘤气结热，利小便。辟百邪鬼魅，治气急心下满，气下坠，疼痛卵肿，去腹中幽幽作声。治奔豚气脚气，水气浮肿，宿食不消，五膈痰壅。

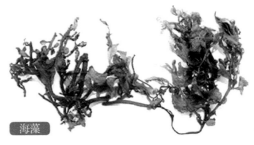
海藻

【附方】①海藻酒，治瘿气。用海藻一斤，绢袋盛之，以清酒二升浸之，春夏二日，秋冬三日。每服两合，日三。酒尽再作。其滓曝干为末，每服方寸匕，日三服。不过两剂即瘥。②瘿气初起。海藻一两，黄连二两，为末，时时舐咽。先断一切浓味。③项下瘰疬，如梅李状。宜连服前方海藻酒消之。④蛇盘瘰疬，头项交接者。海藻菜（以荞面炒过），白僵蚕（炒）等分为末，以白梅泡汤和丸。

海　带

【气味】咸，寒，无毒。

【主治】催生，治妇人病，及疗风下水。治水病瘿瘤，功同海藻。

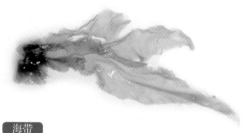

海带

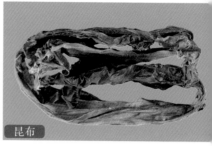

昆布

昆 布

【释名】纶布。

【气味】咸，寒，滑，无毒。

【主治】十二种水肿，瘿瘤聚结气，瘘疮。破积聚。治阴癀肿，含之咽汁。利水道，去面肿，治恶疮鼠。

【附方】①昆布臛，治膀胱结气，急宜下气。用高丽昆布一斤，白米泔浸一宿，洗去咸味。以水一斛，煮熟劈细。入葱白一握，寸断之。更煮极烂，乃下盐酢豉糁姜橘椒末调和食之。仍宜食粱米、粳米饭。极能下气。无所忌。海藻亦可依此法作之。②瘿气结核，肿硬。以昆布一两，洗去咸，晒干为散。每以一钱绵裹，好醋中浸过，含之咽津，味尽再易之。③项下五瘿。方同上。④项下卒肿，其囊渐大，欲成瘿者。昆布、海藻等分，为末，蜜丸杏核大。时时含之，咽汁。

第七卷 石草类

石 斛

【**释名**】石蓬、金钗、禁生、林兰、杜兰。

【**气味**】甘，平，无毒。

【**主治**】伤中，除痹下气，补五脏虚劳羸瘦，强阴益精。久服，浓肠胃。补内绝不足，平胃气，长肌肉，逐皮肤邪热痱气，脚膝疼冷痹弱，定志除惊。轻身延年。益气除热，治男子腰脚软弱，健阳，逐皮

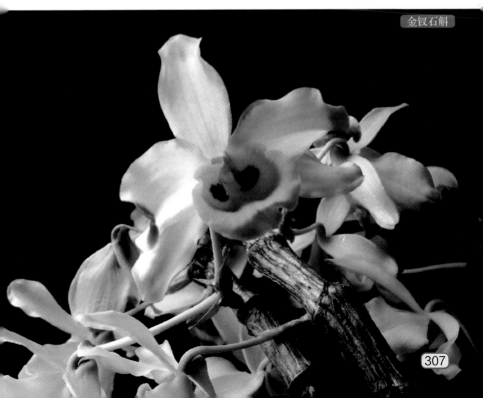

肌风痹，骨中久冷，补肾益力。壮筋骨，暖水脏，益智清气。治发热自汗，痈疽排脓内塞。

【附方】①睫毛倒入。川石斛、川芎 等分，为末，口内含水，随左右嚊鼻，日二次。②飞虫入耳。石斛数条，去根如筒子，一边紅入耳中，四畔以蜡封闭，用火烧石斛，尽则止。熏右耳，则虫从左出。未出更作。

骨碎补

【释名】猴姜、胡孙姜、石毛姜、石庵蔄。

【气味】根：苦，温，无毒。

【主治】根：破血止血，补伤折。主骨中毒气，风血疼痛，五劳六极，足手不收，上热下冷。恶疮，蚀烂肉，杀虫。研末，猪肾夹煨，空心食，治耳鸣，及肾虚久泄，牙疼。

【附方】①虚气攻牙，齿痛血出，或痒痛。骨碎补二两，铜刀细锉，瓦锅慢火炒黑，为末，如常揩齿，良久吐之，咽下亦可。刘松石云：

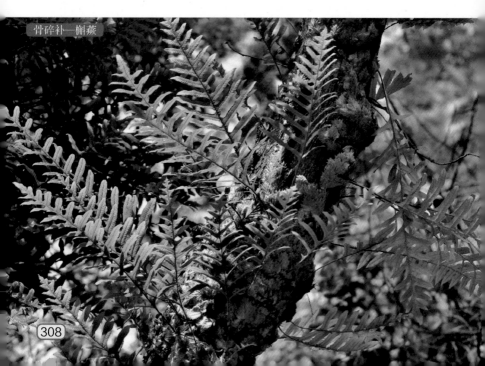

骨碎补——槲蕨

此法出《灵苑方》，不独治牙痛，极能坚骨固牙，益精髓，去骨中毒气疼痛。牙动将落者，数擦立住，再不复动，经用有神。② 风虫牙痛。骨碎补、乳香等分，为末糊丸，塞孔中，名金针丸。③ 耳鸣耳闭。骨碎补削作细条，火炮，乘热塞之。④ 病后发落。骨碎补、野蔷薇嫩枝煎汁，刷之。⑤ 肠风失血。骨碎补烧存性五钱，酒或米饮服。

石　韦

【释名】 石鳖、石皮 、石兰。

【气味】 苦，平，无毒

【主治】 劳热邪气，五癃闭不通，利小便水道。止烦下气，通膀胱满，补五劳，安五脏，去恶风，益精气。治淋沥遗溺。炒末，冷酒调服，治发背。主崩漏金疮，清肺气。

【附方】 ① 小便淋痛。石韦、滑石等分，为末。每饮服刀圭，最快。② 小便转脬。石韦去毛、车前子各二钱半，水二盏，煎一盏，食前服。③ 崩中漏下。石韦为末。每服三钱，温酒服，甚效。④ 便前有血。

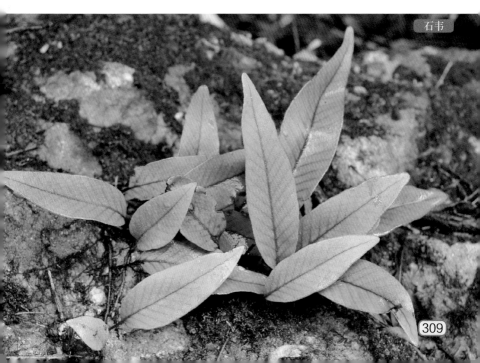
石韦

石皮为末，茄子枝煎汤下二钱。⑤气热咳嗽。石韦、槟榔等分，为末。姜汤服二钱。

酢浆草

【释名】 酸浆、三叶酸、三角酸、酸母、醋母、酸箕、鸠酸、雀儿酸、雀林草、小酸茅、赤孙施。

【气味】 酸，寒，无毒。

【主治】 杀诸小虫。恶疮瘑瘘，捣敷之。食之，解热渴。主小便诸淋，赤白带下。同地钱、地龙，治沙石淋。煎汤洗痔痛脱肛甚效。捣涂汤火蛇蝎伤。治妇人血结，用一搦洗，细研，暖酒服之。

【附方】 ①小便血淋。酸浆草捣汁，煎五苓散服之，俗名醋啾啾是也。②诸淋赤痛。三叶酸浆草洗，研取自然汁一合，酒一合和匀。空心温服，立通。③二便不通。酸浆草一大把，车前草一握，捣汁，入沙糖一钱，调服一盏。不通再服。④赤白带下。酢浆草，阴干为末，空心温酒服三钱匕。⑤痔疮出血。酢浆草一大握，水二升，煮一升服。

酢浆草

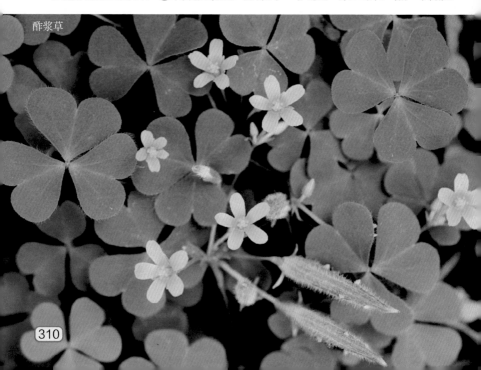

日三次，见效。⑥癣疮作痒。酢浆草，擦之。数次愈。⑦蛇虺螫伤。酢浆草，捣敷。⑧牙齿肿痛。酢浆草一把洗净，川椒四十九粒去目，同捣烂，绢片裹定如箸大，切成豆粒大。每以一块塞痛处，即止。

地 锦

【释名】地朕、地噤、夜光、承夜、草血竭、血见愁、血风草、马蚁草、雀儿卧单、酱瓣草、猢狲头草。

【气味】辛，平，无毒。

【主治】地朕：主心气，女子阴疝血结。地锦：通流血脉，亦可治气。主痈肿恶疮，金刃扑损出血，血痢下血崩中，能散血止血，利小便。

【附方】①脏毒赤白。地锦草洗，曝干为末。米饮服一钱，立止。②血痢不止。地锦草晒研。每服二钱，空心米饮下。③大肠泻血。血见愁少许，姜汁和捣，米饮服之。④妇人血崩。草血竭嫩者蒸熟，以油、盐、姜淹食之，饮酒一二杯送下。或阴干为末，姜酒调服一二钱，一服即止。生于砖缝井砌间，少在地上也。⑤小便血淋。血风草，井水

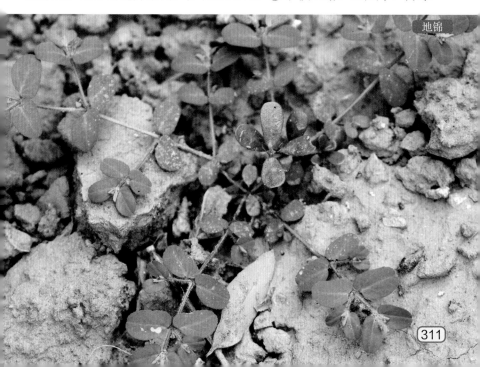

地锦

311

擂服，三度即愈。⑥**金疮出血不止**。血见愁草研烂涂之。⑦**恶疮见血**。方同上。疮疡刺骨。草血竭捣罨之，自出。⑧**痛肿背疮**。血见愁一两，酸浆草半两（焙），当归二钱半（焙），乳香、没药各一钱二分半，为末，每服七钱，热酒调下。如有生者，擂酒热服，以渣敷之亦效。血见愁惟雄疮用之，雌疮不用。⑨**风疮疥癣**。血见愁草同满江红草捣末，敷之。⑩**趾间鸡眼**，割破出血。以血见愁草捣敷之妙。⑪**脾劳黄疸**。如圣丸：用草血竭、羊膻草、桔梗、苍术各一两，甘草五钱，为末，先以陈醋二碗入锅，下皂矾四两煎熬，良久下药末，再入白面不拘多少，和成一块，丸如小豆大。每服三五十丸，空腹醋汤下，一日二服。数日面色复旧也。

虎耳草

【释名】 石荷叶。

【气味】 微苦、辛，寒，有小毒。

【主治】 瘟疫，擂酒服。生用吐利人，熟用则止吐利。又治聤耳，捣汁滴之。痔疮肿痛者，阴干，烧烟桶中熏之。

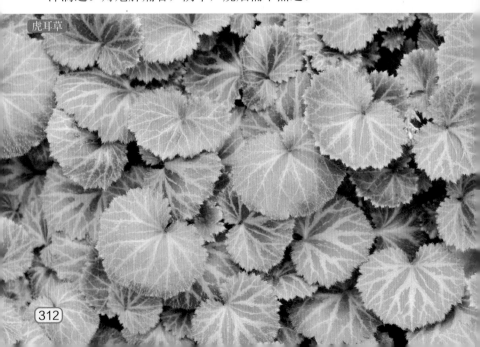

虎耳草

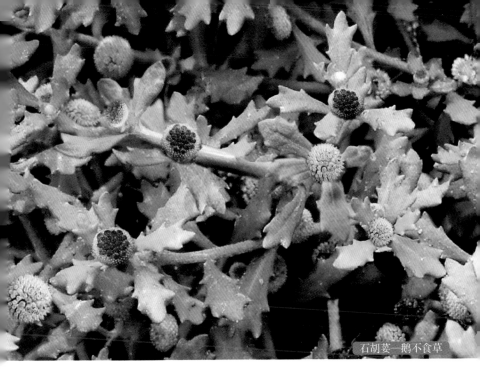
石胡荽—鹅不食草

石胡荽

【释名】天胡荽、野园荽、鹅不食草、鸡肠草。

【气味】辛，寒，无毒。

【主治】通鼻气，利九窍，吐风痰。去目翳，揉塞鼻中，翳膜自落。疗痔病。解毒，明目，散目赤肿云翳，耳聋头痛脑酸，治痰疟齁䶲，鼻室不通，塞鼻息自落，又散疮肿。

【附方】①寒痰齁喘。石胡荽研汁，和酒服，即住。②嗡鼻去翳。碧云散：治目赤肿胀，羞明昏暗，隐涩疼痛，眵泪风痒，鼻塞头痛脑酸，外翳扳睛诸病。石胡荽（晒干）二钱，青黛、川芎各一钱，为细末。嗡水一口，每以米许入鼻内，泪出为度。一方：去青黛。③贴目取翳。石胡荽捣汁熬膏一两，炉甘石火，童便淬三次三钱，上等瓷器末一钱半，熊胆二钱，硇砂少许，为极细末，和作膏。贴在翳上，一夜取下。用黄连、黄柏煎汤洗净，看如有，再贴。④牙疼嗡鼻。石胡荽绵裹怀干为末，含水一口，随左右嗡之。亦可揉塞。⑤一切肿毒。

石胡荽一把，穿山甲烧存性七分，当归尾三钱，擂烂，入酒一碗，绞汁服。⑥**湿毒胫疮**。砖缝中生出石胡荽，夏月采取，晒收为末，每以五钱，汞粉五分，桐油调作隔纸膏，周遭缝定。以茶洗净，缚上膏药，黄水出，五六日愈。此吴竹卿方也。⑦**脾寒疟疾**。石胡荽一把，杵汁半碗，入酒半碗和服，甚效。⑧**痔疮肿痛**。石胡荽捣，贴之。

第八卷 苔 类

地衣草

【**释名**】仰天皮、掬天皮。

【**气味**】苦，冷，微毒。

【**主治**】卒心痛中恶，以人垢腻为丸，服七粒。又主马反花疮，生油调敷。明目。研末，新汲水服之，治中暑。

【**附方**】①身面丹肿，如蛇状者。以雨滴阶上苔痕水花，涂蛇头上，即愈。②雀目夜昏。七月七日、九月九日取地衣草，阴干为末，酒服方寸匕，日三服，一月愈。③阴上粟疮。取停水湿处干卷皮，为末，敷之，神效。

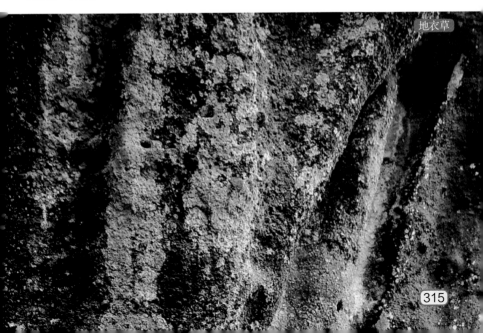
地衣草

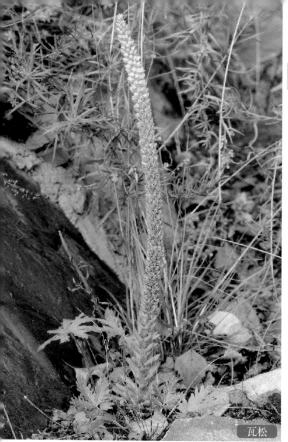
瓦松

昨叶何草（瓦松）

【**释名**】瓦松、瓦花、向天草，赤者名铁脚婆罗门草、天王铁塔草。

【**气味**】酸，平，无毒。

【**主治**】口中干痛，水谷血痢，止血。生眉发膏为要药。行女子经络。大肠下血，烧灰，水服一钱。又涂诸疮不敛。

【**附方**】①小便沙淋。昨叶何草，煎浓汤乘热熏洗小腹，约两时即通。②通经破血。旧屋阴处昨叶何草（活者）五两熬膏，当归须、干漆一两烧烟尽，当门子二钱，为末，枣肉和丸梧子大。每服七十丸，红花汤下。③染乌髭发。干昨叶何草一斤半，生麻油二斤，同煎令焦，为末。另以生麻油浸涂，甚妙。④头风白屑。昨叶何草曝干，烧灰淋汁热洗，不过六七次。⑤牙龈肿痛。昨叶何草、白矾等分，水煎。漱之立效。⑥唇裂生疮。昨叶何草、生姜，入盐少许，捣涂。⑦汤火灼伤。昨叶何草、生柏叶，同捣敷。干者为末，灸疮不敛：昨叶何草，阴干为末，先以槐枝、葱白汤洗，后掺之。立效。⑧恶疮不敛。方同上。⑨风狗咬伤。昨叶何草、雄黄，研贴，即不发。

卷 柏

【**释名**】万岁、长生不死草、豹足、求股、交时。

【**气味**】辛，温，无毒。

【**主治**】五脏邪气，女子阴中寒热痛，癥瘕血闭绝子。久服轻身和颜色。止咳逆，治脱肛，散淋结，头中风眩，痿蹶，强阴益精，令人好容颜。通月经，治尸瘕鬼瘕腹痛，百邪鬼魅啼泣。镇心，除面皯头风，暖水脏。生用破血，炙用止血。

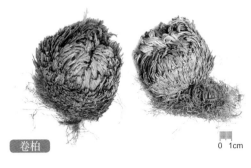

卷柏

0 1cm

【**附方**】①**大肠下血**。卷柏、侧柏、棕榈等分，烧存性为末，每服三钱，酒下。亦可饭丸服。②**远年下血**。卷柏、地榆（焙）等分，每用一两，水一碗，煎数十沸，通口服。

马 勃

【**释名**】马疕、灰菰、牛屎菰。

【**气味**】辛，平，无毒。

【**主治**】恶疮马疥。敷诸疮，甚良。去膜，以蜜拌揉，少以水调呷，治喉痹咽疼。清肺，散血，解热毒。

【**附方**】①**咽喉肿痛**，咽物不得。马勃一分，蛇蜕皮一条烧，细研为末，绵裹一钱，含咽立瘥。②**走马喉痹**。马勃、焰硝一两，为末，每吹一字，吐涎血即愈。③**声失不出**。马勃、马牙硝等分，研末，沙糖和丸芡子大。噙之。④**久嗽不止**。马勃为末，蜜丸梧子大。每服二十丸，白汤下，即愈。⑤**鱼骨哽咽**。马勃末，蜜丸弹子大。噙咽。⑥**积热吐血**。马勃为末，沙糖丸如弹子大。每服半丸，冷水化下。⑦**妊娠吐衄不止**。马勃末，浓

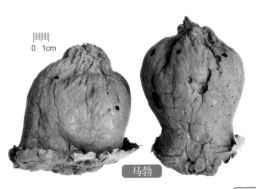

0 1cm

马勃

米饮服半钱。⑧斑疮入眼。马勃、蛇皮各五钱，皂角子十四个，为末，入罐内，盐泥固济，烧存性，研。⑨疮不敛。葱盐汤洗净拭干，以马勃末敷之，即愈。

第九卷 谷 部

胡麻子

【释名】巨胜、方茎、方金、狗虱、油麻、脂麻，叶名青蘘、茎名麻蘁。

【气味】甘，平，无毒。

【主治】伤中虚羸，补五内，益气力，长肌肉，填髓脑。久服，轻身不老。坚筋骨，明耳目，耐饥渴，延年。疗金疮止痛，及伤寒温疟大吐后，虚热羸困。补中益气，润养五脏，补肺气，止心惊，利大小

脂麻

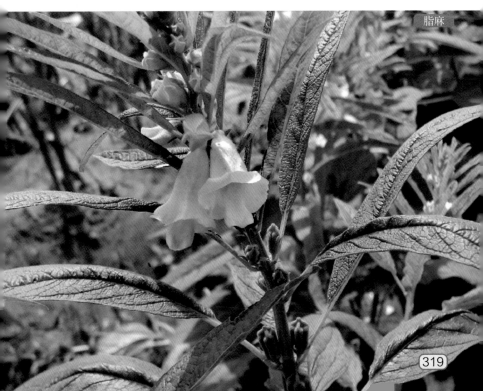

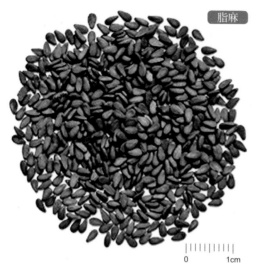

脂麻

0   1cm

肠，耐寒暑，逐风湿气、游风、头风，治劳气，产后羸困，催生落胞。细研涂发令长。白蜜蒸饵，治百病。炒食，不生风。病风人久食，则步履端正，语言不謇。生嚼涂小儿头疮，煎汤浴恶疮、妇人阴疮，大效。

【附方】①服食胡麻。抱朴子云：用上党胡麻三斗，淘净甑蒸，令气遍。日干，以水淘去沫再蒸，如此九度。以汤脱去皮，簸净，以炒香为末，白蜜或枣膏丸弹大。每温酒化下一丸，日三服。忌毒鱼、狗肉、生菜。服至百日，能除一切痼疾，一年身面光泽不饥，二年白发返黑，三年齿落更生，四年水火不能害，五年行及奔马，久服长生。若欲下之，饮葵菜汁。孙真人云：用胡麻三升，去黄褐者，蒸三十遍，微炒香为末，入白蜜三升，杵三百下，丸梧桐子大。每服五十丸。人过四十以上，久服明目洞视，肠柔如筋也。仙方传云：鲁女生服胡麻饵术，绝谷八十余年，甚少壮，日行三百里，走如獐鹿。②服食胡麻治五脏虚损，益气力，坚筋骨。用胡麻就九蒸九暴，收贮。每服二合，汤浸布裹，挼去皮再研，水滤汁煎饮，和粳米煮粥食之。③白发返黑。胡麻九蒸九晒，研末，枣膏丸，服之。④腰脚疼痛。新胡麻一升，熬香杵末。日服一小升，服至一斗永瘥。温酒、蜜汤、姜汁皆可下。⑤手脚酸痛微肿。用脂麻熬研五升，酒一升，浸一宿。随意饮。⑥入水肢肿作痛。生胡麻涂之。⑦偶感风寒。胡麻炒焦，乘热擂酒饮之，暖卧取微汗出良。⑧中暑毒死。救生散：用新胡麻一生，微炒令黑，滩涂为末，新汲水调服三钱。或弹丸子大，水下。⑨呕哕不止。白油麻一大合，清油半斤，煎取三合，去麻温服。⑩牙齿痛肿。胡麻五升，水一斗，煮汁五升。含口漱吐之，不过二剂神良。⑪热淋茎痛。胡麻子、蔓菁子各五合，炒黄，绯袋盛，以井华水三升浸之。每食前服一钱。⑫头面诸疮。脂麻生嚼敷之。⑬疔肿恶疮。胡麻烧灰、针砂等分，为末，醋和敷之，日三。⑭痔疮风肿作痛。胡麻子煎汤洗之，即消。⑮乳疮肿痛。用脂麻炒焦，研末。以灯窝油调涂之，即安。⑯妇人乳少。胡麻炒研，少盐少许，食之。⑰汤火伤灼。胡麻生研如泥，涂之。⑱蜘蛛咬伤。胡麻油研烂敷之。⑲诸虫咬伤。同上。⑳蚰蜒入耳。胡麻炒研，作袋枕之。㉑谷贼尸咽，喉中痛痒，此因误食谷芒，桧刺痒痛也。谷贼属咽，尸咽属喉，不可不分。用脂麻炒研，白汤送下。㉒痛疮不合。胡麻炒黑，捣敷之。㉓小便尿血。胡麻三升杵末。以东流水二升，浸一宿，平旦绞汁，顿热服。

胡麻油

【释名】香油。

【气味】甘，微寒，无毒。

【主治】利大肠，产妇胞衣不落。生油摩肿，生秃发。去头面游风。主天行热闷，肠内结热。服一合，取利为度。主喑哑，杀五黄，下三焦热毒气，通大小肠，治蛔心痛。敷一切恶疮疥癣，杀一切虫。取一合，和鸡子两颗，芒硝一两，搅服。少时，即泻下热毒，甚良。陈油：煎膏，生肌长肉止痛，消痈肿，补皮裂。治痈疽热病。解热毒、食毒、虫毒，杀诸虫蝼蚁。

【附方】①解河豚毒。一时仓卒无药。急以清麻油多灌，取吐出毒物，即愈。②解砒石毒。麻油一碗，灌之。③伤寒发黄。生乌麻油一盏，水半盏，鸡子白一枚，和搅尽服。④预解痘毒。用生麻油一小盏，水一盏，旋旋倾入油内，柳枝搅稠如蜜。每服二三蚬壳，大人二合，卧时服之。三五服，大便快利，疮自不生矣。⑤卒热心痛。生麻油一合，服之良。⑥鼻衄不止。纸条蘸真麻油入鼻取嚏，即愈。有人一夕衄血盈盆，用此而效。⑦产肠不收。用油五斤，炼熟盆盛。令妇坐盆中，饭久。先用皂角炙，去皮研末。吹少许入鼻作嚏，立止。⑧痈疽发背。初作即服此，使毒气不内攻。以麻油一斤，银器煎二十沸，和醇醋二碗。分五次，一日服尽。⑨肿毒初起。麻油煎葱黑色，趁热通手旋涂，自消。⑩喉痹肿痛。生油一合灌之，立愈。⑪丹石毒发。发热者，不得食热物，不用火为使。但着厚衣暖卧，取油一匙，含咽。戒怒二七日也。⑫身面疮疖。方同上。⑬梅花秃癣。用清油一碗，以小竹子烧火入内煎沸，沥猪胆汁一个和匀，剃头擦之，二三日即愈，勿令日晒。⑭赤秃发落。香油、水等分，以银钗搅和。日日擦之，发生乃止。⑮发落不生。生胡麻油涂之。⑯令发长黑。生麻油、桑叶煎过，去滓。沐发，令长数尺。⑰滴耳治聋。生油日滴三、五次。候耳中塞出，即愈。⑱蚰蜒入耳。用油麻油作煎饼，枕卧，须臾自出。⑲蜘蛛咬毒。香油和盐，掺之。⑳冬月唇裂。香油频频抹之。㉑身面白癜。以酒服生胡麻油一合，一日三服，至五斗瘥。忌生冷、猪、鸡、鱼、蒜等百日。㉒打扑伤肿。熟麻油和酒饮之，以火烧热地卧之，觉即疼肿俱消。㉓毒蜂螫伤。清油搽之妙。㉔毒蛇螫伤。急饮好清油一二盏解毒，然后用药也。

亚 麻

【释名】 鸦麻、壁虱胡麻。

【气味】 子：甘，微温，无毒。

【主治】 子：大风疮癣。

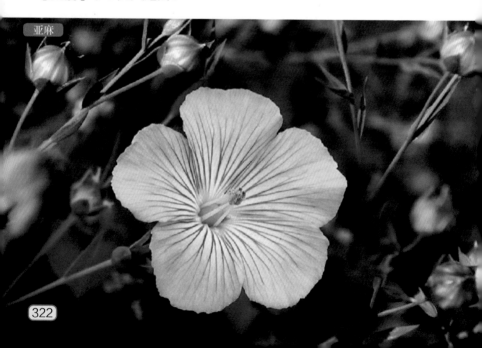

亚麻

322

大　麻

【释名】 火麻、黄麻、汉麻，雄者名枲麻、牡麻，雌者名苴麻、荸麻。花名麻蕡、麻勃。

【气味】 麻仁：甘，平，无毒。

【主治】 麻仁：补中益气。久服，肥健不老，神仙。治中风汗出，逐水气，利小便，破积血，复血脉，乳妇产后余疾。沐发，长润。下气，去风痹皮顽，令人心欢，炒香，浸小便，绞汁服之。妇人倒产，吞二七枚即正。润五脏，利大肠风热结燥及热淋。补虚劳，逐一切风气，长肌肉，益毛发，通乳汁，止消渴，催生难产。取汁煮粥，去五脏风，润肺，治关节不通，发落。利女人经脉，调大肠下痢。涂诸疮癞，杀虫。取汁煮粥食，止呕逆。

【附方】 ①服食法。麻子仁一升，白羊脂七两，蜜蜡五两，白蜜一合，和杵蒸食之，不饥耐老。②耐老益气，久服不饥。麻子仁二升，大豆一升，熬香为末，蜜丸。日二服。③大麻仁酒。治骨髓风毒疼痛，不可运动。用大麻仁水浸，取沉者一大升曝干，于银器中旋旋慢炒香熟，入木臼中捣至万杵，待细如白粉即止，平分为十帖。每用一帖，取家酿无灰酒一大碗，同麻粉，用柳槌蘸入砂盆中擂之，滤去壳，煎至减半。空腹温服一帖。轻者四五帖见效，甚者不出十帖，必失所苦，效不可言。④麻子

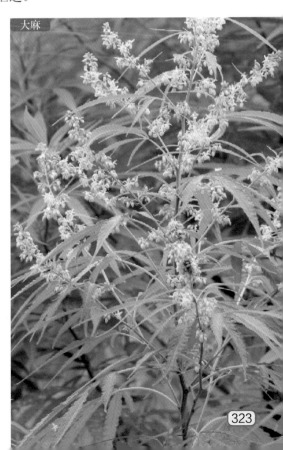
大麻

仁粥。治风水腹大，腰脐重痛，不可转动。用冬麻子半斤，研碎，水滤取汁，入粳米二合，煮稀粥，下葱、椒、盐豉，空心食。⑤老人风痹。麻子煮粥，如上法食之。⑥五淋涩痛。麻子煮粥，如上法食之。⑦大便不通。麻子煮粥，如上法服之。⑧麻子仁丸。治脾约，大便秘而小便数。麻子仁二升，芍药半斤，浓朴一尺，大黄、枳实各一斤，杏仁一升，熬研，炼蜜丸梧桐子大。每以浆水下十丸，日三服。不知再加。⑨产后秘塞。许学士云：产后汗多则大便秘，难于用药，惟麻子苏子粥最稳。不惟产后可服，凡老人诸虚风秘，皆得力也。用大麻子仁、紫苏子各二合，洗净研细，再以水研，滤取汁一盏，分二次煮粥啜之。⑩产后瘀血不尽。麻子仁五升，酒一升渍一夜，明旦去滓温服一升，不瘥，再服一升，不吐不下。不得与男子通一月，将养如初。⑪胎损腹痛。冬麻子一升，杵碎熬香，水二升煮汁，分服。⑫月经不通，或两三月，或半年、一年者。用麻子仁二升，桃仁二两，研匀，熟酒一升，浸一夜。日服一升。⑬呕逆不止。麻仁三合杵熬，水研取汁，着少盐，吃立效。⑭虚劳内热，下焦虚热，骨节烦疼，肌肉急，小便不利，大便数，少气吸吸，口燥热淋。用大麻仁五合研，水二升，煮减半，分服。四五剂瘥。⑮补下治渴。麻子仁一升，水三升，煮四五沸去滓，冷服半升，日二。⑯消渴饮水，日至数斗，小便赤涩。用秋麻子仁一升，水三升，煮三四沸。饮汁，不过五升瘥。⑰饮酒咽烂，口舌生疮。大麻仁一升，黄芩二两，为末，蜜丸含之。⑱脚气肿渴。大麻仁熬香，水研取一升，再入水三升，煮一升入赤小豆，一升煮熟。食豆饮汁。⑲脚气腹痹。大麻仁一研碎。酒三升，渍三宿，温服大良。⑳血痢不止。用麻子仁汁煮绿豆。空心食，极效。㉑截肠怪病。大肠头出寸余，痛苦，干则自落，又出，名为截肠病。若肠尽即不治，但初觉截时，用器盛脂麻油坐浸之，饮大麻子汁数升，即愈也。㉒金疮瘀血在腹中。用大麻仁三升，葱白十四枚，捣熟，水九升，煮一升半，顿服。血出不尽，更服。㉓腹中虫病。大麻子仁三升，东行茱萸根八升，渍水。平旦服二升，至夜虫下。㉔小儿疳疮。嚼麻子敷之，日六七度。㉕小儿头疮。麻子五升。研细，水绞汁，和蜜敷之。㉖白秃无发。麻子三升炒焦研末，猪脂和涂，发生为度。㉗发落不生。麷麻子汁煮粥，频食之。㉘聤耳出脓。麻子一合，花胭脂一分。研匀，作梃子，绵裹塞之。㉙大风癞疾。大麻仁三升淘晒，以酒一斗浸一夜，研取白汁，滤入瓶中，重汤煮数沸收之。每饮一小盏，兼服茄根散、乳香丸，取效。㉚赤游丹毒。麻仁捣末，水和敷之。

小 麦

【气味】甘，微寒，无毒。

【主治】除客热，止烦渴咽燥，利小便，养肝气，止漏血唾血。令女人易孕。养心气，心病宜食之。煎汤饮，治暴淋。熬末服，杀肠中蛔虫。陈者煎汤饮，止虚汗。烧存性，油调，涂诸疮汤火伤灼。

【附方】①消渴心烦。用小麦作饭及粥食。②老人五淋，身热腹满。小麦一升，通草二两，水三升，煮一升，饮之即愈。③项下瘰气。用小麦一升，醋一升，渍之，晒干为末，以海藻洗，研末三两，和匀。每以酒服方寸匕，日三。④眉炼头疮。用小麦烧存性，为末，油调敷。⑤白癜风癣。用小麦摊石上，烧铁物压出油，搽之甚效。⑥汤火伤灼，未成疮者。用小麦炒黑，研入腻粉，油调涂之。勿犯冷水，必致烂。⑦金疮肠出。用小麦五升，水九升，煮取四升，绵滤取汁，待极冷。令病

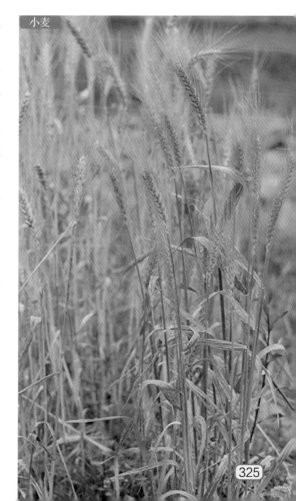

小麦

325

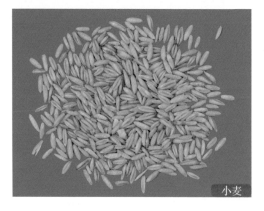
小麦

患卧席上，含汁噀之，肠渐入，噀其背。并勿令病人知，及多人见，傍人语，即肠不入也。乃抬席四角轻摇，使肠自入。十日中，但略食羹物。慎勿惊动，即杀人。

雀 麦

【**释名**】燕麦、杜姥草、牛星草。此野麦也。燕雀所食，故名。

【**气味**】甘，平，无毒。

【**主治**】充饥滑肠。

大 麦

【**释名**】牟麦。

【**气味**】咸，温、微寒，无毒。

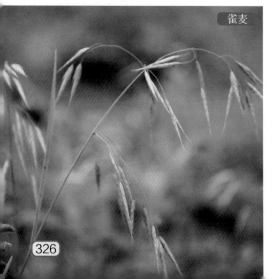
雀麦

【**主治**】消渴除热，益气调中。补虚劣，壮血脉，益颜色，实五脏，化谷食，止泄，不动风气。久食，令人肥白，滑肌肤。为面，胜于小麦，无躁热。面：平胃止渴，消食疗胀满。久食，头发不白。和针砂、没石子等，染发黑色。宽胸下气，凉血，消积进食。

【**附方**】①食饱烦胀，但欲卧者。大麦面熬微香，每白汤服方寸匕，佳。②膜外水气。大麦面、甘遂末各半两，水和作饼，炙熟食，取利。③小儿伤乳，腹胀烦闷欲睡。大麦面生用，水调一钱服。白面微炒亦可。④蠼螋尿疮。大麦嚼敷之，日三上。⑤肿毒已破。青大麦去须，炒，暴花为末，敷之。成靥，揭去又敷。数次即愈。⑥麦芒入目。大麦煮汁洗之，即出。⑦汤火伤灼。大麦炒黑，研末，细调搽之。⑧被伤肠出。以大麦粥汁洗肠推入，但饮米糜，百日乃可。⑨卒患淋痛。大麦三两煎汤，入姜汁、蜂蜜，代茶饮。

荞　麦

【释名】荍麦、乌麦、花荞。

【气味】甘，平，寒，无毒。

【主治】实肠胃，益气力，续精神，能炼五脏滓秽。作饭食，压丹石毒，甚良。以醋调粉，涂小儿丹毒赤肿热疮。降气宽肠，磨积滞，消热肿风痛，除白浊白带，脾积泄泻。以沙糖水调炒面二钱服，治痢疾。炒焦，热水冲服，治绞肠沙痛。

【附方】①咳嗽上气。荞麦粉四两，茶末二钱，生蜜二两，水一碗，顺手搅千下。饮之，良久下气不止，即愈。②十水肿喘。生大戟一钱，荞麦面二钱，水和作饼，炙熟为末，空心茶服，以大小便利为度。③男子白浊。用荍麦炒焦为末，鸡子白和，丸梧子大。每服五十丸，盐汤下，日三服。④赤白带下。方同上。⑤禁口痢疾。荞麦面每服二钱，沙糖水调下。⑥痈疽发背，一切肿毒。荍麦面、硫黄各二两，为末，井华水和作饼，晒收。每用一饼，磨水敷之，痛则令不痛，不痛则令痛，即愈。⑦疮头黑凹。荞麦面煮食之，即发起。⑧痘疮溃

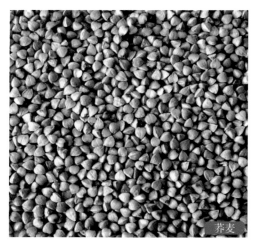

荞麦

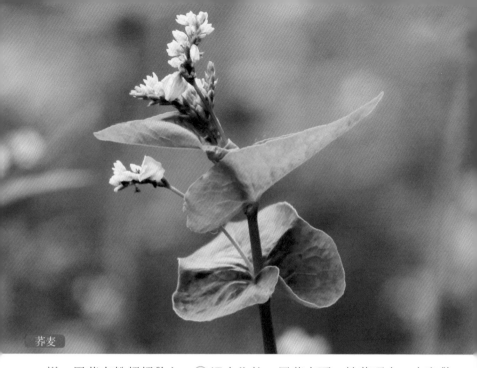

荞麦

烂。用荞麦粉频频敷之。⑨**汤火伤灼**。用荞麦面，炒黄研末，水和敷之，如神。⑩**积聚败血**。通仙散：治男子败积，女人败血，不动真气。用荍面三钱，大黄二钱半，为末，卧时酒调服之。⑪**头风畏冷**。李楼云：一人头风，首裹重绵，三十年不愈。予以荞麦粉二升，水调作二饼，更互合头上，微汗即愈。⑫**头风风眼**。荞麦作钱大饼，贴眼四角，以米大艾炷灸之，即效如神。⑬**染发令黑**。荞麦、针砂二钱，醋和，先以浆水洗净涂之，荷汁包至一更，洗去。再以无食子、诃子皮、大麦面二钱，醋和涂之，荷叶包至天明，洗去即黑。⑭**绞肠沙痛**。荞麦面一撮，炒黄，水烹服。⑮**小肠疝气**。荞麦仁炒去尖、胡卢巴酒浸晒干，各四两，小茴香炒一两，为末，酒糊丸梧子大。每空心盐酒下五十丸。两月大便出白脓，去根。

稻　米

【**气味**】苦，温，无毒。

【**主治**】作饭温中，令人多热，大便坚。能行营卫中血积，解芫青、斑蝥毒。益气止泄。补中益气。止霍乱后吐逆不止，以一合研水服之。以骆驼脂作煎饼食，主痔疾。作糜一斗食，主消渴。暖脾胃，止虚寒泄痢，缩小便，收自汗，发痘疮。

【附方】 ①霍乱烦渴不止。糯米三合，水五升，蜜一合，研汁分服，或煮汁服。②消渴饮水。方同上。③三消渴病。梅花汤：用糯谷炒出白花、桑根白皮等分。每用一两，水二碗，煎汁饮之。④下痢禁口。糯谷一升炒出白花去壳，用姜汁拌湿再炒，为末，每服一匙，汤下，三服即止。⑤久泄食减。糯米一升。水浸一宿沥干，慢炒熟，磨筛，入怀庆山药一两。每日清晨用半盏，入沙糖二匙，胡椒末少许，以极滚汤调食。其味极佳，大有滋补。久服令人有精暖有子，秘方也。⑥鼻衄不止，服药不应。用糯米微炒黄，为末，每服二钱，新汲水调下。仍吹少许入鼻中。⑦劳心吐血。糯米半两，莲子心七枚，为末，酒服。孙仲盈云：曾用多效。或以墨汁作丸服之。⑧自汗不止。糯米、小麦麸同炒，为末，每服三钱，米饮下。或煮猪肉点食。⑨小便白浊。白糯丸：治人夜小便脚停白浊，老人、虚人多此证，令人卒死，大能耗人精液，主头昏重。用糯米五升炒赤黑，白芷一两，为末，糯粉糊丸梧子大。每服五十丸，木馒头煎汤下；无此，用局方补肾汤下。若

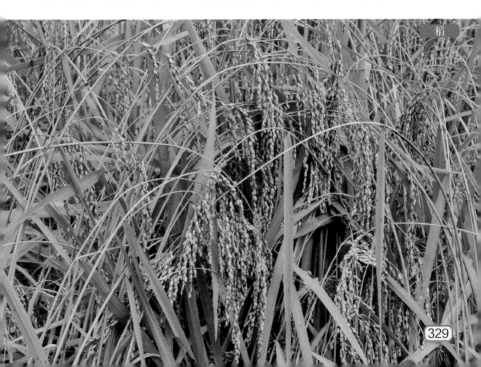

稻

329

后生禀赋怯弱，房室太过，小便太多，水管寒涩，小便如膏脂，入石菖蒲、牡蛎粉甚效。⑩女人白淫。糙糯米、花椒等分，炒为末，醋糊丸梧子大。每服三四十丸，食前醋汤下。⑪胎动不安，下黄水。用糯米一合，黄芪、芎各五钱，水一升，煎八合，分服。⑫小儿头疮。糯米饭烧灰，入轻粉，清油调敷。⑬缠蛇丹毒。糯米粉和盐，嚼涂之。⑭腰痛虚寒。糯米二升，炒熟，袋盛，拴靠痛处。内以八角茴香研酒服。⑮打扑伤损诸疮。寒食日浸糯米，逐日易水，至小满取出，日干为末，用水调涂之。⑯金疮痈肿，及竹木签刺等毒。用糯米三升，于端午前四十九日，以冷水浸之，一日两换水，轻淘转，勿令搅碎。至端午日取出阴干，绢袋盛，挂通风处。每用旋取，炒黑为末，冷水调如膏药，随疮大小，裹定疮口，外以布包定勿动，直候疮瘥。若金疮犯生水作脓肿甚者，急裹一二食久，即不作脓肿也。若痈疽初发，才觉燉肿，急贴之，一夜便消。⑰喉痹叱腮。用前膏贴项下及肿处，一夜便消。干即换之，常令湿为妙。⑱竹木签刺。用前膏贴之，一夜刺出在药内也。⑲颠犬咬伤。粳米一合，斑蝥七枚同炒，蝥黄去之；再入七枚，再炒黄去之；又入七枚，待米出烟，去蝥为末，油调敷之，小便利下佳。⑳荒年代粮。稻米一斗淘汰，百蒸百曝，捣末。日食一飧，以水调之。服至三十日止，可一年不食。㉑虚劳不足。糯米入猪肚内蒸干，捣作丸子，日日服之。

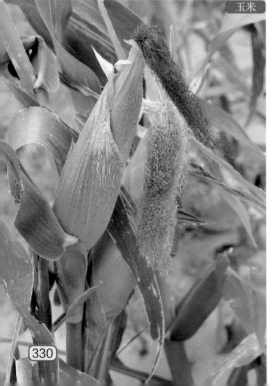

玉米

玉蜀黍（玉米）

【释名】 玉高粱。

【气味】 甘，平，无毒。

【主治】 调中开胃。（根、叶）治沙淋。

粱（粟）

【气味】黄粱米：甘，平，无毒。

白粱米：甘，微寒，无毒。青

粱米：甘，微寒，无毒。

【主治】黄粱米：益气，和

中，止泄。去客风顽痹。止

霍乱下痢，利小便，除烦

热。白粱米：除热，益气。

除胸膈中客热，移五脏气，

缓筋骨。凡患胃虚并呕吐食及

水者，以米汁二合，生姜汁一合，

和服之，佳。炊饭食之，和中，止烦

粟

渴。青粱米：胃痹，热中消渴，止泄痢，利小便，益气补中，轻身长

年。煮粥食之。健脾，治泄精。

【附方】黄粱米：①霍乱烦躁。黄粱米粉半升，水升半，和绞如白饮，

顿服。②霍乱大渴不止，多饮则杀人。黄粱米五升，水一斗，煮清三

升，稍稍饮之。③小儿鼻干无涕，脑热也。用黄米粉、生矾末各一两。

每以一钱，水调贴囟上，日二次。④小儿赤丹。用土番黄米粉，和鸡

子白涂之。⑤小儿生疮，满身面如火烧。以黄粱米一升研粉，和蜜水

调之，以瘥为度。

白粱米：①霍乱不止。白粱米粉五合，水一升，和煮粥食。②手足

生疣。取白粱米粉，铁铫炒赤研末。以众人唾和涂之，浓一寸，即消。

青粱米：①补脾益胃。羊肉汤入青粱米、葱、盐，煮粥食。②脾虚

泄痢。青粱米半升，神曲炙捣罗为末一合，日日煮粥食，即愈。③冷

气心痛。桃仁二两去皮尖，水研绞汁，入青粱米四合，煮粥常食。④五

淋涩痛。青粱米四合，入浆水二升煮粥，下土苏末三两，每日空心食

之。⑤老人血淋。车前五合，绵裹煮汁，入青粱米四合，煮粥饮汁。

亦能明目，引热下行。⑥乳石发渴。青粱米，煮汁饮之。⑦一切毒

药及鸩毒，烦懑不止。用甘草三两水五升，煮取二升，去滓，入黍米

粉一两，白蜜三两。煎如薄粥食之。

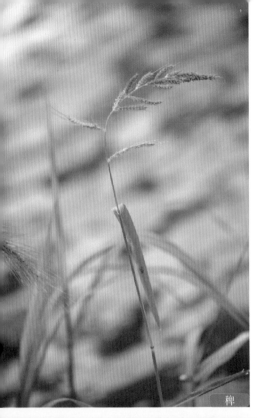

稗

【气味】米：辛、甘、苦，微寒，无毒。

【主治】米：作饭食，益气宜脾，故曹植有芳菰精稗之称。

狼尾草

【释名】稂、蓈蓈、狼茅、孟、宿田翁、守田。

【气味】米：甘，平，无毒。

【主治】米：作饭食之，令人不饥。

稗

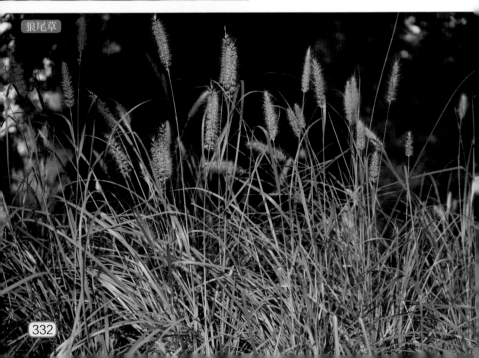

狼尾草

薏苡仁

【气味】甘，微寒，无毒。

【主治】筋急拘挛，不可屈伸，久风湿痹，下气。久服，轻身益气。除筋骨中邪气不仁，利肠胃，消水肿，令人能食。炊饭作面食，主不饥，温气。煮饮，止消渴，杀蛔虫。治肺痿肺气，积脓血，咳嗽涕唾，上气。煎服，破毒肿。去干湿脚气，大验。健脾益胃，补肺清热，去风胜湿。炊饭食，治冷气。煎饮，利小便热淋。

【附方】①薏苡仁饭，治冷气。用薏苡仁舂熟，炊为饭食。气味欲如麦饭乃佳。或煮粥亦好。②薏苡仁粥，治久风湿痹，补正气，利肠胃，消水肿，除胸中邪气，治筋脉拘挛。薏苡仁为末，同粳米煮粥，日日食之，良。③风湿身疼，日晡剧者。张仲景麻黄杏仁薏苡仁汤主之。麻黄三两，杏仁二十枚，甘草、薏苡仁各一两，以水四升，煮取两升，分再服。④水肿喘急。用郁李仁三两研。以水滤汁，煮薏苡仁饭，日二食之。⑤沙石热淋，痛不可忍。用薏苡仁，子、叶、根皆可用，水煎热饮。夏月冷冻饮料。以通为度。⑥消渴饮水。薏苡仁煮粥

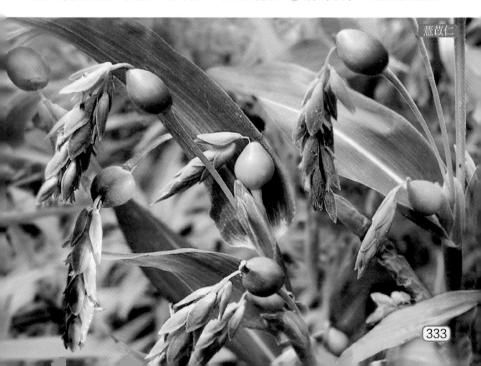

薏苡仁

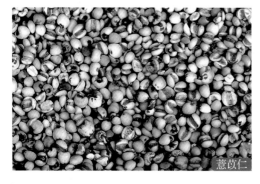
薏苡仁

饮，并煮粥食之。⑦周痹缓急偏者。薏苡仁十五两，大附子十枚炮，为末，每服方寸匕，日三。⑧肺痿，咳唾脓血。薏苡仁十两杵破，水三升，煎一升，酒少许，服之。⑨肺痈咳唾，心胸甲错者。以淳苦酒煮薏苡仁令浓，微温顿服。肺有血，当吐出愈。⑩肺痈咯血。薏苡仁三合捣烂，水二大盏，煎一盏，入酒少许，分二服。⑪喉卒痈肿。吞薏苡仁二枚，良。⑫痈疽不溃。薏苡仁一枚，吞之。⑬牙齿䘌痛。薏苡仁、桔梗生研末。点服。不拘大人、小儿。

罂　粟

【释名】米囊子、御米、象谷。

【气味】米：甘，平，无毒。

【主治】米：丹石发动，不下饮食，和竹沥煮作粥食，极美。寇曰：

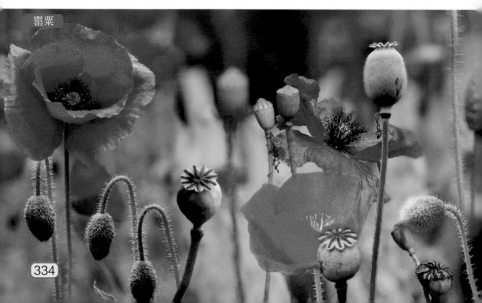
罂粟

服石人研此水煮，加蜜作汤饮，甚宜。行风气，逐邪热，治反胃胸中痰滞。治泻痢，润燥。

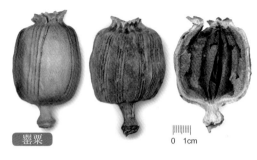

罂粟

0 1cm

【附方】①反胃吐食。罂粟粥：用白罂粟米三合，人参末三大钱，生山芋五寸细切，研。三物以水一升二合，煮取六合，入生姜汁及盐花少许，和匀分服。不计早晚，亦不妨别服汤丸。②泄痢赤白。罂粟子炒、罂粟壳炙等分为末，炼蜜丸梧子大。每服三十丸，米饮下。有人经验。

黑大豆

【**释名**】大豆有黑、白、黄、青数色，黑者可入药，作豉。

【**气味**】甘，平，无毒。

【**主治**】生研，涂痈肿。煮汁饮，杀鬼毒，止痛。逐水胀，除胃中热痹，伤中淋露，下瘀血，散五脏结积内寒，杀乌头毒。炒为屑，主胃中热，除痹去肿，止腹胀消谷。煮食，治温毒水肿。调中下气，通关

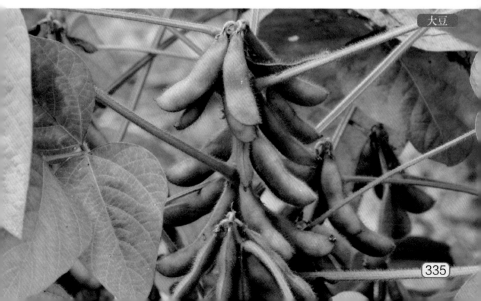

大豆

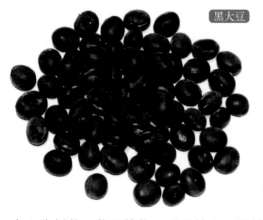

黑大豆

脉，制金石药毒、治牛马温毒。煮汁，解礜石、砒石、甘遂、天雄、附子、射罔、巴豆、芫青、斑蝥、百药之毒及蛊毒。入药，治下痢脐痛。冲酒，治风痉及阴毒腹痛。牛胆贮之，止消渴。炒黑，热投酒中饮之，治风痹瘫缓口噤，产后头风。食罢生吞半两，去心胸烦热，热风恍惚，明目镇心，温补。久服，好颜色，变白不老。煮食性寒，下热气肿，压丹石烦热，汁消肿。主中风脚弱，产后诸疾。同甘草煮汤饮，去一切热毒气，治风毒脚气。煮食，治心痛筋挛膝痛胀满。同桑柴灰汁煮食，下水鼓腹胀。和饭捣，涂一切毒肿。疗男女阴肿，以绵裹纳之。治肾病，利水下气，制诸风热，活血，解诸毒。

【附方】①服食大豆，令人长肌肤，益颜色，填骨髓，加气力，补虚能食，不过两剂。大豆五升，如作酱法，取黄捣末，以猪肪炼膏和丸梧子大。每服五十丸至百丸，温酒下。神验秘方也。肥人不可服之。②炒豆紫汤。颂曰：古方有紫汤，破血去风，除气防热，产后两日尤宜服之。用乌豆五升，清酒一斗，炒豆令烟绝，投酒中，待酒紫赤色，去豆。量性服之，可日夜三盏，神验。中风口噤，加鸡屎白二升，和炒，投之。③豆淋酒法。治产后百病，或血热，觉有余血水气，或中风困笃，或背强口噤，或但烦热瘈疭口渴，或身头皆肿，或身痒呕逆直视，或手足顽痹，头旋眼眩，此皆虚热中风也。用大豆三升熬熟，至微烟出，入瓶中，以酒五升沃之，经一日以上。服酒一升，温覆令少汗出，身润即愈。口噤者，加独活半斤，微微捶破，同沃之。产后宜常服，以防风气，又消结血。④中风口喎。即上方，日服一升。⑤头风头痛。即上方，密封七日，温服。⑥破伤中风口噤。《千金方》：用大豆一升，熬去腥气，勿使太熟，杵末，蒸令气遍，取下甑，以酒一升淋之。温服一升，取汗。敷膏疮上，即愈。《经验方》：用黑豆四十枚，朱砂二十文，同研末。以酒半盏，调一字服之。⑦颈项强硬，不得顾视。大豆一升，蒸变色，囊裹枕之。⑧ **暴得风疾，四肢挛缩不能行。**取大豆三升，淘净湿蒸，以醋二升，倾入瓶中，铺于地上，更蒸豆再作，并饮荆沥汤。如此三日三夜即休。⑨ **风入脏中，治新久肿，风入脏中。**以大豆一斗，水五斗，煮取一斗二升，去滓。入美酒斗半，煎取九升。旦服三升取汗，神验。⑩ **风毒攻心，烦躁恍惚。**大豆半升淘净，以水二升，煮取七合，食后服之。⑪ **卒风不语。**大豆煮汁，煎稠如饴，含之，并饮汁。⑫ **喉痹不语。**同上法。⑬ **卒然失音。**诜曰：用生大豆一升，青竹算子四十九枚长四寸，阔一分，水煮熟，日夜二服瘥。⑭ **卒然中恶。**大豆二七枚，鸡子黄一个，酒半升，和匀顿服。⑮ **阴毒伤寒，危笃者。**用黑豆炒干，投酒，热饮或灌之。吐则复饮，汗出为度。⑯ **胁痛如打。**大豆半升熬焦，入酒一升煮沸，饮取醉。⑰ **腰胁卒痛。**大豆炒二升，酒三升，煮二升，顿服。⑱ **卒然腰痛。**大豆六升，水拌湿，炒热，布裹熨之，冷即易。乃张文仲所处方也。⑲ **脚气冲心，烦闷不识人。**以大豆一升，水三升，浓煮汁服半升。未定，再服半升。⑳ **身面浮肿。**《千金》：用乌豆一升，水五升，煮汁三升，入酒五升，更煮三升，分温三服。不瘥再合。《王璆百一选方》：用乌豆煮至皮干，为末，每服二钱，米饮下。建炎初，吴内翰女孙忽发肿凸，吴检《外台》得此方，服之立效。㉑ **新久水肿。**大豆一斗，清水一斗，煮取八升，去豆，入薄酒八升，再煎取八升服之。再三服，水当从小便中出。㉒ **腹中痞硬。**夏秋之交，露坐夜久，腹中痞，如群石在腹。用大豆半升，生姜八分。水三升，煎一升已来，顿服瘥。㉓ **水痢不止。**大豆一升，炒白术半两，为末，每服三钱，米饮下。㉔ **赤痢脐痛。**黑豆、茱萸子二件，搓摩，吞咽之，良。㉕ **赤白下痢。**方见猪胆。㉖ **男子便血。**黑豆一升，炒焦研末，热酒淋之，去豆饮酒，神效。㉗ **一切下血。**雄黑豆紧小者，以皂角汤微浸，炒熟去皮为末，炼猪脂和，丸梧子大。每服三十丸，陈米饮下。㉘ **肾虚消渴，难治者。**黑大豆炒、天花粉等分，为末，面糊丸梧子大。每黑豆汤下七十丸，日二。名救活丸。㉙ **消渴饮水。**乌豆置牛胆中，阴干百日，吞尽即瘥。㉚ **昼夜不眠。**以新布火炙熨目，并蒸大豆，更番囊盛枕之，冷即易，终夜常枕之，即愈。㉛ **疫疠发肿。**大黑豆二合炒熟，炙甘草一钱，水一盏煎汁，时时饮之；《夷坚志》云：靖康二年春，京师大疫。有异人书此方于壁间，用之立验也。**乳石发热。**乌豆二升，水九升，铜器煮五升汁，熬稠一升，饮之。㉜解酒食诸毒。大豆一升，煮汁服，得吐即愈。㉝解诸鱼毒。大豆，煮汁饮之。㉞解巴豆毒，下利不止。大豆，煮汁一升，饮之。㉟恶刺疮痛。大豆，浓煮汁渍之，取瘥。㊱汤火灼疮。大豆，煮汁涂之，易愈，无斑。㊲打头青肿。豆黄末水和敷之。㊳折伤堕坠，瘀血在腹，气短。大豆五升，水一斗，煮汁二升，顿服。剧者不过三作。㊴豌疮烦躁。大豆，煮汁饮之，佳。㊵痘疮湿烂。黑大豆，研末，敷之。㊶小儿头疮。黑豆炒存性研，水调敷之。㊷身面疣目。七月七日，以大豆拭疣上三过。使本人种豆于南向屋东头第二溜中。豆生叶，以热汤沃杀，即愈。㊸染发令乌。醋煮黑大豆，去豆煎稠，染之。㊹牙齿不生，不拘大人、小儿，年多者。用黑豆三十粒，牛粪火内烧令烟尽，研入麝香少许。先以针挑破血出，以少许揩之。不得见风，忌酸咸物。㊺牙齿疼痛。黑豆煮酒，频频漱之，良。㊻月经不断。用前紫汤服之，佳。㊼身如虫行。大豆水渍绞浆，旦旦洗之，或加少面，沐发亦良。㊽风疽疮疥。凡脚腨及腿腂中痒，搔则黄汁出者，是也。以青竹筒三尺，着大豆一升在内，以马屎、糠火烧熏，以器两头取汁，搽之。先以泔清和盐洗之。不过三度，极效。㊾肝虚目暗，迎风下泪。用腊月牡牛胆，盛黑豆悬风处。取出，每夜吞三七粒，久久自明。㊿天蛇头指，痛臭甚者。黑豆生研末，入茧内，笼之。51热毒攻眼，赤痛脸浮。用黑豆一升，分作十袋，沸汤中蒸过，更互熨之，三遍则愈。

赤小豆

【释名】 赤豆、红豆，叶名藿。

【气味】 甘、酸，平，无毒。

【主治】 下水肿，排痈肿脓血。疗寒热热中消渴，止泄痢，利小便，下腹胀满，吐逆卒澼。消热毒，散恶血，除烦满，通气，健脾胃，令人美食。捣末同鸡子白，涂一切热毒痈肿。煮汁，洗小儿黄烂疮，不过三度。缩气行风，坚筋骨，抽肌肉。久食瘦人。散气，去关节烦热，令人心孔开。暴痢后，气满不能食者，煮食一顿即辟瘟疫，治产难，下胞衣，通乳汁。和鲤鱼、鳢鱼、鲫鱼、黄雌鸡煮食，并能利水

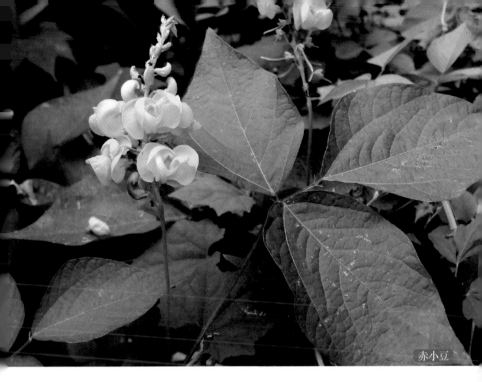

赤小豆

消肿。

【附方】①水气肿胀。颂曰：用赤小豆五合，大蒜一颗，生姜五钱，商陆根一条，并碎破，同水煮烂，去药，空心食豆，旋旋啜汁令尽，肿立消也；韦宙《独行方》：治水肿从脚起，入腹则杀人。赤小豆一斗，煮极烂，取汁五升，温渍足膝。若已入腹，但食小豆，勿杂食，亦愈。②辟禳瘟疫。《五行书》云：正月朔旦及十五日，以赤小豆二七枚，麻子七枚，投井中，辟瘟疫甚效。又正月七日，新布囊盛赤小豆置井中，三日取出，男吞七枚，女吞二七枚，竟年无病也。③辟厌疾病。正月元旦，面东，以齑水吞赤小豆三七枚，一年无诸疾。又七月立秋日，面西，以井华水吞赤小豆七枚，一秋不犯痢疾。④伤寒狐惑。张仲景曰：狐惑病，脉数，无热微烦，默默但欲卧，汗出。初得三、四日，目赤如鸠；七八日，目四眦黄黑。若能食者，脓已成也。赤豆当归散主之。赤小豆三升，水浸令芽出，当归三两，为末，浆水服方寸匕，日三服。⑤下部卒痛，如鸟啄之状。用小豆、大豆各一升，蒸熟，作二囊，更互坐之，即止。⑥水谷痢疾。小豆一合，熔蜡三两，顿服取效。⑦热毒下血，或因食热物发动。赤小豆末，水服方寸

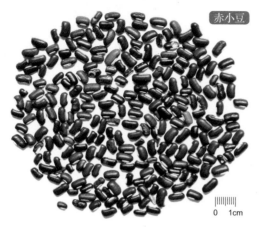

赤小豆

匕。⑧肠痔下血。小豆二升，苦酒五升，煮熟日干，再浸至酒尽乃止，为末，酒服一钱，日三服。⑨舌上出血，如簪孔。小豆一升，杵碎，水三升和，绞汁服。⑩热淋血淋，不拘男女。用赤小豆三合，慢火炒为末，煨葱一茎，擂酒热调二钱服。⑪重舌鹅口。赤小豆末，醋和涂之。

⑫小儿不语，四、五岁不语者。赤小豆末，酒和，敷舌下。⑬牙齿疼痛。红豆末，擦牙吐涎，及吹鼻中。一方入铜青少许。一方入花碱少许。⑭中酒呕逆。赤小豆煮汁，徐徐饮之。⑮频致堕胎。赤小豆末，酒服方寸匕，日二服。⑯乳汁不通。赤小豆煮汁饮之。⑰妇人乳肿。小豆、莽草等分为末，苦酒和敷，佳。⑱痈疽初作。赤小豆末，水和涂之，毒即消散，频用有效。⑲石痈诸痈。赤小豆五合，纳苦酒中五宿，炒研，以苦酒和涂即消。加栝蒌根等分。⑳痘后痈毒。赤小豆末，鸡子白调涂敷之。㉑腮颊热肿。赤小豆末，和蜜涂之，一夜即消。或加芙蓉叶末尤妙。㉒丹毒如火。赤小豆末，和鸡子白，时时涂之不已，逐手即消。㉓风瘙瘾疹。赤小豆、荆芥穗等分，为末，鸡子清调涂之。㉔六畜肉毒。小豆一升，烧研。水服三方寸匕，神良。

绿　豆

【气味】甘，寒，无毒。

【主治】煮食，消肿下气，压热解毒。生研绞汁服，治丹毒烦热风疹，药石发动，热气奔豚。治寒热热中，止泄痢卒澼，利小便胀满。浓肠胃。作枕，明目，治头风头痛。除吐逆。补益元气，和调五脏，安精神，行十二经脉，去浮风，润皮肤，宜常食之。煮汁，止消渴。解一切药草、牛马、金石诸毒。治痘毒，利肿胀。

【附方】①扁鹊三豆饮，治天行痘疮。预服此饮，疏解热毒，纵出亦少。用绿豆、赤小豆、黑大豆各一升，甘草节二两，以水八升，煮极熟。任意食豆饮汁，七日乃止。一方：加黄大豆、白大痘后痛毒初起，以三豆膏治之，神效；绿豆、赤小豆、黑大豆等分，为末，醋调时时扫涂，即消。②防痘入眼。用绿豆七粒，令儿自投井中，频视七遍，乃还。③小儿丹肿。绿豆五钱，大黄二钱，为末，用生薄荷汁入蜜调涂。④赤痢不止。以大麻子，水研滤汁，煮绿豆食之，极效。粥食亦可。⑤老人淋痛。青豆二升，橘皮二两，煮豆粥，下麻子汁一升。空心渐食之，并饮其汁，甚验。⑥消渴饮水。绿豆煮汁，并作粥食。⑦心气疼痛。绿豆廿一粒，胡椒十四粒。同研，白汤调服即止。⑧多食易饥。绿豆、

绿豆

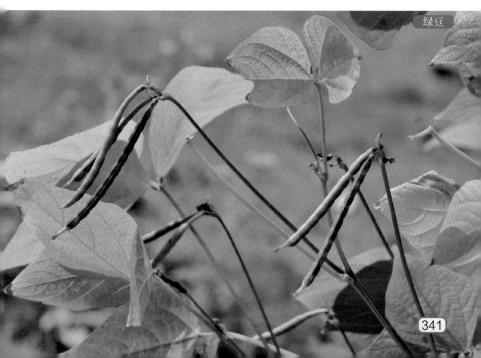

绿豆

341

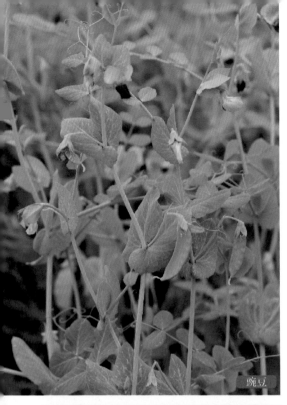

黄麦、糯米各一升，炒熟磨粉。每以白汤服一杯，三五日见效。⑨十种水气。用绿豆二合半，大附子一只去皮脐，切作两片。水三碗，煮熟，空心卧时食豆。次日将附子两片作四片，再以绿豆二合半，如前煮食。第三日别以绿豆、附子如前煮食。第四日如第二日法煮食。水从小便下，肿自消。未消再服。忌生冷、毒物、盐、酒六十日，无不效者。

豌 豆

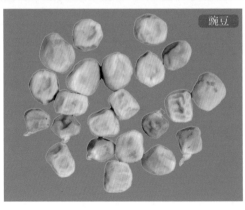

【释名】胡豆、戎菽、回鹘豆、回回豆、毕豆、青小豆、青斑豆、麻累。

【气味】甘，平，无毒。

【主治】消渴，淡煮食之，良。治寒热热中，除吐逆，止泄痢下，利小便、腹胀满。调营卫，益中平气。煮食，下乳汁。可作酱用。煮饮，杀鬼毒心病，解乳石毒发。研末，涂痈肿痘疮。作澡豆，去黜黯，令人面光泽。

【附方】①四圣丹。治小儿痘中有疔，或紫黑而大，或黑坏而臭，或中有黑线，此症十死八九，惟牛都御史得秘传此方点之最妙。用豌豆四十九粒烧存性，头发灰三分，真珠十四粒炒研为末，以油燕脂同为膏。先以簪挑疔破，砸去恶血，以少许点之，即时变红活色。②服石毒发。胡豆半升捣研，以水八合绞汁饮之，即愈。③霍乱吐利。豌豆三合，香菜三两，为末，水三盏，煎一盏，分二服。

蚕 豆

【**释名**】胡豆。
【**气味**】甘、微辛，平，无毒。
【**主治**】快胃，和脏腑。

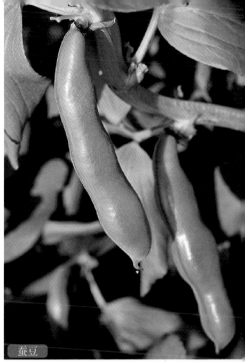

蚕豆

刀 豆

刀豆

【**释名**】挟剑豆。
【**气味**】甘，平，无毒。
【**主治**】温中下气，利肠胃，止呃逆，益肾补元。

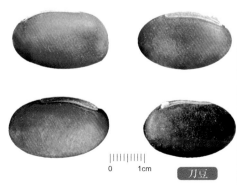

0 1cm

刀豆

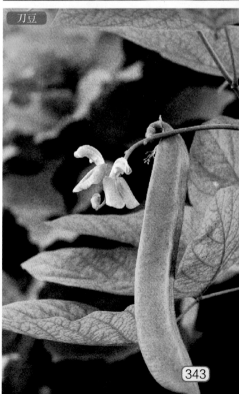

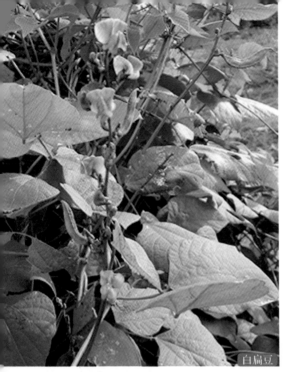

白扁豆

白扁豆

【气味】甘、微温、无毒。

【主治】和中，下气。补五脏，主呕逆。久服头不白。疗霍乱吐利不止，研末和醋服之。行风气，治女子带下，解酒毒、河豚鱼毒。解一切草木毒，生嚼及煮汁饮，取效。止泄痢，消暑，暖脾胃，除湿热，止消渴。

【附方】①霍乱吐利。用扁豆、香薷各一升，加水六升煮成二升，分次服。②赤白带下。用白扁豆炒为末，每服二钱，米汤送下。③毒药堕胎，妊妇服草药堕胎腹痛者。生白扁豆，去皮，研为末，米汤送服一匙。④中砒霜毒。用白扁豆生研，加水绞取汁饮服。

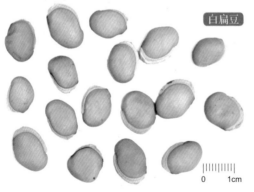

白扁豆

|||||||||||
0   1cm

大豆豉

【气味】淡豉：苦，寒，无毒。

【主治】淡豉：伤寒头痛寒热，瘴气恶毒，烦躁满闷，虚劳喘吸，两脚疼冷。杀六畜胎子诸毒。治时疾热病发汗。熬末，能止盗汗，除烦躁。生捣为丸服，治寒热风，胸中生疮。煮服，治血痢腹痛。研涂阴茎生疮。治疟疾骨蒸，中毒药蛊气，犬咬。下气调中，治伤寒温毒发癍呕逆。

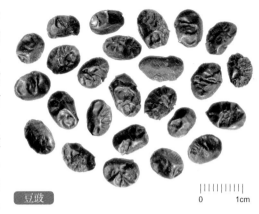
豆豉

【附方】 ①**伤寒发汗**。葛洪《肘后方》云：伤寒有数种，庸人卒不能分别者，今取一药兼疗之。凡初觉头痛身热，脉洪，一二日，便以葱豉汤治之。用葱白一虎口，豉一升，绵裹，水三升，煮一升，顿服。不汗更作，加葛根三两；再不汗，加麻黄三两。《肘后》又法：用葱汤煮米粥，入盐豉食之，取汗。又法：用豉一升，小男溺三升，煎一升，分服取汗。伤寒不解，伤寒汗出不解，已三四日，胸中闷恶者：用豉一升，盐一合，水四升，煮一升半，分服取吐，此秘法也。②**辟除温疫**。豉和白术浸酒，常服之。③**伤寒余毒**，伤寒后毒气攻手足，及身体虚肿。用豉五合微炒，以酒一升半，同煎五七沸，任性饮之。④**伤寒目翳**。烧豉二七枚，研末吹之。⑤**伤寒暴痢**。《药性论》曰：以豉一升，薤白一握，水三升，煮薤熟，纳豉更煮，色黑去豉，分为二服。⑥**血痢不止**。用豉、大蒜等分，杵丸梧子大。每服三十丸，盐汤下。⑦**血痢如刺**。《药性论》曰：以豉一升，水渍相淹，煎两沸，绞汁顿服。不瘥再作。⑧**赤白重下**。葛氏：用豆豉熬小焦，捣服一合，日三。或炒焦，以水浸汁服，亦验；《外台》：用豉心炒为末一升，分四服，酒下，入口即断也。⑨**脏毒下血**。乌犀散：用淡豉十文，大蒜二枚煨。同捣丸梧子大。煎香菜汤服二十丸，日二服，安乃止，永绝根本，无所忌。庐州彭大祥云：此药甚妙，但大蒜九蒸乃佳，仍以冷齑水送下。⑩**小便血条**。淡豆豉一撮。煎汤空腹饮。或入酒服。⑪**疟疾寒热**。煮豉汤饮数升，得大吐即愈。⑫**小儿寒热**，恶气中人。以湿豉研丸鸡子大，以摩腮上及手足心六、七遍，又摩心、脐上，旋匕咒之了，破豉丸看有细毛，弃道中，即便搓之。⑬**旋盗汗不止**。选曰：以豉一升微炒香，清酒三升渍三日，取汁冷暖任服。不瘥更作，三两剂即止。⑭**齁喘痰积**。凡天雨便发，坐卧不得，饮食不进，乃肺窍久积冷痰，遇阴气触动则发也。用此一服即愈，服至七、八次，即出恶痰数升，药性亦随而出，即断根矣。用江西淡豆豉一两，蒸捣如泥，入砒霜末一钱，枯白矾三钱，丸绿豆大。每用冷茶、冷水送下七丸，甚者九丸，小儿五丸，即高枕仰卧。忌食热物等。⑮ **风毒膝挛，骨节痛**。用豉心、五升，九蒸九曝，以酒一斗浸经宿，空心随性温饮。⑯ **手足不随**。豉三升，水九升，煮三升，分三服。又法：豉一升微熬，囊贮渍三升酒中三宿。温服，常令微醉为佳。⑰ **头风疼痛**。豉汤洗头，避风取瘥。⑱ **卒不得语**。煮豉汁，加入美酒，服之。⑲ **喉痹不语**。煮豉汁一升，服，覆取汗，仍着桂末于舌下，渐咽之。⑳ **咽生息肉**。盐豉和捣涂之。先刺破出血乃用，神效。㉑ **口舌生疮，胸膈疼痛者**。用焦豉末，含一宿即瘥。㉒ **舌上血出，如针孔者**。豉三升，水三升，煮沸。服一升，日三服。㉓ **小儿头疮**。以黄泥裹，煨熟取研，以篸菜油调敷之。㉔ **发背痛肿，已溃、未溃**。用香豉三升，入少水捣成泥，照肿处大小作饼，浓三分。疮有孔，勿覆孔上。铺豉饼，以艾列于上灸之。但使温温，勿令破肉。如热痛，即急易之，患当减。㉕ **阴茎生疮，痛烂者**。以豉一分，蚯蚓湿泥二分，水研和涂上，干即易之。禁热食、酒、蒜、芥菜。㉖ **虫刺螫人**。豉心嚼敷，少顷见豉中有毛即瘥。不见再敷，昼夜勿绝，见毛为度。㉗ **蹉跌破伤筋骨**。用豉三升，水三升，渍浓汁饮之，止心闷。㉘ **殴伤瘀聚，腹中闷满**。豉一升，水三升，煮三沸，分服。不瘥再作。㉙ **解蜀椒毒**。豉汁饮之。㉚ **中牛马毒**。豉汁，和人乳频服之，效。㉛ **小蛤蟆毒，小蛤蟆有毒，食之令人小便秘涩，脐下闷痛，有至死者**。以生豉一合，投新汲水半碗，浸浓汁，顿饮之，即愈。㉜ **中酒成病**。豉、葱白各半升，水二升，煮一升，顿服。㉝ **服药过剂，闷乱者**。豉汁饮之。㉞ **杂物眯目不出**。用豉三七枚，浸水洗目，视之即出。㉟ **刺在肉中**。嚼豉涂之。㊱ **小儿病淋**。方见蒸饼发明下。㊲ **肿从脚起**。豉汁饮之，以滓敷之。㊳ **一切恶疮**。熬豉为末，敷之，不过三四次。

豆　腐

【**气味**】甘、咸，寒，有小毒。

【**主治**】宽中益气，和脾胃，消胀满，下大肠浊气。清热散血。

【附方】①休息久痢。白豆腐，醋煎食之，即愈。②杖疮青肿。豆腐切片贴之，频易。一法：以烧酒煮贴之，色红即易，不红乃已。③烧酒醉死，心头热者。用热豆腐细切片，遍身贴之，贴冷即换之，苏省乃止。④赤眼肿痛。有数种，皆肝热血凝也。用消风热药服之。夜用盐收豆腐片贴之，酸浆者勿用。

豆　黄

【释名】造法：用黑豆一斗蒸熟，铺席上，以蒿覆之，待上黄，取出晒干，捣末收用。

【气味】甘，温，无毒。

【主治】湿痹膝痛，五脏不足气，胃气结积，壮气力，润肌肤，益颜色，填骨髓，补虚损，能食，肥健人。以炼猪脂和丸，每服百丸，神验秘方也。肥人勿服。生嚼涂阴痒汗出。

【附方】①脾弱不食，饵此当食。大豆黄二升，大麻子三升。熬香，为末。每服一合，饮下，日四、五服，任意。②打击青肿。大豆黄为末，水和涂之。

陈廪米

【释名】陈仓米、老米、火米。

【气味】咸、酸，温，无毒。

【主治】下气，除烦渴，调胃止泄。补五脏，涩肠胃。暖脾，去惫气，宜作汤食。炊饭食，止痢，补中益气，坚筋骨，通血脉，起阳道。以饭和酢捣封毒肿恶疮，立瘥。北人以饭置瓮中，水浸令酸，食之，暖五脏六腑之气。研取汁服，去卒心痛。宽中消食。多食易饥。调肠胃，利小便，止渴除热。

【附方】①霍乱大渴，能杀人。以黄仓米三升，水一斗，煮汁澄清饮，良。②反胃膈气，不下食者。太仓散：用仓米或白米，日西时以水微拌湿，自想日气如在米中。次日晒干，袋盛挂风处。每以一撮，水煎，和汁饮之，即时便下。又方：陈仓米炊饭焙研。每五两入沉香末半两，和匀。每米饮服二、三钱。③诸般积聚。太仓丸：治脾胃饥饱不时生病，及诸般积聚，百物所伤。陈仓米四两，以巴豆梧子大。每姜汤服五丸，日二服。④暑月吐泻。陈仓米二升，麦芽四两，黄连四两切，同蒸熟焙研为末，水丸梧子大。每服百丸，白汤送服。

神䴱（神曲）

|||||||||||
0   1cm

神曲

【气味】甘、辛，温，无毒。

【主治】化水谷宿食，症结积滞，健脾暖胃。养胃气，治赤白痢。消食下气，除痰逆霍乱，泄痢胀满诸疾，其功与曲同。闪挫腰痛者，煅过淬酒温服有效。妇人产后欲回乳者，炒研，酒服二钱，日二即止，甚验。

【附方】①胃虚不克。神曲半斤，麦芽五升，杏仁一升，各炒为末，炼蜜丸弹子大。每食后嚼化一丸。②壮脾进食，疗痞满暑泄。曲术丸：用神曲炒、苍术泔制炒等分为末，糊丸梧子大。每米饮服五十丸。冷者加干姜或吴茱萸。③健胃思食。消食丸：治脾胃俱虚，不能消化水谷，胸膈痞闷，腹胁膨胀，连年累月，食减嗜卧，口苦无味。神曲六两，麦炒三两，炮干姜四两，乌梅肉焙四两，为末，蜜丸梧子大。每米饮服五十丸，日三服。④虚寒反胃。方同上。⑤暴泄不止。神曲炒二两，茱萸汤泡，炒半两，为末，醋糊丸梧子大。每服五十丸，米饮下。⑥产后运绝。神曲炒为末，水服方寸匕。⑦食积心痛。陈神

348

曲一块烧红，淬酒二大碗服之。

麦 芽

【气味】咸，温，无毒。

【主治】消食和中。破冷气，去心腹胀满。开胃，止霍乱，除烦闷，消痰饮，破癥结消化一切米、面、诸果食积。

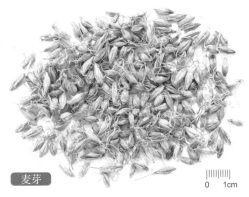
麦芽

【附方】①快膈进食。麦芽四两，神曲二两，白术、橘皮各一两，为末，蒸饼丸梧子大。每人参汤下三、五十丸，效。②腹中虚冷，食辄不消，羸瘦弱乏，因生百疾。大麦芽五升，小麦面半斤，豉五合，杏仁二升，皆熬黄香，捣筛糊丸弹子大。每服一丸，白汤下。③产后腹胀不通，转气急，坐卧不安。以麦芽一合，为末，和酒服，良久通转，神验。此乃供奉辅太初传与崔郎中方也。④产后青肿，乃血水积也。干漆、大麦芽等分，为末，新瓦中铺漆一层，芽一层，重重令满，盐泥固济，赤研末。热酒调服二钱。产后诸疾并宜。⑤产后秘塞五、七日不通。不宜妄服药丸，宜用大麦芽炒黄为末，每服三钱，沸汤调下，与粥间服。⑥产后回乳，产妇无子食乳，乳不消，令人发热恶寒。用大麦芽二两，炒为末。每服五钱，白汤下，甚良。⑦谷劳嗜卧，饱食便卧，得谷劳病，令人四肢烦重，嘿嘿欲卧，食毕辄甚。用大麦芽一升，椒一两并炒，干姜三两，捣末。每服方寸匕，白汤下，日三。

饴 糖

【释名】饧。

【气味】甘，大温，无毒

【主治】补虚乏，止渴去血。补虚冷，益气力，止肠鸣咽痛，治唾血，消痰润肺止嗽。健脾胃，补中，治吐血。打损瘀血者，熬焦酒服，能下恶血。又伤寒大毒嗽，于蔓菁、薤汁中煮一沸，顿服之，良。脾弱不思食人少用，能和胃气。亦用和药。解附子、草乌头毒。

【附方】①老人烦渴。寒食大麦一升，水七升，煎五升，入赤饧二合，渴即饮之。②蛟龙癥病。凡人正二月食芹菜，误食蛟龙精为蛟龙病，发则似痫，面色青黄。每服寒食饧五合，日三服。吐出蛟龙，有两头可验。吐蛔者勿用。③鱼脐疔疮。寒食饧涂之，良。干者烧灰。④瘰疬毒疮。腊月饴糖，昼夜涂之，数日则愈。⑤误吞稻芒。白饧频食。⑥鱼骨鲠咽，不能出。用饴糖丸鸡子黄大吞之。不下再吞。⑦误吞钱钗及竹木。取饴糖一斤，渐渐食尽，便出。⑧服药过剂，闷乱者。饴糖食之。⑨草乌头毒及天雄、附子毒。并食饴糖即解。⑩火烧成疮。白糖烧灰，粉之即燥，易瘥。

酱

【气味】 咸，冷利，无毒。

【主治】 除热，止烦满，杀百药及热汤火毒。杀一切鱼、肉、菜蔬、蕈毒，并治蛇、虫、蜂、虿等毒。酱汁灌入下部，治大便不通。灌耳中，治飞蛾、虫、蚁入耳。涂猘犬咬及汤、火伤灼未成疮者，有效。又中砒毒，调水服即解。

【附方】 ①手指掣痛。酱清和蜜，温热浸之，愈乃止。②疬疡风驳。酱清和石硫黄细末，日日揩之。③妊娠下血。豆酱二升，去汁取豆，炒研。酒服方寸匕，日三。④妊娠尿血。豆酱一大盏熬干，生地黄二两，为末，每服一钱，米饮之。⑤浸淫疮癣。酱瓣和人尿，涂之。⑥解轻粉毒，服轻粉口破者。以三年陈酱化水，频漱之。

米醋

【气味】 酸、苦，温，无毒。

【主治】 消痈肿，散水气，杀邪毒。理诸药，消毒。治产后血运，除症块坚积，消食，杀恶毒，破结气、心中酸水痰饮。下气除烦，治妇人心痛血气，并产后及伤损金疮出血昏运，杀一切鱼、肉、菜毒。醋磨青木香，止卒心痛、血气痛。浸黄柏含之，治口疮。调大黄末，涂肿毒。煎生大黄服，治疢癖甚良。散瘀血，治黄疸、黄汗。

【附方】①身体卒肿。醋和蚯蚓屎敷之。②白虎风毒。以三年酽醋五升，煎五沸，切葱白三升，煎一沸漉出，以布染乘热裹之，痛止乃已。③霍乱吐利。盐、醋、煎服甚良。④霍乱烦胀，未得吐下。以好苦酒三升饮之。⑤足上转筋。以故绵浸醋中，甑蒸热裹之，冷即易，勿停，取瘥止。⑥出汗不滴，瘦却腰脚，并耳聋者。米醋浸荆三棱，夏四日，冬六日，为末，醋汤调下二钱，即瘥。⑦腋下胡臭。三年酽酢，和锻石敷之。⑧疬风病。酢和硫黄末敷之。⑨痈疽不溃。苦酒和雀屎如小豆大，敷疮头上，即穿也。⑩舌肿不消。以酢和釜底墨，浓敷舌之上下，脱则更敷，须臾即消。⑪木舌肿强。糖醋，时时含漱。⑫牙齿疼痛。米醋一升，煮枸杞白皮一升，取半升，含漱即瘥。⑬鼻中出血。酢和胡粉半枣许服。又法：用醋和土，涂阴囊，干即易之。⑭塞耳治聋。以醇酢微火炙附子，削尖塞之。⑮面皯雀卵。苦酒渍术，常常拭之。⑯中砒石毒。饮酽醋，得吐即愈。不可饮水。⑰服硫发痛。酢和豉，研膏敷之，燥则易。⑱食鸡子毒。饮醋少许即消。⑲浑身虱出。方见石部食盐。⑳毒蜂伤螫。清醋急饮一二碗，令毒气不散，然后用药。㉑蝎刺螫人。酢磨附子汁敷之。㉒蜈蚣咬毒。醋磨生铁敷之。㉓诸虫入耳。凡百节、蚰蜒、蚁入耳，以苦酒注入，起行即出。㉔汤火伤灼。即以酸醋淋洗，并以醋泥涂之甚妙，亦无瘢痕也。㉕足上冻疮。以醋洗足，研藕敷之。㉖乳痈坚硬。以罐盛醋，烧热石投之二次，温渍之。冷则更烧石投之，不过三次即愈。㉗疔肿初起。用面围住，以针乱刺疮上，铜器煎醋沸，倾入围中，令容一盏。冷即易，三度。根即出也。

酒

【气味】米酒：苦、甘、辛，大热，有毒。

【主治】米酒：行药势，杀百邪恶毒气。通血脉，浓肠胃，润皮肤，散湿气，消忧发怒，宣言畅意。养脾气，扶肝，除风下气。解马肉、桐油毒，丹石发动诸病，热饮之甚良。糟底酒（三年腊糟下取之）：开胃下食，暖水脏，温肠胃，消宿食，御风寒，杀一切蔬菜毒。止呕哕，摩风瘙、腰膝疼痛。老酒（腊月酿造者，可经数十年不坏）：和血养气，暖胃辟寒，发痰动火。春酒（清明酿造者亦可经久）：常服令人肥白。蟹蝼尿疮，饮之至醉，须臾虫出如米也。社坛余胙酒，治小儿语迟，纳口中佳。又以喷屋四角，辟蚊子。饮之治聋。

【附方】①蛇咬成疮。暖酒淋洗疮上，日三次。②蜘蛛疮毒。同上方。③毒蜂螫人。方同上。④咽伤声破。酒一合，酥一匕，干姜末二匕，和服，日二次。⑤三十年耳聋。酒三升，渍牡荆子一升，七日去滓，任性饮之。⑥天行余毒，手足肿痛欲断。作坑深三尺，烧热灌酒，着屐踞坑上，以衣壅之，勿令泄气。⑦下部痔疮。掘地作小坑，烧赤，以酒沃之，纳吴茱萸在内坐之。不过三度良。⑧身面疣目，盗酸酒浮。洗而咒之曰：疣疣，不知羞。酸酒浮，洗你头。急急如律令。咒七遍，自愈。⑨断酒不饮。酒七升，朱砂半两，瓶浸紧封，安猪圈内，任猪摇动，七日取出，顿饮。又方：正月一日酒五升，淋碓头杵下，取饮之。⑩丈夫脚冷不随，不能行者。用淳酒三斗，水三斗，入瓮中，灰火温之，渍脚至膝。常着灰火，勿令冷，三日止。⑪海水伤裂。凡人为海水咸物所伤，及风吹裂，痛不可忍。用蜜半斤，水酒三十斤，防风、当归、羌活、荆芥各二两，为末，煎汤浴之。一夕即愈。

糟

【气味】酒糟：甘、辛，无毒。

【主治】酒糟：温中消食，除冷气，杀腥，去草、菜毒，润皮肤，调脏腑。扑损瘀血，浸水洗冻疮，捣敷蛇咬、蜂叮毒。

【附方】①手足皲裂。红糟、腊猪脂、姜汁、盐等分，研烂，炒热擦之，裂内甚痛，少顷即合，再擦数次即安。②鹤膝风病。酒醅糟四两，肥皂一个去子，芒硝一两，五味子一两，沙糖一两，姜汁半瓯。研匀，日日涂之。加入烧酒尤妙也。③暴发红肿，痛不可忍者。腊糟糟之。④杖疮青肿。用湿绵纸铺伤处，以烧过酒糟捣烂，浓铺纸上。良久，升即散。

韭

【释名】草钟乳、起阳草。

【气味】辛、微酸，温，涩，无毒。

【主治】归心，安五脏，除胃中热，利病患，可久食。叶：煮鲫鱼酢食，断卒下痢。根：入生发膏用。根、叶：煮食，温中下气，补虚益阳，调和脏腑，令人能食，止泄血脓，腹中冷痛。生捣汁服，主胸痹骨痛不可触者，又解药毒，疗狂狗咬人数发者，亦涂诸蛇虺、蝎虿、恶虫毒。煮食，充肺气，除心腹痼冷痃癖。捣汁服，治肥白人中风失音。煮食，归肾壮阳，止泄精，暖腰膝。炸熟，以盐、醋空心吃十顿，治胸膈噎气。捣汁服，治胸痹刺痛如锥，即吐出胸中恶血甚验。又灌初生

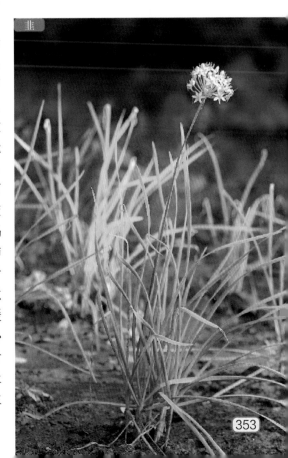

韭

小儿，吐去恶水、恶血，永无诸病。主吐血唾血，衄血尿血，妇人经脉逆行，打扑伤损及膈噎病。捣汁澄清，和童尿饮之，能消散胃脘瘀血，甚效。饮生汁，主上气喘息欲绝，解肉脯毒。煮汁饮，止消渴盗汗。熏产妇血运，洗肠痔脱肛。

【附方】 ①胸痹急痛。诜曰：胸痹痛如锥刺，不得俯仰，自汗出，或痛彻背上，不治或至死。可取生韭或根五斤，洗捣汁，服之。②阴阳易病。男子阴肿，小腹绞痛，头重眼花，宜鼠屎汤煮之。用猯鼠屎十四枚，韭根一大把，水二盏，煮七分，去滓再煎二沸，温服，得汗愈。未汗再服。③伤寒劳复。方同上。④卒然中恶。捣韭汁，灌鼻中，便苏。⑤卧忽不寤。勿以火照之，但痛啮拇指甲际而唾其面则活。取韭捣汁吹入鼻中。冬月则用韭根。⑥风忤邪恶。韭根一把，乌梅十四个，吴茱萸炒半升，水一斗煮之。仍以病患栉内入，煮三沸。栉浮者生，沉者死。煮至三升，分三服。⑦喘息欲绝。韭汁饮一升，效。⑧夜出盗汗。韭根四十九根，水二升，煮一升，顿服。⑨消渴引饮。韭苗日用三五两，或炒或作羹，勿入盐，入酱无妨。吃至十斤即住，极效。过清明勿吃。有人病此，引饮无度，得此方而愈。⑩喉肿难食。韭一把，捣熬敷之。冷即易。⑪水谷痢疾。韭叶作羹、粥、炸、炒，任食之，良。⑫痔疮作痛。用盆盛沸汤，以器盖之，留一孔。用洗净韭菜一把，泡汤中。乘热坐孔上，先熏后洗，数次自然脱体也。⑬痘疮不发。韭根煎汤服之。⑭赤白带下。韭根捣汁，和童尿露一夜，空心温服取效。⑮鼻衄不止。韭根、葱根同捣枣大，塞入鼻中，频易，两三度即止。⑯五般疮癣。韭根炒存性，捣末，以猪脂和涂之。数度愈。⑰金疮出血。韭汁和风化锻石晒干。每用为末敷之效。⑱刺伤中水肿痛。煮韭热拓之。⑲漆疮作痒。韭叶杵敷。⑳百虫入耳。韭汁灌之即出。㉑聤耳出汁。韭汁日滴三次。㉒牙蟨。韭菜连根洗捣，同人家地板上泥和，敷痛处腮上，以纸盖住。一时取下，有细虫在泥上，可除根。又方：韭根十个，川椒二十粒，香油少许，以水桶上泥同捣，敷病牙颊上，良久有虫出，数次即愈也。㉓解肉脯毒。凡肉密器盖过夜者为郁肉，屋漏沾着者为漏脯，皆有毒。捣韭汁饮之。㉔食物中毒。生韭汁服数升良。

葱

【释名】芤、菜伯、和事草、鹿胎。

【气味】葱茎白：辛，平。叶：温。

【主治】葱茎白：作汤，治伤寒寒热，中风面目浮肿，能出汗。伤寒骨肉碎痛，喉痹不通，安胎，归目益目睛，除肝中邪气，安中利五脏，杀百药毒。根：治伤寒头痛。主天行时疾，头痛热狂，霍乱转筋，及奔豚气、脚气、心腹痛，目眩，止心迷闷。通关节，止衄血，利大小便。治阳明下痢、下血。达表和里，止血。除风湿，身痛麻痹，虫积心痛，止大人阳脱，阴毒腹痛，小儿盘肠内钓，妇人妊娠溺血，通乳汁，散乳痈，利耳鸣，涂猘犬伤，制蚯蚓毒。杀一切鱼、肉毒。

【附方】①感冒风寒初起。即用葱白一握，淡豆豉半合，泡汤服之，取汗。②伤寒头痛如破者。连须葱白半斤，生姜二两，水煮温服。③时疾头痛，发热者。以连根葱白二十根，和米煮粥，入醋少许，热食取汗即解。④数种伤寒，初起一二日，不能分别者，用上法取汗。⑤伤寒劳复，因交接者，腹痛卵肿。用葱白捣烂，苦酒一盏，和服之。⑥风湿身痛。生葱擂烂，入香油数点，水煎，调川芎䓖、郁金末一钱服，取吐。⑦阴毒腹痛，厥逆唇青卵缩，六脉欲绝者。用葱一束，去根及青，留白二寸，烘热安脐

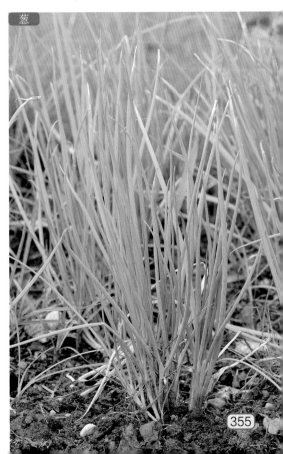

葱

355

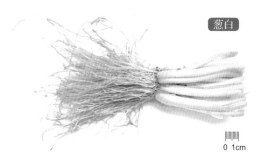

葱白

0 1cm

上，以熨斗火熨之，葱坏则易。良久热气透入，手足温有汗即瘥，乃服四逆汤。若熨而手足不温，不可治。⑧脱阳危症。凡人大吐大泄之后，四肢厥冷，不省人事，或与女子交后，小腹肾痛，外肾搐缩，冷汗出厥逆，须臾不救。先以葱白炒热熨脐，后以葱白三七茎擂烂，用酒煮灌之，阳气即回。⑨卒心急痛，牙关紧闭欲绝。以老葱白五茎去皮须，捣膏，以匙送入咽中，灌以麻油四两，但得下咽即苏。少顷，虫积皆化黄水而下，永不再发。累得救人。⑩霍乱烦躁，坐卧不安。葱白二十茎，大枣二十枚，水三升，煎二升，分服。⑪蛔虫心痛。用葱茎白二寸，铅粉二钱，捣丸服之，即止。葱能通气，粉能杀虫也。⑫腹皮麻痹，不仁者。多煮葱白食之，即自愈。⑬小便闭胀，不治杀人。葱白三斤，锉炒，帕盛，二个更互熨小腹，气透即通也。⑭大小便闭。捣葱白和醋，封小腹上。仍灸七壮。⑮大肠虚闭。匀气散：用连须葱一根，姜一块，盐一捻，淡豉三七粒，捣作饼，烘掩脐中，扎定。良久，气通即通。不通再作。⑯急淋阴肿。泥葱半斤，煨热杵烂，贴脐上。⑰小便淋涩或有血者。以赤根楼葱近根截一寸许，安脐中，以艾灸七壮。⑱肠痔有血。葱白三斤，煮汤熏洗立效。⑲赤白下痢。葱白一握细切，和米煮粥，日日食之。⑳便毒初起。葱白炒热，布包熨数次，乃用敷药，即消。《永类方》：用葱根和蜜捣敷，以纸密护之，外服通气药，即愈。㉑痈疽肿硬。乌金散：治痈疖肿硬无头，不变色者。米粉四两，葱白一两，同炒黑，研末，醋调，贴一伏时又换，以消为度。㉒一切肿毒。葱汁渍之，日四五度。㉓乳痈初起。葱汁一升，顿服即散。㉔疔疮恶肿刺破。以老葱、生蜜杵贴。两时疔出，以醋汤洗之，神效。㉕小儿秃疮。冷泔洗净，以羊角葱捣泥，入蜜和涂之，神效。㉖刺疮金疮，百治不效。葱煎浓汁渍之，其良。㉗金疮瘀血，在腹者。大葱白二十枚，麻子三升，杵碎，水九升，煮一升半，顿服。当吐出脓血而愈。未尽再服。㉘解金银毒。葱白煮汁饮之。㉙脑破骨折。蜜和葱白捣匀，浓封立效。

葫（大蒜）

【释名】大蒜、荤菜。

【气味】辛，温，有毒。

【主治】归五脏，散痈肿疮，除风邪，杀毒气。下气，消谷，化肉。去水恶瘴气，除风湿，破冷气，烂痃癖，伏邪恶，宣通温补，疗疮癣，杀鬼去痛。健脾胃，治肾气，止霍乱转筋腹痛，除邪祟，解温疫，去蛊毒，疗劳疟冷风，敷风损冷痛，恶疮、蛇虫、溪毒、沙虱，并捣贴之。熟醋浸，经年者良。温水捣烂服，治中暑不醒。捣贴足心，止鼻衄不止。和豆豉丸服，治暴下血，通水道。捣汁饮，治吐血心痛。煮汁饮，治角弓反张。同鲫鱼丸，治膈气。同蛤粉丸，治水肿。同黄丹丸，治痢疟、孕痢。同乳香丸，治腹痛。捣膏敷脐，能达下焦，消水，利大小便。贴足心，能引热下行，治泄泻暴痢及干湿霍乱，止衄血。纳肛中，能通幽门，治关格不通。

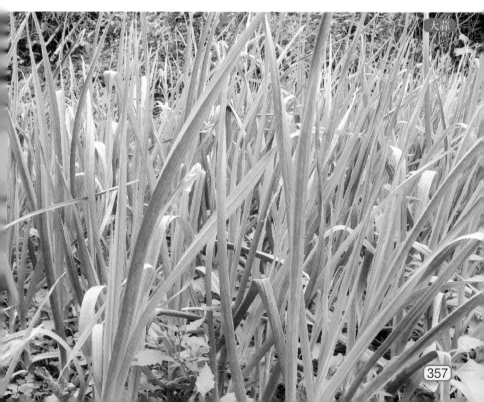

大蒜

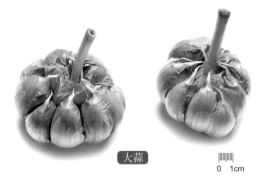

大蒜

|||||| 0 1cm

【附方】①背疮灸法。凡觉背上肿硬疼痛，用湿纸贴寻疮头。用大蒜十颗，淡豉半合，乳香一钱，细研。随疮头大小，用竹片作圈围定，填药于内，二分浓，着艾灸之。痛灸至痒，痒灸至痛，以百壮为率。与蒜钱灸法同功。

②疔肿恶毒。用门白灰一撮罗细，以独蒜或新蒜薹染灰擦疮口，候疮自然出少汁，再擦，少顷即消散也。虽发背痛肿，亦可擦之。③五色丹毒，无常色，及发足踝者。捣蒜浓敷，干即易之。④关格胀满，大小便不通。独头蒜烧熟去皮，绵裹纳下部，气立通也。⑤干湿霍乱转筋。用大蒜捣涂足心，立愈。⑥水气肿满。大蒜、田螺、车前子等分，熬膏。摊贴脐中，水从便溺而下，数日即愈。象山民人患水肿，一卜者传此，用之有效。⑦山岚瘴气。生、熟大蒜各七片，共食之。少顷腹鸣，或吐血，或大便泄，即愈。⑧疟疾寒热。《肘后》：用独头蒜炭上烧之，酒服方寸匕；《简便》：用桃仁半片，放内关穴上，将独蒜捣烂罨之，缚住（男左女右），即止。邻妪用此治人屡效；《普济方》：端午日，取独头蒜煨熟，入矾红等分，捣丸芡子大，每白汤嚼下一丸。⑨泄泻暴痢。大蒜捣贴两足心。亦可贴脐中。⑩下痢禁口及小儿泄痢方。并同上。⑪肠毒下血。蒜连丸：用独蒜煨捣，和黄连末为丸，日日米汤服之。⑫暴下血病。用葫五七枚，去皮研膏，入豆豉捣，丸梧子大。每米饮下五六十丸，无不愈者。⑬血逆心痛。生蒜捣汁，服二升即愈。⑭鬼疰腹痛，不可忍者。独头蒜一枚，香墨如枣大，捣和酱汁一合，顿服。⑮心腹冷痛。法醋浸至二三年蒜，食至数颗，其效如神。⑯夜啼腹痛面青，冷证也。用大蒜一枚煨研，日干，乳香五分，捣丸芥子大。每服七丸，乳汁下。⑰寒湿气痛。端午日收独蒜，同辰粉捣，涂之。⑱鬼毒风气。独头蒜一枚，和雄黄、杏仁研为丸，空腹饮下三丸。静坐少时，当下毛出即安。⑲狗咽气塞，喘息不通，须臾欲绝。用独头蒜一枚，削去两头，塞鼻中。左患塞右，右患塞左。候口中脓血出，立效。⑳喉痹肿痛。大蒜塞耳、鼻中，日二易之。㉑鱼骨哽咽。独头蒜塞鼻中，自出。㉒牙齿疼痛。独头蒜煨乘

热切熨痛处，转易之。亦主虫痛。㉓眉毛动摇，目不能交睫，唤之不应，但能饮食。用蒜三两杵汁，调酒饮，即愈。㉔脑泻鼻渊。大蒜切片贴足心，取效止。㉕头风苦痛。《易简方》：用大蒜研汁嗜鼻中；《圣济录》：用大蒜七个去皮，先烧红地，以蒜逐个于地上磨成膏子。却以僵蚕一两，去头足，安蒜上，碗覆一夜，勿令透气。只取蚕研末，嗜入鼻内，口中含水，甚效。㉖小儿惊风。《总录》：方同上。㉗小儿脐风。独头蒜切片，安脐上，以艾灸之。口中有蒜气，即止。㉘小儿气淋。宋宁宗为郡王时病淋，日夜凡三百起，国医罔措，或举孙琳治之。琳用大蒜、淡豆豉、蒸饼三物捣丸，令以温水下三十丸。曰：今日进三服，病当减三之一，明日亦然，三日病除。已而果然，赐以千缗。或问其说。琳曰：小儿何缘有淋？只是水道不利，三物皆能通利故也。㉙产后中风，角弓反张，不语。用大蒜三十瓣，以水三升，煮一升，灌之即苏。㉚金疮中风，角弓反张。取蒜一升去心，无灰酒四升煮极烂，并滓服之。须臾得汗即瘥。㉛妇人阴肿作痒。蒜汤洗之，效乃止。㉜阴汗作痒。大蒜、淡豉。捣丸梧子大，朱砂为衣，每空腹灯心汤下三十丸。㉝小便淋沥，或有或无。用大蒜一个，纸包煨熟，露一夜，空心新水送下。㉞小儿白秃团团然。切蒜日日揩之。㉟闭口椒毒，气闭欲绝者。煮蒜食之。㊱射工溪毒。独头蒜切三分浓，粘贴灸之，令蒜气射入即瘥。㊲蜈蚣蝎伤。独头蒜摩之，即止。㊳蛇虺蝎伤。孟诜曰：即时嚼蒜封之，六七易。仍以蒜一升去皮，以乳二升煮熟，空心顿服。明日又进。外以去皮蒜一升捣细，小便一升煮三四沸，浸损处；《梅师》：用独头蒜、酸草捣绞敷咬处。㊴脚肚转筋。大蒜擦足心令热，即安。仍以冷水食一瓣。㊵食蟹中毒。干蒜煮汁饮之。㊶蛇瘕面光，发热，如火灸人。饮蒜汁一碗，吐出如蛇状，即安。㊷鼻血不止，服药不应。用蒜一枚，去皮，研如泥，作钱大饼子，浓一豆许。左鼻血出，贴左足心；右鼻血出，贴右足心；两鼻俱出，俱贴之，立瘥。

芸薹（油菜）

【释名】寒菜、胡菜、油菜。

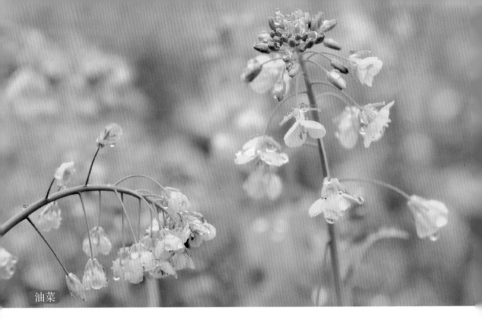

油菜

【气味】茎叶：辛，温，无毒。

【主治】茎叶：风游丹肿，乳痈。破癥瘕结血。治产后血风及瘀血。煮食，治腰脚痹。捣叶，敷女人吹奶。治瘰疬、豌豆疮，散血消肿。伏蓬砂。

【附方】①天火热疮。初起似痱，渐如水泡，似火烧疮，赤色，急速能杀人。芸薹叶捣汁，调大黄、芒硝、生铁衣等分，涂之。②风热肿毒。芸薹苗叶根、蔓荆根各三两，为末，以鸡子清和贴之，即消。无蔓荆，即以商陆根代之，甚效也。③手足瘰疬。此疽喜着手足肩背，累累如赤豆，剥之汁出。用芸薹叶煮汁服一升，并食干熟菜数顿，少与盐、酱。冬月用子研水服。④异疽似痈。而小有异，脓如小豆汁，今日去，明日满。用芸薹捣熟，湿布袋盛，于热灰中煨熟，更互熨之，不过三、二度。无叶用干者。⑤豌豆斑疮。芸薹叶煎汤洗之。⑥血痢腹痛，日夜不止。以芸薹叶捣汁二合，入蜜一合，温服。

菘（白菜）

【释名】白菜。

【气味】茎叶：甘，温，无毒。

【**主治**】茎叶：通利肠胃，除胸中烦，解酒渴。消食下气，治瘴气，止热气嗽。冬汁尤佳。和中，利大小便。

【**附方**】①小儿赤游，行于上下，至心即死。菘菜捣敷之，即止。②漆毒生疮。白菘菜捣烂涂之。③飞丝入目。白菜揉烂帕包，滴汁二三点入目，即出。

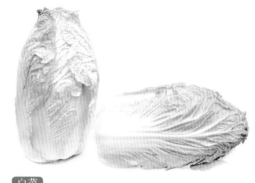

白菜

白 芥

【**释名**】胡芥、蜀芥。

【**气味**】子、茎叶：辛，温，无毒。

【**主治**】子、茎叶：冷气。安五脏，功与芥同。子：发汗，主胸膈痰冷，上气，面目黄赤。

【**附方**】①反胃上气。白芥子末，酒服一二钱。②热痰烦运。白芥子、黑芥子、大戟、甘遂、芒硝、朱砂等分为末，糊丸梧子大。每服二十丸，姜汤下。名白芥丸。③冷痰痞满。黑芥子、白芥子、大戟、甘遂、胡椒、桂心等分，为末，糊丸梧子大。每服十丸，姜汤下。名黑芥丸。④小儿乳癖。白芥子研

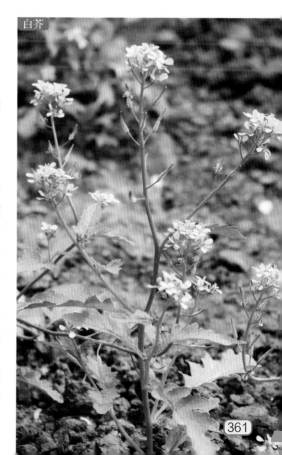

白芥

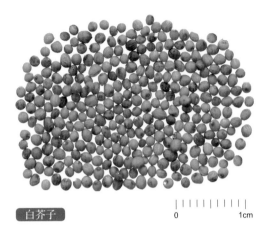

白芥子

末，水调摊膏贴之，以平为期。⑤防痘入目。白芥子末，水调涂足心，引毒归下，令疮疹不入目。⑥肿毒初起。白芥子末，醋调涂之。⑦胸胁痰饮。白芥子五钱，白术一两，为末，枣肉和捣，丸梧子大。每白汤服五十丸。⑧腹冷气起。白芥子一升，微炒研末，汤浸蒸饼丸小豆大。每姜汤吞十丸，甚妙。

莱菔（萝卜）

【释名】芦菔、萝卜、雹突、紫花菘、温菘、土酥。

【气味】根：辛、甘。叶：辛、苦，温，无毒。

【主治】根：散服及炮煮服食，大下气，消谷和中，去痰癖，肥健人；生捣汁服，止消渴，试大有验。利关节，理颜色，练五脏恶气，制面毒，行风气，去邪热气。利五脏，轻身，令人白净肌细。消痰止咳，治肺痿吐血，温中补不足。同羊肉、银鱼煮食，治劳瘦咳嗽。同猪肉食，益人。生捣服，治禁口痢。捣汁服，治吐血衄血。宽胸膈，利大小便。生食，止渴宽中；煮食，化痰消导。杀鱼腥气，治豆腐积。主吞酸，化积滞，解酒毒，散瘀血，甚效。末服，治五淋。丸服，治白浊。煎汤，洗脚气。饮汁，治下痢及失音，并烟熏欲死。生捣，涂打扑、汤火伤。

【附方】①食物作酸。萝卜，生嚼数片，或生菜嚼之亦佳，绝妙。干者、熟者、盐腌者，及人胃冷者，皆不效。②反胃噎疾。萝卜，蜜煎浸，细细嚼咽良。③消渴饮水。独胜散：用出了子萝卜三枚，净洗切片，晒干为末，每服二钱，煎猪肉汤澄清调下，日三服，渐增至三钱。生者捣汁亦可，或以汁煮粥食。④肺痿咳血。萝卜，和羊肉或

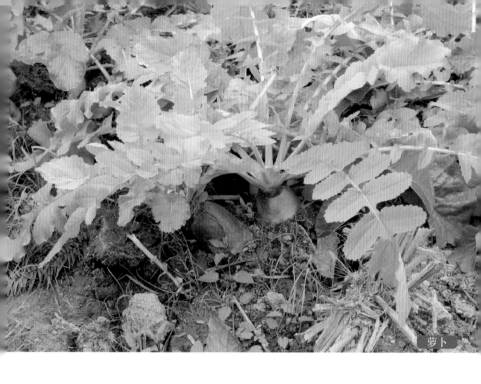

萝卜

鲫鱼，煮熟频食。⑤鼻衄不止。萝卜，捣汁半盏，入酒少许热服，并以汁注鼻中皆良。或以酒煎沸，入萝卜再煎，饮之。⑥肠风下血。蜜炙萝卜，任意食之。昔一妇人服此有效。⑦酒疾下血，连旬不止。用大萝卜二十枚，留青叶寸余，以井水入罐中，煮十分烂，入淡醋，空心任食。⑧大肠脱肛。生莱菔捣，实脐中束之。觉有疮，即除。⑨小便白浊。生萝卜剜空留盖，入吴茱萸填满，盖定签住，糯米饭上蒸熟，取去茱萸，以萝卜焙研末，糊丸梧子大。每服五十丸，盐汤下，日三服。⑩沙石诸淋，疼不可忍。用萝卜切片，蜜浸少时，炙干数次，不可过焦。细嚼盐汤下，日三服。名瞑眩膏。⑪遍身浮肿。出了子萝卜、浮麦等分。浸汤饮之。⑫脚气走痛。萝卜煎汤洗之。仍以萝卜晒干为末，铺袜内。⑬偏正头痛。生萝卜汁一蚬壳，仰卧，随左右注鼻中，神效。王荆公病头痛，有道人传此方，移时遂愈也。以此治人，不可胜数。⑭失音不语。萝卜生捣汁，入姜汁同服。⑮喉痹肿痛。萝卜汁和皂荚浆服，取吐。⑯满口烂疮。萝卜自然汁，频漱去涎，妙。⑰汤火伤灼。生萝卜捣涂之。子亦可。⑱打扑血聚，皮不破者。用萝卜或叶捣封之。

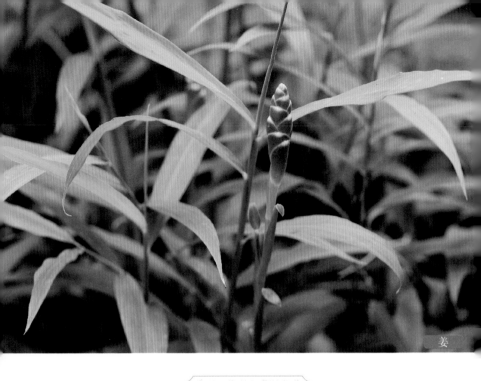

姜

生 姜

【气味】辛，微温，无毒。

【主治】久服去臭气，通神明。归五脏，除风邪寒热，伤寒头痛鼻塞，咳逆上气，止呕吐，去痰下气。去水气满，疗咳嗽时疾。和半夏，主心下急痛。又汁和杏仁作煎，下一切结气实，心胸拥隔冷热气，神效。捣汁和蜜服，治中热呕逆不能下食。散烦闷，开胃气。汁作煎服，下一切结实，冲胸膈恶气，神验。破血调中，去冷气。汁，解药毒。除壮热，治痰喘胀满，冷痢腹痛，转筋心满，去胸中臭气、狐臭，杀腹内长虫。益脾胃，散风寒。解菌蕈诸物毒。生用发散，熟用和中。解食野禽中毒成喉痹。浸汁，点赤眼。捣汁和黄明胶熬，贴风湿痛甚妙。

【附方】①痰澼卒风。生姜二两，附子（生用）一两，水五升，煮取二升，分再服。忌猪肉、冷水。②胃虚风热不能食。用姜汁半杯，生地黄汁少许，蜜一匙，水二合，和服之。③疟疾寒热，脾胃聚痰，发为寒热。生姜四两，捣自然汁一酒杯，露一夜。于发日五更面北立，饮即止。未止再服。④寒热痰嗽初起者。烧姜一块，含咽之。⑤咳嗽不止。生姜五两，饧半升。微火煎熟，食尽愈。段侍御用之有效。⑥久患咳噫。生姜汁半合，蜜一匙，煎熟，温呷三服愈。⑦小儿咳嗽。生姜四两，煎汤浴之。⑧暴逆气上。嚼姜两三片，屡效。⑨干呕厥逆。频嚼生

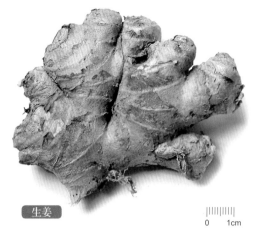

生姜

|||||||||||
0   1cm

姜，呕家圣药也。⑩呕吐不止。生姜一两，醋浆七合。银器中煎取四合，连滓呷之。又杀腹内长虫。⑪心痞呕哕，心下痞坚。生姜八两水三升，煮一升。半夏五合洗水五升，煮一升。二味同煮一升半，分再服。⑫反胃羸弱。《兵部手集》：用母姜二斤，捣汁作粥食；《传信适用方》：用生姜切片，麻油煎过为末，软柿蘸末嚼咽。⑬腹中胀满，不能服药。绵裹煨姜，纳下部。冷即易之。⑭胸胁满痛，凡心胸胁下有邪气结实，硬痛胀满者。生姜一斤，捣渣留汁，慢炒待润，以绢包于患处，款款熨之。冷再以汁炒再熨，良久豁然宽快也。⑮大便不通。生姜，削如小指，长二寸，涂盐纳下部，立通。⑯冷痢不止。生姜煨研为末，共干姜末等分，以醋和面作馄饨，先以水煮，又以清饮煮过，停冷，吞二七枚，以粥送下，日一度。⑰消渴饮水。干生姜末一两，以鲫鱼胆汁和，丸梧子大。每服七丸，米饮下。⑱湿热发黄。生姜，时时周身擦之，其黄自退也。一方：加茵陈蒿，尤妙。⑲暴赤眼肿。宗奭曰：用古铜钱刮姜取汁，于钱唇点之，泪出。今日点，明日愈，勿疑。一治暴风客热，目赤睛痛肿者。腊月取生姜捣绞汁，阴干取粉，入铜青末等分。每以少许沸汤泡，澄清温洗，泪出妙。⑳满口烂疮。生姜自然汁，频频漱吐。亦可为末擦之，甚效。㉑牙齿疼痛。老生姜瓦焙，入枯矾末同擦之。有人日夜呻吟，用之即愈。㉒喉痹毒气。生姜二斤捣汁，蜜五合，煎匀。每服一合，日五服。㉓食鸩中毒、食竹鸡毒、食鹧鸪毒。方并见禽部本条。㉔虎伤人疮。内服生姜汁。外以汁洗之，用白矾末敷上。㉕蝮蛇螫人。姜末敷之，干即易。㉖蜘

蛛咬人。炮姜切片贴之，良。㉗刀斧金疮。生姜嚼敷，勿动。次日即生肉，甚妙。㉘闪拗手足。生姜、葱白捣烂，和面炒热，盦之。㉙跌扑伤损。姜汁和酒，调生面贴之㉚百虫入耳。姜汁少许滴之。㉛腋下狐臭。姜汁频涂，绝根。㉜赤白癜风。生姜频擦之，良。㉝两耳冻疮。生姜自然汁，熬膏涂。㉞发背初起。生姜一块，炭火炙一层，刮一层，为末，以猪胆汁调涂。㉟疔疮肿毒。方见白芷下。㊱诸疮痔漏，久不结痂。用生姜连皮切大片，涂白矾末，炙焦研细，贴之勿动，良。㊲中莴苣毒、中诸药毒、猘犬伤人。并饮生姜汁即解。㊳舌上生胎，诸病舌胎。以布染井水抹，后用姜片时时擦之，自去。

干 姜

【释名】白姜。

【气味】辛，温，无毒。

【主治】胸满咳逆上气，温中止血，出汗，逐风湿痹，肠澼下痢。生者尤良。寒冷腹痛，中恶霍乱胀满，风邪诸毒，皮肤间结气，止唾血。治腰肾中疼冷、冷气，破血去风，通四肢关节，开五脏六腑，宣诸络脉，去风毒冷痹，夜多小便。消痰下气，治转筋吐泻，腹脏冷，反胃干呕，瘀血扑损，止鼻洪，解冷热毒，开胃，消宿食。主心下寒痞，目睛久赤。

【附方】①脾胃虚冷，不下食，积久羸弱成癖者。用温州白干姜，浆水煮透，取出焙干捣末，米煮粥饮丸梧子大。每服三、五十丸，白汤下。其效如神。②脾胃虚弱，饮食减少，易伤难化，无力肌瘦。用干姜频研四两，以白饧切块，水浴过，入铁铫溶化，和丸梧子大。每空心米饮下三十丸。③头晕吐逆，胃冷生痰也。用川干姜炮二钱半，甘草炒一钱二分。水

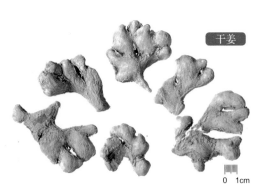

干姜

0 1cm

一钟半，煎减半服。累用有效。④心脾冷痛，暖胃消痰。二姜丸：用干姜、高良姜等分。炮研末，糊丸梧子大。每食后，猪皮汤下三十丸。⑤心气卒痛。干姜末，米饮服一钱。⑥阴阳易病伤寒后，妇人得病虽瘥，未满百日，不可与男合。为病拘急，手足拳，腹痛欲死，丈夫名阴易，妇人名阳易，速宜汗之即愈。满四日不可治也。用干姜四两，为末，每用半两，白汤调服。覆衣被出汗后，手足伸即愈。⑦中寒水泻。干姜炮研末，粥饮服二钱，即效。⑧寒痢青色。干姜切大豆大。每米饮服六、七枚，日三夜一。累用得效。⑨血痢不止。干姜烧黑存性，放冷为末，每服一钱，米饮下，神妙。⑩脾寒疟疾。《外台》：用干姜、高良姜等分，为末，每服一钱，水一盏，煎至七分服。又：干姜炒黑为末，临发时以温酒服三钱匕。⑪咳嗽上气。用合州干姜炮、皂荚炮，去皮、子及蛀者、桂心紫色者，去皮，并捣筛等分。炼白蜜和捣一二千杵，丸梧子大。每饮服三丸，嗽发即服，日三五服。禁食葱、面、油腻。其效如神。禹锡在淮南与李亚同幕府，李每治人而不出方，或诮其吝。李曰：凡人患嗽，多进冷药。若见此方用药热燥，必不肯服，故但出药即多效也。试之信然。⑫虚劳不眠。干姜为末，汤服三钱，取微汗出。⑬吐血不止。干姜为末，童子小便调服一钱，良。⑭鼻衄不止。干姜削尖，煨，塞鼻中即止。⑮鼽鼻不通。干姜末，蜜调塞鼻中。⑯冷泪目昏。干姜粉一字（炮），汤点洗之。⑰赤眼涩痛。白姜末，水调贴足心，甚妙。⑱目忽不见。令人嚼母姜，以舌日舐六七次，以明为度。⑲目中卒痛。干姜削圆滑，内眦中，有汁出拭之。味尽更易。⑳牙痛不止。川姜炮、川椒等分为末，掺之。㉑斑豆厥逆。斑豆服凉药多，手足厥冷，脉微。用干姜炮二钱半，粉甘草炙一钱半。水二钟，煎一钟服。㉒痈疽初起。干姜一两，炒紫研末，醋调敷四围，留头，自愈。此乃东昌申一斋奇方也。㉓瘰疬不敛。干姜为末，姜汁打糊和作剂，以黄丹为衣。每日随疮大小，入药在内，追脓尽，生肉口合为度。如不合，以葱白汁调大黄末擦之，即愈。㉔犬伤人。干姜末，水服二匕生姜汁服亦良，并以姜炙热熨之。㉕蛇蝎螫人。干姜、雄黄等分为末，袋盛佩之，蛇闻药气逆避人遇螫即以敷之，便定。㉖冷气咳嗽结胀者。干姜末，热酒调服半钱。或饧糖丸噙。

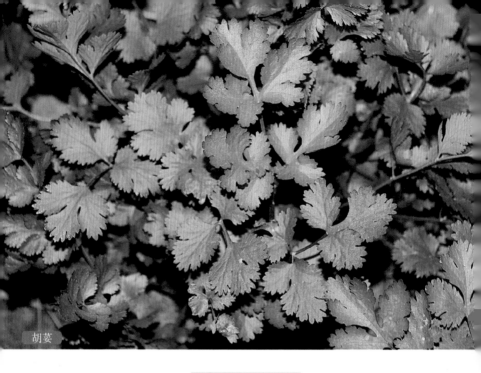
胡荽

胡　荽

【释名】兰香、香菜、翳子草。

【气味】根叶：辛，温，微毒。

【主治】根叶：消谷，治五脏，补不足，利大小肠，通小腹气，拔四肢热，止头痛，疗沙疹、豌豆疮不出，作酒喷之，立出。通心窍。

【附方】①鼻疮赤烂。兰香叶（烧灰）二钱，铜青五分，轻粉二字，为末，日敷三次。②反胃咳噫。生姜四两捣烂，入兰香叶一两，椒末一钱，盐和面四两，裹作烧饼，煨熟，空心吃，不过两三度效。反胃，入甘蔗汁和之。

水靳（芹菜）

【释名】芹菜、水英、楚葵。

【气味】茎：甘，平，无毒。

【**主治**】茎：女子赤沃，止血养精，保血脉，益气，令人肥健嗜食。去伏热，杀石药毒，捣汁服。饮汁，去小儿暴热，大人酒后热，鼻塞身热，去头中风热，利口齿，利大小肠。治烦渴，崩中带下，五种黄病。

【**附方**】①小儿吐泻。芹菜切细，煮汁饮之，不拘多少。②小便淋痛。水芹菜白根者，去叶捣汁，井水和服。③小便出血。水芹捣汁，日服六七合。

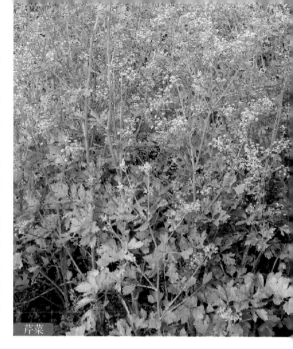

芹菜

蘹香（茴香）

【**释名**】茴香，八角珠。

【**气味**】子：辛，平，无毒。

【**主治**】子：诸瘘、霍乱及蛇伤。膀胱胃间冷气及肓肠气，调中，止痛、呕吐。治干湿脚气，肾劳癩疝阴疼，开胃下食。补命门不足。暖丹田。

【**附方**】①开胃进食。茴香二两，生姜四两，同捣匀，入净器内，湿纸盖一宿。次以银石器中，文武火炒黄焦为末，酒糊丸梧子大。每服十丸至二十五丸，温酒下。②瘴疟发热，连背项者。茴香子，捣汁服之。③大小便闭，鼓胀

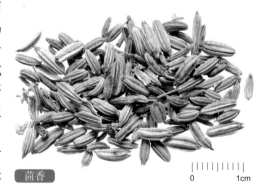

茴香

|||||||||||
0   1cm

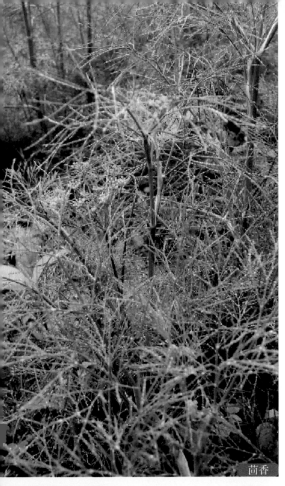

茴香

茴香

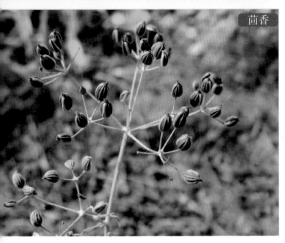

气促。八角茴香七个，大麻仁半两，为末，生葱白三七根，同研煎汤，调五苓散末服之，日一服。④小便频数。茴香不以多少，淘净，入盐少许，炒研为末，炙糯米糕蘸食之。⑤伤寒脱阳，小便不通。用茴香末，以生姜自然汁调敷腹上。外用茴香末，入益元散服之。⑥肾消饮水，小便如膏油。用茴香炒、苦楝子炒等分为末，每食前酒服二钱。⑦肾虚腰痛。茴香炒研，以猪腰子批开，掺末入内，湿纸裹煨熟。空心食之，盐酒送下。⑧腰重刺胀。八角茴香炒为末，食前酒服二钱。⑨疝气入肾。茴香炒作二包，更换熨之。⑩小肠气坠。用八角茴香、小茴香各三钱，乳香少许，水服取汗。孙氏《集效方》：治小肠疝气，痛不可忍。用大茴香、荔枝核炒黑各等分。研末。每服一钱，温酒调下。⑪膀胱疝痛。《本事方》：用舶茴香、杏仁各一两，葱白焙干五钱，为末，每酒服二钱，嚼胡桃送下。《集要》：治疝气膀胱小肠痛。用茴香盐炒、晚蚕砂盐炒等分，为末，炼蜜丸弹子大。每服一丸，温酒嚼下。⑫**疝气偏坠**。大茴香末一两，小茴香末一两，用牙猪尿胞一个，连尿入二末于内系定，罐内以酒煮烂，连胞捣丸如梧子大。每服五十丸，白汤下。仙方也。⑬**胁下刺痛**。小茴香一两炒，枳壳五钱麸炒，为末，每服二钱，盐酒调服，神效。⑭**辟除口臭**。茴香，煮羹及生食，并得。⑮**蛇咬久溃**。小茴香捣末，敷之。⑯**腰痛如刺**。《简便方》：用八角茴香炒研，每服二钱，食前盐汤下，外以糯米一二升，炒热袋盛，拴于痛处。《活人心统》思仙散：用八角茴香、杜仲各炒研三钱，木香一钱，水一钟，酒半钟，煎服。

胡萝卜

【**气味**】根：甘、辛，微温，无毒。

【**主治**】根：下气补中，利胸膈肠胃，安五脏，令人健食，有益无损。子：久痢。

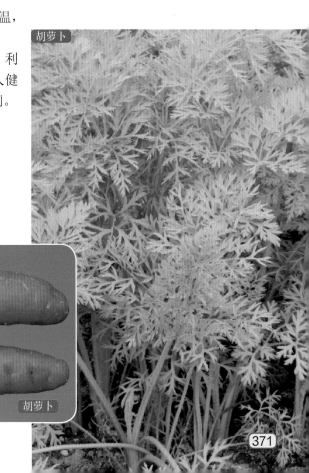

胡萝卜

胡萝卜

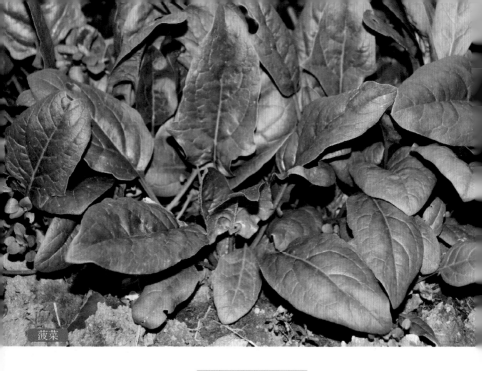

菠菜

菠薐（菠菜）

【释名】菠菜、波斯草、赤根菜。

【气味】甘，冷，滑，无毒。

【主治】利五脏，通肠胃热，解酒毒。服丹石人食之佳。通血脉，开胸膈，下气调中，止渴润燥。根尤良。

【附方】消渴引饮，日至一石者。菠菜根、鸡内金等分，为末，米饮服一钱，日三。

荠（荠菜）

【释名】护生草。

【气味】甘，温，无毒。

【主治】菜：利肝和中。利五脏。根：治目痛。明目益胃。根、叶：烧灰，治赤白痢极效。

【附方】①暴赤眼，痛胀碜涩。荠菜根杵汁滴之。②眼生翳膜。荠菜和根、茎、叶洗净，焙干为细末。每夜卧时先洗眼，挑末米许，安两大头。涩痛忍之，久久膜自落也。③肿满腹大，四肢枯瘦，尿涩。用甜葶苈炒、荠菜根等分，为末，炼蜜丸弹子大。每服一丸，陈皮汤下。只二三丸，小便清；十余丸，腹如故。

苜蓿

【释名】木粟、光风草。

【气味】苦，平，涩，无毒。

【主治】安中利人，可久食。

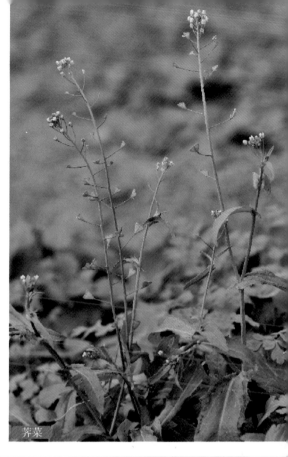

荠菜

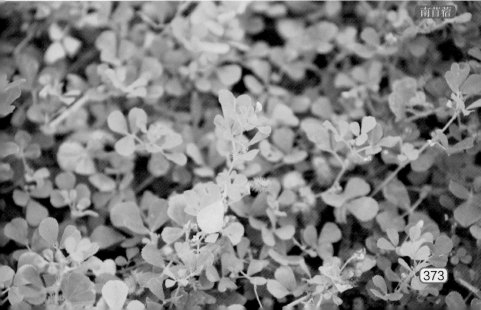

南苜蓿

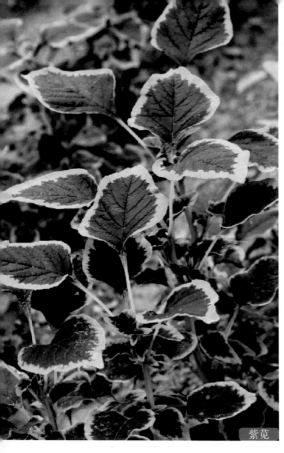
紫苋

利五脏，轻身健人，洗去脾胃间邪热气，通小肠诸恶热毒，煮和酱食，亦可作羹。利大小肠。干食益人。

苋（紫苋）

【气味】菜：甘，冷利，无毒。

【主治】白苋：补气除热，通九窍。赤苋：主赤痢，射工、沙虱。紫苋：杀虫毒，治气痢。六苋：并利大小肠，治初痢，滑胎。

【附方】①产后下痢，赤白者。用紫苋菜一握切煮汁，入粳米三合，煮粥，食之立瘥也。②小儿紧唇。赤苋，捣汁洗之，良。③漆疮搔痒。苋菜，煎汤洗之。④蜈蚣螫伤。取灰苋叶擦之，即止。⑤蜂虿螫伤。野苋挼擦之。⑥诸蛇螫人。紫苋，捣汁饮一升，以滓涂之。

马齿苋

【释名】马苋、五行草、五方草、长命菜、九头狮子草。

【气味】菜：酸，寒，无毒。

【主治】菜：诸肿瘘疣目，捣揩之。破痃癖，止消渴。能肥肠，令人不思食。治女人赤白下。饮汁，治反胃诸淋，金疮流血，破血癖癥瘕，小儿尤良。用汁治紧唇面，解马汗、射工毒，涂之瘥。治尸脚阴肿。作膏，涂湿癣、白秃、杖疮。又主三十六种风。煮粥，止痢及疳痢，治腹痛。服之长年不白。治痈疮，杀诸虫。生捣汁服，当利下恶物，去白虫。和梳垢，封疔肿。又烧灰和陈醋滓，先灸后封之，即根出。散血消肿，利肠滑胎，解毒通淋，治产后虚汗。

【附方】 ①诸气不调。马齿苋煮粥，食之。②筋骨疼痛。不拘风湿气、杨梅疮及女人月家病，先用此药止疼，然后调理。干马齿苋一斤或湿马齿苋二斤，五加皮半斤，苍术四两，舂碎，以水煎汤洗澡。急用葱、姜捣烂，冲热汤三碗，服之。暖处取汗，立时痛止也。③脚气浮肿，心腹胀满，小便涩少。马齿苋和少粳米，酱汁煮食之。④男女疟疾。马齿苋捣，扎手寸口，男左女右。⑤产后虚汗。马齿苋研汁三合，服。如无，以干者煮汁。⑥产后血痢。小便不通，脐腹痛。生马齿苋菜杵汁三合，煎沸入蜜一合，和服。⑦肛门肿痛。马齿苋叶、三叶酸草等分，煎汤熏洗，一日二次，有效。⑧痔疮初起。马齿苋不拘鲜干，煮熟急食之。以汤熏洗。一月内外，其孔闭，即愈矣。⑨赤白带下。不问老、稚、孕妇悉可服。取马齿苋捣绞汁三大合，和鸡子白二枚。先温令热，乃下苋汁，微温顿饮之。不过再作即愈。⑩小便热淋。马齿苋汁服之。⑪阴肿痛极。马齿苋，捣敷之，良。⑫腹中白虫。马齿苋水煮一碗，和盐、醋空腹食之。少顷白虫尽出也。⑬紧唇面疮。

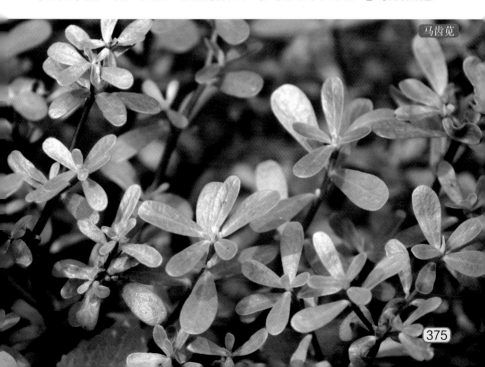

马齿苋

马齿苋煎汤日洗之。⑭**目中息肉，淫肤、赤白膜。**马齿苋一大握洗净，和芒硝末少许，绵裹安上。频易之。⑮**风齿肿痛。**马齿苋一把，嚼汁渍之，即日肿消。⑯**项上瘰疬。**《外台》：用马苋阴干烧研，腊猪脂和，以暖泔洗拭，敷之。《简便》：治瘰未破，马齿苋同靛花捣掺，日三次。⑰**腋下狐臭。**马齿苋杵，以蜜和作团，纸裹泥固半寸浓，日干，烧过研末。每以少许和蜜作饼，先以生布揩之，以药夹胁下，令极痛，久忍，然后以手巾勒两臂。日用一次，以瘥为度。⑱**豌豆癍疮。**马齿苋，烧研敷之，须臾根逐药出。不出更敷。⑲**疔疮肿毒。**马齿苋二分，锻石三分，为末，鸡子白和，敷之。⑳**反花恶疮。**马齿苋一斤。烧研，猪脂和敷。㉑**足趾甲疽，肿烂者。**屋上马齿苋、昆仑青木香、印成盐，等分和匀，烧存性，入光明朱砂少许，敷之。㉒**疮久不瘥积年者。**马齿苋捣烂封之。取汁煎稠敷亦可。㉓**射工溪毒。**马齿苋，捣汁一升服，以滓敷之，日四五次良。㉔**毛虫螫人，赤痛不止。**马齿苋捣熟封之，妙。㉕**蜂虿螫人。**方同上。㉖**蜈蚣咬伤。**马苋汁涂之。㉗**小儿白秃。**马齿苋，煎膏涂之。或烧灰，猪脂和涂。㉘**身面瘢痕。**马齿苋汤日洗二次。㉙**漏耳诸疮，治耳内外恶疮，及头疮、肥疮、病疮。**黄马散：用黄柏半两，干马齿苋一两，为末，敷之。㉚**蛀脚臁疮：**干马齿苋研末，蜜调敷上。一宿其虫自出，神效。

苦 菜

【释名】荼草、苦苣、苦荬、游冬、褊苣、老鹳菜、天香菜。

【气味】菜：苦，寒，无毒。

【主治】菜：五脏邪气，厌谷胃痹。久服安心益气，聪察少卧，轻身耐老。肠渴热，中疾恶疮。久服耐饥寒，高气不老。调十二经脉，霍乱后胃气烦逆。久服强力，虽冷甚益人捣汁饮，除面目及舌下黄。其白汁，涂疔肿，拔根。滴痈上，立溃。点瘊子，自落。敷蛇咬。明目，主诸痢。血淋痔瘘。

【附方】①**血淋尿血。**苦菜一把，酒、水各半，煎服。②**血脉不调。**苦菜晒干，为末，每服二钱，温酒下。③**喉痹肿痛。**野苦菜捣汁半盏，灯心以汤浸，捻汁半盏，和匀服。④**对口恶疮。**野苦菜搞汁一钟，入

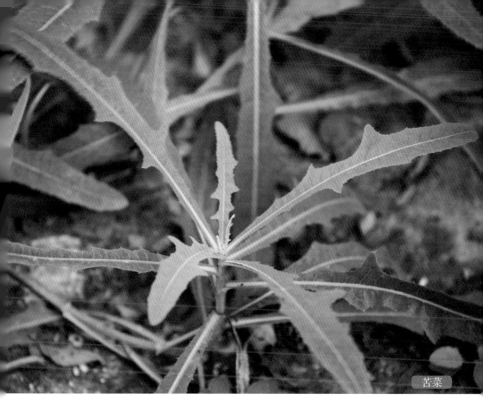

苦菜

姜汁一匙，和酒服，以渣敷，一二次即愈。⑤中沙虱毒，沙虱在水中，人澡浴则着人身，钻入皮里。初得皮上正赤，如小豆、黍、粟，摩之痛如刺，三日后寒热发疮毒，若入骨杀人，岭南多此。即以茅叶刮去，以苦菜汁涂之，佳。⑥壶蜂叮螫。苦菜汁涂之，良。

莴 苣

【**释名**】莴菜、千金菜。

【**气味**】菜：苦，冷，微毒。

【**主治**】菜：利五脏，通经脉，开胸膈，功同白苣。利气，坚筋骨，去口气，白齿牙，明眼目。通乳汁，利小便，杀虫、蛇毒。

【**附方**】①乳汁不通。莴苣菜煎酒服。②小便不通。莴苣菜，捣敷脐上即通。③小便尿血。同上方，甚效。④沙虱水毒。莴苣菜捣汁涂之，良。⑤蚰蜒入耳。莴苣叶干者一分，雄黄一分，为末，糊丸枣核大。

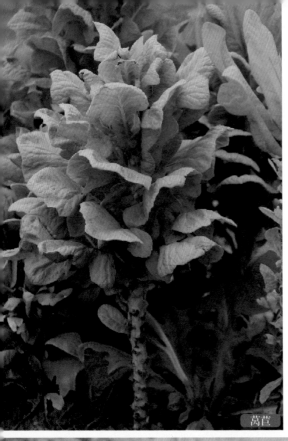

蘸生油塞耳中，引出。⑥百虫入耳。莴苣捣汁滴入，自出也。

莴苣

蒲公英

【释名】耩耨草、金簪草、黄花地丁。

【气味】苗：甘，平，无毒。

【主治】苗：妇人乳痈肿，水煮汁饮及封之，立消。解食毒，散滞气，化热毒，消恶肿、结核、疔肿。掺牙，乌须发，壮筋骨。白汁：涂恶刺、狐尿刺疮，即愈。

【附方】①还少丹。昔日越王曾遇异人得此方，极能固

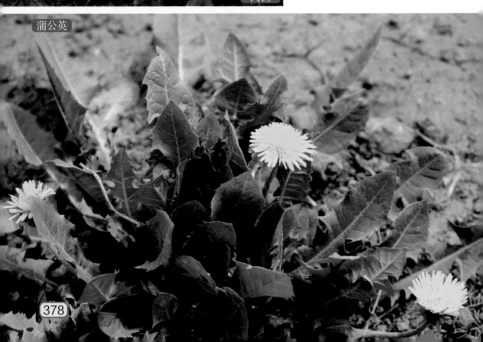

蒲公英

齿牙，壮筋骨，生肾水。凡年未及八十者，服之须发返黑，齿落更生。年少服之，至老不衰。得遇此者，宿有仙缘，当珍重之，不可轻泄。用蒲公英一斤（一名構耨草，又名蒲公罂，生平泽中，三四月甚有之，秋后亦有放花者，连根带叶取一斤洗净，勿令见天日），晾干，入斗子。解盐一两，香附子五钱，二味为细末，入蒲公草内淹一宿，分为二十团，用皮纸三四层裹扎定，用六一泥（即蚯蚓粪）如法固济，入灶内焙干，乃以武火煅通红为度，冷定取出，去泥为末，早晚擦牙漱之，吐、咽任便，久久方效。②乳痈红肿。蒲公英一两，忍冬藤二两，捣烂，水二钟，煎一钟，食前服。睡觉病即去矣。③疳疮疔毒。蒲公英捣烂覆之，即黄花地丁也。别更捣汁，和酒煎服，取汗。④多年恶疮。蒲公英捣烂贴。⑤蛇螫肿痛。方同上。

蕺（鱼腥草）

【释名】 菹菜、鱼腥草。

【气味】 叶：辛，微温，有小毒。

【主治】 叶：蠼螋尿疮。淡竹筒内煨熟，捣敷恶疮、白秃。散热毒痈

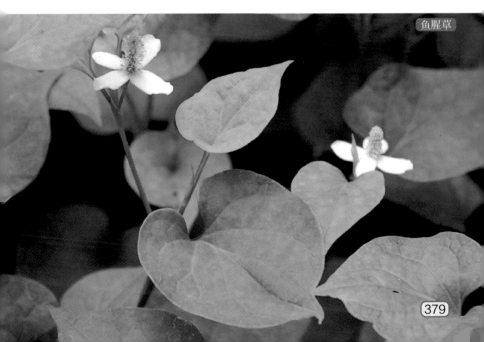

鱼腥草

肿，疮痔脱肛，断痔疾，解砒毒。

【附方】①**背疮热肿**。蕺菜捣汁涂之，留孔以泄热毒，冷即易之。②**痔疮肿痛**。鱼腥草一握，煎汤熏洗，仍以草挹痔即愈。一方：洗后以枯矾入片脑少许，敷之。③**疔疮作痛**。鱼腥草捣烂敷之。痛一二时，不可去草，痛后一二日即愈。徽人所传方也。④**小儿脱肛**。鱼腥草擂如泥，先以朴硝水洗过，用芭蕉叶托住药坐之，自入也。⑤**虫牙作痛**。鱼腥草、花椒、菜子油等分，捣匀，入泥少许，和作小丸如豆大。随牙左右塞耳内，两边轮换，不可一齐用，恐闭耳气。塞一日夜，取看有细虫为效。⑥**断截疟疾**。鱼腥草一握。捣烂绢包，周身摩擦，得睡有汗即愈。临发前一时作之。⑦**恶蛇虫伤**。鱼腥草、皱面草、槐树叶、草决明，一处杵烂，敷之甚效。

藜

【释名】莱、红心灰藋、鹤顶草、胭脂菜。

【气味】叶：甘，平，微毒。

【主治】叶：杀虫。煎汤，洗虫疮，漱齿蜃。捣烂，涂诸虫伤，去癜风。

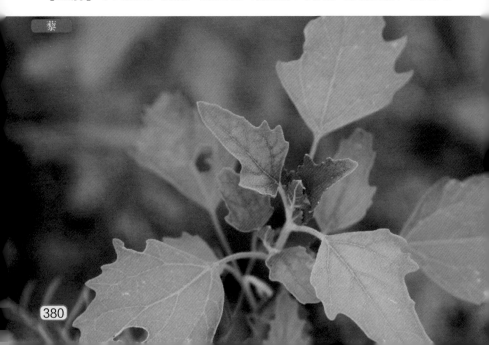

藜

【附方】白癜风。藜五斤，茄子根、茎三斤，苍耳根、茎五斤，并晒干烧灰，以水一斗煎汤淋汁熬成膏，别以好乳香半两，铅霜一分，腻粉一分，炼成牛脂二两，和匀，每日涂三次。

薯蓣

【释名】薯藇、土薯、山薯、山芋、山药、玉延。

【气味】根：甘，温、平，无毒。

【主治】根：伤中，补虚赢，除寒热邪气，补中，益气力，长肌肉，强阴。久服，耳目聪明，轻身不饥延年。主头面游风，头风眼眩，下气，止腰痛，治虚劳赢瘦，充五脏，除烦热。补五劳七伤，去冷风，镇心神，安魂魄，补心气不足，开达心孔，多记事。强筋骨，主泄精健忘。益肾气，健脾胃，止泄痢，化痰涎，润皮毛。生捣贴肿硬毒，能消散。

【附方】①补益虚损，益颜色，补下焦虚冷，小便频数，瘦损无力。用薯蓣于沙盆中研细，入铫中，以酥一大匙熬令香，旋添酒一盏煎搅令匀，空心饮之。每旦一服。②心腹虚胀，手足厥逆，或饮苦寒之剂

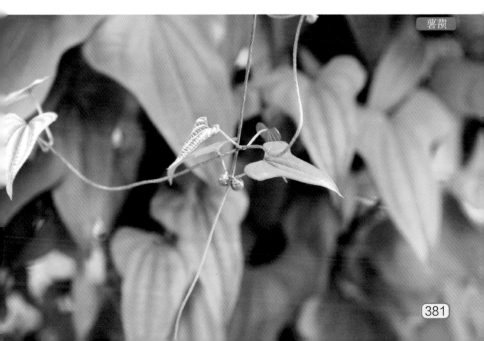

薯蓣

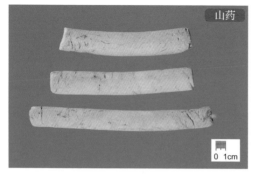

山药

0 1cm

多，未食先呕，不思饮食。山药半生半炒，为末，米饮服二钱，一日二服，大有功效。忌铁器、生冷。③小便数多。山药（以矾水煮过）、白茯苓等分，为末，每水饮服二钱。④下痢禁口。山药半生半炒，为末，每服二钱，米饮下。

⑤痰风喘急。生山药捣烂半碗，入甘蔗汁半碗，和匀。顿热饮之，立止。⑥脾胃虚弱，不思饮食。山芋、白术各一两，人参七钱半，为末，水糊丸小豆大，每米饮下四五十丸。⑦湿热虚泄。山药、苍术等分。饭丸。米饮服。大人、小儿皆宜。⑧肿毒初起。带泥山药、蓖麻子、糯米等分，水浸研，敷之即散也。⑨胯眼脊疡。山药、沙糖同捣，涂上即消。先以面涂四围，乃上此。⑩项后结核，或赤肿硬痛。以生山药一挺去皮，蓖麻子二个同研，贴之如神。⑪手足冻疮。山药一截，磨泥，敷之。

百 合

【释名】豑、强瞿、蒜脑诸。

【气味】根：甘，平，无毒。

【主治】根：邪气腹胀心痛，利大小便，补中益气。除浮肿胪胀，痞满寒热，通身疼痛，及乳难喉痹，止涕泪。百邪鬼魅，涕泣不止，除心下急满痛，治脚气热咳。安心定胆益志，养五脏，治颠邪狂叫惊悸，产后血狂运，杀蛊毒气，胁痈乳痈发背诸疮肿。心急黄，宜蜜蒸

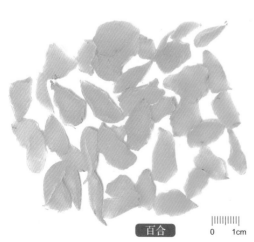

百合

0 1cm

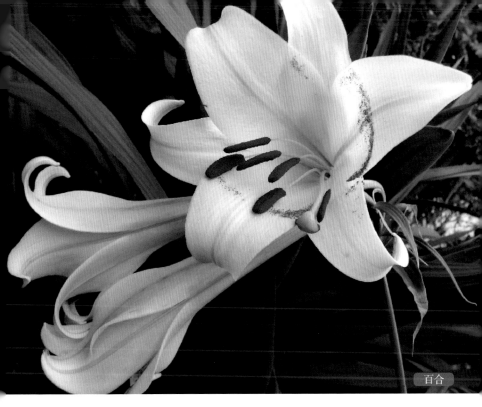

百合

食之。治百合病。温肺止嗽。

【附方】①百合病。百合知母汤：治伤寒后百合病，行住坐卧不定，如有鬼神状，已发汗者。用百合七枚，以泉水浸一宿，明旦更以泉水二升，煮取一升，却以知母三两，用泉水二升煮一升，同百合汁再煮取一升半，分服。②百合鸡子汤。治百合病已经吐后者。用百合七枚，泉水浸一宿，明旦更以泉水二升，煮取一升，入鸡子黄一个，分再服。③百合代赭汤。治百合病已经下后者。用百合七枚，泉水浸一宿，明旦更以泉水二升，煮取一升，却以代赭石一两，滑石三两，水二升，煮取一升，同百合汁再煮取一升半，分再服。④百合地黄汤。治百合病未经汗吐下者。用百合七枚，泉水浸一宿，明旦更以泉水二升，煮取一升，入生地黄汁一升，同煎取一升半，分再服。⑤百合变渴。病已经月，变成消渴者。百合一升，水一斗，渍一宿，取汁温浴病患。浴毕食白汤饼⑥百合变热者。用百合一两，滑石三两。为末，饮服方寸匕。微利乃良。⑦百合腹满，作痛者。用百合炒为末，每饮服方寸匕，日二。⑧阴毒伤寒。百合煮浓汁，服一升良。⑨肺脏壅热，烦闷咳嗽者。新百合四两，蜜和蒸软，时时含一片，吞津。⑩ 肺病吐血。新百合捣汁，和水饮之。亦可煮食。⑪ 耳聋耳痛。干百合为末，温水服二钱，日二服。⑫ 拔白换黑。七月七日，取百合熟捣，用新瓷瓶盛之，密封挂门上，阴干百日。每拔去白者掺之，即生黑者也。⑬ 游风隐疹。以楮叶掺动，用盐泥二两，百合半两，黄丹二钱，醋一分，唾四分，捣和贴之。⑭ 疮肿不穿。野百合，同盐捣泥，敷之良。⑮ 天泡湿疮。生百合捣涂，一二日即安。⑯ 鱼骨哽咽。百合五两。研末。蜜水调围颈项包住，不过三五次即下。

竹笋（竹笋）

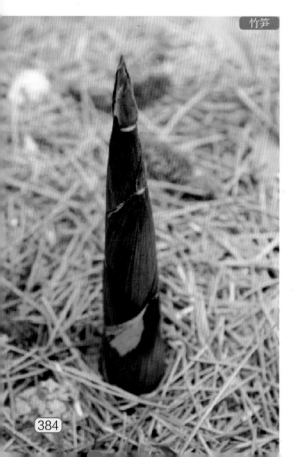

竹笋

【释名】竹萌、竹芽、竹胎、竹子。

【气味】甘，微寒，无毒。

【主治】消渴，利水道，益气，可久食。利膈下气，化热消痰爽胃。

茄

【释名】落苏、昆仑瓜、草鳖甲。

【气味】茄子：甘，寒，无毒。

【主治】茄子：寒热，五脏劳。治温疾传尸劳气。醋摩，敷肿毒。老裂者烧灰，治乳裂。散血止痛，消肿宽肠。

【附方】①妇人血黄。黄茄子竹刀切，阴干为末，每服二钱，温酒调下。②肠风下血。经霜茄连蒂，烧存性，为末，每日空心温酒服二钱匕。③久患下血。大茄种三枚，每用一枚，湿纸包煨熟，安瓶内，以无灰酒一升半沃之，蜡纸封闭三日，去茄暖饮。④腹内鳖症。陈酱茄儿烧存性，入麝香、轻粉少许，脂调贴之。⑤卵痨偏坠。用双蒂茄子悬于房门上，出入用眼视之。茄蔫所患亦蔫，茄干亦干矣。又法：用双茄悬门上，每日抱儿视之，二三次钉针于上，十余日消矣。⑥大风热痰。用黄老茄子大

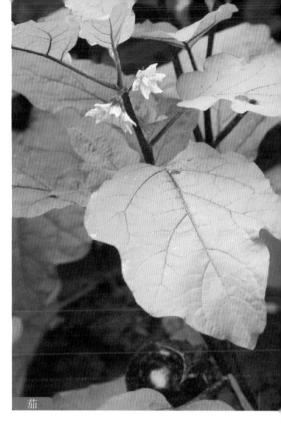

茄

者不计多少，以新瓶盛，埋土中，经一年尽化为水，取出入苦参末，同丸梧子大。食已及卧时酒下三十丸，甚效。此方出江南人传。⑦腰脚拘挛，腰脚风血积冷，筋急拘挛疼痛者。取茄子五十斤切洗，以水五斗煮取浓汁，滤去滓，更入小铛中，煎至一斗以来，即入生粟粉同煎，令稀稠得所，取出搜和，更入麝香、朱砂末，同丸如梧子大。每旦用秫米酒送下三十丸，近暮再服，一月乃瘥。男子、女人通用皆验。⑧磕扑青肿。老黄茄极大者，切片如一指浓，新瓦焙研为末。欲卧时温酒调服二钱匕，一夜消尽，无痕迹也。⑨坠损跌扑，散血止痛。重阳日收老茄子百枚去蒂四破切之，硝石十二两（捣碎）。以不津器先铺茄子一重，乃下硝石一重，如此间铺令尽，以纸数层密封，安置净处，上下以新砖承覆，勿犯地气。至正月后取出，去纸两重，日中曝之。逐日如此，至二三月，度茄已烂，开瓶倾出，滤去滓，别入新器中，以薄绵盖头，又曝，至成膏乃可用。每以酒调半匙，空腹饮之，日再，恶血散则痛止而愈矣。若膏久干硬，即以饭饮化动用之。

⑩发背恶疮。用上方以酒服半匙，更以膏涂疮口四围，觉冷如冰雪，疮干便瘥。其有根本在肤腠者，亦可内消。⑪热毒疮肿。生茄子一枚，割去二分，去瓤二分，似罐子形，合于疮上即消也。如已出脓，再用取瘥。⑫牙齿肿痛。隔年糟茄，烧灰频频干擦，立效。⑬虫牙疼痛。黄茄种烧灰擦之，效。⑭喉痹肿痛。糟茄或酱茄，细嚼咽汁。⑮妇人乳裂。秋月冷茄子裂开者，阴干烧存性研末，水调涂。

壶卢（葫芦）

【释名】 瓠瓜、匏瓜。

【气味】 壶瓠：甘，平，滑，无毒。

【主治】 壶瓠：消渴恶疮，鼻口中肉烂痛。利水道。消热，服丹石人宜之。除烦，治心热，利小肠，润心肺，治石淋。

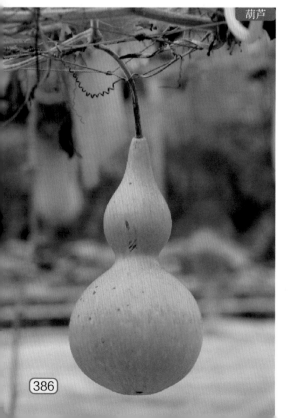

葫芦

【附方】 腹胀黄肿。用亚腰壶卢连子烧存性，每服一个，食前温酒下。不饮酒者，白汤下。十余日见效。

苦　瓠

【释名】 苦匏、苦壶卢。

【气味】 瓠及子：苦，寒，有毒。

【主治】 瓠及子：大水，面目四肢浮肿，下水，令人吐利石淋，吐呀嗽囊结，痓蛊痰饮。又煮汁渍阴，疗小便不通。煎汁滴鼻中，出黄水，去伤冷鼻塞，黄疸。吐蛔虫。治痈疽恶疮，疥癣龋齿有虫䘌者。又可制汞。

【附方】①急黄病。苦瓠一枚，开孔，以水煮之，搅取汁，滴入鼻中。去黄水。②黄疸肿满。苦壶卢瓢如大枣许，以童子小便二合，浸之一时，取两酸枣大，纳两鼻中，深吸气，待黄水出良。又方：用瓠瓢熬黄为末，每服半钱，日一服，十日愈。然有吐者当详之。③通身水肿。苦瓠膜炒二两，苦葶苈五分，捣合丸小豆大。每服五丸，日三，水下止。又用苦瓠膜五分，大枣七枚，捣丸。一服三丸，如人行十里许，又服三丸，水出更服一丸，即止。④水蛊洪肿。苦瓠瓢一枚，水二升，煮至一升，煎至可丸，如小豆大，每米饮下十丸。待小便利，作小豆羹食。勿饮水。⑤小便不通，胀急者。用苦瓠子三十枚炒，蝼蛄三个焙，为末，每冷水服一钱。⑥风痰头痛。苦瓠膜取汁，以苇管灌入鼻中，其气上冲脑门，须臾恶涎流下，其病立愈除根，勿以昏运为疑。干者浸汁亦效，其子为末吹入亦效。年久头风皆愈。⑦鼻窒气塞。苦壶卢子为末，醇酒浸之，夏一日，冬七日。日日少少点之。⑧眼目昏暗。七月七日，取苦瓠白瓢绞汁一合，以酢二升，古钱七文，同以微火煎减半。每日取沫纳眦中，神效。⑨弩肉血翳。秋间取小柄壶卢，或小药壶卢，阴干，于紧小处锯断，内挖一小孔如眼孔大。遇有此病，将眼皮上下用手挣开，将壶卢孔合定。初虽甚痛苦，然瘀肉、血翳皆渐下，不伤睛也。⑩痔疮肿痛。苦壶卢、苦荬菜煎汤，先熏后洗，乃贴熊胆、密陀僧、胆矾、片脑末，良。⑪下部悬痈。择人神不在日，空心用井华水调百药煎末一碗服之。微利后，却用秋壶卢（一名苦不老，生在架上而苦者）切片置疮上，灸二七壮。萧端式病此连年，一灸遂愈。⑫卒中蛊毒，或吐血，或下血，皆如烂肝者。苦瓠一枚，水二升，煮一升服，立吐即愈。又方：用苦酒一升，煮令消，服之取吐，神验。⑬聤耳出脓。干瓠子一分，黄连半钱，为末，以绵先缴净，吹入半字，日二次。⑭鼻中息肉。苦壶卢子、苦丁香等分，入麝香少许，为末，纸捻点之。

冬　瓜

【释名】白瓜、水芝、地芝。

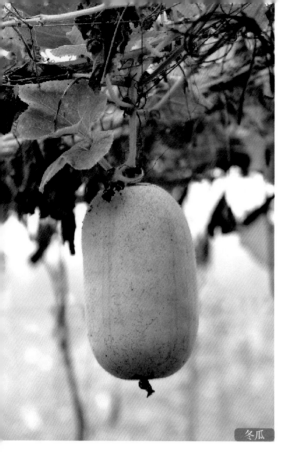
冬瓜

【气味】白冬瓜：甘，微寒，无毒。

【主治】白冬瓜：小腹水胀，利小便，止渴。捣汁服，止消渴烦闷，解毒。益气耐老，除心胸满，去头面热。消热毒痈肿。切片摩痱子，甚良。利大小肠，压丹石毒。

【附方】①积热消渴。白瓜去皮，每食后吃二三两，五七度良。②消渴不止。冬瓜一枚削皮，埋湿地中，一月取出，破开取清水日饮之。或烧熟绞汁饮之。③消渴骨蒸。大冬瓜一枚去瓤，入黄连末填满，安瓮内，待瓜消尽，同研，丸梧子大。每服三四十丸，煎冬瓜汤下。④产后痢渴，久病津液枯竭，四肢浮肿，口舌干燥。用冬瓜一枚，黄土泥浓五寸，煨熟绞汁饮。亦治伤寒痢渴。⑤小儿渴利。冬瓜汁饮之。⑥水病危急。冬瓜不拘多少，任意吃之，神效无比。⑦十种水气，浮肿喘满。用大冬瓜一枚，切盖去瓤，以赤小豆填满，盖合签定，以纸筋泥固济，晒干，用糯糠两大箩，入瓜在内，煨至火尽，取出切片，同豆焙干为末，水糊丸梧子大。每服七十丸，煎冬瓜子汤下，日三服，小便利为度。⑧痔疮肿痛。冬瓜煎汤洗之。⑨食鱼中毒。冬瓜汁饮之，良。⑩面黑令白。冬瓜一个，竹刀去皮切片，酒一升半，水一升，煮烂滤去滓，熬成膏，瓶收。每夜涂之。⑪发背欲死。冬瓜，截去头，合疮上。瓜烂，截去更合之。瓜未尽，疮已小敛矣。乃用膏贴之。

胡瓜（黄瓜）

【释名】黄瓜。

【气味】甘，寒，有小毒。

【主治】清热解渴，利水道。

【附方】①小儿热痢。嫩黄瓜同蜜食十余枚，良。②水病肚胀，四肢浮肿。用胡瓜一个破开，连子以醋煮一半，水煮一半至烂，空心俱食之，须臾下水也。③小儿出汗。香瓜丸：用黄连、胡黄连、黄柏、川大黄煨熟、鳖甲醋炙、柴胡、芦荟、青皮等分为末，用大黄瓜黄色者一个，割下头，填药至满，盖定签住，慢火煨熟，同捣烂，入面糊丸绿豆大。每服二三丸，大者五七丸至十丸，食后新水下。④咽喉肿痛。老黄瓜一枚去子，入消填满，阴干为末，每以少许吹之。⑤杖疮焮肿。六月六日，取黄瓜入瓷瓶中，水浸之。每以水扫于疮上，立效。⑥火眼赤痛。五月取老黄瓜一条，上开小孔，去瓤，入芒硝令满，悬阴处，待消透出刮下，留点眼甚效。⑦汤火伤灼。五月五日，掐黄瓜入瓶内封，挂檐下，取水刷之，良。

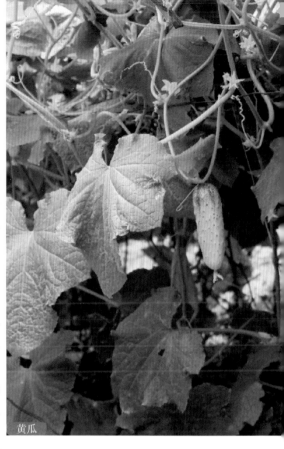
黄瓜

丝 瓜

【释名】天丝瓜、天罗、布瓜、蛮瓜、鱼鰦。

【气味】瓜：甘，平，无毒。

【主治】瓜：痘疮不快，枯者烧存性，入朱砂研末，蜜水调服，甚妙。

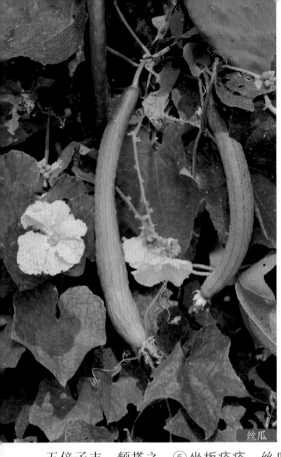
丝瓜

煮食，除热利肠。老者烧存性服，去风化痰，凉血解毒，杀虫，通经络，行血脉，下乳汁，治大小便下血，痔漏崩中，黄积，疝痛卵肿，血气作痛，痈疽疮肿，齿䘌，痘疹胎毒。暖胃补阳，固气和胎。

【附方】①痘疮不快，初出或未出，多者令少，少者令稀。老丝瓜（近蒂三寸）连皮烧存性，研末，沙糖水服。②痈疽不敛，疮口太深。用丝瓜捣汁频抹之。③风热腮肿。丝瓜烧存性，研末，水调搽之。④肺热面疮。苦丝瓜、牙皂荚并烧灰，等分，油调搽。⑤玉茎疮溃。丝瓜连子捣汁，和五倍子末，频搽之。⑥坐板疮疥。丝瓜皮焙干为末，烧酒调搽之。⑦天泡湿疮。丝瓜汁调辰粉，频搽之。⑧手足冻疮。老丝瓜烧存性，和腊猪脂涂之。⑨肛门酒痔。丝瓜烧存性，研末，酒服二钱。⑩痔漏脱肛。丝瓜烧灰、多年锻石、雄黄各五钱为末，以猪胆、鸡子清及香油和调，贴之，收上乃止。⑪肠风下血。霜后干丝瓜烧存性，为末，空心酒服二钱。一名蛮瓜，一名天罗，一名天丝瓜是矣。⑫下血危笃不可救者。丝瓜（即天罗）一个烧存性，槐花减半。为末，每空心米饮服二钱。⑬酒痢便血，腹痛，或如鱼脑五色者。干丝瓜一枚连皮烧研，空心酒服二钱。一方煨食之。俗名鱼鳜是也。⑭血崩不止。老丝瓜烧灰、棕榈烧灰等分，盐酒或盐汤服。⑮经脉不通。干丝瓜一个为末，用白鸽血调成饼，晒干研末。每服二钱，空心酒下。先服四物汤三服。⑯乳汁不通。丝瓜连子烧存性研。酒服一二钱，被覆取汗即通。⑰小肠气痛，绕脐冲心。连蒂老丝瓜烧存性，研末。每服三钱，热酒调下。甚者不过二三服即消。⑱腰痛不止。天罗布瓜子仁炒焦，擂酒热服，以渣炒热敷之。⑲喉闭肿痛。天罗瓜研汁灌之。⑳卒然中风。防风、荆芥一两，升麻半两，姜三片，水一盏，煎半盏，以丝瓜子研，取浆半盏，和匀灌之。如手足麻痒，以羌活煎汤洗之。㉑化痰止嗽。天罗（即丝瓜），烧存性为末，枣肉和，丸弹子大。每服一丸，温酒化下。㉒风虫牙痛。经霜干丝瓜烧存性为末，擦之。㉓风气牙痛，百药不效者用此，大能去风，惟蛀牙不效。天罗（即生丝瓜）一个，擦盐火烧存性，研末频擦，涎尽即愈。腮肿，以水调贴之。马敏叔云：此乃严月轩家传屡效之方，一试即便可睡也。㉔食积黄疸。丝瓜连子烧存性，为末，每服二钱，因面得病面汤下，因酒得病温酒下，连进数服愈。㉕水蛊腹胀。老丝瓜去皮一枚剪碎，巴豆十四粒，同炒，豆黄去豆，以瓜同陈仓米再炒熟，去瓜，研米为末，糊丸梧子大。每服百丸，白汤下。盖米收胃气，巴豆逐水，丝瓜像人脉络，借其气以引之也。此乃元时杭州名医宋会之之方。㉖干血气痛，妇人血气不行，上冲心膈，变为干血气者。用丝瓜一枚烧存性，空心温酒服。㉗卵肿偏坠。丝瓜架上初结者，留下，待瓜结尽叶落取下，烧存性为末，炼蜜调成膏，每晚好酒服一匙。如在左左睡，在右右睡。

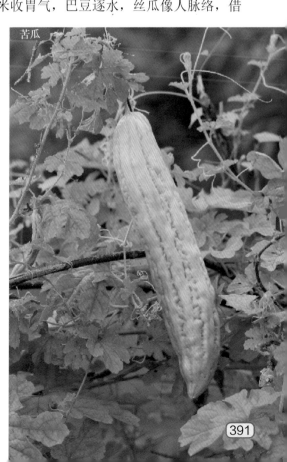

苦瓜

苦 瓜

【释名】锦荔枝、癞葡萄。

【气味】苦，寒，无毒。

【主治】除邪热，解劳乏，清心明目。

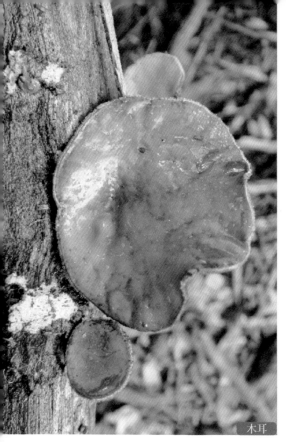
木耳

木 耳

【释名】木檽、木菌、木枞、树鸡、木蛾。

【气味】甘，平，有小毒。

【主治】益气不饥，轻身强志。断谷治痔。

【附方】①眼流冷泪。木耳一两烧存性，木贼一两，为末，每服二钱，以清米泔煎服。②血注脚疮。桑耳、楮耳、牛屎菰各五钱，胎发灰（男用女，女用男）三钱，研末，油和涂之，或干涂之。③崩中漏下。木耳半斤，炒见烟，为末，每服二钱一分，头发灰三分，共二钱四分，以应二十四气。好酒调服，出汗。④新久泄痢。干木耳一两炒，鹿角胶二钱半炒，为末，每服三钱，温酒调下，日二。⑤血痢下血。木耳炒研五钱，酒服即可。亦用井花水服。或以水煮盐、醋食之，以汁送下。⑥一切牙痛。木耳、荆芥等分，煎汤频漱。

第十一卷 果 部

李

【释名】 嘉庆子。

【气味】 实：苦、酸、微温，无毒。

【主治】 实：曝食，去痼热，调中。去骨节间劳热。肝病宜食之。

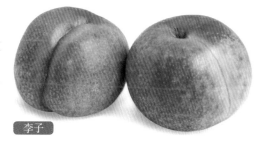
李子

杏

【释名】 甜梅。

【气味】 核仁：甘（苦），温（冷利），有小毒。

【主治】 核仁：咳逆上气雷鸣，喉痹，下气，产乳金疮，寒心奔豚。惊痫，心下烦热，风气往来，时行头痛，解肌，消心下急满痛，杀狗毒。解锡毒。治腹痹不通，发汗，主温病脚气，咳嗽上气喘促。入天门冬煎，润心肺。和酪作汤，润声气。除肺热，治上焦风燥，利胸膈气逆，润大肠气秘。杀虫，治诸疮疥，消肿，去头面诸风气瘟疱。

【附方】 ①杏金丹。《左慈秘诀》云：亦名草金丹。方出浑皇子，服之长年不死。夏姬服之，寿年七百，乃仙去也。世人不信，皆由不肯精心修治故也。其法：须人罕到处，寅月杏树地下，通阳气。二月除树下草。三月离树五步作畦垄，以通水。亢旱则引泉灌溉。有霜雪则

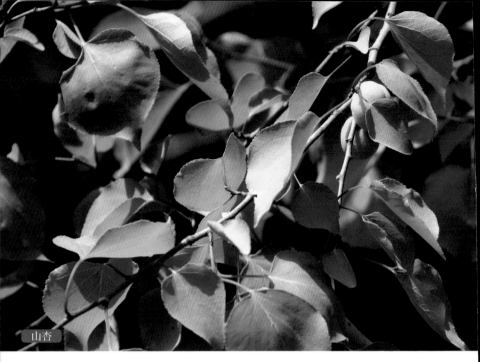
山杏

烧火树下，以救花苞。至五月杏熟自落，收仁六斗，以汤浸去皮及双
仁者，用南流水三石和研，取汁两石八斗，去滓。以新铁釜用酥三
斤，以糠火及炭然釜，少少磨酥至尽，乃内汁入釜。釜上安盆，盆上
钻孔，用弦悬车辖至釜底，以纸塞孔，勿令泄气。初着糠火，一日三
动车辖，以袞其汁。五日有露液生，十日白霜起，又二日白霜尽，即
金花出，丹乃成也。开盆炙干，以翎扫下，枣肉和，丸梧子大。每服
三丸，空心暖酒下。至七日宿疾皆除，暗盲挛跛、疝痔瘿痫疮肿，万
病皆愈。久服通灵不死云云。衍文不录。颂曰：古方用杏仁修治如
法，自朝蒸至午，便以慢火微烘，至七日乃收之。每旦空腹啖之，久
久不止，驻颜延年，云是夏姬之法。然杏仁能使人血溢，少误必出血
不已，或至委顿，故近人少有服者。或云服至二三年，往往或泻，或
脐中出物，皆不可治也。②杏酥法，去风虚，除百病。捣烂杏仁一石，
以好酒二石，研滤取汁一石五斗，入白蜜一斗五升搅匀，封于新瓮
中，勿泄气。三十日看酒上酥出，即掠取纳瓷器中贮之。取其酒滓团
如梨大，置空屋中，作格安之。候成饴脯状，旦服一枚，以前酒下。
藏器曰：杏酪服之，润五脏，去痰嗽。生、熟吃俱可，若半生半熟服
之杀人。又法宗曰：治肺燥喘热，大肠秘，润五脏。用杏仁去皮研

细，每一升，入水一升半，捣稠汁。入生蜜四两，甘草一寸，银、石器中慢火熬成稀膏，入酥二两同收。每夜沸汤，点服一匙。③万病丸。治男妇五劳七伤，一切诸疾。杏仁一斗二升，童子小便煮七次，以蜜四两拌匀，再以童便五升于碗内重蒸，取出日晒夜露数日。任意嚼食，即愈。④补肺丸，治咳嗽。用杏仁二大升（山中者不用，去双仁者），以童子小便二斗浸之，春夏七日，秋冬二七日，连皮尖于砂盆中研滤取汁，煮令鱼眼沸，候软如面糊即成。以粗布摊曝之，可丸即丸服。食前后总须服三五十丸，茶、酒任下。忌白水粥。⑤咳嗽寒热，旦夕加重，少喜多嗔，面色不润，忽进忽退，积渐少食，脉弦紧者。杏仁半斤去皮尖，童子小便二斗浸七日，漉出温水淘洗，砂盆内研如泥，以小便三升煎如膏。每服一钱，熟水下。妇人室女服之，尤妙。⑥久患肺气，喘急至咳，甚者不过二剂，永瘥。杏仁去皮尖二两，童子小便浸，一日一换，夏月三四换，满半月取出，焙干研细。每服一枣大，薄荷一叶，蜜一鸡头大，水一钟，煎七分，食后温服。忌腥物。⑦咳逆上气，不拘大人小儿。以杏仁三升去皮尖，炒黄研膏，入蜜一升，杵熟。每食前含之，咽汁。⑧上气喘急。杏仁、桃仁各半两，去皮尖炒研，用水调生面和，丸梧子大。每服十丸，姜、蜜汤下，微利为度。⑨喘促浮肿，小便淋沥。用杏仁一两，去皮尖熬研，和米煮粥，空心吃二合妙。⑩头面风肿。杏仁捣膏，鸡子黄和杵，涂帛上，浓裹之。干则又涂，不过七八次愈也。⑪风虚头痛欲破者。杏仁去皮尖，晒干研末，水九升研滤汁，煎如麻腐状，取和羹粥食。七日后大汗出，诸风渐减。此法神妙，可深秘之。慎风、冷、猪、鸡、鱼、蒜、醋。⑫头面诸风，眼胸鼻塞，眼出冷泪。用杏仁三升研细，水煮四五沸，洗头。待冷汗尽，三度愈。⑬偏风不遂，失音不语。生吞杏仁七枚，不去皮尖，逐日加至七七枚，周而复始。食后仍饮竹沥，以瘥为度。⑭破伤风肿。杏仁杵膏浓涂上，然烛遥炙之。⑮金疮中风，角弓反张。用杏仁杵碎，蒸令气溜，绞脂服一小升，兼摩疮上良。⑯温病食劳。杏仁五两，酢二升，煎取一升，服之取汗瘥。⑰心腹结气。杏仁、桂枝、橘皮、诃黎勒皮等分，为丸。每服三十丸，白汤下。无忌。⑱喉痹痰嗽。杏仁（去皮熬黄）三分，和桂末一分，研泥，裹含之，咽汁。⑲喉热生疮。方同上。⑳卒失音声。方同上。㉑肺病咯血。杏仁四十个，以黄蜡炒黄，研入青黛一钱，作饼。用柿饼一个，破开包药，湿纸裹煨熟食之，取效。㉒卒不小便。杏仁二七枚，去皮尖，炒黄研末，米饮服之。㉓血崩不止。诸药不效，服此立止。用甜杏仁上黄皮，烧存性，为末，每服三钱，空心热酒服。㉔五痔下血。杏仁去皮尖及双仁者，水三升，研滤汁，煎减半，同米煮粥食之。㉕谷道蟨痛肿痒。杏仁杵膏，频频敷之。㉖阴疮烂痛。杏仁烧黑研成膏，时时敷之。㉗产门虫疽，痛痒不可忍。用杏仁去皮烧存性，杵烂绵裹，纳入阴中，取效。㉘身面疣目。杏仁烧黑研膏，擦破，日日涂之。㉙面上皯疱。杏仁去皮，捣和鸡子白。夜涂之，旦以暖酒洗去。㉚两颊赤痒，其状如痱，名头面风。以杏仁频频揩之。内服消风散。㉛耳卒聋闭。杏仁七枚，去皮拍碎，分作三分，以绵裹之，着盐如小豆许，以器盛于饭上蒸熟。令病患侧卧，以一裹捻油滴耳中。良久又以一裹滴之，取效。㉜耳出脓汁。杏仁炒黑，捣膏绵裹纳入，日三四易之妙。㉝鼻中生疮。杏仁研末，乳汁和敷。㉞疳疮蚀鼻。杏仁烧，压取油敷之。㉟牙齿虫蟨。杏仁烧存性，研膏发裹，纳虫孔中。杀虫去风，其痛便止。重者不过再上。㊱牙龈痒痛。杏仁一百枚，去皮尖，两仁，以盐方寸匕，水一升，煮令汁出，含漱吐之。三度愈。㊲风虫牙痛。杏仁，针刺于灯上烧烟，乘热搭病牙上。又复烧搭七次。绝不疼，病牙逐时断落也。㊳目中赤脉痒痛，时见黑花。用初生杏子仁一升，古五铢钱七文，入瓶内密封，埋门限下，一百日化为水，每夕点之。㊴胎赤眼疾。杏仁压油半鸡子壳，食盐一钱，入石器中，以柳枝一握紧束，研至色黑，以熟艾一团安碗内烧烘之，令气透火尽即成。每点少许入两眦，甚效。㊵目中翳遮，但瞳子不破者。用杏仁三升去皮，面裹作三包，糠火煨熟，去面研烂，压去油。每用一钱，入铜绿一钱，研匀点之。㊶目生弩肉，或痒或痛，渐覆瞳人。用杏仁（去皮）二钱半，腻粉半钱，研匀，绵裹箸头点之。㊷伤目生弩。《广利方》：用生杏仁七枚，去皮细嚼，吐于掌中，乘热以绵裹箸头点弩肉上。不过四五度愈。《总录》：用杏仁研膏，人乳化开，日点三次。㊸小儿血眼。儿初生艰难，血瘀眦眶，遂溅渗其睛，不见瞳人。轻则外胞赤肿，上下弦烂。用杏仁二枚去皮尖，嚼，乳汁三五匙，入腻粉少许，蒸熟，绢包频点。重者加黄连、朴硝最良。㊹小儿脐烂成风。杏仁去皮研敷。㊺小儿咽肿。杏仁炒黑，研烂含咽。㊻针入肉内不出者。双杏仁捣烂，以车脂调贴。其针自出。㊼箭镞在咽，或刀刃在咽膈诸隐处。杵杏仁敷之。㊽狐尿疮痛。杏仁研烂，煮一两沸，及热浸之。冷即易。㊾狗咬伤疮。烂嚼杏仁涂之。㊿一切食停，气满膨胀。用红杏仁三百粒，巴豆二十粒同炒，色变去豆不用，研杏为末，橘皮汤调下。51白癜风斑。杏仁连皮尖，每早嚼二七粒，揩令赤色。夜卧再用。52诸疮肿痛。杏仁去皮，研滤取膏，入轻粉、麻油调搽神效。不拘大人、小儿。53小儿头疮。杏仁烧研敷之。54蛆虫入耳。杏仁捣泥，取油滴入。非出则死。

梅

【气味】 酸，平，无毒。

【主治】 生津止渴，清神下气，消酒。

【附方】 ①诸疮弩肉。用乌梅肉烧存性研，傅于恶肉上，一夜立尽。②痈疽疮肿，已溃未溃皆可用。盐白梅烧存性为末，入轻粉少许，香油调，涂四围。③泄痢口渴。乌梅煎汤，日饮代茶。④产后痢渴。乌梅肉二十个，麦门冬十二分，以水一升，煮七合，细呷之。⑤赤痢

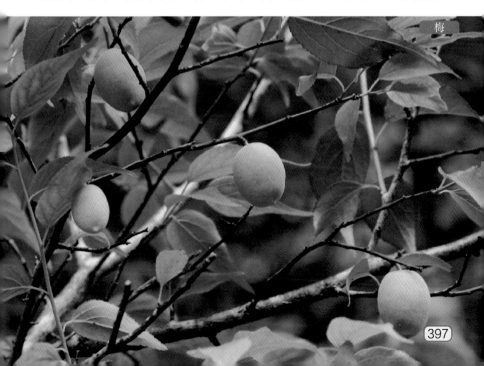

梅

腹痛。《直指》：用陈白梅同真茶、蜜水各半，煎饮之。《圣惠》：用乌梅肉炒、黄连各四两，为末，炼蜜丸梧子大。每米饮服二十丸，日三服。⑥便痢脓血。乌梅一两去核，烧过为末，每服二钱，米饮下，立止。⑦久痢不止，肠垢已出。《肘后》：用乌梅肉二十个，水一盏，煎六分，食前分二服。《袖珍》：用乌梅肉、白梅肉各七个捣烂，入乳香末少许，杵丸梧桐子大，每服二三十丸，茶汤下，日三。⑧小便尿血。乌梅，烧存性研末，醋糊丸梧子大。每服四十丸，酒下。⑨血崩不止。乌梅肉七枚，烧存性研末。米饮服之，日二。⑩大便不通，气奔欲死者。乌梅十颗，汤浸去核，丸枣大。纳入下部，少时即通。⑪霍乱吐利。盐梅煎汤，细细饮之。⑫蛔虫上行，出于口鼻。乌梅煎汤频饮，并含之，即安。⑬水气满急。乌梅、大枣各三枚。水四升，煮二升，纳蜜和匀，含咽之。⑭梅核膈气。取半青半黄梅子，每个用盐一两腌一日夜，晒干，又浸又晒至水尽乃止。用青钱三个，夹二梅，麻线缚定，通装瓷罐内封埋地下，百日取出。每用一枚，含之咽汁，入喉即消。收一年者治一人，二年者治二人，其妙绝伦。⑮心腹胀痛，短气欲绝者。乌梅二七枚，水五升，煮一沸，纳大钱二七枚，煮二升半，顿服之。⑯劳疟劣弱。乌梅十四枚，豆豉二合，桃、柳枝各一虎口，甘草三寸，生姜一块，以童子小便二升，煎一半，温服即止。⑰久咳不已。乌梅肉微炒、罂粟壳去筋膜蜜炒，等分为末，每服二钱，睡时蜜汤调下。⑱痰厥头痛如破者。乌梅肉三十个，盐三撮，酒三升，煮一升，顿服，取吐即愈。⑲伤寒头痛，壮热，胸中烦痛，四、五日不解。乌梅十四枚，盐五合，水一升，煎半升，温服取吐。吐后避风良。⑳折伤金疮。干梅烧存性，敷之，一宿瘥。㉑马汗入疮作痛。用乌梅连核捣烂，以头醋和敷。仍先刺疮，出去紫血，乃敷之系定。㉒犬伤毒。乌梅末，酒服二钱。㉓指头肿毒痛甚者。乌梅肉，和鱼捣封之妙。㉔伤寒䘌疮，生下部者。乌梅肉三两炒为末，炼蜜丸梧子大。以石榴根皮煎汤，食前下三十丸。㉕小儿头疮。乌梅烧末，生油调涂。㉖香口去臭。曝干梅脯，常时含之。㉗硫黄毒发，令人背膊疼闷，目暗漠漠。乌梅肉（焙）一两，沙糖半两，浆水一大盏，煎七分，呷之。㉘大便下血，及酒痢、久痢不止。用乌梅三两，烧存性为末，醋煮米糊和，丸梧子大。每空心米饮服二十丸，日三。

桃

【**气味**】核仁：苦、甘，平，无毒。

【**主治**】核仁：瘀血血闭，癥瘕邪气，杀小虫。止咳逆上气，消心下坚硬，除卒暴击血，通月水，止心腹痛。治血结、血秘、血燥，通润大便，破蓄血。杀三虫。又每夜嚼一枚和蜜涂手、面良。主血滞风痹骨蒸，肝疟寒热，鬼注疼痛，产后血病。

【**附方**】①延年去风，令人光润。用桃仁五合去皮，用粳米饭浆同研，绞汁令尽，温温洗面极妙。②偏风不遂，及癖疾。用桃仁二千七百枚，去皮、尖、双仁，以好酒一斗三升，浸二十一日，取出晒干杵细，作丸如梧子大。每服二十丸，以原酒吞之。③风劳毒肿挛痛，或牵引小腹及腰痛。桃仁一升去皮尖，熬令黑烟出，热研如脂膏，以酒三升搅和服，暖卧取汗。不过三度瘥。④骨蒸作热。桃仁一百二十枚，留尖去皮及双仁，杵为丸，平旦井花水顿服之。令尽量饮酒至醉，仍须任意吃水。隔日一剂。百日不得食肉。⑤上气咳嗽，胸满气喘。桃仁三两去皮尖，以水一大升研汁，和粳米二合煮粥食之。⑥卒得咳嗽。桃

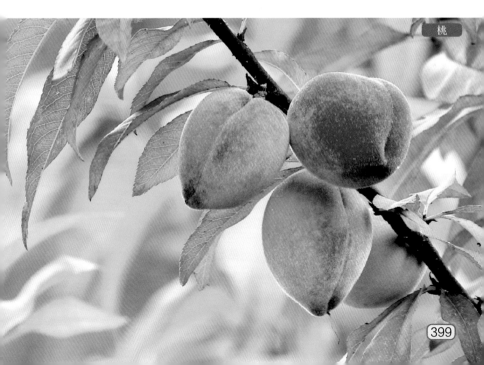

仁三升去皮杵，着器中密封，蒸熟晒干，绢袋盛，浸二斗酒中，七日可饮，日饮四、五合。⑦卒然心痛。桃仁七枚，去皮尖研烂，水一合服之。⑧人好魇寐。桃仁（熬去皮尖）三七枚，以小便服。⑨下部虫䘌，病患齿龂无色，舌上白，喜睡愦愦不知痛痒处，或下痢，乃下部生虫食肛也。桃仁十五枚，苦酒二升，盐一合，煮六合服之。⑩崩中漏下不止者。桃核烧存性研细，酒服方寸匕，日三。⑪产后百病。《千金》桃仁煎：治妇人产后百病诸气。取桃仁一千二百枚，去皮、尖、双仁，熬捣极细，以清酒一斗半，研如麦粥法，纳小项瓷瓶中，面封，入汤中煮一伏时。每服一匙，温酒和服，日再。⑫产后身热如火，皮如粟粒者。桃仁研泥，同腊猪脂敷之，日日易之。⑬产后血闭。桃仁二十枚（去皮尖），藕一块，水煎服之良。⑭产后阴肿。桃仁，烧研敷之。⑮妇人阴痒。桃仁杵烂，绵裹塞之。⑯男子阴肿作痒。用桃仁炒香为末，酒服方寸匕，日二。仍捣敷之。⑰小儿烂疮，初起肿浆似火疮，桃仁研烂敷之。⑱小儿聤耳。桃仁炒研绵裹，日日塞之。⑲风虫牙痛。针刺桃仁，灯上烧烟出吹灭，安痛齿上咬之。不过五六次愈。⑳唇干裂痛。桃仁捣和猪脂敷。㉑大便不快，里急后重。用桃仁三两（去皮），吴茱萸二两，食盐一两，同炒熟，去盐、茱，每嚼桃仁五七粒。㉒急劳咳嗽烦热。用桃仁三两（去皮尖），猪肝一枚，童子小便五升。同煮干，于木臼内捣烂，入蒸饼和，丸梧子大。每温水下三十丸。㉓冷劳减食，渐至黑瘦。用桃仁五百颗，吴茱萸三两，同入铁铛中，微火炒一炊久，将桃仁一颗去皮，看似微黄色即加火，待微烟出，即乘热收入新瓶内，厚纸卦往，勿令泄气。每日空心取桃仁二十粒去皮嚼之，以温酒下。至重者服五百粒愈。㉔预辟瘴疠。桃仁一斤，吴茱萸、青盐各四两，同炒熟，以新瓶密封一七，取出拣去茱、盐，将桃仁去皮尖，每嚼一二十枚。山居尤宜之。

花

【气味】 苦，平，无毒。

【主治】 杀疰恶鬼，令人好颜色。悦泽人面，除水气，破石淋，利大小便，下三虫。消肿满，下恶气。治心腹痛及秃疮。利宿水痰饮积滞，治风狂。研末，敷头上肥疮，手足疬疮。

【附方】①大便艰难。桃花为末，水服方寸匕，即通。②产后秘塞，大、小便不通。用桃花、葵子、滑石、槟榔等分，为末，每空心葱白汤服二钱，即利。③心腹积痛。三月三日采桃花晒干杵末，以水服二钱匕，良。④疟疾不已。桃花为末，酒服方寸匕良。⑤痰饮宿水。桃花散：收桃花阴干为末，温酒服一合，取利。觉虚，食少粥。不似转下药也。⑥脚气肿痛。桃花一升，阴干为末，每温酒细呷之，一宿即消。⑦腰脊作痛。三月三日取桃花一斗一升，井华水三斗，曲六升，米六斗，炊熟，如常酿酒。每服一升，日三服，神良。⑧脓瘘不止。桃花为末，猪脂和敷之，日二。⑨头上秃疮。三月三日收未开桃花阴干，与桑椹（赤者）等分作末，以猪脂和。先取灰汁洗去痂，即涂之。⑩头上肥疮。一百五日寒食节，收桃花为末，食后以水半盏调服方寸匕，日三，甚良。⑪黄水面疮。方同上。⑫足上瘑疮。桃花、食盐等分杵匀，醋和敷之。⑬雀卵面疱。桃花、冬瓜仁研末等分，蜜调敷之。⑭干粪塞肠，胀痛不通。用毛桃花湿者一两，和面三两，作馄饨煮熟，空心食之。日午腹鸣如雷，当下恶物也。⑮面上粉刺，瘤子如米粉。用桃花、丹砂各三两，为末，每服一钱，空心井水下，日三服。十日知，二十日小盒饭出黑汁，面色莹白也。⑯令面光华。三月三日收桃花，七月七日收鸡血，和涂面上。三二日后脱下，则光华颜色也。

叶

【气味】苦，平，无毒。

【主治】除尸虫，出疮中小虫。治恶气，小儿寒热客忤。疗伤寒、时气、风痹无汗，治头风，通大小便，止霍乱腹痛。

【附方】①风袭项强，不得顾视。穿地作坑，烧赤，以水洒之令冷，铺生桃叶于内。卧席上，以项着坑上，蒸至汗出，良久即瘥。②小儿伤寒时气。用桃叶三两，水五升，煮十沸取汁，日五六遍淋之。后烧雄鼠粪二枚服之，妙。③二便不通。桃叶杵汁半升服。冬用桃皮。④霍乱腹痛吐利。桃叶三升切，水五升，煮一升三合，分二服。⑤肠痔出血。桃叶一斛杵，蒸之，纳小口器中坐，有虫自出。⑥女人阴疮，如虫咬痒痛者。生捣桃叶，绵裹纳之，日三四易。⑦鼻内生疮。桃叶嫩心，杵烂塞之。无叶用枝。⑧身面癣疮。日午捣桃叶，取汁搽之。⑨诸虫入耳。桃叶挼熟塞之。或捣汁滴之。或作枕，枕一夕自出。

茎及白皮

【气味】苦，平，无毒。

【主治】除邪鬼中恶腹痛，去胃中热。治痓忤心腹痛，解蛊毒，辟疫疠，疗黄疸身目如金，杀诸疮虫。

【附方】①肺热喘急。《集验》：治肺热闷喘急，客热往来，欲死，不堪服药者。用桃皮、芫花各一升，以水四升，煮取一升五合。以故布纳汁中，取薄胸口，温四肢，不盈数刻即止。②喉痹塞痛。桃皮煮汁三升服。③心虚健忘。《圣惠》：令耳目聪明，用戊子日，取东引桃枝二七寸枕之。又方：五月五日日未出时，取东引桃枝刻作三寸木人，着衣领带中佩之。④卒得心痛。东引桃枝一把切，以酒一升，煎半升，顿服大效。⑤解中蛊毒。用东引桃白皮（烘干）、大戟、斑蝥（去足翅熬），三物等分，为末，以冷水服半方寸匕，即出。不出更服。或因酒得以酒服，因食得以食服。必效方云：此乃李饶州法也。亦可以米泔丸服。⑥卒得恶疮，人不识者。取桃皮作屑纳之。⑦卒患瘰疬，不痛者。取桃树白皮贴疮上，灸二七壮良。⑧热病口疮成蜃。桃枝煎浓汁含之。下部有疮，纳入之。⑨下部蜃疮。桃白皮煮取浓汁如稀饧，入熊胆少许，以绵蘸药纳入下部疮上。⑩五痔作痛。桃根，水煎汁浸洗之，当有虫出。⑪小儿湿癣。桃树青皮为末和醋频敷之。⑫狂狗咬伤。桃白皮一握，水三升，煎一升服。⑬水肿尿短。桃皮三斤（去内外皮），秫米一斗，女曲一升，以水二斗煮桃皮，取汁一斗，以一半渍曲，一半渍秫饭，如常酿成酒。每服一合，日三次，以体中有热为候。小便多是病去。忌生冷、一切毒物。⑭妇人经闭。数年不通，面色萎黄，唇口青白，腹内成块，肚上筋起，腿胫或肿，桃根煎主之。用桃树根、牛蒡根、马鞭草根、牛膝、蓬各一斤锉，以水三斗，煎一斗去滓，更以慢火煎如饧状收之。每以热酒调服一匙。⑮牙疼颊肿。桃白皮、柳白皮、槐白皮等分，煎酒热漱。冷则吐之。⑯小儿白秃。桃皮五两煎汁，入白面沐之，并服。

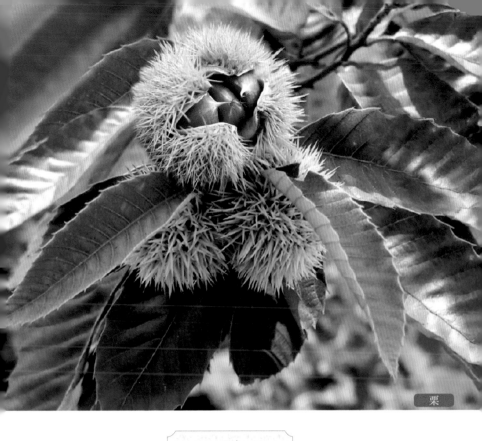

栗

栗

【气味】实：咸，温，无毒。

【主治】实：益气，浓肠胃，补肾气，令人耐饥。生食，治腰脚不遂。疗筋骨断碎，肿痛瘀血，生嚼涂之，有效。栗楔：筋骨风痛。活血尤效。每日生食七枚，破冷癖。又生嚼，恶刺，出箭头，敷瘰疬肿毒痛。

【附方】①小儿疳疮。生嚼栗子敷之。②苇刺入肉。方同上。③马汗入肉成疮者。方同上。④马咬成疮。独颗栗子烧研敷之。⑤熊虎爪伤。嚼栗敷之。⑥小儿口疮。大栗煮熟，日日与食之，甚效。⑦衄血不止。宣州大栗七枚刺破，连皮烧存性，出火毒，入麝香少许研匀。每服二钱，温水下。⑧金刃斧伤。用独壳大栗研敷，或仓卒嚼敷亦可。

枣

【气味】（生枣）甘、辛，热，无毒。（大枣）甘，平，无毒。

【主治】心腹邪气，安中，养脾气，平胃气，通九窍，助十二经，补少气、少津液、身中不足，大惊四肢重，和百药。久服轻身延年。补中益气，坚志强力，除烦闷，疗心下悬，除肠澼。久服不饥神仙。润心肺，止嗽，补五脏，治虚损，除肠胃癖气。和光粉烧，治疳痢。小儿患秋痢，与蛀枣食之良。杀乌头、附子、天雄毒。和阴阳，调营卫，生津液。

【附方】①调和胃气。以干枣去核，缓火逼燥为末，量多少入少生姜末，白汤点服。调和胃气甚良。②反胃吐食。大枣一枚去核，用斑蝥一枚去头翅，入在内，煨熟去蝥，空心食之，白汤下良。③小肠气痛。大枣一枚去核，用斑蝥一枚去头、足、翅，入枣内，纸包煨熟，去蝥食枣，以桂心、荜澄茄汤下。④伤寒热病后，口干咽痛，喜唾。大枣二十枚，乌梅十枚，捣入蜜丸。含如杏核大，咽汁甚效。⑤妇人脏燥。悲伤欲哭，象若神灵，数欠者，大枣汤主之。大枣十枚，小麦一升，甘草二两，每服一两，水煎服之。亦补脾气。⑥妊娠腹痛。大红枣十四枚，烧焦为末，以小便服之。⑦大便燥塞。大枣一枚去核，入轻粉半钱缚定，煨熟食之，仍以枣汤送下。⑧烦闷不眠。大枣十四枚，葱白七茎，水三升，煮一升，顿服。⑨肺疽吐血，因啖辛辣，热物致伤者。用红枣连核烧存性、百药煎煅过等分为末，每服二钱，米饮下。⑩耳聋鼻塞，不闻音声、香臭者。取大枣十五枚去皮核，蓖麻子三百枚去皮，和捣。绵裹塞耳、鼻，日一度。三十余日，闻声及香臭也。先治耳，后治鼻，不可并塞。⑪久服香身。用大枣肉和桂心、白瓜仁、松树皮为丸，久服之。⑫走马牙疳。新枣肉一枚，同黄柏烧焦为

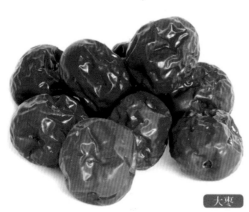

大枣

末，油和敷之。若加砒少许更妙。诸疮久坏不愈者。枣膏三升，煎水频洗，取愈。⑬ 痔疮疼痛。大肥枣一枚剥去皮，取水银掌中，以唾研令极熟，敷枣瓤上，纳入下部良。⑭ 下部虫痒。蒸大枣取膏，以水银和捻，长三寸，以绵裹，夜纳下部中，明日虫皆出也。⑮ 卒急心疼。《海上方》诀云：一个乌梅二个枣，七枚杏仁一处捣。男酒女醋送下之，不害心疼直到老。⑯ 食椒闭气。京枣食之即解也。⑰ 上气咳嗽，治伤中筋脉急，上气咳嗽者。用枣二十枚去核，以酥四两微火煎，入枣肉中泣尽酥，取收之。常含一枚，微微咽之取瘥。

梨

【**释名**】快果、果宗、玉乳、蜜父。

【**气味**】实：甘、微酸，寒，无毒。

【**主治**】实：热嗽，止渴。切片贴烫火伤，止痛不烂。治客热，中风不语，治伤寒热发，解丹石热气、惊邪，利大小便。除贼风，止心烦气喘热狂。作浆，吐风痰。猝暗风不语者，生捣汁频服。胸中痞塞热

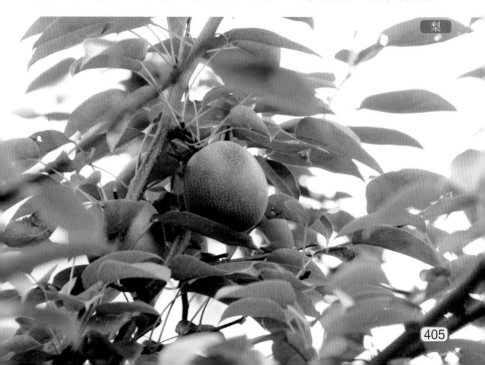

梨

结者，宜多食之。润肺凉心，消痰降火，解疮毒、酒毒。

【附方】①消渴饮水。用香水梨、或鹅梨、或江南雪梨皆可，取汁以蜜汤熬成瓶收。无时以热水或冷水调服，愈乃止。②猝得咳嗽。崔元亮《海上方》：用好梨去核，捣汁一碗，入椒四十粒，煎一沸去滓，纳黑饧一大两，消讫，细细含咽立定。诜曰：用梨一颗，刺五十孔，每孔纳椒一粒，面裹灰火煨熟，停冷去椒食之。又方：去核纳酥、蜜，面裹烧熟，冷食。又方：切片，酥煎食之。又方：捣汁一升，入酥、蜜各一两，地黄汁一升，煎成含咽。凡治嗽，须喘急定时冷食之。若热食反伤肺，令嗽更剧，不可救也。若反，可作羊肉汤饼饱食之，便卧少时，即佳。③暗风失音。生梨，捣汁一盏饮之，日再服。④小儿风热，昏懵躁闷，不能食。用消梨三枚切破，以水二升，煮取汁一升，入粳米一合，煮粥食之。⑤赤目弩肉，日夜痛者。取好梨一颗捣绞汁，以绵裹黄连片一钱浸汁。仰卧点之。⑥赤眼肿痛。鹅梨一枚捣汁，黄连末半两，腻粉一字，和匀绵裹浸梨汁中，日日点之。⑦反胃转食，药物不下。用大雪梨一个，以丁香十五粒刺入梨内，湿纸包四、五重，煨熟食。⑧痰喘气急。梨剜空，纳小黑豆令满，留盖合住系定，糠火煨熟，捣作饼。每日食之，至效。

木 瓜

【释名】楙。

【气味】实：酸，温，无毒。

【主治】实：湿痹邪气，霍乱大吐下，转筋不止。治脚气冲心，取嫩者一颗，去子，煎服，佳。强筋骨，下冷气，止呕逆，心膈痰唾，消食，止水利后渴不止，作饮服之。止吐泻奔豚，及水肿冷热痢，心腹痛。调营卫，助谷气。去湿和胃，滋脾益肺，治腹胀善噫，心下烦痞。

【附方】①项强筋急，不可转侧，肝、肾二脏受风也。用宣州木瓜二个取盖去瓤，没药二两，乳香二钱半。二味入木瓜内缚定，饭上蒸三四次，烂研成膏。每用三钱，入生地黄汁半盏，无灰酒二盏，暖化温服。许叔微云：有人患此，自午后发，黄昏时定。予谓此必先从足

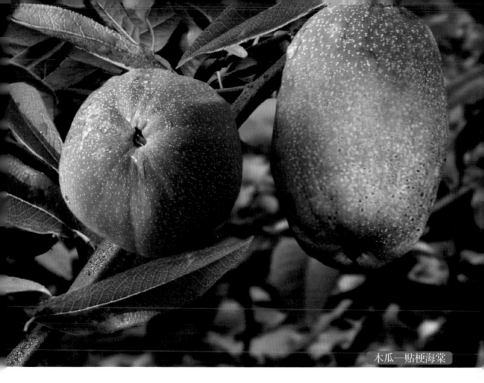

起。足少阴之筋自足至项。筋者肝之合。今日中至黄昏，阳中之阴，肺也。自离至兑，阴旺阳弱之时；故《灵宝毕法》云：离至干，肾气绝而肝气弱。肝、肾二脏受邪，故发于此时。予授此及都梁丸，服之而愈。②**脚筋挛痛**。用木瓜数枚，以酒、水各半，煮烂捣膏，乘热贴于痛处，以帛裹之。冷即换，日三五度。③**脐下绞痛**。木瓜三片，桑叶七片，大枣三枚。水三升，煮半升，顿服即愈。④**四蒸木瓜丸**。治肝、肾、脾三经气虚，为风寒暑湿相搏，流注经络。凡遇六气更变，七情不和，必至发动，或肿满，或顽痹，憎寒壮热，呕吐自汗，霍乱吐利。用宣州大木瓜四个，切盖剜空听用：一个入黄、续断末各半两于内；一个入苍术、橘皮末各半两于内；一个入乌药、黄松节末各半两于内（黄松节即茯神中心木也）；一个入威灵仙、苦葶苈末各半两于内。以原盖簪定，用酒浸透，入甑内蒸熟、晒，三浸、三蒸、三晒，捣末，以榆皮末、水和，糊丸如梧桐子大。每服五十丸，温酒、盐汤任下。⑤**肾脏虚冷，气攻腹胁，胀满疼痛**。用大木瓜三十枚，去皮、核，剜空，以甘菊花末、青盐末各一斤填满，置笼内蒸熟，捣成膏，入新艾茸二斤搜和，丸如梧桐子大。每米饮下三十丸，日二。

⑥发稿不泽。木瓜浸油，梳头。⑦反花痔疮。木瓜为末，以鳝鱼身上涎调，贴之，以纸护住。

山 楂

【释名】赤爪子、鼠楂、猴楂、茅楂、朹子、檕梅、羊梂、棠梂子、山里果。

【气味】实：酸，冷，无毒。

【主治】实：煮汁服，止水痢。沐头洗身，治疮痒。煮汁洗漆疮，多瘥。治腰痛有效。消食积，补脾，治小肠疝气，发小儿疮疹。健胃，行结气。治妇人产后儿枕痛，恶露不尽，煎汁入沙糖服之，立效。化饮食，消肉积癥瘕，痰饮痞满吞酸，滞血痛胀。化血块气块，活血。

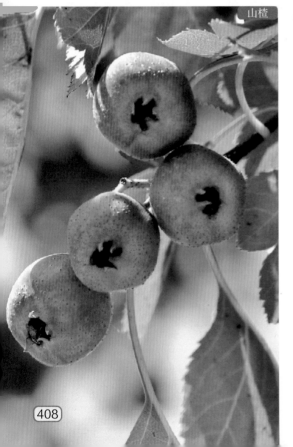

山楂

【附方】①偏坠疝气。山楂肉、茴香炒各一两，为末，糊丸梧桐子大。每服一百丸，空心白汤下。②老人腰痛及腿痛。用山楂、鹿茸炙等分，为末，蜜丸梧桐子大。每服百丸，日二服。③肠风下血，用寒药、热药及脾弱药俱不效者。独用山楂干者，为末，艾汤服下，应手即愈。④痘疹不快。干山楂为末，汤点服之，立出红活。又法：猴楂五个，酒煎入水，温服即出。⑤痘疮干黑危困者。用山楂为末，紫草煎酒，调服一钱。⑥食肉不消。山楂肉四两，水煮食之，并饮其汁。

庵罗果（芒果）

【释名】 庵摩罗迦果、香盖。

【气味】 甘，温，无毒

【主治】 食之止渴。主妇人经脉不通，丈夫营卫中血脉不行。久食，令人不饥。

奈（苹果）

【释名】 频婆。

【气味】 苦，寒。

【主治】 补中焦诸不足气，和脾。治猝食饱气壅不通者，捣汁服。益心气，耐饥。生津止渴。

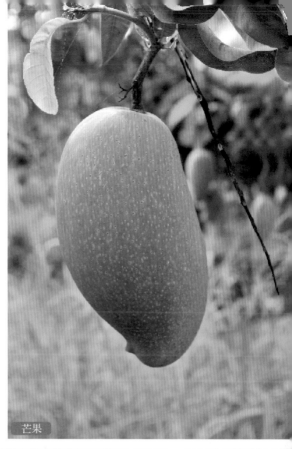

芒果

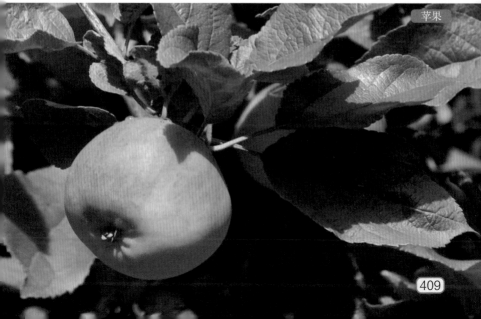

苹果

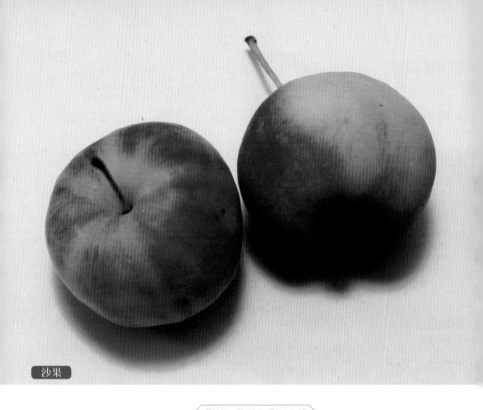

沙果

林檎（沙果）

【**释名**】来禽、文林郎果。

【**气味**】酸、甘，温，无毒。

【**主治**】下气消痰，治霍乱肚痛。消渴者，宜食之。疗水谷痢、泄精。小儿闪癖。

【**附方**】①水痢不止。林檎半熟者十枚。水二升，煎一升，并林檎食之。②小儿下痢。林檎、构子同杵汁，任意服之。③小儿闪癖，头发竖黄，瘰疬瘦弱者。干林檎脯研末，和醋敷之。

柿

【**气味**】甘，寒，涩，无毒。

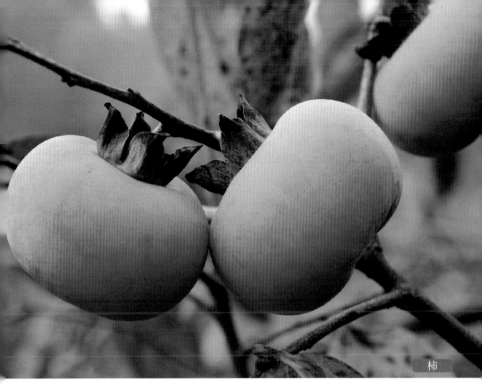

柿

【主治】通耳鼻气，治肠澼不足。解酒毒，压胃间热，止口干。续经脉气。

【附方】①肠风脏毒。以干柿烧灰，饮服二钱，逐愈。②小便血淋。叶氏：用干柿三枚烧存性，研末，陈米饮服。《经验方》：用白柿、乌豆、盐花煎汤，入墨汁服之。③热淋涩痛。干柿、灯心等分。水煎日饮。④反胃吐食。干柿三枚，连蒂捣烂，酒服甚效。切勿以他药杂之。⑤腹薄食减。凡男女脾虚腹薄，食不消化，面上黑点者。用干柿三斤，酥一斤，蜜半斤。以酥、蜜煎匀，下柿煮十余沸，用不津器贮之。每日空腹食三五枚，甚良。⑥痰嗽带血。青州大柿饼，饭上蒸熟批开。每用一枚，掺真青黛一钱，卧时食之，薄荷汤下。⑦产后咳逆，气乱心烦。用干柿切碎，水煮汁呷。⑧妇人蒜发。干柿五枚，以茅香煮熟、枸杞子酒浸，焙研各等分。捣丸梧桐子大。每服五十丸，茅香汤下，日三。⑨鼻窒不通。干柿同粳米煮粥，日食。⑩耳聋鼻塞。干柿三枚细切，以粳米三合，豆豉少许煮粥，日日空心食之。⑪痘疮入目。白柿，日日食之，良。⑫胫烂疮。用柿霜、柿蒂等分烧研，敷之甚效。

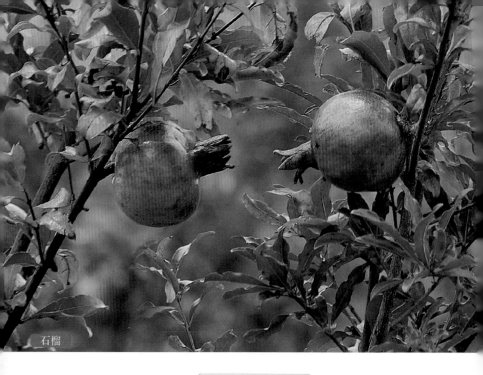

石榴

安石榴

【释名】 若榴、丹若、金罂。

【气味】 甘石榴：甘、酸，温，涩，无毒。酸石榴：酸，温，涩，无毒。酸榴皮：酸，温，涩，无毒。

【主治】 甘石榴：咽喉燥渴。能理乳石毒。制三尸虫。酸石榴：赤白痢腹痛，连子捣汁，顿服一枚；止泻痢崩中带下。酸榴皮：止下痢漏精。治筋骨风，腰脚不遂，行步挛急疼痛，涩肠。取汁点目，止泪下。煎服，下蛔虫。止泻痢，下血脱肛，崩中带下。酸榴根：蛔虫、寸白。青者，人染须用。治口齿病。止涩泻痢，带下，功与皮同。

【附方】

酸石榴：①肠滑久痢。黑神散：用酸石榴一个，煅烟尽，出火毒一夜，研为末，仍以酸榴一块煎汤送下，神效无比。②久泻不止。治方同上。③小便不禁。用酸石榴烧存性，无石榴时，可用枝烧灰代替。每服二钱，用柏白皮切焙四钱，煎汤一盏，加入榴灰再煎至八分，空心温服，晚再服。

酸榴皮：①**赤白痢下**。用酸榴皮炙黄为末，加枣肉或粟米饭和丸如梧子大。每服三十丸，空心服，米汤送下。一天服三次，如觉寒滑，可加附子、赤石脂各一倍。②**久痢久泻**。用陈酸榴皮，焙、研为末，每服二钱，米汤送下。有特效。③**疔肿恶毒**。以针刺肿毒四围，疮上盖石榴皮，四围贴一圈面，艾灸患处，以痛为度。灸后在疔上撒榴末，包裹好，经宿连根自出也。④**脚肚生疮，黄水浸淫，痒痛溃烂**。用酸榴皮煎汤，冷定后，每日搽洗，直至病愈。

酸榴根：①**蛔虫病**。用酸榴根一把，洗锉，加水三升煎取半碗，五更时温服尽，当打下虫一大团，虫患自此根绝。可食粥补身体。②**女子经闭**。用酸榴根一把炙干。加水二大碗浓煎为一碗，空心服。未通再服。③**赤白下痢**。治方同上。

橘

【**气味**】橘实：甘、酸，温，无毒。

【**主治**】橘实：甘者润肺，酸者聚痰。止消渴，开胃，除胸中膈气。

【**附方**】①润下丸。治湿痰，因火泛上，停滞胸膈，咳唾稠黏。陈橘皮半斤入砂锅内，下盐五钱，化水淹过，煮干，粉甘草二两去皮，蜜炙。各取净末，蒸饼和丸梧桐子大。每服百丸，白汤下。②宽中丸。治脾气不和，冷气客于中，壅遏不通，是为胀满。用橘皮四两，白术二两。为末，③橘皮汤。治男女伤寒并一切杂病呕哕，

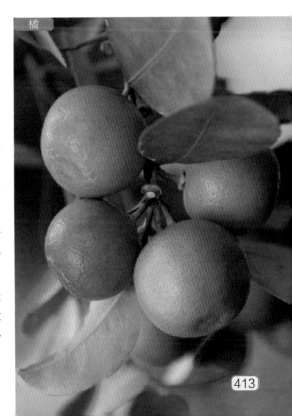
橘

手足逆冷者。用橘皮四两，生姜一两。水二升，煎一升，徐饮即止。④嘈杂吐水。真橘皮去白为末，五更安五分于掌心舐之，即睡，三日必效。皮不真则不验。⑤霍乱吐泻。不拘男女，但有一点胃气存者，服之再生。广陈皮（去白）五钱，真藿香五钱，水二盏，煎一盏，时时温服。《圣惠》：用陈橘皮末二钱，汤点服。不省者灌之。仍烧砖沃醋，布裹砖，安心下熨之，便活。⑥反胃吐食。真橘皮，以日照西壁土炒香，为末，每服二钱，生姜三片，枣肉一枚，水二钟，煎一钟，温服。⑦猝然食噎。橘皮一两，汤浸去瓤，焙为末，以水一大盏，煎半盏，热服。⑧诸气呃噫。橘皮二两，去瓤，水一升，煎五合，顿服。或加枳壳尤良。⑨痰膈气胀。陈皮三钱。水煎热服。⑩猝然失声。橘皮半两，水煎，徐呷。⑪经年气嗽。橘皮、神曲、生姜焙干等分，为末，蒸饼和丸梧桐子大。每服三五十丸，食后、夜卧各一服。⑫化食消痰，胸中热气。用橘皮半两，微熬，为末，水煎代茶，细呷。⑬下焦冷气。干陈橘皮一斤，为末，蜜丸梧桐子大。每食前温酒下三十丸。⑭脚气冲心或心下结硬，腹中虚冷。陈皮一斤，和杏仁五两去皮尖，熬，少加蜜，捣和，丸如梧桐子大，每日食前米下三十丸。⑮大肠闷塞。陈皮连白，酒煮，焙，研末。每温酒服二钱，一方米饮下。⑯途中心痛。橘皮去白，煎汤饮之，甚良。⑰风痰麻木。凡手及十指麻木，大风麻木，皆是湿痰死血。用橘红一斤，逆流水五碗，煮烂去渣，再煮至一碗，顿服取吐，乃吐痰圣药也。不吐，加瓜蒂末。⑱产后尿闷不通者。陈皮一两，去白为末，每空心温酒服二钱，一服即通。此张不愚方也。⑲妇人乳痈，未成者即散，已成者即溃，痛不可忍者即不疼，神验不可云喻也。用真陈橘皮，汤浸去白晒，面炒微黄，为末，每服二钱，麝香调酒下。初发者一服见效。名橘香散。⑳聤耳出汁。陈皮烧研一钱，麝香少许，为末，日掺。名立效散。㉑鱼骨鲠咽。橘皮，常含，咽汁即下。㉒嵌甲作痛，不能行履者。浓煎陈皮，汤浸良久，甲肉自离，轻手剪去，以虎骨末敷之即安。㉓脾寒诸疟。不拘老少孕妇，只两服便止。真橘皮去白，切，生姜自然汁浸过一指，银器内重汤煮，焙干，研末。每服三钱，用隔年青州枣十个，水一盏，煎半盏，发前服，以枣下之。

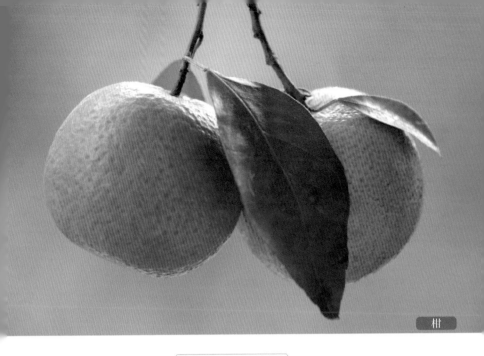

柑

柑

【释名】木奴。

【气味】甘，大寒，无毒。

【主治】利肠胃中热毒，解丹石，止暴渴，利小便。

【附方】难产。柑橘瓤，阴干，烧存性，研末。温酒服二钱。

橙

【释名】金球、鹄壳。

【气味】酸，寒，无毒

【主治】洗去酸汁，切和盐、蜜，煎成贮食，止恶心，能去胃中浮风恶气。行风气，疗瘿气，发瘰疬，杀鱼蟹毒。

【附方】①香橙汤。宽中快气，消酒。用橙皮二斤切片，生姜五两切，焙，擂烂，入炙甘草。②闪挫腰痛。橙子核，炒研，酒服三钱，即愈。

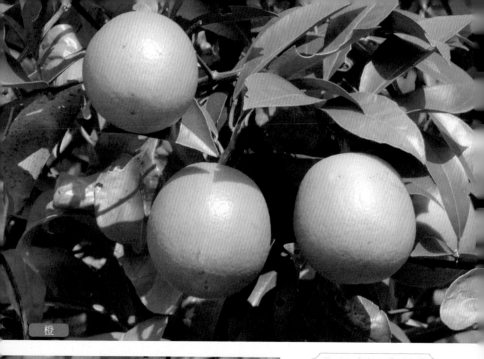

橙

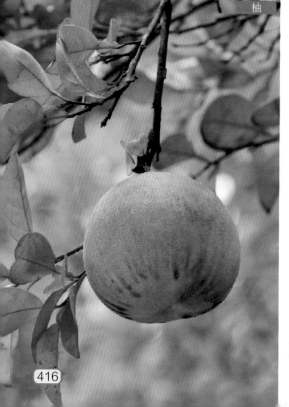

柚

柚

【释名】櫾、条、壶柑、臭橙、朱栾。

【气味】酸，寒，无毒。

【主治】消食，解酒毒，治饮酒人口气，去肠胃中恶气，疗妊妇不思食、口淡。

【附方】痰气咳嗽。用柚，去核，切，砂瓶内浸酒，封固一夜，煮烂，蜜拌匀，时时含咽。

枸 橼

【释名】香橼、佛手柑。

【气味】辛、酸，无毒。

【主治】下气，除心头痰水。煮酒饮，治痰气咳嗽。煎汤，治心下气痛。

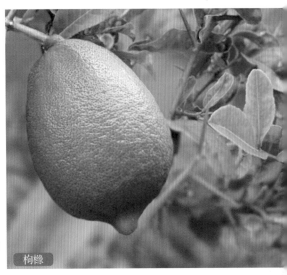

枸橼

金 橘

【释名】金柑、卢橘、夏橘、山橘、给客橙。

【气味】酸、甘，温，无毒。

【主治】下气快膈，止渴解酲，辟臭。皮尤佳。

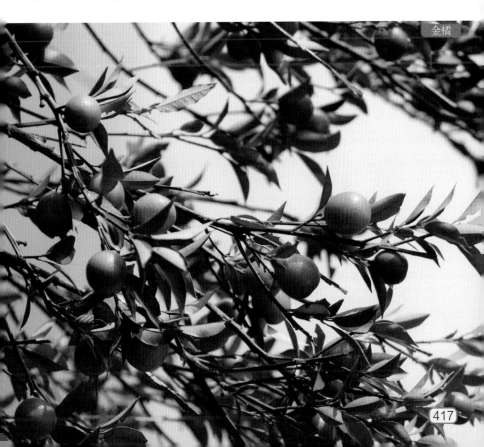

金橘

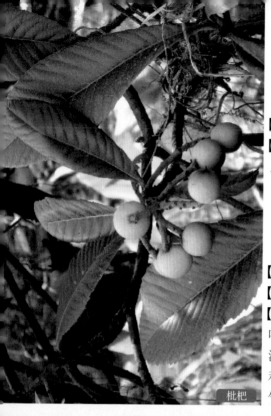

枇 杷

【气味】实：甘、酸，平，无毒。

【主治】实：止渴下气，利肺气，止吐逆，主上焦热，润五脏。

杨 梅

【释名】朹子。

【气味】实：酸、甘，温，无毒。

【主治】实：盐藏食，去痰止呕哕，消食下酒。干作屑，临饮酒时服方寸匕，止吐酒。止渴，和五脏，能涤肠胃，除烦愦恶气。烧灰服，断下痢，甚验。

枇杷

杨梅

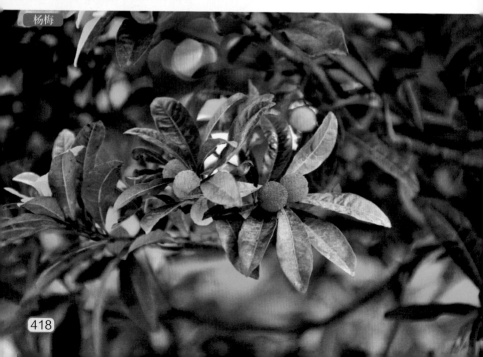

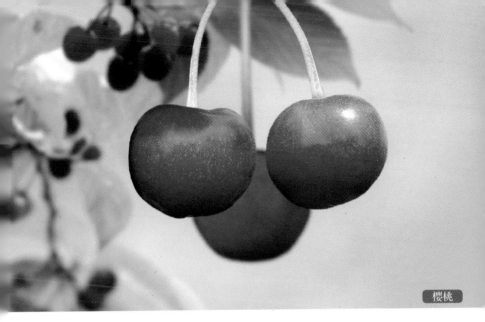

盐者常含一枚，咽汁，利五脏下气。

【附方】①下痢不止。杨梅烧研，每米饮服二钱，日二服。②头痛不止。杨梅为末，以少许 鼻取嚏，妙。③头风作痛。杨梅为末，每食后薄荷茶服二钱。或以消风散同煎服；或同捣末，以白梅肉和。④一切损伤，止血生肌，令无瘢痕。用盐藏杨梅和核捣如泥，做成挺子，以竹筒收之。

樱　桃

【释名】莺桃、含桃、荆桃。
【气味】甘，热，涩，无毒。
【主治】调中，益脾气，令人好颜色，美志。止泄精、水谷痢。

银　杏

【释名】白果、鸭脚子。
【气味】核仁：甘、苦，平，涩，无毒。

【**主治**】核仁：生食，引疳解酒，熟食益人。熟食，温肺益气，定喘嗽，缩小便，止白浊。生食，降痰，消毒杀虫。嚼浆，涂鼻面手足，去䵟疱黚黵皯皱，及疥癣疳䘌阴虱。

【**附方**】①寒嗽痰喘。白果七个，煨熟，以熟艾作七丸，每果入艾一丸，纸包再煨香，去艾吃。②哮喘痰嗽。鸭掌散：用银杏五个，麻黄二钱半，甘草炙二钱。水一钟半，煎八分，卧时服。又方：用白果二十一个炒黄，麻黄三钱，苏子二钱，款冬花、法制半夏、桑白皮（蜜炙）各二钱，杏仁去皮尖，黄芩微炒各一钱半，甘草一钱，水三钟，煎二钟，随时分作二服。不用姜。③咳嗽失声。白果仁四两，白茯苓、桑白皮二两，乌豆半升炒，蜜半斤。煮熟晒干为末，以乳汁半碗拌湿，九蒸九晒，丸如绿豆大。每服三五十丸，白汤下，神效。④小便频数。白果十四枚，七生七煨，食之，取效，止。⑤小便白浊。生白果仁十枚，擂水饮，日一服，取效，止。⑥赤白带下，下元虚惫。白果、莲肉、江米各五钱，胡椒一钱半。为末，用乌骨鸡一只，去去肠盛药，瓦器煮烂，空心食之。⑦肠风下血。银杏煨熟，出火气，食之，米饮下。⑧肠风脏毒。银杏四十九枚，去壳生研，入百药煎末和丸弹子大。每服二三丸，空心细嚼，米饮送下。⑨牙齿虫䘌。生银杏，

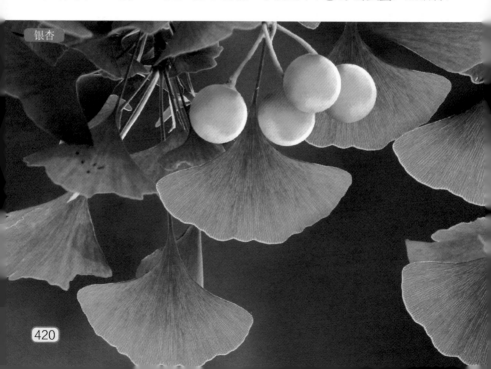

银杏

420

每食后嚼一二个，良。⑩**手足皲裂**。生白果嚼烂，夜夜涂之。⑪**鼻面酒齄**。银杏、酒浮糟，同嚼烂，夜涂旦洗。⑫**头面癣疮**。生白果仁切断，频擦取效。⑬**下部疳疮**。生白果杵，涂之。⑭**阴虱作痒**。阴毛际肉中生虫如虱，或红或白，痒不可忍者。白果仁，嚼细，频擦之，取效。⑮**狗咬成疮**。白果仁，嚼细涂之。⑯**乳痈溃烂**。银杏半斤，以四两研酒服之，以四两研敷之。⑰**水疔暗疔**。水疔色黄，麻木不痛，暗疔疮凸色红，使人昏狂。并先刺四畔，后用银杏去壳浸油中年久者，捣盦之。

胡 桃

【**释名**】羌桃、核桃。

【**气味**】**核仁**：甘，平、温，无毒。

【**主治**】**核仁**：食之令人肥健、润肌、黑须发。多食利小便、去五痔。捣和胡粉，拔白须发，内孔中，则生黑毛。烧存性，和松脂研，敷瘰疬疮。食之令人能食，通润血脉，骨肉细腻。治损伤、石淋。同破故纸蜜丸服，补下焦。补气养血，润燥化痰，益命门，利三焦，温肺润肠，治虚寒喘嗽，腰脚重痛，心腹疝痛，血痢肠风，散肿毒，发痘疮，制铜毒。

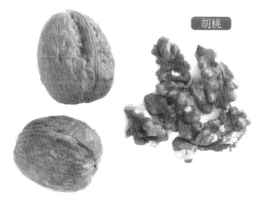

胡桃

【**附方**】①**服胡桃法**。诜曰：凡服胡桃不得并食，须渐渐食之。初日服一颗，每五日加一颗，至二十颗止，周而复始。常服令人能食，骨肉细腻光润，须发黑泽，血脉通润，养一切老痔。②**青娥丸**。方见草部补骨脂。③**胡桃丸**。益血补髓，强筋壮骨，延年明目，悦心润肌，能除百病。用胡桃仁四两，捣膏，入破故纸、杜仲、萆薢末各四两。杵匀，丸梧桐子大。每空心温酒、盐汤任下五十丸。④**消肾溢精**。胡桃丸：治消肾病，因房欲无节及服丹石，或失志伤肾，遂致水弱火

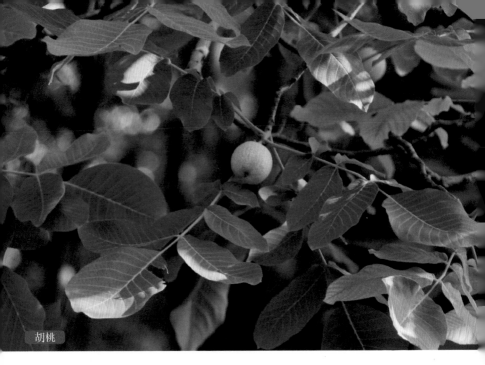
胡桃

强，口舌附子一枚去皮，切片。姜汁、蛤粉同焙为末，蜜丸梧桐子大。每服三十丸，米饮下。⑤小便频数。胡桃煨熟，卧时嚼之，温酒下。⑥石淋痛楚，便中有石子者。胡桃肉一升，细米煮浆粥一升，相和顿服，即瘥。⑦风寒无汗，发热头痛。核桃肉、葱白、细茶、生姜等分，捣烂，水一钟，煎七分，热服。覆衣取汗。⑧痰喘咳嗽。以胡桃肉三颗，生姜三片，卧时嚼服，即饮汤两三呷，又再嚼桃、姜如前数，即静卧，必愈。⑨老人喘嗽气促，睡卧不得，服此立定。胡桃肉去皮、杏仁去皮尖、生姜各一两。研膏，入炼蜜少许和丸弹子大。每卧时嚼一丸，姜汤下。⑩产后气喘。胡桃肉、人参各二钱，水一盏，煎七分，顿服。⑪久嗽不止。核桃仁五十个煮熟，去皮，人参五两，杏仁三百五十个麸炒，汤浸，去皮。⑫食物醋心。胡桃烂嚼，以生姜汤下，立止。⑬食酸齿䶣。细嚼胡桃即解。⑭揩齿乌须。胡桃仁烧过、贝母各等分，为散，日用之。⑮眼目暗昏。四月内取风落小胡桃，每日午时食饱，以无根水吞下，偃卧，觉鼻孔中有泥腥。⑯赤痢不止。胡桃仁、枳壳各七个，皂角（不蛀者）一挺。新瓦上烧存性，研为细末，分作八服。每临卧时一服，二更一服，五更一服，荆芥茶下。⑰血崩不止。胡桃肉十五枚，灯上烧存性，研作一服，空心温酒调下，神效。⑱急心气痛。核桃一个，枣子一枚，去核夹桃，纸裹煨熟，以生姜汤一钟，细嚼送下。⑲小肠气痛。胡桃一枚，烧炭研末，热酒服之。⑳便毒初起。子和《儒门事亲》：用胡桃七个，烧研酒服，不过三服，见效；杨氏《经验》：用胡桃三枚，夹铜钱一个，食之即愈。㉑鱼口毒疮。端午日午时，取树上青胡桃，筐内阴干，临时全烧为末，黄酒服。少行一二次，有脓自大便出，无脓自消，二三服平。㉒一切痈肿、背痛、附骨疽，未成脓者。胡桃十个（煨熟去壳），槐花一两，研末，杵匀，热酒调服。㉓疔疮恶肿。胡桃一个，平破，取仁嚼烂，安壳内，合在疮上，频换，甚效。㉔痘疮倒陷。胡桃肉一枚烧存性，干胭脂半钱，研匀，胡荽煎，酒调服。㉕小儿头疮久不愈。胡桃和皮，灯上烧存性，碗盖出火毒，入轻粉少许，生油调涂，一二次愈。㉖聤耳出汁。胡桃仁烧研，狗胆汁和作挺子，绵裹塞之。㉗伤耳成疮出汁者。用胡桃杵取油纳入。㉘火烧成疮。胡桃仁烧黑，研敷。㉙压扑伤损。胡桃仁捣，和温酒顿服，便瘥。㉚疥疮瘙痒。油核桃一个，雄黄一钱，艾叶杵熟一钱。捣匀绵包，夜卧裹阴囊，立效。

榛

【释名】亲。

【气味】甘，平，无毒。

【主治】益气力，实肠胃，令人不饥、健行。止饥，调中开胃，甚验。

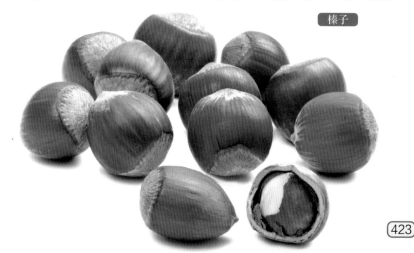

榛子

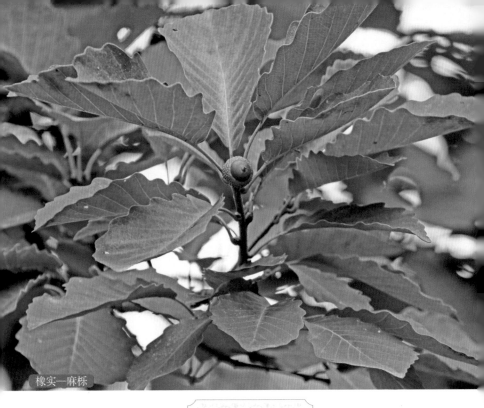

橡实—麻栎

橡 实

【释名】橡斗、皂斗、栎梂、柞子、芧。

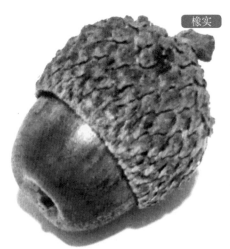

橡实

【气味】实：苦，微温，无毒。

【主治】实：下痢，浓肠胃，肥健人。涩肠止泻。煮食，止饥，御歉岁。

【附方】①水谷下痢，日夜百余行者。橡实二两，楮叶炙一两，为末，每服一钱，食前乌梅汤调下。②血痢不止。上方加缩砂仁半两。③下痢脱肛。橡斗子，烧存性，研末。猪脂和敷。④痔疮出血。橡子粉、糯米粉各一升，炒黄，滚水调作果子，饭上蒸熟食之，不过四、五次，效。⑤石痈坚硬如石，不作脓。用橡子一枚，以醋于青石上磨汁涂之。干则易，不过十度即平。

荔　枝

【释名】离枝、丹荔。

【气味】实：甘，平，无毒。

【主治】实：止渴，益人颜色。食之止烦渴，头重心躁，背膊劳闷。通神，益智，健气。治瘰疬瘤赘，赤肿疔肿，发小儿痘疮。

【附方】①痘疮不发。荔枝肉，浸酒饮，并食之。忌生冷。②疔疮恶肿。《普济方》：用荔枝五个或三个，

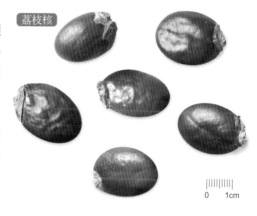

荔枝核

0　1cm

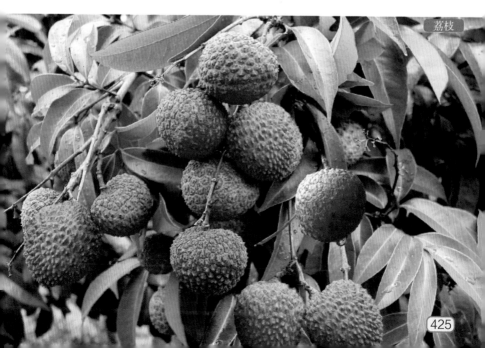

荔枝

不用双数，以狗粪中米淘净为末，与糯米粥同研成膏，摊纸上贴之。留一孔出毒气。③风牙疼痛。《普济》：用荔枝连壳（烧存性），研末，擦牙即止。乃治诸药不效仙方也。④呃逆不止。荔枝七个，连皮核烧存性，为末，白汤调下，立止。

龙 眼

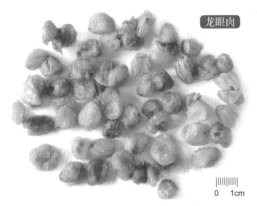

龙眼肉

【释名】龙目、圆眼、益智、亚荔枝、荔枝奴、骊珠、燕卵、蜜脾、鲛泪、川弹子。

【气味】实：甘，平，无毒。

【主治】实：五脏邪气，安志厌食。除蛊毒，去三虫。久服强魂聪明，轻身不老，通神明。开胃益脾，补虚长智。

【附方】归脾汤。治思虑过度，

|||||||
0　　1cm

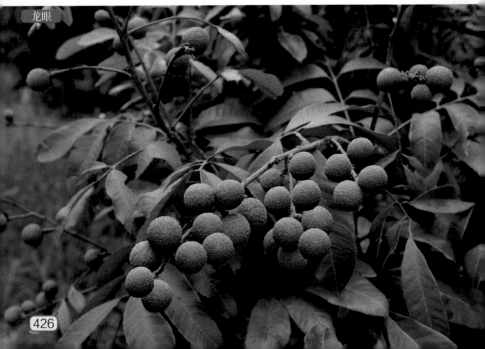

龙眼

劳伤心脾，健忘怔忡，虚烦不眠，自汗惊悸。用龙眼肉、酸枣仁炒、黄芪炙、白术焙、茯神各一两，木香、人参各半两，炙甘草二钱半，㕮咀。每服五钱，姜三片，枣一枚，水二钟，煎一钟，温服。

橄　榄

【释名】青果、忠果、谏果。

【气味】实：酸、甘、温，无毒。

【主治】实：生食、煮饮，并消酒毒，解鲦鲐鱼毒。嚼汁咽之，治鱼鲠。生啖、煮汁，能解诸毒。开胃下气，止泻。生津液，止烦渴，治咽喉痛。咀嚼咽汁，能解一切鱼毒、鳖毒。

【附方】①唇裂生疮。橄榄炒研，猪脂和涂之。②牙齿风疳脓血有虫。用橄榄烧研，入麝香少许，贴之。③下部疳疮。橄榄烧存性，研末，油调敷之。或加孩儿茶等分。

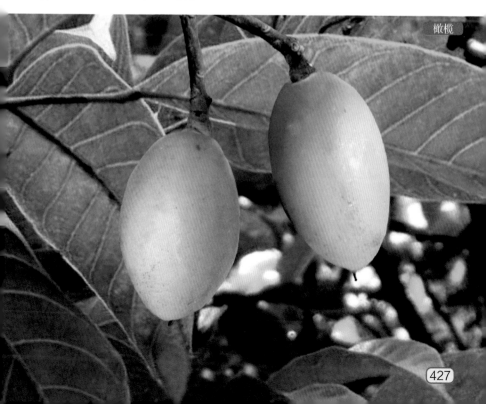

橄榄

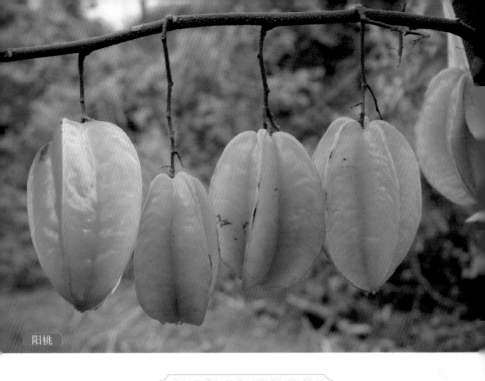

阳桃

五敛子（阳桃）

【**释名**】五棱子、阳桃。

【**气味**】酸、甘、涩，平，无毒。

【**主治**】风热，生津止渴。

榧　实

【**释名**】柀子、赤果、玉榧、玉山果。

【**气味**】甘，平，涩，无毒。

【**主治**】常食，治五痔，去三虫蛊毒，鬼疰恶毒。食之，疗寸白虫。消谷，助筋骨，行营卫，明目轻身，令人能食。多食一二升，亦不发病。多食滑肠，五痔人宜之。治咳嗽白浊，助阳道。

【**附方**】①寸白虫。诜曰：日食榧子七颗，满七日，虫皆化为水也；《外台秘要》：用榧子一百枚，去皮火燃，啖之经宿虫消下者。胃弱者

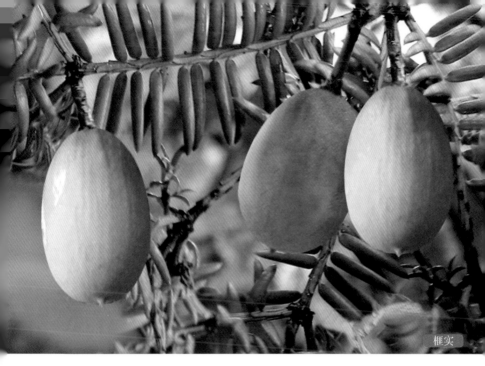

榧实

啖五十枚。②经好食茶叶面黄者。每日食榧子七，以愈为度。③令发不落。榧子三个，胡桃二个，侧柏叶一两，捣浸雪水梳头，发永不落且润也。④猝吐血出。先食蒸饼两三个，以榧子为末，白汤服三钱，日三服。⑤尸咽痛痒、语言不出。榧实半两，芜荑一两，杏仁、桂各半两，为末，蜜丸弹子大，含咽。

槟　榔

【释名】宾门、仁频、洗瘴丹。

【气味】槟榔子：苦、辛，温，涩，无毒。

【主治】槟榔子：消谷逐水，除痰澼，杀三虫，伏尸，疗寸白。治腹胀，生捣末服，利水谷道。敷疮，生肌肉止痛。烧灰，敷口吻白疮。宣利五脏六腑壅滞，破胸中气，下水肿，治心痛积聚。除一切风，下一切气，通关节，利九窍，补五劳七伤，健脾调中，除烦，破症结。主贲豚膀胱诸气，五膈气，风冷气，脚气，宿食不消。治泻痢后重，心腹诸痛，大小便气秘，痰气喘急，疗诸疟，御瘴疬。

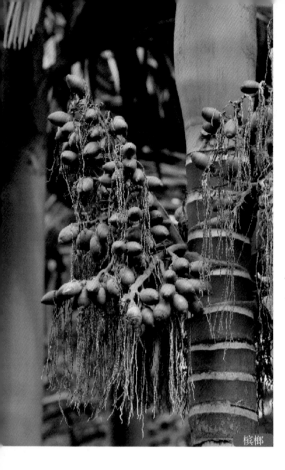

槟榔

【附方】①痰涎为害。槟榔为末，白汤每服一钱。②呕吐痰水。白槟榔一颗煨热，橘皮二钱半炙。为末，水一盏，煎半盏，温服。③醋心吐水。槟榔四两，橘皮一两，为末，每服方寸匕，空心生蜜汤调下，伤寒痞满汤下。④蛔厥腹痛。方同上。⑤心脾作痛。鸡心槟榔、高良姜各一钱半，陈米百粒，同以水煎，服之。⑥膀胱诸气。槟榔二枚，一生一熟，为末，酒煎服之，良。此太医秦鸣鹤方也。⑦本脏气痛。鸡心槟榔，以小便磨半个服。或用热酒调末一钱服之。⑧腰重作痛。槟榔为末，酒服一钱。⑨脚气壅痛。以沙牛尿一盏，磨槟榔一枚。空心暖服。⑩脚气冲心，闷乱不识人。用白槟榔十二分，为末，分二服，空心，暖小便五合调下，日二服。或入姜汁、温酒同服。⑪脚气胀满，非冷非热，或老人、弱人病此。用槟榔仁为末，以槟榔壳煎汁或茶饮、苏汤或豉汁调服二钱，甚利。⑫干霍乱病，心腹胀痛，不吐不利，烦闷欲死。用槟榔末五钱，童子小便半盏，水一盏，煎服。⑬大肠湿闷，肠胃有湿，大便秘塞。大槟榔一枚，麦门冬煎汤磨汁温服。或以蜜汤调末二钱。⑭大小便闷。槟榔为末，蜜汤调服二钱。或以童子小便、葱白，同煎服之，亦良。⑮小便淋痛。面煨槟榔、赤芍药各半两，为末，每服三钱，入灯心，水煎，空心服，日二服。⑯血淋作痛。槟榔一枚，以麦门冬煎汤，细磨浓汁一盏，顿热空心服，日二服。⑰虫痔里急。槟榔为末，每日空心以白汤调服二钱。⑱寸白虫病。槟榔二七枚，为末，先以水二升半，煮槟榔皮，取一升，空心，调末方寸匕服之，经日虫尽出。⑲诸虫在脏久不瘥者。槟榔半两炮，为末，每服一钱至二钱，空心以葱、蜜煎汤调服。⑳金疮恶心。白槟榔四两，橘皮一两，为末，每空心生蜜汤服二钱。㉑小儿头疮。水磨槟榔，晒取粉，和生油涂之。㉒口吻生疮。槟榔，烧研，入轻粉末，敷之良。㉓聤耳出脓。槟榔末吹之。㉔伤寒结胸，已经汗、下后者。槟榔二两，酒二盏，煎一盏，分二服。㉕丹从脐起。槟榔末，醋调敷之。

无花果

【释名】映日果、优昙钵、阿驵。
【气味】甘，平，无毒。
【主治】开胃，止泄痢。治五痔，咽喉痛。

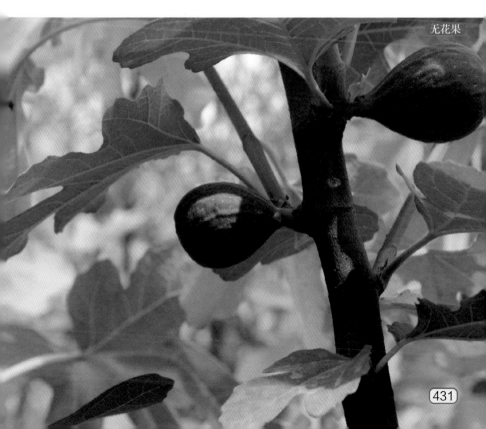

无花果

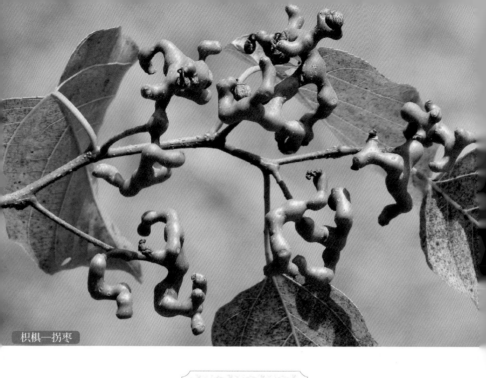

枳椇—拐枣

枳 椇

【释名】蜜樝椒、蜜屈律、木蜜、木饧、木珊瑚、鸡距子、鸡爪子,木名白石木、金钩木、枳椇、交加枝。

【气味】实:甘,平,无毒。

【主治】实:头风,小腹拘急。止渴除烦,去膈上热,润五脏,利大小便,功用同蜂蜜。枝、叶煎膏亦同。止呕逆,解酒毒,辟虫毒。

蜀 椒

【释名】巴椒、汉椒、川椒、南椒、蓎藙、点椒。

【气味】椒红:辛,温,有毒。

【主治】椒红:邪气咳逆,温中,逐骨节皮肤死肌,寒湿痹痛,下气。久服头不白,轻身增年。除六腑寒冷,伤寒温疟大风汗不出,心腹留饮宿食,肠澼下痢,泄精,女子字乳余疾,散风邪瘕结,水肿黄疸,

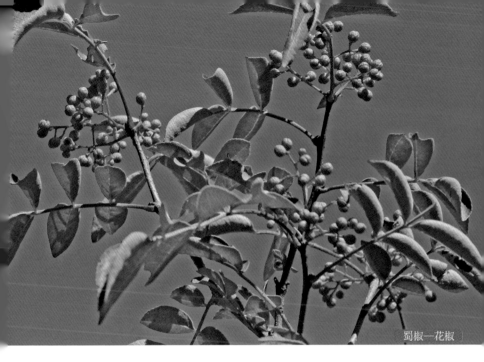

蜀椒—花椒

鬼疰蛊毒，杀虫、鱼毒。久服开腠理，通血脉，坚齿发，明目，调关
节，耐寒暑，可作膏药。治头风下泪，腰脚不遂，虚损留结，破血，
下诸石水，治咳嗽，腹内冷痛，除齿痛。破症结开胸，治天行时气，
产后宿血，壮阳，疗阴汗，暖腰膝，缩小便，止呕逆。通神去老，益
血，利五脏，下乳汁，灭瘢，生毛发。散寒除湿，解郁结，消宿食，
通三焦，温脾胃，补右肾命门，杀蛔虫，止泄泻。

【附方】 ①**椒红丸。** 治元脏伤惫，目暗耳聋。服此百日，觉身轻少睡，
足有力，是其效也。服及三年，心智爽悟，目明倍常，面色红悦，髭
发光黑。用蜀椒去目及合口者，炒出汗，曝干，捣取红一斤。以生地
黄捣自然汁，入铜器中煎至一升，候稀稠得所，和椒末丸梧桐子大。
每空心暖酒下三十丸。合药时勿令妇人、鸡、犬见。诗云：其椒应五
行，其仁通六义。欲知先有功，夜间无梦寐。四时去烦劳，五脏调元
气。明目腰不痛，身轻心健记。别更有异能，三年精自秘。回老返婴
童，康强不思睡。九虫顿消亡，三尸自逃避。若能久饵之，神仙应可
冀。②**补益心肾。** 椒苓丸：补益心肾，明目驻颜，顺气祛风延年，真
川椒一斤炒去汗，白茯苓十两去皮，为末，炼蜜丸梧桐子大。每服五
十丸，空心盐汤下，忌铁器。③**虚冷短气。** 川椒三两，去目并合口者，

以生绢袋盛，浸无灰酒五升中三日，随性饮之。④**腹内虚冷**。用生椒择去不拆者，用四十粒，以浆水浸一宿，令合口，空心新汲水吞下。久服暖脏腑，驻颜黑发、明目，令人思饮食。⑤**心腹冷痛**。以布裹椒安痛处，用熨斗熨令椒出汗，即止。⑥**冷虫心痛**。川椒四两，炒出汗，酒一碗淋之，服酒。⑦**阴冷入腹**。有人阴冷，渐渐冷气入阴囊肿满，日夜疼闷欲死。以布裹椒包囊下，热气大通，日再易之，以消为度。⑧**呃噫不止**。川椒四两，炒研，面糊丸梧桐子大。每服十丸，醋汤下，神效。⑨**历节风痛**。白虎历节风，痛甚，肉理枯虚，生虫游走痒痛，兼治痹疾，半身不遂。即上治劳瘵神授丸方。⑩**寒湿脚气**。川椒二三升，稀布囊盛之，日以踏脚。贵人所用。⑪**诸疮中风**。生蜀椒一升，以少面和溲裹椒，勿令漏气，分作两裹，于煻灰火中烧熟，刺头作孔，当疮上罨之，使椒气射入疮中，冷即易之。须臾疮中出水，及遍体出冷汗，即瘥也。⑫**疮肿作痛**。生椒末、釜下土、荞麦粉等分研，醋和敷之。⑬**囊疮痛痒**。红椒七粒，葱头七个，煮水洗之。一人途中苦此，湘山寺僧授此方，数日愈。⑭**手足皲裂**。椒四合，以水煮之，去渣渍之，半食顷，出令燥，须臾再浸，候干，涂猪羊脑髓，极妙。⑮**漆疮作痒**。谭氏方：用汉椒煎汤洗之。《相感志》云：凡至漆所，嚼川椒涂鼻上，不生漆疮。⑯**夏月湿泻**。川椒炒取红、肉豆蔻煨各一两，为末，粳米饭丸梧桐子大。每量人米饮服百丸。⑰**飧泻不化及久痢**。小椒一两炒，苍术二两土炒，碾末，醋糊丸梧桐子大。⑱**久冷下痢或不痢，腰腹苦冷**。用蜀椒三升，酢渍一宿，曲三升，同椒一升，拌作粥食。⑲**老小泄泻**。小儿水泻、及人年五十以上患泻。用椒二两，醋二升，煮醋尽，慢火焙干，碾末，瓷器贮之。每服二钱七，酒或米饮下。⑳**水泻奶疳**。椒一分，去目碾末，酥调，稍稍涂脑上，日三度。㉑**食茶面黄**。川椒红，炒碾末，糊丸梧桐子大。每服十丸，茶汤下。㉒**伤寒齿衄**。伤寒呕血，继而齿缝出血不止。用开口川椒四十九粒。入醋一盏，同煎熟，入白矾少许服之。㉓**风虫牙痛**。《总录》：用川椒红末，水和白面丸皂子大，烧热咬之，数度愈。一方：花椒四钱，牙皂七七个，醋一碗，煎漱之。㉔**头上白秃**。花椒末，猪脂调敷，三五度便愈。㉕**妇人秃鬓**。汉椒四两，酒浸，密室内日日搽之，自然长也。㉖**蝎螫作痛**。川椒嚼细涂之，微麻即止。㉗**百虫入耳**。川椒碾细，浸醋灌之，自出。㉘**毒蛇咬螫**。以闭口椒及叶，捣封之，良。

㉙痔漏脱肛。每日空心嚼川椒一钱，凉水送下，三五次即收。㉚肾风囊痒。川椒、杏仁研膏，涂掌心，合阴囊而卧，甚效。

胡 椒

【释名】昧履支。

【气味】实：辛，大温，无毒。

【主治】实：下气温中去痰，除脏腑中风冷。去胃口虚冷气，宿食不消，霍乱气逆，心腹猝痛，冷气上冲。调五脏，壮肾气，治冷痢，杀一切鱼、肉、鳖、蕈毒。去胃寒吐水，大肠寒滑。暖肠胃，除寒湿，反胃虚胀，冷积阴毒，牙齿浮热作痛。

【附方】①心腹冷痛。胡椒三七枚，清酒吞之。或云一岁一粒。②心下大痛。《寿域方》：用椒四十九粒，乳香一钱，研匀，男用生姜、女用当归酒下。又方：用椒五分，没药三钱，研细，分二服，温酒下。又方：胡椒、绿豆各四十九粒研烂，酒下神效。③霍乱吐泻。孙真人：用胡椒三十粒，以饮吞之。《直指方》：用胡椒四十九粒，绿豆一百四十九粒，研匀，木瓜汤服一钱。④反胃吐食。戴原礼方：用胡椒醋浸，晒干，如此七次，为末，酒糊丸梧桐子大，每服三、四十丸，醋汤下。《圣惠方》：用胡椒七钱半，煨姜一两，水煎，分二服。《是斋百一方》：用胡椒、半夏汤泡等分，为末，

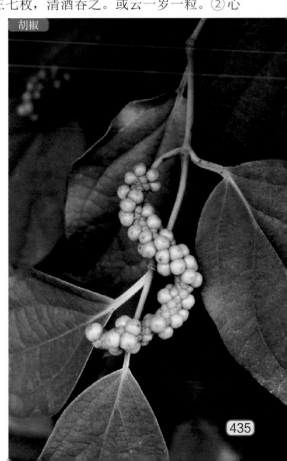

胡椒

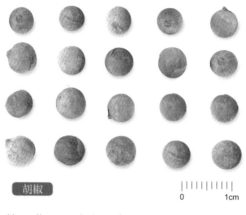

胡椒

|||||||||
0　　　　　1cm

姜汁糊丸梧子大，每姜汤下三十丸。⑤**赤白下痢。**胡椒、绿豆各一岁一粒，为末，糊丸梧桐子大。红用生姜、白用米汤下。⑥**小儿虚胀。**塌气丸：用胡椒一两，蝎尾半两，为末，面糊丸粟米大，每服五七丸，陈米饮下。一加莱菔子半两。⑦**房劳阴毒。**胡椒七粒，葱心二寸半，麝香一分，捣烂，以黄蜡溶和，做成条子，插入阴内，少顷汗出即愈。⑧**惊风内钓。**胡椒、木鳖子仁等分。为末，醋调黑豆末，和杵，丸绿豆大。每服三、四十丸，荆芥汤下。⑨**发散寒邪。**胡椒、丁香各七粒，碾碎，以葱白捣膏，和涂两手心，合掌握定，夹于大腿内侧，温覆取汗则愈。⑩**伤寒咳逆，日夜不止，寒气攻胃也。**胡椒三十粒打碎，麝香半钱，酒一钟，煎半钟，热服。⑪**风虫牙痛。**《卫生易简方》：用胡椒、荜茇等分，为末，蜡丸麻子大，每用一丸，塞蛀孔中。《韩氏医通》：治风、虫、客寒，三般牙痛，呻吟不止，用胡椒九粒，绿豆十一粒，布裹捶碎，以丝绵包作一粒，患处咬定，涎出吐去，立愈。《普济方》：用胡椒一钱半，以羊脂拌打四十丸，擦之追涎。⑫**阿伽陀丸。**治妇人血崩。用胡椒、紫檀香、郁金、茜根、小柏皮等分。为末，水丸梧桐子大。每服二十丸，阿胶汤下。时珍曰：按《酉阳杂俎》：胡椒出摩伽陀国。此方之名，因此而讹者也。⑬**沙石淋痛。**胡椒、朴硝等分，为末，每服用二钱，白汤下，日二。名二拗散。⑭**蜈蚣咬伤。**胡椒，嚼封之，即不痛。⑮**虚寒积癖在背膜之外，**流于两胁，气逆喘急，久则营卫凝滞，溃为痈疽，多致不救。用胡椒二百五十粒，蝎尾四个，生木香二钱半，为末，粟米饭丸绿豆大。每服二十丸，橘皮汤下，名磨积丸。⑯**夏月冷泻及霍乱。**用胡椒碾末，饭丸梧桐子大。每米饮下四十丸。⑰**大小便闭，关格不通，胀闷二三日则杀人。**胡椒二十一粒，打碎，水一盏，煎六分，去滓，入芒硝半两，煎化服。

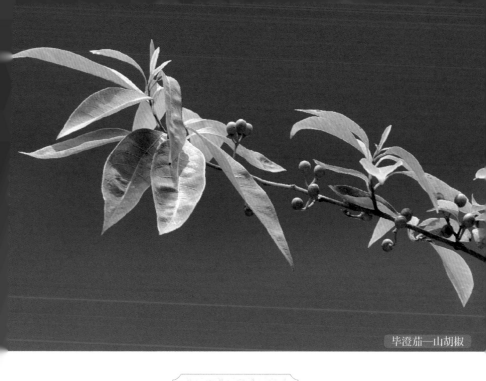

毕澄茄—山胡椒

毕澄茄

【释名】毗陵茄子。

【气味】实：辛，温，无毒。

【主治】实：下气消食，去皮肤风，心腹间气胀，令人能食，疗鬼气。能染发及香身。治一切冷气痰澼，并霍乱吐泻，肚腹痛，肾气膀胱冷。暖脾胃，止呕吐哕逆。

【附方】①脾胃虚弱，胸膈不快，不进饮食。用荜澄茄为末，姜汁打神曲糊，丸梧桐子大。每姜汤下七十丸，日二服。②噎食不纳。荜澄茄、白豆蔻等分，为末，干舐之。③反胃吐食，吐出黑汁，治不愈者。用荜澄茄为末，米糊丸梧桐子大。每姜汤下三四十丸，日一服。愈后服平胃散三百帖。④伤寒咳逆呃噫，日夜不定者。用荜澄茄、高良姜各等分，为末，每服二钱，水六分，煎十沸，入酢少许，服之。⑤鼻塞不通，肺气上攻而致者。荜澄茄丸：用荜澄茄半两，薄荷叶三钱，荆芥穗一钱半，为末，蜜丸芡子大。时时含咽。⑥痘疮入目，羞明生翳。荜澄茄末，吹少许入鼻中，三五次效。

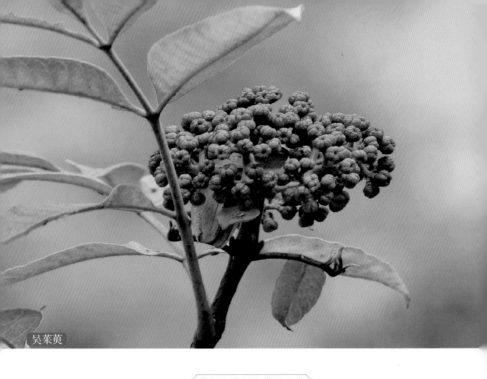

吴茱萸

吴茱萸

【气味】辛，温，有小毒。

【主治】温中下气，止痛，除湿血痹，逐风邪，开腠理，咳逆寒热。利五脏，去痰冷逆气，饮食不消，心腹诸冷绞痛，中恶，心腹痛。霍乱转筋，胃冷吐泻腹痛，产后心痛，治遍身痛痹刺痛，腰脚软弱，利大肠壅气，肠风痔疾，杀三虫。杀恶虫毒，牙齿虫，鬼魅疰气。下产后余血，治肾气、脚气水肿，通关节，起阳健脾。主痢，止泻，浓肠胃，肥健人。治痞满塞胸，咽膈不通，润肝燥脾。开郁化滞，治吞酸，厥阴痰涎头痛，阴毒腹痛，疝气血痢，喉舌口疮。

【附方】①风瘃痒痹。茱萸一升，酒五升，煮取一升半，温洗之，立止。②冬月感寒。吴茱萸五钱。煎汤服之，取汗。③头风作痛。茱萸煎浓汤，以绵染，频拭发根，良。④呕涎头痛。吴茱萸汤：用茱萸一升，枣二十枚，生姜一大两，人参一两，以水五升，煎取三升，每服七合，日三服。⑤呕而胸满。方同上。⑥脚气冲心。吴茱萸、生姜捣汁饮，甚良。⑦肾气上哕。肾气自腹中起，上筑于咽喉，逆气连属而不能出，或至数十声，上下不得喘息。此由寒伤胃脘，肾虚气逆，上乘于胃，与气相并，《难经》谓之哕。《素问》云：病深者，其声哕，宜服此方，如不止，灸期门、关元、肾俞穴。用吴茱萸（醋炒热）、橘皮、附子去皮各一两，为末，面糊丸梧桐子大。每姜汤下七十丸。⑧**阴毒伤寒**，四肢逆冷。用茱萸一升，酒拌湿，绢袋二个，包蒸极热，更互熨足心。候气透，痛亦即止，累有效。⑨**中恶心痛**。吴茱萸五合，酒三升，煮沸，分三服。⑩**冷气腹痛**。吴茱萸二钱擂烂，以酒一钟调之。用香油一杯，入锅煎热，倾茱萸酒入锅，煎一滚，取服立止。⑪**脾元气痛**，发歇不可忍。用茱萸一两，桃仁一两。和炒茱萸焦，去茱萸，取桃仁去皮尖，研细，葱白三茎，煨熟，酒浸温服。⑫**寒疝往来**。吴茱萸一两，生姜半两，清酒一升，煎温分服。⑬**小肠疝气**。夺命丹：治远年近日，小肠疝气，偏坠掣疼，脐下撮痛，以致闷乱，及外肾肿硬，日渐滋长，及阴间湿痒成疮。用吴茱萸去梗一斤，分作四分：四两酒浸，四两醋浸，四两汤浸，四两童子小便浸一宿，同焙干，泽泻二两，为末，酒糊丸梧桐子大。每服五十丸，空心盐汤或酒吞下，《如宜方》名星斗丸。⑭**小儿肾缩乃初生受寒所致**。用吴茱萸、硫黄各半两，同大蒜研，涂其腹。仍以蛇床子烟熏之。⑮**妇人阴寒**，十年无子者。用吴茱萸、川椒各一升，为末，炼蜜丸弹子大。绵裹纳阴中，日再易之。但子宫开，即有子也。⑯**子肠脱出**。茱萸三升，酒五升，煎二升，分三服。⑰**醋心上攻**，如浓醋。用茱萸一合，水三盏，煎七分，顿服。近有人心如蜇破，服此，二十年不发也。累用有效。⑱**食已吞酸，胃气虚冷者**。吴茱萸汤泡七次焙、干姜炮等分，为末，汤服一钱。⑲**转筋入腹**。茱萸炒二两，酒二盏，煎一盏，分二服。得下即安。⑳**多年脾泄**。老人多此，谓之水土同化。吴茱萸三钱泡过，入水煎汁，入盐少许，通口服。盖茱萸能暖膀胱，水道既清，大肠自固。他药虽热，不能分解清浊也。㉑**脏寒泄泻，倦怠减食**。吴茱萸（汤泡过，炒），猪脏半条，去脂洗净，装满扎定，文火煮熟，捣丸梧子大。每服五十丸，米饮下，日二服。㉒**下痢水泄**。吴茱萸泡，炒，黄连炒各二钱，水煎服。未止再服。㉓**赤痢脐痛**。茱萸合黑豆汤吞之。㉔**腹中症块**。茱萸三升捣，和酒煮熟，布裹熨症上。冷更炒热，更番熨之。症移走，逐熨之，消乃止。㉕**产后盗汗，啬啬恶寒**。茱萸一鸡子大。酒三升，渍半日，煮服。㉖**口疮口疳**。茱萸末，醋调涂足心，一夕愈。㉗咽喉作痛。方同上。㉘牙齿疼痛。茱萸煎酒，含漱之。㉙小儿头疮。吴茱萸，炒焦，为末，入汞粉少许，猪脂、醋调涂之。㉚小儿癗疮。一名火灼疮，一名火烂疮。茱萸煎酒，拭之良。㉛骨在肉中不出者。咀茱萸封之，骨当腐出。㉜鱼骨入腹，刺痛不得出者。吴茱萸水煮一盏，温服，其骨必软出。未出再服。㉝蛇咬毒疮。用吴茱萸一两为末，冷水和，作三服，立安。㉞肩疽白秃。并用吴茱萸盐淹过，炒研，醋和涂之。㉟寒热怪病。寒热不止，数日四肢坚如石，击之似钟磬声，日渐瘦恶。用茱萸、木香等分，煎汤饮之愈。㊱贼风口偏，不能语者。茱萸一升，姜豉三升，清酒五升，和煎五沸，待冷服半升，一日三服，得少汗即瘥。㊲肠痔常血，下部痒痛如虫咬者。掘地作坑烧赤，以酒沃之，捣茱萸二升入坑，乘热坐有孔板熏之，冷乃下。不过三四度愈。㊳老小风疹。方同上。㊴痈疽发背及发乳诸毒。用吴茱萸一升，捣为末，用苦酒调涂帛上，贴之。㊵阴下湿痒。吴茱萸煎汤，频洗取效。

茗（茶）

【释名】 苦荼、槚、蔎、荈。

【气味】 叶：苦、甘，微寒，无毒

【主治】 叶：疮，利小便，去痰热，止渴，令人少睡，有力悦志。下气消食。作饮，加茱萸清头目，治中风昏愦，多睡不醒。治伤暑。合醋，治泄痢，甚效。炒煎饮，治热毒赤白痢。同芎䓖、葱白煎饮，止头痛。浓煎，吐风热痰涎。

【附方】 ①气虚头痛。用上春茶末调成膏，置瓦盏内覆转，以巴豆四十粒，作二次烧烟熏之，晒干乳细。每服一字，别入好茶末，食后煎服，立效。②热毒下痢。《食医心镜》：赤白下痢，以好茶一斤，炙捣末，浓煎一、二盏服，久患痢者，亦宜服之。《直指》：用蜡茶，赤痢以蜜水煎服，白痢以连皮自然姜汁同水煎服，二三服即愈。《经验良方》：用蜡茶二钱，汤点七分，入麻油一蚬壳和服，须臾腹痛大下即止，一少年用之有效。一方：蜡茶末，以白梅肉和丸，赤痢甘草汤下，白痢乌梅汤下，各百丸；一方：建茶合醋煎，热服，即止。③大

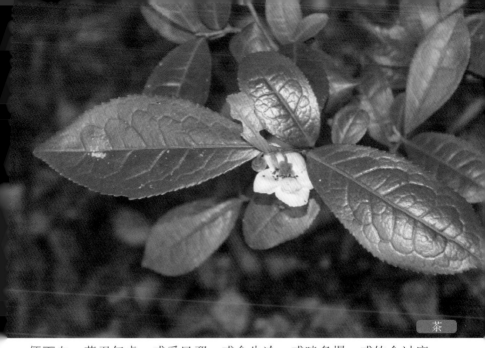

便下血。营卫气虚，或受风邪，或食生冷，或啖炙爆，或饮食过度，积热肠间，使脾胃受伤，糟粕不聚，大便下利清血，脐腹作痛，里急后重，及酒毒一切下血，并皆治之。用细茶半斤碾末，川百药煎五个烧存性，每服二钱，米饮下，日二服。④产后秘塞。以葱涎调蜡茶末，丸百丸，茶服自通。不可用大黄利药，利者百无一生。⑤久年心痛，十年、五年者。煎湖茶，以头醋和匀，服之良。⑥腰痛难转。煎茶五合，投醋二合，顿服。⑦嗜茶成癖。一人病此，一方士令以新鞋盛茶令满，任意食尽，再盛一鞋，如此三度，自不吃也。男用女鞋，女用男鞋，用之果愈也。⑧解诸中毒。芽茶、白矾等分，碾末，冷水调下。⑨痘疮作痒。房中宜烧茶烟恒熏之。⑩阴囊生疮。用蜡面茶，为末，先以甘草汤洗，后贴之妙。⑪脚丫湿烂。茶叶嚼烂敷之，有效。⑫蠼螋尿疮。初如糁粟，渐大如豆，更大如火烙浆，疼痛至甚者。速以草茶，并蜡茶俱可，以生油调敷。药至，痛立止。⑬风痰颠疾。茶芽、栀子各一两，煎浓汁一碗服。良久探吐。⑭霍乱烦闷。茶末一钱煎水，调干姜末一钱，服之即安。⑮月水不通。茶清一瓶，入沙糖少许，露一夜服。虽三个月胎亦通，不可轻视。⑯痰喘咳嗽，不能睡卧。好末茶一两，白僵蚕一两，为末，放碗内盖定，倾沸汤一小盏。临卧，再添汤点服。

甜 瓜

【释名】甘瓜、果瓜。

【气味】瓜瓤：甘，寒，滑，有小毒。瓜子仁：甘，寒，无毒。

【主治】瓜瓤：止渴，除烦热，利小便，通三焦间壅塞气，治口鼻疮。暑月食之，永不中暑。瓜子仁：腹内结聚，破溃脓血，最为肠胃脾内壅要药。止月经太过，研末去油，水调服。炒食，补中宜人。清肺润肠，和中止渴。

【附方】①口臭。用甜瓜子杵末，蜜和为丸。每旦漱口后含一丸。亦可贴齿。②腰腿疼痛。甜瓜子三两，酒浸十日，为末，每服三钱，空心酒下，日三。③肠痈已成。小腹肿痛，小便似淋，或大便难涩下脓。用甜瓜子一合，当归炒一两，蛇蜕皮一条，咀。每服四钱，水一盏半，煎一盏，食前服，利下恶物为妙。

瓜蒂

【释名】瓜丁、苦丁香。

【气味】苦，寒，有毒。

【主治】大水，身面四肢浮肿，下水杀蛊毒，咳逆上气，及食诸果，

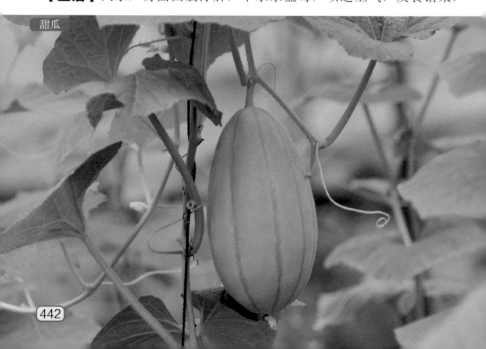

甜瓜

病在胸腹中，皆吐下之。去鼻中息肉，疗黄疸。治脑塞热，眼昏吐痰。吐风热痰涎，治风眩头痛，癫痫喉痹，头目有湿气。得麝香、细辛，治鼻不闻香臭。

【附方】 ①瓜蒂散。用瓜蒂二钱半（熬黄），赤小豆二钱半，为末，每用一钱，以香豉一合，热汤七合，煮糜去滓，和服。稍稍加之，快吐乃止。②太阳中暍。身热头痛而脉微弱，此夏月伤冷水，水行皮中所致。瓜蒂二七个，水一升，煮五合，顿服取吐。③风涎暴作，气塞倒仆。用瓜蒂为末，每用一二钱，腻粉一钱匕，以水半合调灌，良久涎自出。不出，含沙糖一块，下咽即涎出也。④诸风诸痫。诸风膈痰，诸痫涎涌。用瓜蒂炒黄为末，量人以酸齑水一盏，调下取吐。风痫，加蝎梢半钱。湿气肿满，加赤小豆末一钱，有虫，加狗油五七点，雄黄一钱，甚则加芫花半钱，立吐虫出。⑤风痫喉风。咳嗽，及遍身风疹，急中涎潮等症，不拘大人、小儿。此药不大吐逆，只出涎水。瓜蒂为末，壮年服一字，老少半字，早晨井华水下。一食顷，含沙糖一块。良久涎如水出，年深者出墨涎，有块布水上也。涎尽食粥一两日。如吐多，人困甚，即以麝香泡汤一盏饮之，即止。⑥急黄喘息，心上坚硬，欲得水吃者。瓜蒂二小合，赤小豆一合，研末。暖浆水五合，服方寸匕。一炊久当吐，不吐再服。吹鼻取水亦可。⑦热病发黄。瓜蒂为末，以大豆许吹鼻中。轻则半日，重则一日，流取黄水乃愈。⑧黄疸癇黄。并取瓜蒂、丁香、赤小豆各七枚，为末，吹豆许入鼻，少时黄水流出。隔日一用，瘥乃止。⑨身面浮肿。方同上。⑩湿家头痛。瓜蒂末一字，入鼻中，口含冷水，取出黄水愈。⑪疟疾寒热。瓜蒂二枚，水半盏，浸一宿，顿服，取吐愈。⑫发狂欲走。瓜蒂末，井水服一钱，取吐即愈。⑬大便不通。瓜蒂七枚，研末，绵裹，塞入下部即通。⑭鼻中息肉。《圣惠》：用陈瓜蒂末，吹之，日三次，瘥乃已。又方：瓜蒂末、白矾末各半钱，绵裹塞之，或以猪脂和挺子塞之。日一换。又方：青甜瓜蒂二枚，雄黄、麝香半分，为末，先抓破，后贴之，日三次。《汤液》：用瓜蒂十四个，丁香一个，黍米四十九粒，研末。⑮风热牙痛。瓜蒂七枚（炒研），麝香少许和之，绵裹咬定，流涎。⑯鸡屎白秃。甜瓜蔓连蒂不拘多少，以水浸一夜，砂锅熬取苦汁，去滓再熬如饧盛收。每剃去痂，洗净，以膏一盏，加半夏末二钱，姜汁一匙，狗胆汁一枚，和匀涂之，不过三上。忌食动风之物。

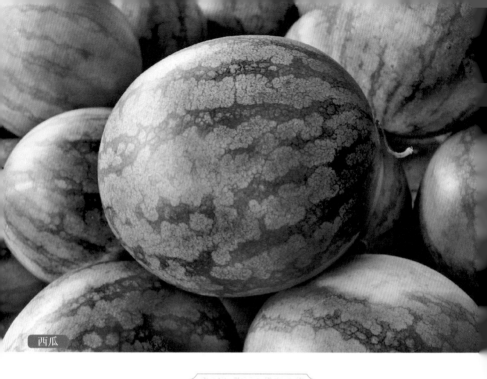

西瓜

西 瓜

【释名】 寒瓜。

【气味】 瓜瓤：甘、淡，寒，无毒。瓜皮：甘，凉，无毒。

【主治】 瓜瓤：消烦止渴，解暑热。疗喉痹。宽中下气，利小水，治血痢，解酒毒。含汁，治口疮。瓜皮：口、舌、唇内生疮，烧研噙之。

【附方】 ①闪挫腰痛。西瓜青皮，阴干为末，盐酒调服三钱。②食瓜过伤。瓜皮煎汤解之。诸瓜皆同。

葡 萄

【释名】 蒲桃、草龙珠。

【气味】 实：甘，平，涩，无毒。

【主治】 实：筋骨湿痹，益气倍力强志，令人肥健，耐饥忍风寒。久食，轻身不老延年。可作酒。逐水，利小便。除肠间水，调中治淋。

时气痘疮不出，食之，或研酒饮，甚效。

【附方】①除烦止渴。生葡萄捣滤取汁，以瓦器熬稠，入熟蜜少许同收。点汤饮甚良。②热淋涩痛。葡萄捣取自然汁、生藕捣取自然汁、生地黄捣取自然汁、白沙蜜各五合。③胎上冲心。葡萄，煎汤饮之，即下。

猕猴桃

【释名】 猕猴梨、藤梨。

【气味】 实：酸、甘，寒，无毒。

【主治】 实：止暴渴，解烦热，压丹石，下石淋（并宜

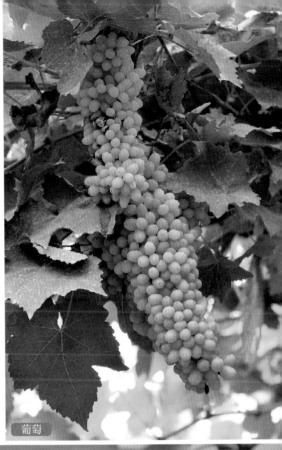

葡萄

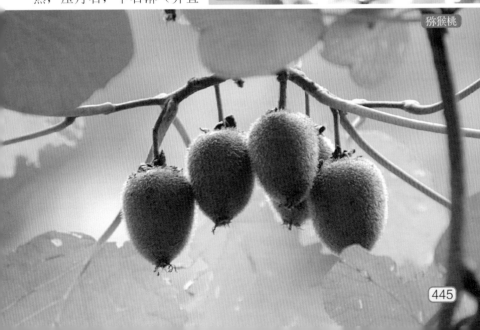

猕猴桃

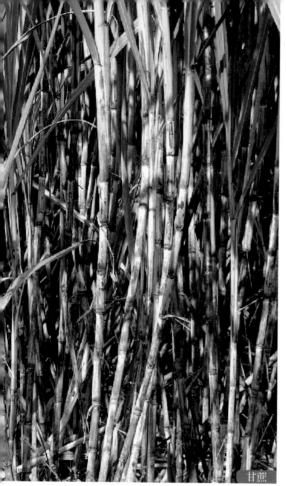
甘蔗

取瓢和蜜作煎食）。调中下气，主骨节风，瘫缓不随，长年白发，野鸡内痔病。

甘　蔗

【释名】竿蔗、诸。

【气味】甘，平，涩，无毒。

【主治】下气和中，助脾气，利大肠。利大小肠，消痰止渴，除心胸烦热，解酒毒。呕秽反胃，宽胸膈。

【附方】①痰喘气急。方见山药。②发热口干，小便赤涩。取甘蔗去皮，嚼汁咽之。饮浆亦可。③反胃吐食。朝食暮吐，暮食朝吐，旋旋吐者。用甘蔗汁七升，生姜汁一升，和匀，日日细呷之。④干呕不息。蔗汁，温服半升，日三次。入姜汁更佳。⑤眼暴赤肿，碜涩疼痛。甘蔗汁二合，黄连半两，入铜器内慢火养浓，去滓，点之。⑥虚热咳嗽，口干涕唾。用甘蔗汁一升半，青粱米四合，煮粥，日食二次，极润心肺。⑦小儿口疳。蔗皮烧研，掺之。

沙　糖

【气味】甘，寒，无毒。

【主治】心腹热胀，口干渴。润心肺大小肠热，解酒毒。腊月瓶封窖粪坑中，患天行热狂者，绞汁服，甚良。和中助脾，缓肝气。

【附方】①下痢禁口。沙糖半斤，乌梅一个，水二碗，煎一碗，时时饮之。②腹中紧胀。白糖以酒三升，煮服之。不过再服。③痘不落痂。沙糖，调新汲水一杯服之白汤调亦可，日二服。④虎伤人疮。水化沙糖一碗服，并涂之。⑤食韭口臭。沙糖解之。⑥上气喘嗽，烦热，食即吐逆。用沙糖、姜汁等分，相和，慢煎二十沸，每咽半匙，取效。

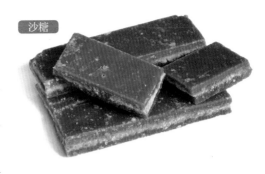

沙糖

莲 藕

【释名】其根藕，其实莲，其茎叶荷。

【气味】藕：甘，平，无毒。

【主治】藕：热渴，散留血，生肌。久服令人心欢。止怒止泄，消食解酒毒，及病后干渴。捣汁服，止闷除烦开胃，治霍乱，破产后血闷，捣膏，金疮并伤折，止暴痛。蒸煮食之，大能开胃。生食，治霍乱后虚渴。蒸食，甚补五脏，实下焦。同蜜食，令人腹脏肥，不生诸虫，亦可休粮。汁：解射罔毒、蟹毒。捣浸澄粉服食，轻身益年。

【附方】①时气烦渴。生藕汁一盏，生蜜一合，和匀，细服。②伤寒口干。生藕汁、生地黄汁、童子小便各半盏，煎温，服之。③霍乱烦渴。藕汁一钟，姜汁半钟，和匀饮。④霍乱吐利。生藕，捣汁服。⑤上焦痰热。藕汁、梨汁各半盏，和服。⑥产后闷乱，血气上冲，口干腹痛。《梅师方》：用生藕

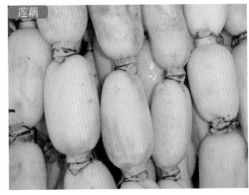

莲藕

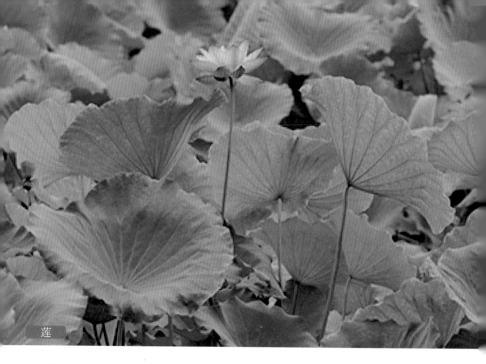

莲

汁三升，饮之。庞安时：用藕汁、生地黄汁、童子小便等分，煎服。⑦小便热淋。生藕汁、生地黄汁、葡萄汁各等分。每服一盏，入蜜温服。⑧坠马血瘀，积在胸腹，唾血无数者。干藕根为末，酒服方寸匕，日二次。⑨食蟹中毒。生藕汁饮之。⑩冻脚裂坼。蒸熟藕，捣烂涂之。⑪尘芒入目。大藕洗捣，绵裹，滴汁入目中，即出也。

芡 实

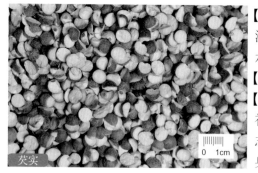

芡实

【释名】鸡头、雁喙、雁头、鸿头、鸡雍、卵菱、蔿子、水流黄。

【气味】甘，平，涩，无毒。

【主治】湿痹，腰脊膝痛，补中，除暴疾，益精气，强志，令耳目聪明。久服，轻身不饥，耐老神仙。开胃助

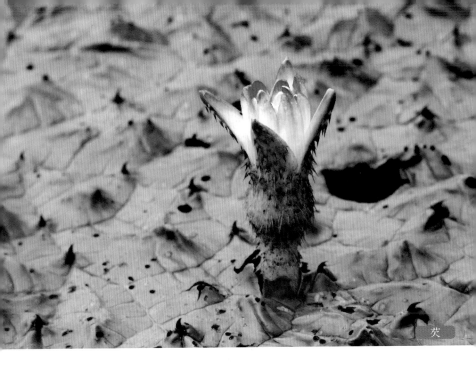

气。止渴益肾，治小便不禁，遗精白浊带下。

【附方】①鸡头粥。益精气，强志意，利耳目。鸡头实三合，煮熟去壳，粳米一合煮粥，日日空心食。②玉锁丹。治精气虚滑。用芡实、莲茎，方见藕芦下。③四精丸。治思虑、色欲过度，损伤心气，小便数，遗精。用秋石、白茯苓、芡实、莲肉各二两，为末，蒸枣和丸梧桐子大。每服三十丸，空心盐汤送下。④分清丸。治浊病。用芡实粉、白茯苓粉，黄蜡化蜜和，丸梧桐子大。每服百丸，盐汤下。

芰实（菱角）

【释名】菱、水栗、沙角。

【气味】甘，平，无毒。

【主治】安中补五脏，不饥轻身。蒸曝，和蜜饵之，断谷长生。解丹石毒。鲜者，解伤寒积热，止消渴，解酒毒、射罔毒。捣烂澄粉食，补中延年。

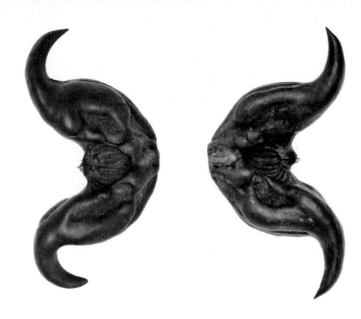

菱

乌芋（荸荠）

【释名】凫茈、凫茨、荸荠、黑三棱、芍、地栗。

【气味】根：甘，微寒，滑，无毒。

【主治】根：消渴痹热，温中益气。下丹石，消风毒，除胸中实热气。可作粉食，明耳目，消黄疸。开胃下食。作粉食，浓人肠胃，不饥，能解毒，服金石人宜之。疗五种膈气，消宿食，饭后宜食之。治误吞铜物。主血痢下血血崩，辟蛊毒。

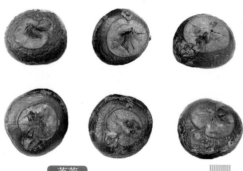

荸荠

|||||||||
0   1cm

【附方】①大便下血。荸荠捣汁大半钟，好酒半钟，空心温服。三日见效。②下痢赤白。午日午时取完好荸荠，洗净拭干，勿令损破，于瓶内入好烧酒浸之，黄泥密封收贮，遇有患者，取二枚细嚼，空心用原酒送下。③妇人血崩。荸荠一岁一个，烧存性，研末，酒服之。④小儿口疮。用荸荠烧存性，研末，掺之。⑤误吞铜钱。生荸荠，研汁，细细呷之，自然消化成水。

慈 姑

【释名】 藕姑、水萍、河凫茈、白地栗，苗名剪刀

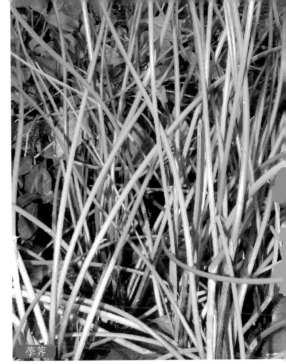

荸荠

慈姑

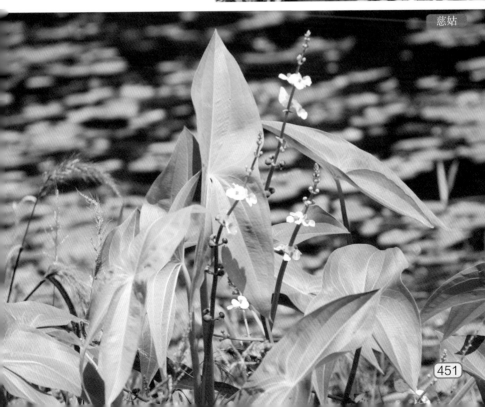

草、箭丫草、燕尾草。

【**气味**】根：苦、甘，微寒，无毒。

【**主治**】根：百毒，产后血闷，攻心欲死，产难胞衣不出，捣汁服一升。又下石淋。

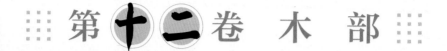

第十二卷 木 部

柏

【释名】 椈、侧柏。

【气味】 柏实：甘，平，无毒。

【主治】 柏实：惊悸益气，除风湿痹，安五脏。久服，令人润泽美色，耳目聪明，不饥不老，轻身延年。疗恍惚，虚损吸吸，历节腰中重痛，益血止汗。治头风，腰肾中冷，膀胱冷脓宿水，兴阳道，益寿，去百邪鬼魅，小儿惊痫。润肝。养心气，润肾燥，安魂定魄，益智宁

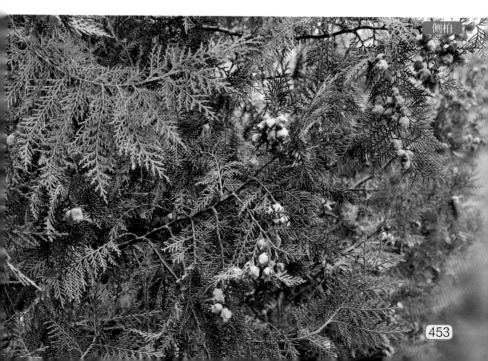

侧柏

神。烧沥，泽头发，治疥癣。

【附方】 ①**服柏实法**。八月连房取实曝收，去壳研末。每服二钱，温酒下，一日三服。渴即饮水，令人悦泽。一方：加松子仁等分，以松脂和丸。一方：加菊花等分，蜜丸服。奇效方：用柏子仁二斤为末，酒浸为膏，枣肉三斤，白蜜、白术末、地黄末各一斤，捣匀，丸弹子大。每嚼一丸，一日三服，百日，百病愈，久服，延年壮神。②**老人虚秘**。柏子仁、松子仁、大麻仁等分，同研，溶蜜蜡丸梧桐子大。以少黄丹汤，食前调服二、三十丸，日二服。③**肠风下血**。柏子十四个，捶碎，囊贮浸好酒三盏，煎八分服，立止。④**黄水湿疮**。真柏油二两，香油二两，熬稠搽之，如神。

松

【气味】 松脂：苦、甘，温，无毒。

【主治】 松脂：痈疽恶疮，头疡白秃，疥瘙风气，安五脏，除热。久服，轻身不老延年。除胃中伏热，咽干消渴，风痹死肌。炼之令白。其赤者，主恶痹。煎膏，生肌止痛，排脓抽风。贴诸疮脓血瘘烂。塞牙孔，杀虫。除邪下气，润心肺，治耳聋。古方多用辟谷。强筋骨，利耳目，治崩带。

【附方】 ①**服食辟谷**。用松脂十斤，以桑薪灰汁一石，煮五七沸，漉出，冷水中凝，复煮之，凡十遍乃白，细研为散。每服一、二钱，粥饮调下，日三服，服至十两以上，不饥，饥再服之，一年以后，夜视目明，久服，延年益寿。又法：百炼松脂治下筛，蜜和纳筒中，勿见风日。每服一团，一日三服，服至百日，耐寒暑，二百日，五脏补益，五年，即见西王母。伏虎禅师服法：用松脂十斤，炼之五度，令苦味尽，每一斤，入茯苓末四两，每旦水服一刀圭，能令不食，而复延龄，身轻清爽。②**强筋补益**。四圣不老丹：用明松脂一斤，以无灰酒砂锅内桑柴火煮数沸，竹枝搅稠，乃住火，倾入水内结块，复以酒煮九遍，其脂如玉，不苦不涩乃止，为细末。用十二两，入白茯苓末半斤，黄菊花末半斤，柏子仁去油取霜半斤，炼蜜丸如梧桐子大。每空心好酒送下七十二丸。须择吉日修合，勿令妇人、鸡、犬见。松梅丸：用松脂以长流水桑柴煮拔三次，再以桑灰滴汁煮七次扯拔，更以好酒煮二次，仍以长流水煮二次，色白不苦为度。每一斤，入九蒸地黄末十两，乌梅末六两，炼蜜丸梧桐子大。每服七十丸，空心盐、米汤下。健阳补中，强筋润肌，大能益人。③揩齿固牙。松脂（出镇定者佳），稀布盛，入沸汤煮，取浮水面者投冷水中不出者不用，研末，入白茯苓末和匀。日用揩齿漱口，亦可咽之，固牙驻颜。④**历节诸风，百节酸痛不可忍**。松脂三十斤，炼五十遍。以炼酥三升，和松脂三升，搅令极稠。每旦空心酒服方寸匕，日三服。数食面

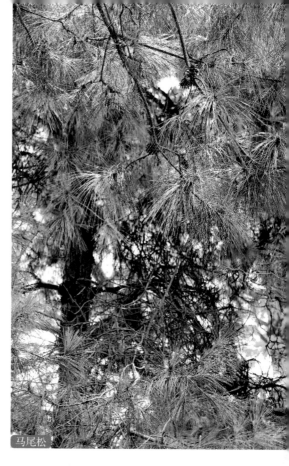

马尾松

粥为佳，慎血腥、生冷、酢物、果子，一百日瘥。⑤**肝虚目泪**。炼成松脂一斤，酿米二斗。水七斗，曲二斗，造酒。频饮之。⑥**妇人白带**。松香五两，酒二升，煮干，木臼杵细，酒糊丸如梧桐子大。每服百丸，温酒下。⑦**小儿秃疮**。简便方：用松香五钱，猪油一两熬，搽，一日数次，数日即愈。卫生宝鉴：用沥青二两，黄蜡一两半，铜绿一钱半，麻油一两半，文武熬收；每摊贴之，神效。⑧**小儿紧唇**。松脂炙化，贴之。⑨**风虫牙痛**。刮松上脂，滚水泡化，一漱即止，已试验。⑩**龋齿有孔**。松脂纴塞，须臾虫从脂出也。⑪**久聋不听**。炼松脂三两，巴豆一两，和捣成丸，薄绵裹塞，一日二度。⑫**一切瘘疮**。炼成松脂末，填令满，日三四度。⑬**一切肿毒**。松香八两，铜青二钱，蓖麻仁五钱，同捣作膏，摊贴甚妙。⑭**软疖频发**。翠玉膏：用通明沥青八两，铜绿二两，麻油三钱，雄猪胆汁三个，先溶沥青，乃

下油、胆，倾入水中扯拔，器盛。每用，绯帛摊贴，不须再换。⑮小金丝膏。治一切疮疖肿毒。沥青、白胶香各二两，乳香二钱，没药一两，黄蜡三钱，又以香油三钱，同熬至滴下不散，倾入水中，扯千遍收贮。每捻作饼，贴之。⑯疥癣湿疮。松胶香研细，稍入轻粉，先以油涂疮，糁末在上，一日便干。顽者三、二度愈。⑰阴囊湿痒欲溃者。用板儿松香为末，纸卷作筒，每根入花椒三粒，浸灯盏内三宿，取出点烧，淋下油搽之，先以米泔洗过。⑱金疮出血。沥青末，稍加生铜屑末，糁之，立愈。⑲猪啮成疮。松脂炼作饼，贴之。⑳刺入肉中，百理不瘥。松脂流出如乳头香者，敷上以帛裹。三五日当有根出，不痛不痒，不觉自安。

杉

【释名】黏、沙木、檠木。

【气味】杉材：辛，微温，无毒。

【主治】杉材：漆疮，煮汤洗之，无不瘥。煮水，浸捋脚气肿满。服之，治心腹胀痛，去恶气。治风毒奔豚，霍乱上气，并煎汤服。

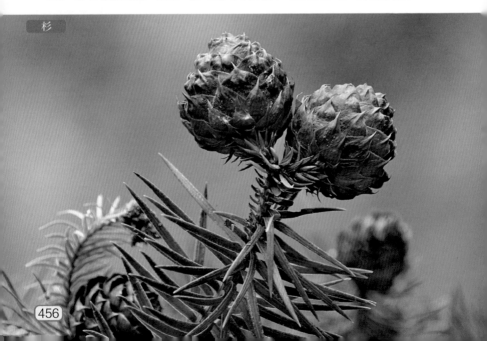

杉

【附方】①肺壅痰滞，上焦不利，猝然咳嗽。杉木屑一两，皂角（去皮酥炙）三两，为末，蜜丸梧桐子大。每米饮下十丸，一日四服。②小儿阴肿赤痛，日夜啼叫，数日退皮，愈而复作。用老杉木烧灰，入腻粉，清油调敷，效。③肺壅失音。杉木烧炭入碗中，以小碗覆之，用汤淋下，去碗饮水。不愈再作，音出乃止。④臁疮黑烂。多年老杉木节，烧灰，麻油调，隔箬叶贴之，绢帛包定，数贴而愈。

桂

【释名】梫。

【气味】肉桂：甘、辛，大热，有小毒。

【主治】肉桂：利肝肺气，心腹寒热冷疾，霍乱转筋，头痛腰痛出汗，止烦止唾，咳嗽鼻衄，堕胎，温中，坚筋骨，通血脉，理疏不足，宣导百药，无所畏。久服，神仙不老。补下焦不足，治沉寒痼冷之病，渗泄止渴，去营卫中风寒，表虚自汗。春夏为禁药，秋冬下部腹痛，非此不能止。补命门不足，益火消阴。治寒痹风喑，阴盛失血，泻痢惊痫。

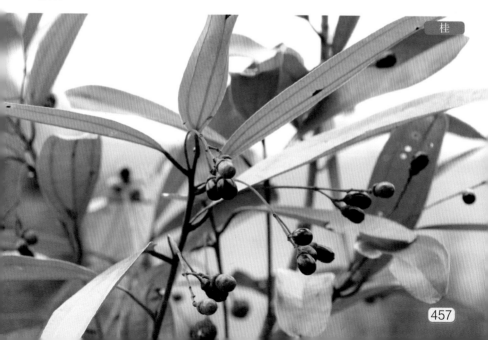

桂

【附方】①足躄筋急。桂末，白酒和涂之，一日一上。②**中风口㖞，面目相引，偏僻颊急，舌不可转**。桂心酒煮取汁，故布蘸拓病上，症即止。左㖞拓右，右㖞拓左。常用大效。③**中风逆冷，吐清水，宛转啼呼**。桂 两，水一升半，煎半升，冷服。④**中风失音**。桂着舌下，咽汁。又方：桂末三钱，水二盏，煎一盏服，取汗。⑤**喉痹不语**。方同上。⑥**暑月解毒**。桂苓丸：用肉桂去粗皮，不见火、茯苓去皮等分，为细末，炼蜜丸龙眼大。每新汲水化服一丸。⑦**桂浆渴水**。夏月饮之，解烦渴，益气消痰。桂末一大两，白蜜一升，以水二斗，先煎取一斗，待冷，入新瓷瓶中，乃下二物，搅二三百转。先以油纸一重复上，加七重封之。每日去纸一重，七日开之，气香味美，格韵绝高，令人多作之。⑧**寒疝心痛**。四肢逆冷，全不饮食。桂心研末一钱，热酒调下取效。⑨**血崩不止**。桂心不拘多少，砂锅内煅存性，为末，每米饮空腹服一二钱。名神应散。⑩**反腰血痛**。桂末，和苦酒涂之，干再上。⑪**吐血下血**。用桂心为末，水服方寸匕。王璆曰：此阴乘阳之症也，不可服凉药。南阳赵宣德暴吐血，服二次而止，其甥亦以二服而安。⑫**小儿遗尿**。桂末、雄鸡肝等分，捣丸小豆大。温水调下，日二服。⑬**婴儿脐肿**。多因伤湿。桂心炙热熨之，日四五次。⑭**外肾偏肿**。桂末，水调方寸匕，涂之。⑮**食果腹胀，不拘老小**。用桂末，饭和丸绿豆大。吞五六丸，白汤下。未消再服。⑯**打扑伤损，瘀血溷闷，身体疼痛**。辣桂为末，酒服二钱。⑰**乳痈肿痛**。桂心、甘草各二分，乌头一分炮，为末，和苦酒涂之，纸覆住。脓化为水，神效。⑱**重舌鹅口**。桂末，和姜汁涂之。⑲**诸蛇伤毒**。桂心、栝蒌等分，为末，竹筒密塞。遇毒蛇伤，即敷之；塞不密，即不中用也。⑳**闭口椒毒，气欲绝，或出白沫，身体冷**。急煎桂汁服之，多饮新汲水一、二升。㉑**九种心痛**。圣惠方：用桂心二钱半，为末，酒一盏半，煎半盏饮，立效。外台秘要：桂末，酒服方寸匕，须臾六七次。㉒**心腹胀痛，气短欲绝**。桂二两。水一升二合，煮八合，顿服之。

辛夷

【释名】辛雉、侯桃、房木、木笔、迎春。

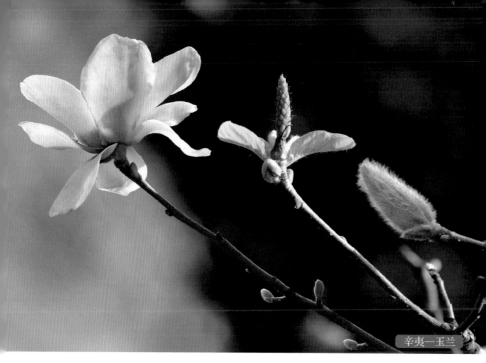

辛夷—玉兰

【气味】辛，温，无毒。

【主治】五脏身体寒热，风头脑痛面黯。久服下气，轻身明目，增年耐老。温中解肌，利九窍，通鼻塞涕出，治面肿引齿痛，眩冒身兀兀如在车船之上者，生须发，去白虫。通关脉，治头痛憎寒，体噤瘙痒。入面脂，生光泽。鼻渊鼻鼽，鼻窒鼻疮，及痘后鼻疮，并用研末，入麝香少许，葱白蘸入数次，甚良。

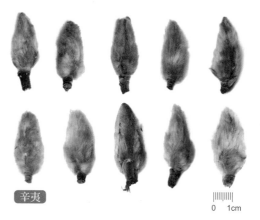

辛夷

0　1cm

沉 香

【释名】沉水香、蜜香。

【气味】辛，微温，无毒。

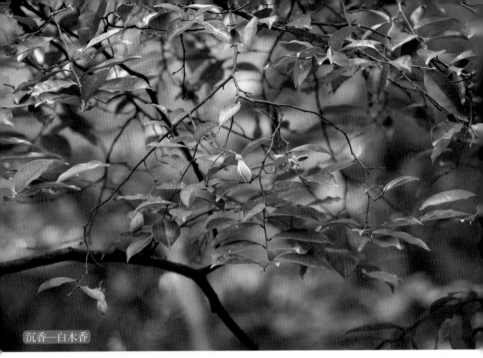

沉香—白木香

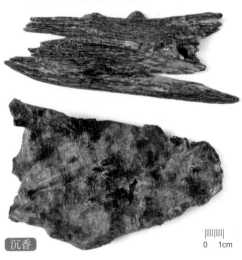

沉香

|||||||||
0   1cm

【主治】风水毒肿，去恶气。主心腹痛，霍乱中恶，邪鬼疰气，清人神，并宜酒煮服之。诸疮肿，宜入膏中。调中，补五脏，益精壮阳，暖腰膝，止转筋、吐泻冷气，破癥癖，冷风麻痹，骨节不任，风湿皮肤瘙痒，气痢。补右肾命门。补脾胃，及痰涎、血出于脾。益气和神。治上热下寒，气逆喘急，大肠虚闭，小便气淋，男子精冷。

【附方】①诸虚寒热，冷痰虚热。冷香汤：用沉香、附子（炮）等分，水一盏，煎七分，露一夜，空心温服。②胃冷久呃。沉香、紫苏、白豆蔻仁各一钱，为末。每柿蒂汤服五七分。③心神不足，火不降，水不升，健忘惊悸。朱雀丸：用沉香五钱，茯神二两，为末，炼蜜和丸小豆大。每食后人参汤服三十丸，日二服。④肾虚目黑，暖水脏。用沉香一两，蜀椒去目，炒出汗四两，为末，酒糊丸梧桐子大。每服三十丸，空心，盐汤下。⑤胞转不通。非小肠、膀胱、厥阴受病，乃强忍房事，或过忍小便所致，当治其气则愈，非利药可通也。沉香、木香各二钱，为末。白汤空腹服之，以通为度。⑥大肠虚闭，因汗多，津液耗涸者。沉香一两，肉苁蓉酒浸焙二两，各研末，以麻仁研汁作糊，丸梧桐子大。每服一百丸，蜜汤下。⑦痘疮黑陷。沉香、檀香、乳香等分，于盆内。抱儿于上熏之，即起。

丁 香

【释名】丁子香、鸡舌香。

【气味】辛，温，无毒。

【主治】温脾胃，止霍乱拥胀，风毒诸肿，齿疳𧏾。能发诸香。风𧏾骨槽劳臭，杀虫辟恶去邪，治奶头花，止五色毒痢、疗五痔。治口气、冷气、冷劳反胃、鬼疰、蛊毒，杀酒毒，消疹癖，疗肾气、奔豚气、阴痛、腹痛，壮阳，暖腰膝。疗呕逆，甚验。去胃寒，理元气。

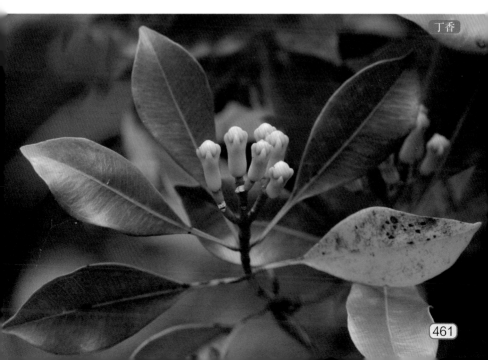

丁香

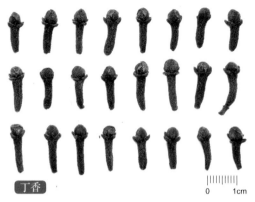

丁香

|||||||||||
0   1cm

气血盛者勿服。治虚哕，小儿吐泻，痘疮胃虚，灰白不发。

【附方】①干霍乱痛，不吐不下。丁香十四枚，研末，以沸汤一升和之，顿服。不瘥更作。②小儿吐泻。丁香、橘红等分，炼蜜丸黄豆大。米汤化下。③小儿呕吐不止。丁香、生半夏各一钱，姜汁浸一夜，晒干为末，姜汁打面糊丸黍米大。量大小，用姜汤下。④婴儿吐乳。小儿百日晬内吐乳，或粪青色。用年少妇人乳汁一盏，入丁香十枚，陈皮去白一钱，石器煎一、二十沸，细细与服。⑤小儿冷疳，面黄腹大，食即吐者。母丁香七枚，为末，乳汁和蒸三次，姜汤服之。⑥胃冷呕逆，气厥不通。母丁香三个，陈橘皮一块去白焙，水煎，热服。⑦反胃吐食。用母丁香一两为末，以盐梅入捣和，丸芡子大。每噙一丸。圣惠方：用母丁香、神曲炒等分，为末，米饮服一钱。⑧朝食暮吐。丁香十五个研末，甘蔗汁、姜汁和，丸莲子大。噙咽之。⑨反胃关格，气噎不通。丁香、木香各一两。每服四钱，水一盏半，煎一盏，先以黄泥做成碗，滤药汁于内，食前服。此方乃掾史吴安之传于都事盖耘夫有效，试之果然。土碗取其助脾也。⑩伤寒呃逆及哕逆不定。丁香一两，干柿蒂焙一两，为末。每服一钱，煎人参汤下。⑪毒肿入腹。鸡舌香、青木香、薰陆香、麝香各一两，水四升，煮二升，分二服。⑫食蟹致伤。丁香末，姜汤服五分。⑬妇人崩中，昼夜不止。丁香二两；酒二升，煎一升，分服。⑭妇人阴冷。母丁香末，纱囊盛如指大，纳入阴中，病即已。⑮鼻中息肉。丁香绵裹纳之。⑯风牙宣露，发歇口气。鸡舌香、射干各一两，麝香一分，为末，日揩。⑰龋齿黑臭。鸡舌香煮汁，含之。⑱唇舌生疮。鸡舌香末，绵裹含之。⑲乳头裂破。丁香末，敷之。⑳妒乳乳痈。丁香末，水服方寸匕。㉑痈疽恶肉。丁香末，敷之，外以膏药护。㉒桑蝎螫人。丁香末，蜜调涂。㉓香衣辟汗。丁香一两为末，川椒六十粒和之。绢袋盛佩，绝无汗气。

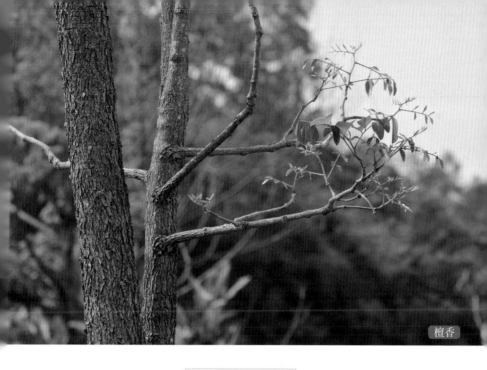

檀香

檀 香

【释名】旃檀、真檀。

【气味】辛，温，无毒。

【主治】消风热肿毒。治中恶鬼气，杀虫。煎服，止心腹痛，霍乱肾气痛。水磨，涂外肾并腰肾痛处。散冷气，引胃气上升，进饮食。噎膈吐食。又面生黑子，每夜以浆水洗拭令赤，磨汁涂之，甚良。

樟

【气味】樟材：辛，温，无毒。

【主治】樟材：恶气中恶，心腹痛鬼疰，霍乱腹胀，宿食不消，常吐酸臭水，酒煮服，无药处用之。煎汤，浴脚气、疥癣风痒。作履，除脚气。

【附方】手足痛风，冷痛如虎咬者。用樟木屑一斗，急流水一石，煎

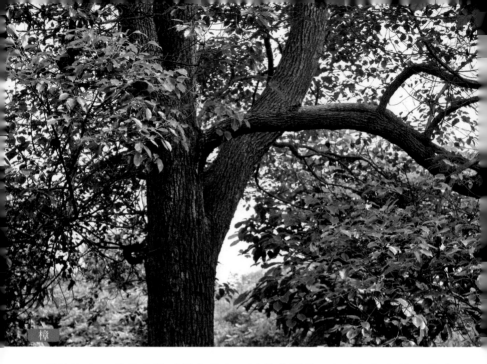

樟

极滚泡之，乘热安足于桶上熏之。以草荐围住，勿令汤气入目，其功甚捷，此家传经验方也。

乌 药

【释名】旁其、鰟魮、矮樟。

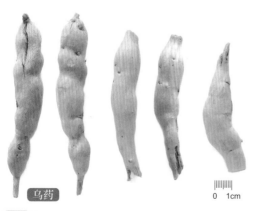

乌药

|||||||
0   1cm

【气味】根：辛，温，无毒。

【主治】根：中恶心腹痛，蛊毒疰忤鬼气，宿食不消，天行疫瘴，膀胱肾间冷气攻冲背膂，妇人血气，小儿腹中诸虫。治一切气除一切冷，霍乱、反胃吐食泻痢，痈疖疥疠，并解冷热，其功不可悉载。猫、犬百病，并可磨服。理元气。中气脚气

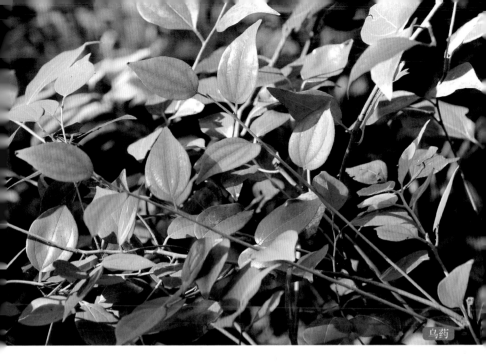

乌药

疝气，气厥头痛，肿胀喘急，止小便频数及白浊。

【附方】 ①乌沉汤。治一切气，一切冷，补五脏，调中壮阳，暖腰膝，去邪气，冷风麻痹，膀胱、肾间冷气，攻冲背膂，俯仰不利，风水毒肿，吐泻转筋，症癖刺痛，中恶心腹痛，鬼气疰忤，天行瘴疫，妇人血气痛。用天台乌药一百两，沉香五十两，人参三两，甘草四两，为末，每服半钱，姜盐汤空心点服。②一切气痛。不拘男女，冷气、血气、肥气、息贲气、伏梁气、奔豚气，抢心切痛，冷汗，喘息欲绝。天台乌药小者，酒浸一夜，炒、茴香炒、青橘皮去白，炒、良姜炒等分，为末。温酒、童便调下。③**男妇诸病**。香乌散：用香附、乌药等分，为末，每服一二钱，饮食不进，姜、枣汤下；疟疾，干姜、白盐汤下；腹中有虫，槟榔汤下；头风虚肿，茶汤下；妇人冷气，米饮下；产后血攻心脾痛，童便下；妇人血海痛、男子疝气，茴香汤下。④小肠疝气。乌药一两，升麻八钱，水二钟，煎一钟，露一宿，空心热服。⑤脚气掣痛。乡村无药初发时即取土乌药，不犯铁器，布揩去土，瓷瓦刮屑，好酒浸一宿，次早空心温服，溏泄即愈。入麝少许，尤佳。痛入腹者，以乌药同鸡子瓦罐中水煮一日，取鸡子，切片蘸食，以汤送下，甚效。⑥**血痢泻血**。乌药，烧存性，研，陈米饭丸梧桐子大。每米饮下三十丸。⑦**气厥头痛**。不拘多少，及产后头痛。天台乌药、川芎 等分，为末。每服二钱，腊茶清调下。产后，铁锤烧红淬酒调下。⑧**孕中有痛**。洪州乌药软白香辣者五钱，水一盏，牛皮胶一片，同煎至七分，温服。乃龚彦德方也。⑨**心腹气痛**。乌药水磨浓汁一盏，入橘皮一片，苏一叶，煎服。

薰陆香（乳香）

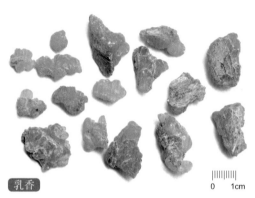

乳香

||||||||||
0　　1cm

【**释名**】马尾香、天泽香、摩勒香、多伽罗香。

【**气味**】微温，无毒。

【**主治**】薰陆：主风水毒肿，去恶气伏尸，癥疹痒毒。乳香同功。乳香：治耳聋，中风口噤不语，妇人血气，止大肠泄，疗诸疮，令内消，能发酒，理风冷。下气益精，补腰膝，治肾气，止霍乱，冲恶中邪气，心腹痛痊气。煎膏，治不眠。补肾，定诸经之痛。仙方用以辟谷。消痈疽诸毒，托里护心，活血定痛伸筋，治妇人难产折伤。

【**附方**】①**口目㖞斜**。乳香烧烟熏之，以顺其血脉。②**祛风益颜**。真乳香二斤，白蜜三斤，瓷器合煎如饧。每旦服二匙。③**急慢惊风**。乳香半两，甘遂半两，同研末。每服半钱，用乳香汤下，小便亦。④**小儿内钓腹痛**。用乳香、没药、木香等分，水煎服之。⑤**小儿夜啼**。乳香一钱，灯花七枚，为末。每服半字，乳汁下。⑥**心气疼痛不可忍**。用乳香三两，真茶四两，为末，以腊月鹿血和，丸弹子大。每温醋化一丸。⑦**冷心气痛**。乳香一粒，胡椒四十九粒，研，入姜汁，热酒调服。⑧**阴症呃逆**。乳香同硫黄烧烟，嗅之。⑨**辟禳瘟疫**。每腊月二十四日五更，取第一汲井水浸乳香，至元旦五更温热，从小至大，每人以乳一块，饮水三呷，则一年无时灾。孔平仲云：此乃宣圣之方，孔氏七十余代用之也。⑩**梦寐遗精**。乳香一块，拇指大，卧时细嚼，含至三更咽下，三五服即效。⑪**淋癃溺血**。取乳香中夹石者，研细，米饮服一钱。⑫**难产催生**。简要济众方：用黄明乳香五钱，为末，母猪血和丸梧桐子大。每酒服五丸。经验方：用乳香，以五月五日午时，令一人在壁内奉乳钵，一童子在壁外，以笔管自壁缝中逐粒递过，放钵内研细，水丸芡子大。每服一丸，无灰酒下。圣惠方：用明乳香一豆大，为末。新汲水一盏，入醋少许。令产妇两手捉石燕，念虑药三遍乃饮之。略行数步即下。海上方：用乳香、朱砂等分，为末，麝香酒服一钱，良久自下。⑬**香口辟臭**。滴乳噙之。⑭**风虫牙痛不可忍者**。梅师方：用薰陆香嚼，咽其汁，立瘥。朱氏集验方：用乳香豆许安孔中，烧烟箸烙化立止。又方：乳香、川椒末各一钱，为末，化蜡和作丸，塞孔中。直指方：用乳香、巴豆等分，研和蜡丸，塞之。圣惠方：用乳香、枯矾等分，蜡丸，塞。⑮**大风疠疾**。摩勒香一斤（即乳头内光明者）细研，入牛乳五升，甘草末四两，瓷盒盛之，安桌子上，居中庭，安剑一口。夜于北极下祝祷，去盒子盖，露一夜。次日入甑中蒸，炊三斗米熟即止。夜间依前祝露又蒸，如此三次乃止。每服一茶匙，空心及晚食前温酒调服。服后当有恶物出，至三日三夜乃愈也。⑯**漏疮脓血**。白乳香二钱，牡蛎粉一钱，为末，雪糕丸麻子大。每姜汤服三十丸。⑰**斑痘不快**。乳香研细，猪心血和，丸芡子大。每温水化服一丸。⑱**痛疽寒颤**。乳香半两，熟水研服。颤发于脾，乳香能入脾故也。⑲**甲疽弩肉**。脓血疼痛不愈。用乳香为末、胆矾烧研等分，敷之，内消即愈。⑳**玉茎作肿**。乳香、葱白等分，捣敷。㉑**野火丹毒**，自两足起。乳香末，羊脂调涂。㉒**疬疡风驳**。薰陆香、白蔹同研，日日揩之。并作末，水服。㉓**咽喉骨哽**。乳香一钱，水研服之。

没 药

【释名】末药。

【气味】苦，平，无毒。

【主治】破血止痛，疗金疮杖疮，诸恶疮痔漏，猝下血，目中翳晕痛肤赤，破癥瘕宿血，损伤瘀血，消肿痛。心胆虚，肝血不足。堕胎，

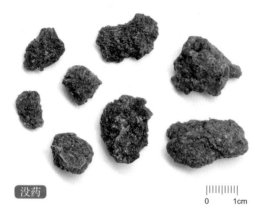

没药

|||||||||||
0   1cm

及产后心腹血气痛，并入丸散服。散血消肿，定痛生肌。

【附方】①历节诸风，骨节疼痛，昼夜不止。没药末半两，虎胫骨酥炙，为末三两。每服二钱，温酒调下。②筋骨损伤。米粉四两炒黄，入没药、乳香末各半两，酒调成膏，摊贴之。③金刃所伤未透膜者。乳香、没药各一钱，以童子小便半盏，酒半盏，温化服之，为末亦可。④小儿盘肠气痛。没药、乳香等分，为末，以木香磨水煎沸，调一钱服，立效。⑤妇人腹痛，内伤疠刺。没药末一钱，酒服便止。⑥妇人血晕。方同上。⑦产后恶血。没药、血竭末各一钱，童子小便、温酒各半盏，煎沸服，良久再服。恶血自下，更不生痛。⑧女人异疾。女人月事退出，皆作禽兽之形，欲来伤人。先将绵塞阴户，乃顿服没药末一两，白汤调下，即愈。

骐驎竭

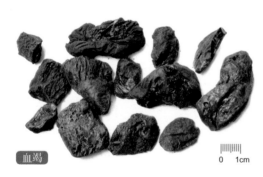

血竭

|||||||||
0   1cm

【释名】血竭。

【气味】甘、咸，平，无毒。

【主治】心腹猝痛，金疮血出，破积血，止痛生肉，去五脏邪气，一切疼痛，血气搅刺，内伤血聚，补虚，并宜酒服益阳精，消阴滞气。散滞血诸痛，妇人血气，小儿瘈疭。傅一切恶疮疥癣，久不合。性急，不够使，却引脓。

【附方】①白虎风痛走注，两膝热肿。用骐驎竭、硫黄末各一两。每

468

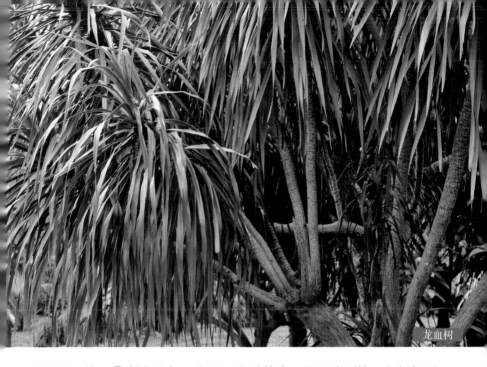

龙血树

温酒服一钱。②新久脚气。血竭、乳香等分，同研连面捣，丸梧桐子大。每温酒服三十丸。忌生冷。③慢惊瘈疭。定魄安魂，益气。用血竭半两，乳香二钱半，同捣成剂，火炙熔丸梧桐子大。每服一丸，薄荷煎汤化下。夏月用人参汤。④鼻出衄血。血竭、蒲黄等分为末，吹之。⑤血痔肠风。血竭末，敷之。⑥金疮出血。骐驎竭末，敷之立止。⑦产后血冲，心胸满喘，命在须臾。用血竭、没药各一钱，研细，童便和酒调服。⑧产后血晕，不知人及狂语。用骐驎竭一两，研末。每服二钱，温酒调下。⑨收敛疮口。血竭末一字，麝香少许，大枣烧灰半钱，同研。津调涂之。⑩臁疮不合。血竭末敷之，以干为度。⑪嵌甲疼痛。血竭末，敷之。⑫腹中血块。血竭、没药各一两，滑石牡丹皮同煮过一两，为末，醋糊丸梧桐子大，服之。

安息香

【释名】拙贝罗香。

【气味】辛、苦，平，无毒。

469

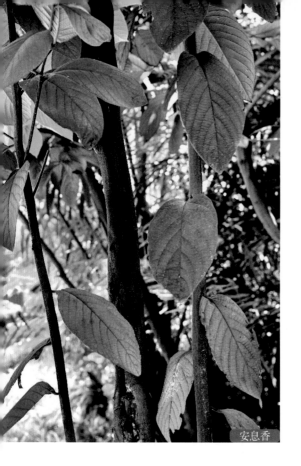

安息香

【主治】心腹恶气，鬼疰。邪气魍魉，鬼胎血邪，辟蛊毒，霍乱风痛，男子遗精，暖肾气，妇人血噤，并产后血晕。妇人夜梦鬼交，同臭黄合为丸，烧熏丹穴，永断。烧之，去鬼来神。治中恶魇寐，劳瘵传尸。

【附方】①猝然心痛或经年频发。安息香研末，沸汤服半钱。②小儿肚痛，曲脚而啼。安息香丸：用安息香酒蒸成膏，沉香、木香、茴香各三钱，香附子、缩砂仁、炙甘草各五钱，为末，以膏和，炼蜜丸芡子大。每服一丸，紫苏汤化下。③历节风痛。用精猪肉四两切片，裹安息香二两，以瓶盛灰，大火上着一铜版片隔之，安香于上烧之，以瓶口对痛处熏之。

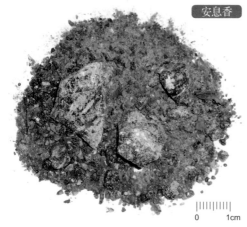

安息香

|||||||||||
0   1cm

龙脑香

【释名】片脑、羯婆罗香，膏名婆律香。

【气味】辛、苦，微寒，无毒。

【主治】妇人难产，研末少许，新汲水服，立下。心腹邪气，风湿积聚，耳聋，明目，去目赤肤翳。内外障眼，镇心秘精，治三虫五痔。散心盛有热。入骨，治骨痛。治大肠脱。疗喉痹，脑痛，鼻瘜齿痛，伤寒舌出，小儿痘陷，通诸窍，散郁火。

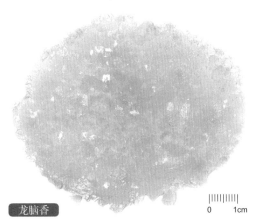

龙脑香

0   1cm

【附方】①**目生肤翳。**龙脑末一两，日点三五度。②**目赤目膜。**龙脑、雄雀屎各八分，为末，以人乳汁一合调成膏，日日点之，无有不验。③**头目风热上攻。**用龙脑末半两，南硼砂末一两，频嗜两鼻。④**头脑疼痛。**片脑一钱，纸卷作捻，烧烟熏鼻，吐出痰涎即愈。⑤**风热喉痹。**灯心一钱，黄柏五分并烧存性，白矾七分煅过，冰片脑三分，为末。每以一二分吹患处。此陆一峰家传绝妙方也。⑥**鼻中息肉垂下者。**用片脑点之，自入。⑦**伤寒舌出过寸者。**梅花片脑半分，为末。掺之，随手即愈。⑧**中风牙噤，**无门下药者，开关散揩之。五月五日午时，用龙脑、天南星等分，为末。每以一字揩齿二三十遍，其口自开。⑨**牙齿疼痛。**梅花脑、朱砂末各少许，揩之立止。⑩**痘疮狂躁，心烦气喘，妄语或见鬼神，疮色赤未透者。**经验后方：用龙脑一钱细研，旋以猪心血丸芡子大。每服第二番血清半杯，酒半杯，和匀，入龙脑一分，温服。良久利下瘀血一二行，疮即红活。此治痘疮黑靥候恶，医所不治者，百发百中。⑪**内外痔疮。**片脑一二分，葱汁化，搽之。⑫**酒齄鼻赤。**脑子、真酥，频搽。⑬**梦漏口疮，经络中火邪，梦漏恍惚，口疮咽燥。**龙脑三钱，黄柏三两，为末，蜜丸梧桐子大，每麦门冬汤下十丸。

阿　魏

【释名】阿虞、熏渠、哈昔泥。

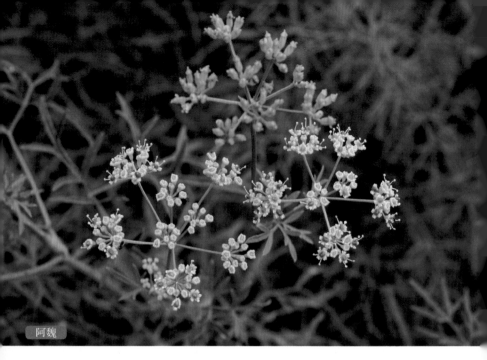

阿魏

【气味】辛，平，无毒。

【主治】杀诸小虫，去臭气，破癥积，下恶气，除邪鬼蛊毒。治风邪鬼疰，心腹中冷。传尸冷气，辟温治疟，主霍乱心腹痛，御一切蕈、菜毒。解自死牛、羊、马肉诸毒。消肉积。

【附方】①恶疰腹痛不可忍者。阿魏末，热酒服一二钱，立止。②癫疝疼痛，败精恶血，结在阴囊所致。用阿魏二两醋和荞麦面作饼裹之煨熟，大槟榔二枚钻孔，溶乳香填满，亦以荞面裹之煨熟，入硇砂末一钱，赤芍药末一两，糊丸梧桐子大。每食前，酒下三十丸。③脾积结块。鸡子五个，阿魏五分，黄蜡一两，同煎化，分作十服。每空心细嚼，温水送下。诸物不忌，腹痛无妨；十日后大便下血，乃积化也。④痞块有积。阿魏五钱，五灵脂炒烟尽五钱，为末，以黄雄狗胆汁和，丸黍米大。空心唾津送下三十丸。忌羊肉、醋、面。⑤疟疾寒热。阿魏、胭脂各一豆大，研匀，以蒜膏和，覆虎口上，男左女右。⑥牙齿虫痛。阿魏、臭黄等分，为末，糊丸绿豆大。每棉裹一丸，随左右插入耳中，立效。

卢会（芦荟）

【释名】奴会、讷会、象胆。

【气味】苦，寒，无毒。

【主治】热风烦闷，胸膈间热气，明目镇心，小儿癫痫惊风，疗五疳，杀三虫及痔病疮，解巴豆毒。主小儿诸疳热。研末，敷虫齿甚妙。治湿癣出黄汁。

【附方】小儿脾疳。芦荟、使君子等分，为末，每米饮服一二钱。

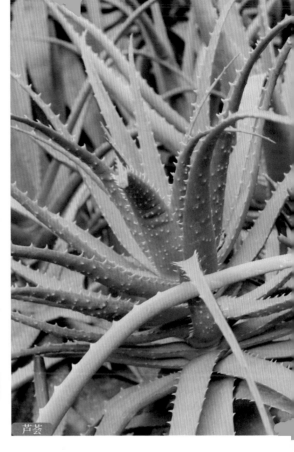
芦荟

檗木（黄皮树）

【释名】黄檗，根名檀桓。

【气味】苦，寒，无毒。

【主治】五脏肠胃中结热，黄疸，肠痔，止泄痢，女子漏下赤白，阴伤蚀疮疗惊气在皮间，肌肤热赤起，目热赤痛，口疮。久服通神。热止消渴，杀蛀虫。男子阴痿，及敷茎上疮，治下血如鸡鸭肝片，治骨蒸，洗肝明目，多泪，口干心热，杀疳虫，治蛔心痛，鼻衄，肠风下血，后分急热肿痛。泻膀胱相火，补肾水不足，坚肾壮骨髓，疗下焦虚，诸痿瘫痪，利下窍，除热。泻伏火，救肾水，治冲脉气逆，不渴而小便不通，诸疮痛不可忍。阴降火。得苍术，除湿清热，为治痿要药。得细辛，泻膀胱火，治口舌生疮。敷小儿头疮。

【附方】①阴火为病。大补丸：用黄檗去皮，盐、酒炒褐为末，水丸梧子大。血虚，四物汤下；气虚，四君子汤下。②男女诸虚。坎离丸。治男子、妇人诸虚百损，小便淋漓，遗精白浊等证，黄檗去皮切二斤，熟糯米一升，童子小便浸之，九浸九晒，蒸过晒研为末，酒煮

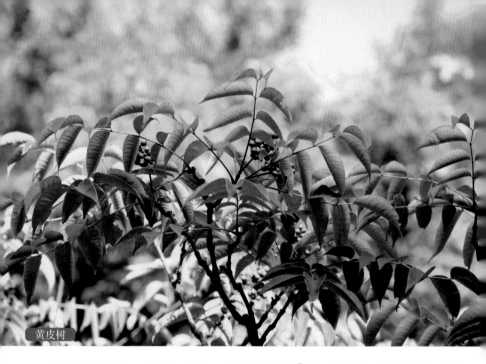

黄皮树

面糊丸梧子大，每服一百丸，温酒送下。③上盛下虚，水火偏盛，消中等证。黄檗一斤，分作四分，用醇酒、蜜汤、盐水、童尿浸洗，晒炒为末，以知母一斤，去毛切捣熬膏和丸梧子大。每服七十丸，白汤下。④赤白浊淫及梦泄精滑。真珠粉丸：黄檗炒、真蛤粉各一斤，为末，每服一百丸。空心温酒下，黄檗苦而降火，蛤粉咸而补肾也。又方：加知母炒、牡蛎粉煅、山药炒，等分为末，糊丸梧子大。每服八十丸，盐汤下。⑤积热梦遗，心忪恍惚，膈中有热，宜清心丸主之。黄檗末一两，片脑一钱，炼蜜丸梧子大。每服十五丸，麦门冬汤下。此大智禅师方也。⑥消渴尿多能食。黄檗一斤，水一升，煮三五沸，渴即饮之，恣饮，数日即止。⑦呕血热极。黄檗蜜涂，炙干为末，麦门冬汤调服二钱，立瘥。⑧时行赤目。黄檗去粗皮为末，湿纸包裹，黄泥固，煨干，每用一弹子大，纱帕包之，浸水一盏，饭上蒸熟，乘热熏洗，极效，此方有金木水火土，故名五行汤，一丸可用三二次。⑨眼目昏暗。每旦含黄檗一片，吐津洗之，终身行之，永无目疾。⑩卒喉痹痛。黄檗片含之，又以一斤，酒一斗，煮二沸，恣饮便愈。⑪咽喉卒肿，食饮不通。苦酒和黄檗末傅之，冷即易。⑫小儿重舌黄。檗浸苦竹沥点之。⑬口舌生疮。外台：用黄檗含之良；深师：用蜜渍取汁，含之吐涎；寇氏《衍义》：治心脾有热，舌颊生疮，蜜炙黄檗、青黛各一分，为末，入生龙脑一字，掺之吐涎。赴筵散：用黄檗、细辛等分为末，掺。或用黄檗、干姜等分，亦良。⑭口疳臭烂。绿云散：用黄檗五钱，铜绿二钱，为末，掺之，漱去涎。⑮鼻中生疮。黄檗、槟榔末，猪脂和傅。⑯唇疮痛痒。黄檗末，以蔷薇根汁调涂，立效。⑰痈疽乳发初起者。黄檗末和鸡子白涂之，干即易。⑱痈疽肿毒。黄檗皮炒、川乌头炮等分，为末，唾调涂之，留头，频以米泔水润湿。⑲男子阴疮。有二种，一者阴蚀作臼，脓出；一者只生热疮。热疮用黄檗、黄芩等分煎汤，洗之，仍以黄檗、黄连作末，傅之。又法：黄檗煎汤洗之，涂以白蜜。⑳冻疮裂痛。乳汁调黄檗末，涂之。㉑敛疮生肌。黄檗末，面糊调涂，效。

厚 朴

【释名】烈朴、赤朴、浓皮、重皮，树名榛，子名逐折。

【气味】皮：苦，温，无毒。

【主治】皮：中风伤寒，头痛寒热惊悸，气血痹，死肌，去三虫。温中益气，消痰下气，疗霍乱及腹痛胀满，胃中冷逆，胸中呕不止，泄痢淋露，除惊，去留热心烦满，浓肠胃。健脾，治反胃，霍乱转筋，冷热气，泻膀胱及五脏一切气，妇人产前产后腹脏不安，杀肠中虫，明耳目，调关节。

【附方】①浓朴煎丸：此药大补脾胃虚损，温中降气，化痰进食，去冷饮、呕吐、

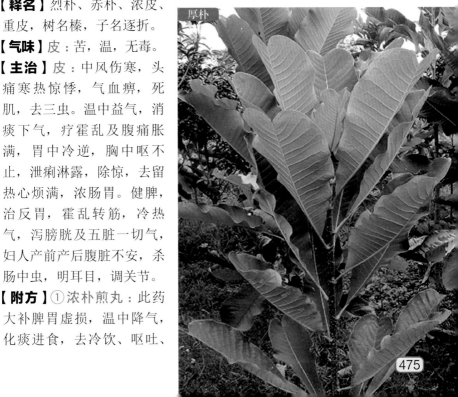

厚朴

泄泻等症。用厚朴去皮剉片，用生姜二斤连皮皮切片，以水五升同煮干，去姜，焙朴。以干姜四两，甘草二两，再同厚朴以水五升煮干，去草，焙姜、朴为末。用枣肉、生姜同煮熟，去姜，捣枣和，丸梧子大。每服五十丸，米饮下。 ②腹胀脉数。用厚朴半斤，积实五枚，以水一斗二升，煎取五升，入大黄四两，再煎三升。温服一升，转动更服，不动勿服。 ③腹痛胀满。用厚朴半斤制，甘草、大黄各三两，枣十枚，大枳实五枚，桂二两，生姜五两，以水一斗，煎取四升。温服八合，日三。呕者，加半夏五合。 ④男女气胀。厚朴（姜汁炙焦黑）为末。以陈米饮调服二钱匕，日三服。 ⑤下痢水谷，久不瘥者。浓朴三两，黄连三两，水三升，煎一升，空心细服。⑥大肠干结。厚朴生研，猪脏（煮）捣和，丸梧桐子大。每姜水下三十丸。⑦尿浑白浊，心脾不调，肾气混浊。用浓朴（姜汁炙）一两，白茯苓一钱，水、酒各一碗，煎一碗，温服。

杜 仲

【释名】思仲、思仙、本绵。

【气味】皮：辛，平，无毒。

【主治】皮：腰膝痛，补中益精气，坚筋骨，强志，除阴下痒湿，小便余沥。久服，轻身耐老。脚中酸疼，不欲践地。人虚而身强直，风也。腰不利，加而用之。能使筋骨相着。润肝燥，补肝经风虚。

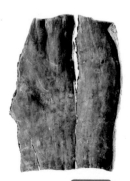
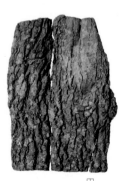

杜仲

0 1cm

【附方】①肾虚腰痛。用杜仲去皮炙黄一大斤，分作十剂。每夜取一剂，以水一大升，浸至五更，煎三分减一，取汁，以羊肾三四枚切下，再煮三五沸，如作羹法，和以椒、盐，空腹顿服；圣惠方：入薤白七茎；箧中方：加五味。②腰背虚痛。杜仲一斤切炒，酒二升，渍十日，日服三合。
此陶隐居得效方也。三因方：为末，
每旦以温酒服二钱。③产后诸疾及
胎脏不安。杜仲去皮，瓦上焙干，
木臼捣末，煮枣肉和，丸弹子大。
每服一丸，糯饮下，日二服。

椿 樗

【释名】香者名椿，臭者名樗。

【气味】叶：苦，温，椿叶无毒，樗
叶有小毒。白皮及根皮：苦，温，
无毒。

【主治】叶：煮水，洗疮疥风疽。樗
木根、叶尤良。白秃不生发，取椿、
桃、楸叶心捣汁，频涂之。白皮及
根皮：疳䘌，樗根尤良。去口鼻疳虫，
杀蛔虫疥，鬼疰传尸，蛊毒下血，
及赤白久痢。得地榆，止疳痢。止
女子血崩，产后血不止，赤带，肠
风泻血不住，肠滑泻，缩小便。
治精滑梦遗，燥下湿，去肺胃陈
积之痰。

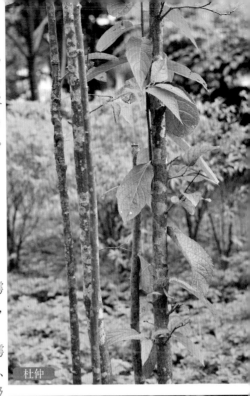
杜仲

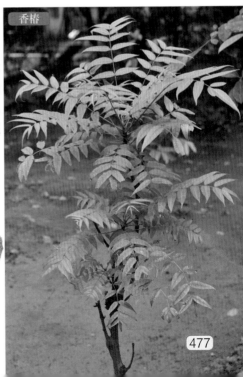
香椿

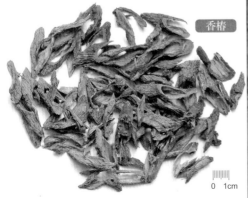
香椿

0 1cm

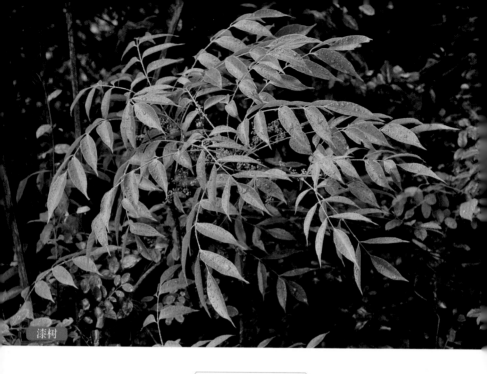

漆树

漆

【释名】 黍。

【气味】 干漆：辛，温，无毒。

【主治】 干漆：绝伤，补中，续筋骨，填髓脑，安五脏，五缓六急，风寒湿痹。疗咳嗽，消瘀血痞结腰痛，女子疝瘕，利小肠，去蛔虫。杀三虫，主女人经脉不通滞，破日久凝结之瘀血。生漆：去长虫。久服，轻身耐老。

【附方】 ①小儿虫病，胃寒危恶症，与痫相似者。干漆捣烧烟尽、白芜荑等分，为末，米饮服一字至一钱。②九种心痛及腹胁积聚滞气。

 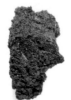

漆

筒内干漆一两，捣炒烟尽，研末，醋煮面糊丸梧桐子大。每服五丸至九丸，热酒下。③丈夫疝气、小肠气撮痛者，并宜服二圣丸。湿漆一两，熬一食顷，入

|||||||||||
0   1cm

干漆末一两，和丸梧桐子大。每服三四丸，温酒下。怕漆人不可服。④女人经闭。治女人月经瘀闭不来，绕脐寒疝痛彻，及后血气不调，诸癥瘕等病。用干漆一两（打碎，炒烟尽），牛膝末一两，以生地黄汁一升，入银、石器中慢熬，俟可丸，丸如梧桐子大。每服一丸，加至三五丸，酒、饮任下，以通为度。产宝方：治女欲呕，不得睡。用当归四钱，干漆三钱炒烟尽，为末，炼蜜丸梧桐子大。每服十五丸，空心温酒下。千金方：治女人月水不通，脐下坚如杯，时发热往来，下痢羸瘦生肉症，不可治也。干漆一斤烧研，生地黄二十斤取汁每服三丸，空心酒下。⑤产后青肿疼痛，及血气水疾。干漆、大麦芽等分，为末，新瓦罐相间铺满，盐泥固济，锻赤，放冷研散。每服一二钱，热酒下。但是产后诸疾皆可服。

<h1 style="text-align:center">梓</h1>

【释名】木王。

【气味】梓白皮：苦，寒，无毒。

【主治】梓白皮：热毒，去三虫。疗目中疾，主吐逆胃反。小儿热疮，身头热烦，蚀疮，煎汤浴之。煎汤洗小儿壮热。一切疮疥，皮肤瘙痒。

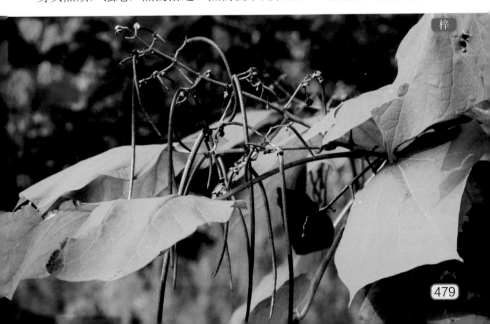

梓

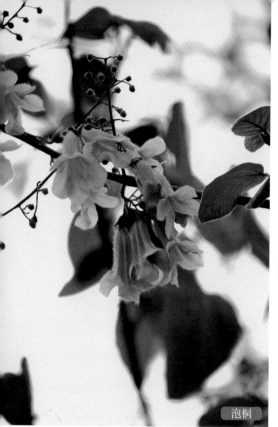

泡桐

桐

【释名】白桐、黄桐、泡桐。

【气味】桐叶：苦，寒，无毒。

【主治】桐叶：恶蚀疮着阴。消肿毒，生发。木皮：五痔，杀三虫。疗奔豚气病。五淋。沐发，去头风，生发滋润。治恶疮，小儿丹毒，煎汁涂之。

【附方】①手足肿浮。桐叶煮汁渍之，并饮少许。或加小豆，尤妙。②痈疽发背大如盘，臭腐不可近。桐叶醋蒸粘贴。退热止痛，渐渐生肉收口，极验秘方也。③发落不生。桐叶一把，麻子仁三升，米泔煮五六沸，去滓。日日洗之则长。④发白染黑。经霜桐叶及子，多收捣碎，以甄蒸之，生布绞汁，沐头。⑤肿从脚起。削桐木煮汁，渍之，并饮少许。

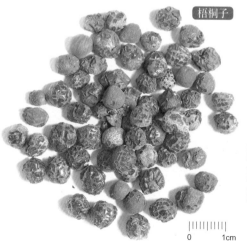

梧桐子

梧 桐

【释名】榇。

【气味】子：甘，平，无毒。

【主治】木白皮：烧研，和乳汁涂须发，变黄赤。治肠痔。治痔，青龙五生膏。子：捣汁

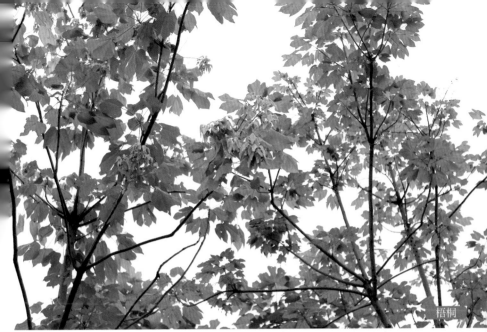

梧桐

涂，拔去白发，根下必生黑者。
又治小儿口疮，和鸡子烧存性，
研掺。

罂子桐

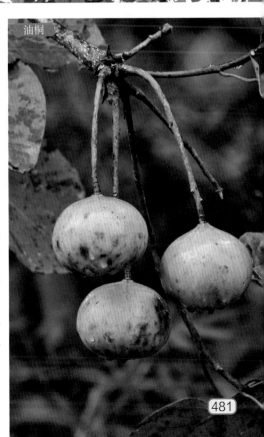

油桐

【**释名**】油桐。

【**气味**】桐子油：甘、微辛，寒，
有大毒。

【**主治**】桐子油：摩疥癣虫疮毒
肿。毒鼠至死。敷恶疮，及宣
水肿，涂鼠咬处。能辟鼠。涂
胫疮、汤火伤疮。吐风痰喉痹，
及一切诸疾，以水和油，扫入
喉中探吐；或以子研末，吹入
喉中取吐。又点灯烧铜箸头，
烙风热烂眼，亦妙。

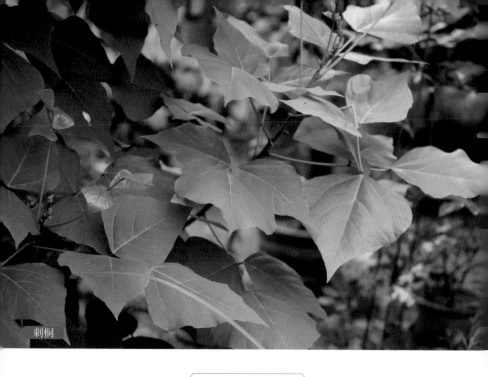

刺桐

海桐（刺桐）

【释名】刺桐。

【气味】木皮：苦，平，无毒。

【主治】木皮：霍乱中恶，赤白久痢，除疳蜃疥癣，牙齿虫痛，并煮服及含之。水浸洗目，除肤赤。主腰脚不遂，血脉顽痹，腿膝疼痛，赤白泻痢。去白杀虫。煎汤，洗赤目。

【附方】①风癣有虫。海桐皮、蛇床子等分，为末。以腊猪脂调，搽之。②风虫牙痛。海桐皮煎水，漱之。③中恶霍乱。海桐皮，煮汁服之。

楝

【释名】苦楝、实名金铃子。

【气味】实：苦，寒，有小毒。

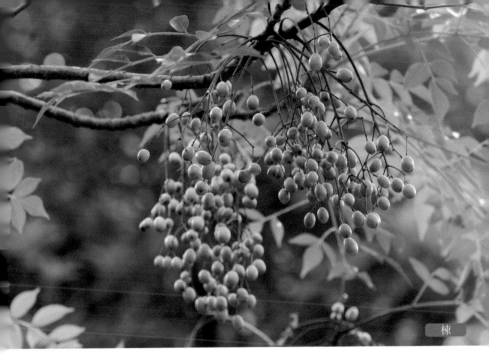

棟

【**主治**】实：温疾伤寒，大热烦狂，杀三虫，疥疡，利小便水道。主中大热狂，失心躁闷，作汤浴，不入汤使。入心及小肠，止上下部腹痛。泻膀胱。治诸疝虫痔。

【**附方**】①**热厥心痛**，或发或止，身热足寒，久不愈者。先灸太溪、昆仑，引热下行。内服金铃散：用金铃子、玄胡索各一两，为末。每服三钱，温酒调下。②**小儿冷疝气痛，肤囊浮肿**。金铃子（去核）五钱，吴茱萸二钱半，为末，酒糊丸黍米大。每盐汤下二三十丸。丈夫疝气，本脏气伤，膀胱连小肠等气。金铃子一百个，温汤浸过去皮，巴豆二百个微打破，以面二升，同于铜铛内炒至金铃子赤为度，放冷取出，去核为末，巴、面不用。每服三钱，热酒或醋汤调服。③**癫疝肿痛**。《澹寮方》棟实丸：治钓肾偏坠，痛不可忍。用川棟子肉五两，分作五分：一两用破故纸二钱炒黄；一两用小茴香三钱、食盐半钱同炒；一两用莱菔子一钱同炒；一两用牵牛子三钱同炒；一两用斑蝥七枚去头、足同炒。拣去食盐、莱菔、牵牛、斑蝥，只留故纸、茴香，同研为末，以酒打面糊丸梧桐子大。每空心酒下五十丸。《得效方》棟实丸：治一切疝气肿痛，大有神效。用川棟子酒润取肉一斤，分作四分：四两用小麦一合，斑蝥四十九个，同炒熟，去蝥；四两用小麦一合，巴豆四十九枚，同炒熟，去豆；四两用小麦一合，巴戟肉一两，同炒熟，去戟；四两用小茴香一合，食盐一两，同炒熟，去盐；加破故纸酒炒一两，广木香不见火一两，为末，酒煮面糊丸梧桐子大。每服五十丸，盐汤空心下，日三服。《直指方》楝实丸。治外肾胀大，麻木痛破，及奔豚疝气。用川楝子四十九个，分七处切取肉：七个用小茴香五钱同炒；七个用破故纸二钱半同炒；七个用黑牵牛二钱半同炒；七个用食盐二钱同炒；七个用萝卜子二钱半同炒；七个用巴豆十四个同炒；七个用斑蝥十四个去头、足同炒，拣去萝卜子、巴豆、斑蝥三味不用，入青木香五钱，南木香、官桂各二钱半，为末，酒煮面糊丸梧桐子大。每服三十丸，食前用盐汤下，一日三服。④脏毒下血。苦楝子炒黄为末，蜜丸梧桐子大。米饮每吞十丸至二十丸。⑤腹中长虫。楝实以淳苦酒渍一宿，绵裹，塞入谷道中三寸许，日二易之合，捣为末。每温酒服一钱，米饮下。

槐

【释名】櫰。

【气味】槐实：苦，寒，无毒。

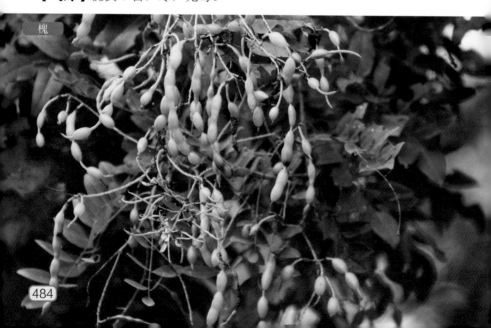

槐

【**主治**】槐实：五内邪气热，止涎唾，补绝伤，火疮，妇人乳瘕，子藏急痛。久服，明目益气，头不白，延年。治五痔疮瘘，以七月七日取之，捣汁铜器盛之，日煎令可，丸如鼠屎，纳窍中，日三易乃愈。又堕胎。治大热难产。杀虫去风。合房阴干煮饮，明目，除热泪，头脑心胸间热风烦闷，风眩欲倒，心头吐涎如醉，漾漾如坐车船上者。治丈夫、女人阴疮湿痒。催生，吞七粒。疏导风。治口齿风，凉大肠，润肝燥。

【**附方**】①**槐角丸**。治五种肠风泻血。粪前有血名外痔，粪后有血名内痔，大肠不收名脱肛，谷道四面弩肉如奶名举痔，头上有孔名瘘疮，内有虫名虫痔，并皆治之。槐角去梗，炒一两，地榆、当归酒焙、防风、黄芩、枳壳麸炒各半两，为末，酒糊丸梧桐子大。每服五十丸，米饮下。②**大肠脱肛**。槐角、槐花各等分，炒为末，用羊血蘸药，炙熟食之，以酒送下。猪腰子，蘸炙亦可。③**内痔外痔**。许仁则方：用槐角子一斗，捣汁晒稠，取地胆为末，同煎，丸梧桐子大。每饮服十丸。兼作挺子，纳下部。或以苦参末代地胆亦可。④**目热昏暗**。槐子、黄连去须各二两，为末，蜜丸梧桐子大。每浆水下二十丸，日二服。

秦　皮

【**释名**】梣皮、栒木、石檀、樊槻、盆桂、苦树、苦枥。

【**气味**】皮：苦，微寒，无毒。

【**主治**】皮：风寒湿痹洗洗寒气，除热，目中青翳白膜。久服，头不白，轻身。疗男子少精，妇人带下，小儿痫，身热。可作洗目汤。久服，皮肤光泽，肥大有子。明目，去目中久热，两目赤肿疼痛，风泪不止。作汤，浴小儿身热。

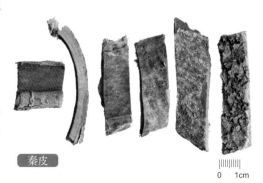

秦皮

0　　1cm

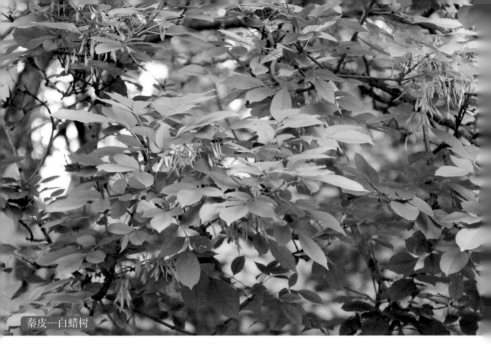

秦皮—白蜡树

煎水澄清，洗赤目极效。主热痢下重，下焦虚。同叶煮汤洗蛇咬，并研末傅之。

【附方】①赤眼生翳。秦皮一两，水一升半，煮七合，澄清，日日温洗。一方加滑石、黄连等分。②眼暴肿痛。秦皮、黄连各一两，苦竹叶半升，水二升半，煮取八合，食后温服，此乃谢道人方也。③赤眼睛疮。秦皮一两，清水一升，白碗中浸，春夏一食顷以上，看碧色出，即以箸头缠绵，仰卧点令满眼，微痛勿畏，良久沥去热汁。日点十度以上，不过两日瘥也。④眼弦挑针，乃肝脾积热。锉秦皮，夹沙糖，水煎，调大黄末一钱，微利佳。⑤血痢连年。秦皮、鼠尾草、蔷薇根等分，以水煎取汁，铜器重釜煎成，丸如梧桐子大。每服五六丸，日二服。稍增，以知为度，亦可煎饮。⑥天蛇毒疮，似癞非癞。天蛇，乃草间黄花蜘蛛也。人被其螫，为露水所濡，乃成此疾。以秦皮煮汁一斗，饮之即瘥。

合 欢

【释名】合昏、夜合、青裳、萌葛、乌赖树。

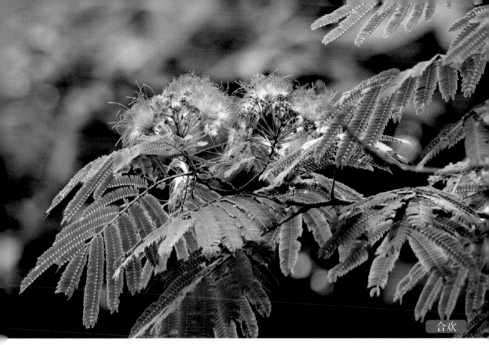

合欢

【气味】木皮：甘，平，无毒。

【主治】木皮：安五脏，和心志，令人欢乐无忧。久服，轻身明目，得所欲。煎膏，消痈肿，续筋骨。杀虫。捣末，和铛下墨，生油调，涂蜘蛛咬疮。用叶，洗衣垢。折伤疼痛，花研末，酒服二钱匕。

【附方】①肺痈唾浊，心胸甲错。取夜合皮一掌大，水三升，煮取一半，分二服。②扑损折骨。夜合树皮即合欢皮，去粗皮，炒黑色四两，芥菜子炒一两，为末。每服二钱，温酒卧时服，以滓敷之，接骨甚妙。③发落不生。合欢木灰二合，墙衣五合，铁精一合，水萍末二合，研匀，生油调涂，一夜一次。④小儿撮口。夜合花枝浓煮汁，拭口中，并洗之。⑤中风挛缩。夜合枝酒：夜合枝、柏枝、槐枝、桑枝、石榴枝各五两并生判；糯米五升，黑豆五升，羌活二两，七斤半；先以水五斗煎五枝，取二斗五升，浸米、豆蒸熟，入曲与防风、羌活如常酿酒法，封三七日，压汁；每饮五合，勿过醉致吐，常令有酒气也。

皂　荚

【释名】皂角、鸡栖子、乌犀、悬刀。

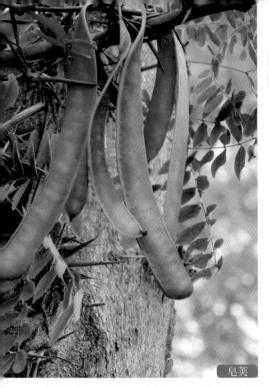
皂荚

【气味】辛、咸，温，有小毒。

【主治】风痹死肌邪气，风头泪出，利九窍，杀精物。疗腹胀满，消谷，除咳嗽囊结，妇人胞不落，明目益精。可为沐药，不入汤。通关节，除头风，消痰杀虫，治骨蒸，开胃，中风口噤。破坚症，腹中痛，能堕胎。又将浸酒中，取尽其精，煎成膏涂帛，贴一切肿痛。溽暑久雨时，合苍术烧烟，辟瘟疫邪湿气，烧烟，熏久痢脱肛。搜肝风，泻肝气。通肺及大肠气，治咽喉痹塞，痰气喘咳，风疠疥癣。

【附方】①中风口噤不开，涎潮壅上。皂角一挺去皮，猪脂涂炙黄色，为末，每服一钱，温酒调下。②中风口噤。皂角五两，去皮为末，三年大醋和之，左涂右侧，右涂左侧，干更上之。③中暑不省。皂荚一两烧存性，甘草一两微炒，为末，温水调一钱，灌之。④急喉痹塞，逡巡不救。灵苑方：皂荚生研末。每以少许点患处，外以醋调浓封项下。须臾便破，出血即愈。或接水灌之，亦良。《直指方》：用皂角肉半截剉细，用米醋半盏，煎七分，破出脓血即愈。⑤咽喉肿痛。牙皂一挺去皮，米醋浸炙七次，勿令太焦，为末，每吹少许入咽，吐涎即止。⑥风痫诸痰。五痫膏：治诸风，取痰如神。大皂角半斤去皮、子，以蜜四两涂上，慢火炙透捶碎，以热水浸一时，取汁，慢火熬成膏。入麝香少许，摊在夹绵纸上，晒干，煎作纸花。每用三四片，入淡浆水一小盏中洗淋下，以筒吹汁入鼻内。待痰涎流尽，吃芝麻饼一个，涎尽即愈，立效。⑦风邪痫疾。皂荚烧存性四两，苍耳根、茎、叶晒干四两，密陀僧一两，为末，成丸梧子大，朱砂为衣。每服三四十丸，枣汤下，日二服。稍退，只服二十丸。名抵住丸。⑧咳逆上气唾浊不得卧。皂荚丸：用皂荚炙，去皮、子，研末，蜜丸梧桐子大。每服一丸，枣膏汤下，日三、夜一服。⑨大肠脱肛。不蛀皂角五挺，捶碎，水挼取汁二升下，令皂角气行，则不再作。仍以皂角去皮，酥炙为末，枣肉和丸，米饮下三十丸。⑩妇人吹乳。《袖珍方》：用猪牙皂角去皮，蜜炙为末，酒服一钱。又诗云：妇人吹奶法如何？皂角烧灰蛤粉和。热酒一杯调八字，管教时刻笑呵呵。⑪咽喉骨哽。猪牙皂角二条切碎，生绢袋盛缝满，线缚项中，立消。

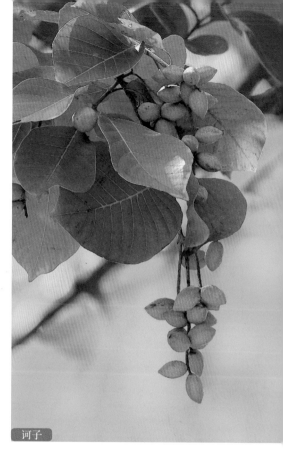

诃子

诃黎勒

【**释名**】诃子。

【**气味**】苦，温，无毒。

【**主治**】冷气，心腹胀满，下食。破胸膈结气，通利津液，止水道，黑髭发。下宿物，止肠久泄，赤白痢。消痰下气，化食开胃，除烦治水，调中，止呕吐霍乱，心腹虚痛，奔豚肾气，肺气喘急，五膈气，肠风泻血，崩中带下，怀孕漏胎，及胎动欲生，胀闷气喘。并患痢人肛门急痛，产妇阴痛，和蜡烧烟熏之，及煎汤熏洗。治痰嗽咽喉不利，含三数枚殊胜。实大肠，敛肺。

【**附方**】①下气消食。诃黎勒一枚为末，瓦器中水一大升，煎三两沸，下药更煎三五沸，如曲尘色，入少盐，饮之。②一切气疾、宿食不消。诃黎勒一枚，入夜含之，至明嚼咽。又方：诃黎三枚，湿纸包，煨熟去核，细嚼，以牛乳下。③气嗽日久。生诃黎勒一枚，含之咽汁。瘥后口爽，不知食味，却煎槟榔汤一碗服，立便有味。④呕逆不食。诃黎勒皮二两。炒研，糊丸梧桐子大。空心汤服二十丸，日三服。

⑤风痰霍乱，食不消，大便涩。诃黎勒三枚，取皮为末。和酒顿服，三五次妙。⑥风热冲顶、热闷。诃黎勒二枚（为末），芒硝一钱。同入醋中，搅令消，摩涂热处。⑦水泻下痢。诃黎勒（炮）二分，肉豆蔻一分，为末。米饮每服二钱。⑧赤白下痢。诃子十二个，六生六煨，去核，焙为末。赤痢，生甘草汤下；白痢，炙甘草汤下。不过再服。

柳

【释名】小杨、杨柳。

【气味】柳絮：苦，寒，无毒。

【主治】柳絮：风水黄疸，面热黑。痂疥恶疮金疮。柳实：主溃痈，逐脓血。子汁：疗渴。华主止血，治湿痹，四肢挛急，膝痛。

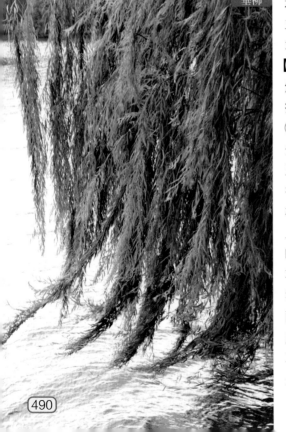
垂柳

【附方】①吐血咯血。柳絮焙研，米饮服一钱。②金疮血出。柳絮封之，即止。③面上脓疮。柳絮、腻粉等分，以灯盏油调涂。④走马牙疳。杨花，烧存性，入麝香少许，搽。⑤大风疠疮。杨花四两，捣成饼，贴壁上，待干取下，米泔水浸一时取起，瓦焙研末二两，白花蛇、乌蛇各一条去头尾，酒浸取肉，全蝎、蜈蚣、蟾酥、雄黄各五钱，苦参、天麻各一两，为末，水煎麻黄取汁熬膏，和丸梧桐子大，朱砂为衣。每服五十丸，温酒下，一日三服，以愈为度。

柽 柳

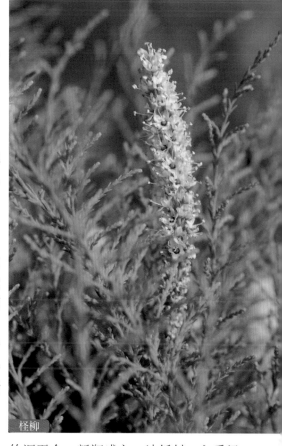

柽柳

【释名】赤柽、赤杨、垂丝柳、人柳、三眠柳、观音柳、河柳、雨师。

【气味】木：甘、咸，温，无毒。

【主治】木：剥驴马血入肉毒，取木片火炙熨之，并煮汁浸之。枝叶：消痞，解酒毒，利小便。

【附方】①腹中痞积。观音柳煎汤，露一夜，五更空心饮数次，痞自消。②一切诸风，不问远近。柽叶半斤切，枝亦可，荆芥半斤，水五升，煮二升，澄清，入白蜜五合，竹沥五合，新瓶盛之，油纸封，入重汤煮一伏时。每服一小盏，日三服。

榆

【释名】零榆、白者名枌。

【气味】白皮：甘、平、滑利、无毒。

【主治】白皮：大小便不通，利水道，除邪气。久服，断谷轻身不饥。其实尤良。疗肠胃邪热气，消肿，治小儿头疮痂。通经脉。捣涎，敷癣疮。滑胎，利五淋，疗不眠。生皮捣，和三年醋滓，封暴患赤肿，女人妒乳肿，日六七易，效。利窍，渗湿热，行津液，消痈肿。

【附方】①齁喘不止。用榆白皮阴干，焙为末。每天清晨和晚上用末

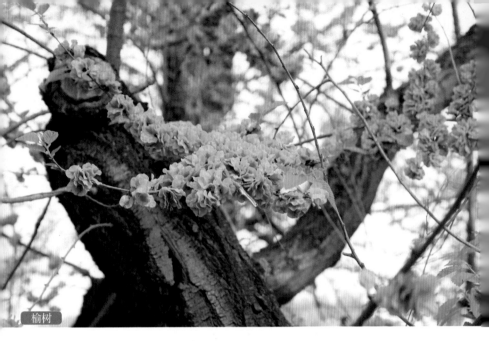

榆树

二钱、水五合，煎成胶状服下。②**虚劳白浊**。用榆白皮二升，加水二斗，煮成五升，分五次服下。③**小便气淋**。用榆枝、石燕子煎水，每日饮服。④**五淋涩痛**。用榆白皮阴干、焙研，每取五钱，加水五合，煎如胶，一天服二次。⑤**口渴多尿**。用榆皮二斤，去黑皮，加水一斗，煮成一升。每服三合，一天服三次。⑥**身体突然浮肿**。用榆皮捣为末，同米煮粥吃，以小便能畅为效。⑦**火伤成疮**。嚼榆白皮敷涂。⑧**五色丹毒**。榆白皮研为末，调鸡蛋白涂搽。⑨**背疽**。用榆根白皮，切细，清水洗净，捣至极烂，调香油敷搽，留出疮头透气。药干则以苦茶润湿，若药已不黏，须另换新调的药。⑩**小儿瘰疬**。用榆白皮生捣如泥，封涂患处。经常换药。

桦　木

【**释名**】櫰。

【**气味**】木皮：苦，平，无毒。

【**主治**】木皮：诸黄疸，浓煮汁饮之良，煮汁冷冻饮料，主伤寒时行热毒疮，特良。即今豌豆疮也。烧灰合他药，治肺风毒。治乳痈。

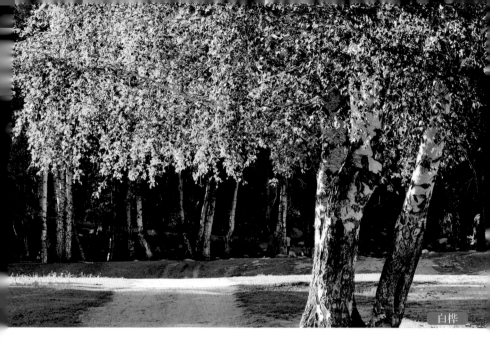

白桦

【附方】①乳痈初发。肿痛结硬欲破，一服即瘥。以北来真桦皮烧存性，研，无灰酒温服方寸匕，即卧，觉即瘥也。②乳痈腐烂。靴内年久桦皮，烧灰，酒服一钱，日一服。③肺风毒疮。遍身疮疥如疠，及瘾疹瘙痒，面上风刺，妇人粉刺，并用桦皮散主之。桦皮烧灰四两，枳壳去穰，烧四两，荆芥穗二两，炙甘草半两，各为末，杏仁水煮过，去皮、尖二两研泥烂，研匀。每服二钱，食后温酒调下。疮疥甚者，日三服。④小便热短。桦皮浓煮汁，饮。⑤染黑须发。桦皮一片，包侧柏一枝，烧烟熏香油碗内成烟，以手抹于须鬓上，即黑也。

棕 榈

【释名】栟榈。
【气味】笋及子花：苦，涩，平，无毒。
【主治】笋及子花：涩肠，止泻痢肠风，崩中带下，及养血。皮：止鼻衄吐血，破癥，治肠风赤白痢，崩中带下，烧存性用。主金疮疥癣，生肌止血。

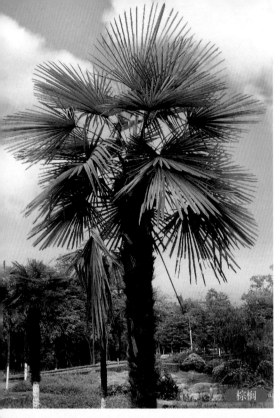
棕榈

相思子

【释名】红豆。

【气味】苦，平，有小毒，吐人。

【主治】通九窍，去心腹邪气，止热闷头痛，风痰瘴疟，杀腹脏及皮肤内一切虫，除蛊毒。取二七枚研服，即当吐出。

【附方】

①瘴疟寒热。相思子十四枚，水研服，取吐立瘥。②猫鬼野道。眼见猫鬼，及耳有所闻。用相思子、蓖麻子、巴豆各一枚，朱砂末、蜡各四铢，合捣丸如麻子大，含

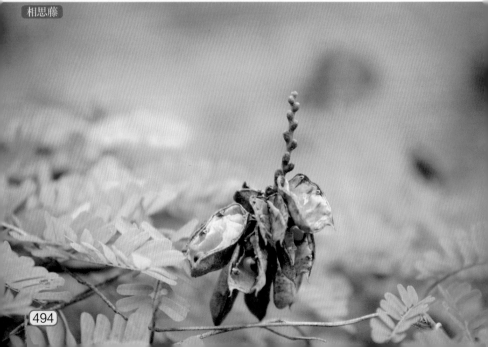
相思藤

之。即以灰围患人，面前着一斗灰火，吐药入火中，沸即画十字于火上。③解中蛊毒。用未钻相思子十四枚，杵碎为末。温水半盏，和服。欲吐抑之勿吐，少顷当大吐。轻者但服七枚，非常神效。

桑

【释名】子名椹。

【气味】桑根白皮：甘，寒，无毒。

【主治】桑根白皮：伤中，五劳六极，羸瘦，崩中绝脉，补虚益气。去肺中水气，唾血热渴，水肿腹满胪胀，利水道，去寸白，可以缝金疮。治肺气喘满，虚劳客热头痛，内补不足。煮汁饮，利五脏。入散用，下一切风气水气。调中下气，消痰止渴，开胃下食，杀腹脏虫，止霍乱吐泻。研汁，治小儿天吊惊痫客忤，及敷鹅口疮，大验。泻肺，利大小肠，降气散血。

【附方】①咳嗽吐血，甚者殷鲜。桑根白皮一斤，米泔浸三宿，刮去

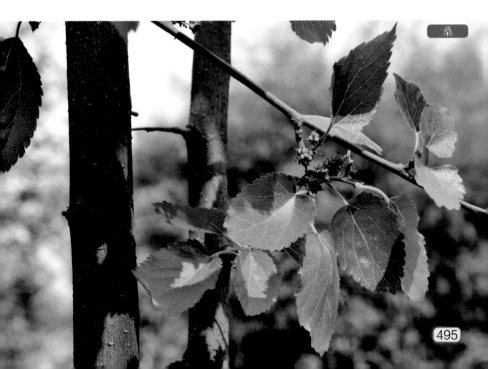

桑

黄皮，锉细，入糯米四两，焙干为末。每服一钱，米饮下。②消渴尿多。入地三尺桑根，剥取白皮，炙黄黑，锉。以水煮浓汁，随意饮之。亦可入少米，勿用盐。③产后下血。炙桑白皮，煮水饮之。④血露不绝。锯截桑根，取屑五指撮，以醇酒服之，日三服。⑤坠马拗损。桑根白皮五斤为末，水一升煎膏，敷之便止。已后亦无宿血，终不发动。⑥金刃伤疮。新桑白皮，烧灰，和马粪涂疮上，数易之。亦可煮汁服之。⑦杂物眯眼。新桑根白皮洗净捶烂，入眼，拨之自出。⑧发鬓堕落。桑白皮剉二升，以水淹浸，煮五、六沸，去滓，频频洗沐，自不落也。⑨发槁不泽。桑根白皮、柏叶各一斤，煎汁沐之即润。⑩小儿流涎。脾热也，胸膈有痰。新桑根白皮，捣自然汁涂之，甚效。干者煎水。⑪石痈坚硬，不作脓者。蜀桑白皮阴干为末，烊胶和酒调敷，以软为度。

枳

【释名】 子名枳实、枳壳。

【气味】 枳实：苦，寒，无毒。

【主治】 枳实：大风在皮肤中，如麻豆苦痒，除寒热结，止痢，长肌肉，利五脏，益气轻身。除胸胁痰癖，逐停水，破结实，消胀满，心下急痞痛逆气，胁风痛，安胃气，止溏泄，明目。解伤寒结胸，主上气喘咳，肾内伤冷，阴痿而有气，加而用之。消食，散败血，破积坚，去胃中湿热。

【附方】 ①猝胸痹痛。枳实捣末。汤服方寸匕，日三、夜一。②胸痹结胸。胸痹，心中痞坚，留气结胸，胸满，胁下逆气抢心，枳实薤白汤主之。陈枳实四枚，浓朴四两，薤白半斤，栝蒌一枚，桂一两，以水五升，先煎枳、朴，取二升去滓，纳余药，煎三两沸，分温三服，当愈。③伤寒胸痛。伤寒后，猝胸膈闭痛。枳实麸炒为末。米饮服二钱，日二服。④产后腹痛。枳实麸炒、芍药酒炒各二钱，水一盏煎服。亦可为末服。⑤奔豚气痛。枳实，炙为末。饮下方寸匕，日三、夜一。⑥妇人阴肿坚痛。枳实半斤碎炒，帛裹熨之，冷即易。⑦积痢脱肛。枳实石上磨平，蜜炙暖，更互熨之，缩乃止。小儿久痢，水谷不调。

枳实捣末，饮服一二钱。⑧**肠风下血**。枳实半斤麸炒，黄芪半斤，为末。米饮非时服二钱匕，糊丸亦可。⑨**小儿五痔，不以年月**。枳实为末，炼蜜丸梧桐子大。空心饮下三十丸。⑩**小儿头疮**。枳实烧灰，猪脂调涂。

卮子（栀子）

【**释名**】木丹、越桃、鲜支。

【**气味**】苦，寒，无毒。

【**主治**】五内邪气，胃中热气，面赤酒齇鼻，白癞、赤癞、疮疡。疗目赤热痛，胸、心、大小肠大热，心中烦闷。去热毒风，除时疾热，解五种黄病，利五淋，通小便，解消渴，明目，主中恶，杀虫毒。解玉支毒。主喑哑，紫癜风。治心烦懊㑶不得眠，脐下血滞而小便不利。泻三焦火，清胃脘血，治热厥心痛，解热郁，行结气。治吐血衄血，血痢下血血淋，损伤瘀血，及伤寒劳复，热厥头痛，疝气，烫火伤。

【**附方**】①**鼻中衄血**。山栀子烧灰吹之。屡用有效。②**小便不通**。栀

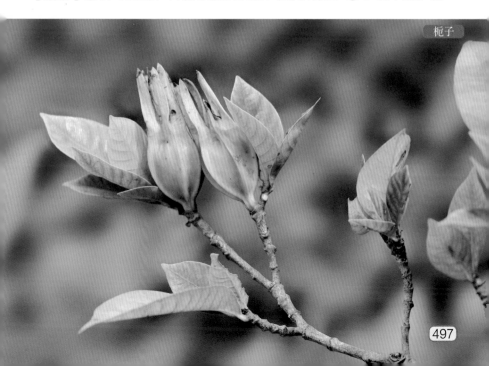

栀子

497

子仁十四个，独头蒜一个，沧盐少许，捣贴脐及囊，良久即通。③血淋涩痛。生山栀子末、滑石等分，葱汤下。④下利鲜血。栀子仁，烧灰，水服一钱匕。⑤酒毒下血。老山栀子仁，焙研。每新汲水服一钱匕。⑥热毒血痢。栀子十四枚，去皮捣末，蜜丸梧桐子大。每服三丸，日三服，大效。亦可水煎服。⑦临产下痢。栀子，烧研，空心热酒服一匙。甚者不过五服。⑧热水肿疾。山栀子仁炒研，米饮服三钱。若上焦热者，连壳用。⑨霍乱转筋，心腹胀满，未得吐下。栀子二七枚烧研，熟酒服之立愈。⑩冷热腹痛刺，不思饮食。山栀子、川乌头等分，生研为末，酒糊丸如梧桐子大。每服十五丸，生姜汤下。小腹痛，茴香汤下。⑪胃脘火痛。大山栀子七枚或九枚炒焦，水一盏，煎七分，入生姜汁饮之，立止。⑫五脏诸气，益少阴血。用栀子炒黑研末，生姜同煎，饮之甚捷。⑬热病食复及交接后发动欲死，不能语。栀子三十枚，水三升，煎一升服，令微汗。⑭赤眼肠秘。山栀子七个，钻孔煨熟，水一升，煎半升，去滓，入大黄末三钱，温服。⑮风痰头痛不可忍。栀子末和蜜，浓敷舌上，吐即止。⑯鼻上酒齄。栀子炒研，黄蜡和，丸弹子大。每服一丸，嚼细茶下，日二服。忌酒、麸、煎。⑰火焰丹毒。栀子捣，和水涂之。⑱火疮未起。栀子仁烧研，麻油和，封之。已成疮，烧白糖灰粉之。⑲眉中练癣。栀子烧研，和油敷之。⑳折伤肿痛。栀子、白面同捣，涂之甚效。㉑猘犬咬伤。栀子皮烧研、石硫黄等分，为末。傅之，日三。㉒汤荡火烧。栀子末和鸡子清，浓扫之。

酸　枣

【释名】山枣。

【气味】酸，平，无毒。

【主治】心腹寒热，邪结气聚，四肢酸痛湿痹。久服，安五脏，轻身延年烦心不得眠，脐上下痛，血转久泄，虚汗烦渴，补中，益肝气，坚筋骨，助阴气，能令人肥健。筋骨风，炒仁研，汤服。

【附方】①胆风沉睡。胆风毒气，虚实不调，昏沉多睡。用酸枣仁一两生用，金挺蜡茶二两，以生姜汁涂，炙微焦，为散。每服二钱，水

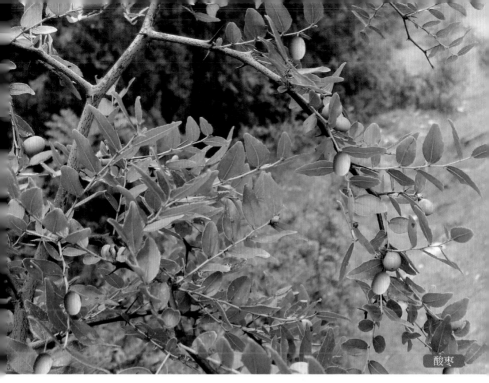

酸枣

七分，煎六分，温服。②胆虚不眠，心多惊悸。用酸枣仁一两炒香，捣为散。每服二钱，竹叶汤调下。和剂局方：加人参一两，辰砂半两，乳香二钱半，炼蜜丸服。③振悸不眠。酸枣仁汤：用酸枣仁二升，茯苓、白术、人参、甘草各二两，生姜六两，水八升，煮三升，分服。④虚烦不眠。用酸枣仁二升、蝭母、干姜、茯苓、芎蒡各二两，甘草（炙）各一两，以水一斗，先煮枣仁，减三开，乃同煮取三开，分服。⑤骨蒸不眠心烦。用酸枣仁二两，水二盏研绞取汁，下粳米二合，煮粥候熟，下地黄汁一合，再煮匀食。⑥睡中汗出。酸枣仁、人参、茯苓等分，为末。每服一钱，米饮下。

山茱萸

【**释名**】蜀酸枣、肉枣矢。

【**气味**】实：酸，平，无毒。

【**主治**】实：心下邪气寒热，温中，逐寒湿痹，去三虫。久服轻身，

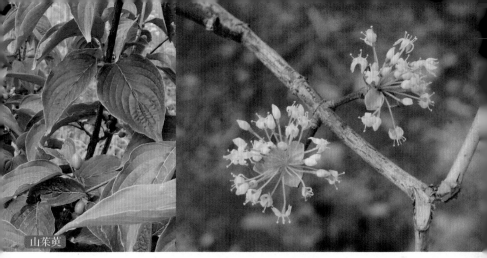

山茱萸

寒热疝瘕，头风风气去来，鼻塞目黄，耳聋面疮，下气出汗，强阴益精，安五脏，通九窍，止小便利。久服，明目强力长年。治脑骨痛，疗耳，添精髓，止老人尿不节，治面上疮，能发汗，止月水不定。暖腰膝，助水脏，除一切风，逐一切气，破癥结，治酒齄。温肝。

【附方】草还丹。益元阳，补元气，固元精，壮元神，乃延年续嗣之至药也。山茱萸酒浸，取肉一斤，破故纸酒浸，焙干半斤，当归四两，麝香一钱，为末，炼蜜丸梧桐子大。每服八十一丸，临卧盐酒下。

金樱子

【释名】刺梨子、山石榴、山鸡头子。

【气味】实：酸，涩，平，无毒。

【主治】实：脾泄下痢，止小便利，涩精气。久服，令人耐寒轻身。

【附方】①金樱子煎。霜后用竹夹子摘取，入木臼中杵去刺，擘去核；以水淘洗过，捣烂。入大锅，水煎，不得绝火，煎减半，滤过，仍煎似稀饧。每服一匙，用暖酒一功不可备述。②补血益精。金樱子即山石榴，去刺及子，焙四两，缩砂二两，为末，炼蜜和丸梧桐子大。每服五十丸，空心温酒服。③久痢不止。罂粟壳醋炒、金樱花、叶及子等分，为末，蜜丸芡子大。每服五七丸，陈皮煎汤化下。

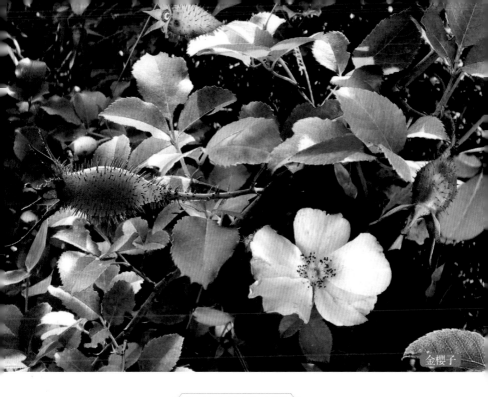

金樱子

郁 李

【释名】薁李、车下李、爵李、雀梅、常棣。

【气味】核仁：酸，平，无毒。

【主治】核仁：大腹水肿，面目四肢浮肿，利小便水道。肠中结气，关格不通。通泄五脏膀胱急痛，宣腰胯冷脓，消宿食下气。破癖气，下四肢水。酒服四十九粒，能泻结气。破血润燥。专治大肠气滞，燥涩不通。研和龙脑，点赤眼。

【附方】①肿满气急不得卧。用郁李仁一大合，捣末，和面作饼，吃入口即大便通，泄气便愈。②脚气浮肿，心腹满，大小便

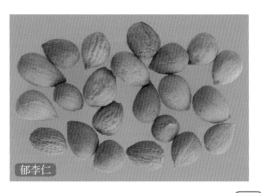

郁李仁

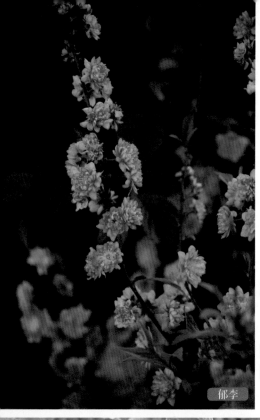

不通，气急喘息者。郁李仁十二分捣烂，水研绞汁，薏苡（捣如粟大）三合，同煮粥食之。③猝心痛刺。郁李仁三七枚嚼烂，以新汲水或温汤下。须臾痛止，却热呷薄盐汤。④皮肤血汗。郁李仁去皮，研一钱，鹅梨捣汁调下。

郁李

鼠 李

【释名】楮李、鼠梓、山李子、牛李、皂李、赵李、牛皂子、乌槎子、乌巢子、椑。

【气味】子：苦，凉，微毒。

【主治】子：寒热瘰疬疮。水肿腹胀满。下血及碎肉，除疝瘕积

鼠李

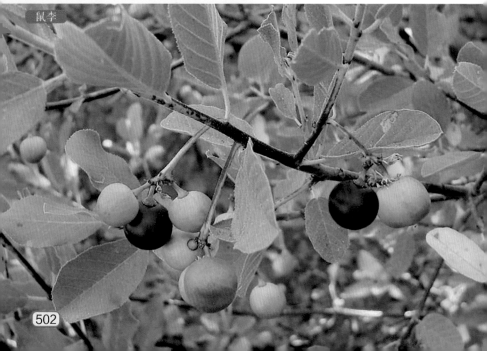

冷，九蒸酒渍，服三合，日再服。又捣敷牛马六畜疮中生虫。痘疮黑陷及疥癣有虫。

【附方】①诸疮寒热毒痹，及六畜虫疮。鼠李生捣敷之。②齿蠶肿痛。鼠李煮汁，空腹饮一盏，仍频含漱。

女 贞

【释名】贞木、冬青、蜡树。

【气味】实：苦，平，无毒。叶：微苦，平，无毒。

【主治】实：补中，安五脏，养精神，除百病。久服，肥健轻身不老。强阴，健腰膝，变白发，明目。叶：除风散血，消肿定痛，治头目昏痛，诸恶疮肿，腑疮溃烂久者，以水煮，乘热贴之，频频换易，米醋煮亦可。口舌生疮，舌肿胀出，捣汁含浸吐涎。

【附方】①虚损百病。久服发白再黑，返老还童。用女贞实（十月上巳日收，阴干，用时以酒浸一日，蒸透晒干）一斤四两，旱莲草（五月收，阴干）十两为末，桑椹子（三月收，阴干）十两，为末，炼蜜

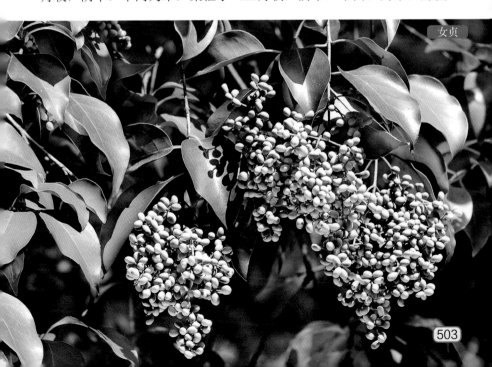
女贞

503

丸如梧桐子大。每服七八十丸，淡盐汤下。若四月莲捣汁和药，即不用蜜矣。②**风热赤眼**。冬青子不以多少，捣汁熬膏，净瓶收固，埋地中七日。每用点眼。

卫 矛

【释名】鬼箭、神箭。

【气味】苦，寒，无毒。

【主治】女子崩中下血，腹满汗出，除邪，杀鬼毒蛊疰。中恶腹痛，去白虫，消皮肤风毒肿，令阴中解。疗妇人血气，大效。破陈血，能落胎，主百邪鬼魅。通月经，破癥结，止血崩带下，杀腹脏虫及产后血咬腹痛。

【附方】①产后败血，儿枕块硬，疼痛发歇，及新产乘虚，风寒内搏，恶露不快，脐腹坚胀。用当归（炒）、鬼箭（去中心木）、红蓝花各一两。每服三钱，酒一大盏，煎七分，食前温服。②**鬼疟日发**。鬼箭羽、鲮鲤甲烧灰各二钱半，为末。每以一字，发时嗜鼻。又法：鬼箭羽末一分，砒霜一钱，五灵脂一两，为末。发时冷水服一钱。

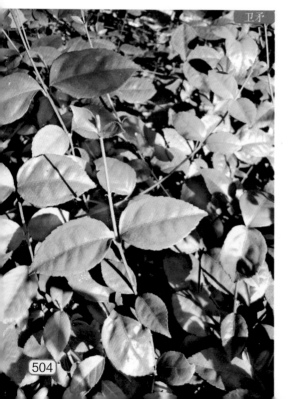
卫矛

五 加

【释名】五佳、五花、追风使、文章草、白刺、木骨、金盐、豺漆、豺节。

【气味】根皮：辛，温，无毒。

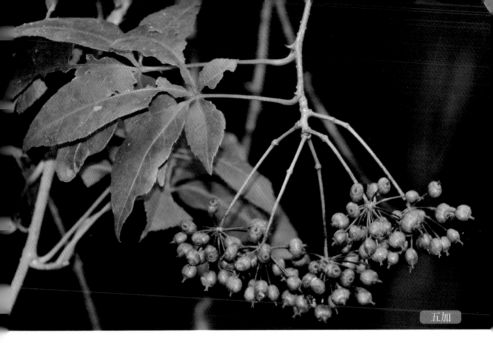

五加

【**主治**】根皮：心腹疝气腹痛，益气疗躄，小儿三岁不能行，疽疮阴蚀。男子阴痿，囊下湿，小便余沥，女人阴痒及腰脊痛，两脚疼痹风弱，五缓虚羸，补中益精，坚筋骨，强志意。久服，轻身耐老。破逐恶风血，四肢不遂。主多年瘀血在皮肌，治痹湿内不足。明目下气，治中风骨节挛急，补五劳七伤。酿酒饮，治风痹四肢挛急。作末浸酒饮，治目僻眼𥆬。叶：作蔬食，去皮肤风湿。

【**附方**】①**虚劳不足**。五加皮、枸杞根白皮各一斗，水一石五斗，煮汁七斗，分取四斗，浸曲一斗，以三斗拌饭，如常酿酒法，待熟任饮。②**男妇脚气**。骨节皮肤肿湿疼痛，服此进饮食，健气力，不忘事，名五加皮丸。五加皮四两酒浸，远志（去心）四两酒浸，并春秋三日，夏二日，冬四日，晒干为末，以浸酒为糊丸梧桐子大。每服四五十丸，空心温酒下。药酒坏，别用酒为糊。③**小儿行迟**。三岁不能行者，用此便走。五加皮五钱，牛膝、木瓜二钱半，为末。每服五分，米饮入酒二三点调服。④**妇人血劳**。憔悴困倦，喘满虚烦，吸吸少气，发热多汗，口干舌涩，不思饮食，名血风劳。用五加皮、牡丹皮、赤芍药、当归各一两，为末。每用一钱，水一盏，用青钱一文，蘸油入药，煎七分，温服。常服能肥妇人。⑤**五劳七伤**。五月五日采五加茎，七月七日采叶，九月九日取根，治下筛。每酒服方寸匕，日三服；久服去风劳。⑥目中息肉。五加皮不闻水声者，捣末一升，和酒二升，浸七日。一日服二次，禁醋。二七日，遍身生疮，是毒出。不出，以生熟汤浴之，取疮愈。⑦服石毒发或热不禁，多向冷地卧。五加皮二两，水四升，煮二升半，发时便服。⑧火灶丹毒从两脚起，赤如火烧。五加根、叶烧灰五两，取煅铁家槽中水和，涂之。

枸杞、地骨皮

【释名】枸檵、枸棘、苦杞、红菜头、天精、地骨、地辅、地仙、却暑、羊乳、仙人杖、西王母杖。地骨皮为枸杞根皮。

【气味】枸杞子：苦，寒，无毒。地骨皮：苦，寒。

【主治】枸杞子：主五内邪气，热中消渴，周痹风湿。久服，坚筋骨，轻身不老，耐寒暑。下胸胁气，客热头痛，补内伤大劳嘘吸，强阴，利大小肠。补精气诸不足，易颜色，变白，明目安神，令人长寿。地骨皮：细锉，拌面煮熟，吞之，去肾家风，益精气。去骨热消渴。解骨蒸肌热消渴，风湿痹，坚筋骨，凉血。治在表无定之风邪，传尸有汗之骨蒸。泻肾火，降肺中伏火，去胞中火，退热，补正气。煎汤嗽口，止齿血，治骨槽风。治金疮神验。去下焦肝肾虚热。

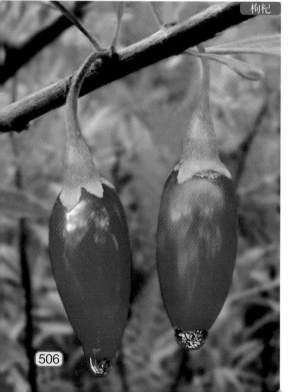

枸杞

【附方】①枸杞煎。治虚劳，退虚热，轻身益气，令一切痈疽永不发。用枸杞三十斤（春夏用茎、叶，秋冬用根、实），以水一石，煮取五斗，以滓再煮取五斗，澄清去滓，再煎取二斗，入锅煎如饧收之。每早酒服一合。

②金髓煎。枸杞子（逐日摘红熟者）不拘多少，以无灰酒浸之，蜡纸封固，勿令泄气，两月足，取入沙盆中擂烂，滤取汁，同浸酒入银锅内，慢火熬之，不住手搅，恐粘住不匀，候成膏如饧，净瓶密收。每早温酒服二大匙，夜

枸杞
0 1cm

卧再服。百日身轻气壮，积年不辍，可以羽化也。③枸杞酒。外台秘要云：补虚，去劳热，长肌肉，益颜色，肥健人，治肝虚冲感下泪。用生枸杞子五升，捣破，绢袋盛，浸好酒二斗中，密封勿泄气，二七日。服之任性，勿醉。经验后方：枸杞酒，变白，耐老轻身。用枸杞子二升（十月壬癸日，面东采之），以好酒二升，瓷瓶内浸三七日，乃添生地黄汁三升，搅匀密封，至立春前三十日，开瓶。每空心暖饮一盏，至立春后髭发却黑。勿食芜荑、葱、蒜。④四神丸。治肾经虚损，眼目昏花，或云翳遮睛。甘州枸杞子一斤好酒润透，分作四分：四两用蜀椒一两炒；四两用小茴香一两炒；四两用芝麻一两炒；四两用川楝肉一两炒；拣出枸杞，加熟地黄、白术、白茯苓各一两，为末，炼蜜丸，日服。⑤肝虚下泪。枸杞子二升，绢袋盛，浸一斗酒中密封三七日，饮之。⑥目赤生翳。枸杞子捣汁，日点三五次，神验。⑦面黯皯疱。枸杞子十斤，生地黄三斤，为末。每服方寸匕，温酒下，日三服。久则童颜。⑧注夏虚病。枸杞子、五味子，研细，滚水泡，封三日，代茶饮，效。⑨地骨酒。壮筋骨，补精髓，延年耐老。枸杞根、生地黄、甘菊花各一斤，捣碎，以水一石，煮取汁五斗，炊糯米五斗，细曲拌匀，入瓮如常封酿。待熟澄清，日饮三盏。⑩虚劳客热。枸杞根，为末。白汤调服。有痼疾人勿服。⑪骨蒸烦热及一切虚劳烦热，大病后烦热，并用地仙散。地骨皮二两，防风一两。甘草炙半两；每用五钱，生姜五片，水煎服。⑫热劳如燎。地骨皮二两，柴胡一两，为末。每服二钱，麦门冬汤下。⑬肾虚腰痛。枸杞根、杜仲、萆薢各一斤，好酒三斗渍之，罂中密封，锅中煮一日。饮之任意。⑭吐血不止。枸杞根、子、皮为散，水煎。日日饮之。⑮小便出血。

新地骨皮洗净，捣自然汁无汁则以水煎汁。每服一盏，入酒少许，食前温服。⑯带下脉数。枸杞根一斤，生地黄五斤，酒一斗，煮五升。日日服之。⑰风虫牙痛。枸杞根白皮，煎醋漱之，虫即出。亦可煎水饮。⑱口舌糜烂。地骨皮汤：治膀胱移热于小肠，上为口糜，生疮溃烂，心胃壅热，水谷不下。用柴胡、地骨皮各三钱，水煎服之。⑲小儿耳疳，生于耳后，肾疳也。地骨皮一味，煎汤洗之。仍以香油调末搽之。⑳气疳疮多年不愈者。应效散又名托里散：用地骨皮冬月者为末。每用纸捻蘸入疮内，频用自然生肉，更以米饮服二钱，一日三服。㉑男子下疳。先以浆水洗之，后搽地骨皮末，生肌止痛。㉒妇人阴肿或生疮。枸杞根煎水，频洗。㉓十三种疔。春三月上建日采叶名天精，夏三月上建日采枝名枸杞，秋三月上建日采子名却老，冬三月上建日采根名地骨，并曝干为末如不得依法采，但得一种亦可，用绯缯一片裹药；牛黄一梧桐子大，反钩棘针三七枚，赤小豆七粒，为末，先于缯上铺乱发一鸡子大，乃铺牛黄等末，卷作团，以发束定，熨斗中炒令沸，沸定，刮捣为末，以一方寸匕，合前枸杞末二匕，空心酒服二钱半，日再服。㉔痛疽恶疮，脓血不止。地骨皮不拘多少，洗净，刮去粗皮，取细白穰。以粗皮同骨煎汤洗，令脓血尽。以细穰贴之，立效。有一朝士，腹胁间病疽经岁，或以地骨皮煎汤淋洗，出血一二升。家人惧，欲止之，病者曰：疽似少快。更淋之，用五升许，血渐淡乃止。以细穰贴之，次日结痂愈。㉕瘰疬出汗，着手、足、肩、背，累累如赤豆。用枸杞根、葵根叶煮汁，煎如饴，随意服之。㉖足趾鸡眼，作痛作疮。地骨皮同红花研细敷之，次日即愈。㉗火赫毒疮。此患急防毒气入心腹。枸杞叶捣汁服，立瘥。㉘目涩有翳。枸杞叶二两，车前叶一两，挼汁，以桑叶裹，悬阴地一夜。取汁点之，不过三五度。㉙五劳七伤，庶事衰弱。枸杞叶半斤切，粳米二合，豉汁和，煮作粥，日日食之良。㉚澡浴除病。正月一日，二月二日，三月三日，四月四日，以至十二月十二日，皆用枸杞叶煎汤洗澡，令人光泽，百病不生。

牡　荆

【释名】黄荆、小荆。

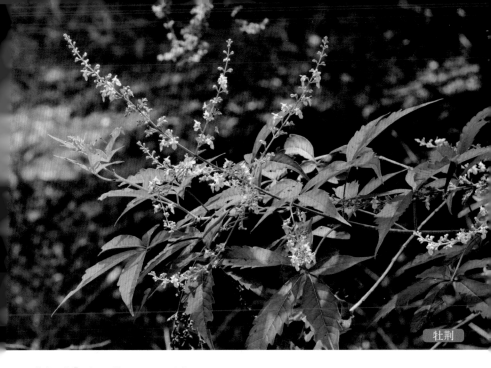

牡荆

【气味】实：苦，温，无毒。

【主治】实：除骨间寒热，通利胃气，止咳逆，下气。得柏实、青箱、术，疗风。炒焦为末，饮服，治心痛及妇人白带。用半升炒熟，入酒一盏，煎一沸，热服，治小肠疝气甚效。浸酒饮，治耳聋。

【附方】湿痰白浊。牡荆子炒为末，每酒服二钱。

蔓　荆

【气味】实：苦，微寒，无毒。

【主治】实：筋骨间寒热，湿痹拘挛，明目坚齿，利九窍，去白虫。久服，轻身耐老。小荆实亦等。风头痛，脑鸣，目泪出，益气。令人光髭发。利关节，治痫疾、赤眼。太阳头痛，头沉昏闷，除目暗，散风邪，凉诸经血，止目睛内痛。搜肝风。

【附方】①令发长黑。蔓荆子、熊脂等分，醋调涂之。②头风作痛。蔓荆子一升，为末，绢袋盛，浸一斗酒中七日。温饮三合，日三次。③乳痈初起。蔓荆子，炒，为末。酒服方寸匕，渣敷之。

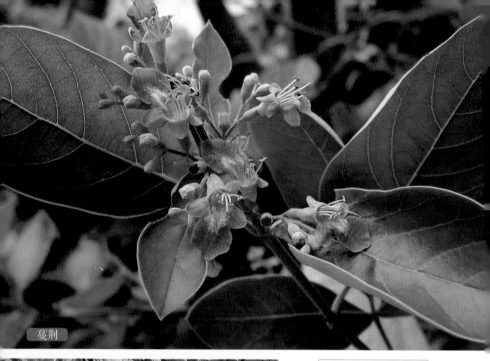

蔓荆

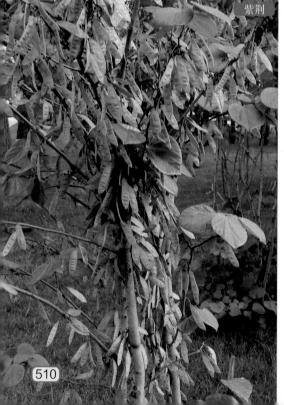

紫荆

紫 荆

【释名】紫珠、皮名肉红、内消。

【气味】木并皮：苦，平，无毒。

【主治】木并皮：破宿血，下五淋，浓煮汁服。通小肠。解诸毒物，痈疽喉痹，飞尸蛊毒，肿下瘘，蛇、虺、虫、蚕、狂犬毒，并煮汁服。亦以汁洗疮肿，除血长肤。活血行气，消肿解毒，治妇人血气疼痛，经水凝涩。

【附方】①妇人血气。紫荆皮为末，醋糊丸樱桃大。每酒化服一丸。②鹤膝风挛。紫荆皮三钱，老酒煎服，日二次。③伤眼青肿。紫荆皮，小便浸七日，晒研，用生地黄汁、姜汁调敷。不肿用葱汁。④猘犬咬伤。紫荆皮末，沙糖调涂，留口退肿。口中仍嚼咽杏仁去毒。⑤鼻中疳疮。紫荆花阴干为末，贴之。⑥发背初生，一切痈疽皆治。单用紫荆皮为末，酒调箍住，自然撮小不开。内服柞木饮子。乃救贫良剂也。⑦痈疽未成。用白芷、紫荆皮等分，为末。酒调服。外用紫荆皮、木蜡、赤芍药等分，为末。酒调作箍药。⑧痔疮肿痛。紫荆皮五钱。新水食前煎服。⑨产后诸淋。紫荆皮五钱。半酒半水煎，温服。

木 槿

【释名】椴、榇、蕣、日及、朝开暮落花、藩篱草、花奴、王蒸。

【气味】皮并根：甘，平，滑，无毒。

【主治】皮并根：止肠风泻血，痢后热渴，作饮服之，令人得睡，并炒用。治赤白带下，肿痛疥癣，洗目令明，润燥活血。

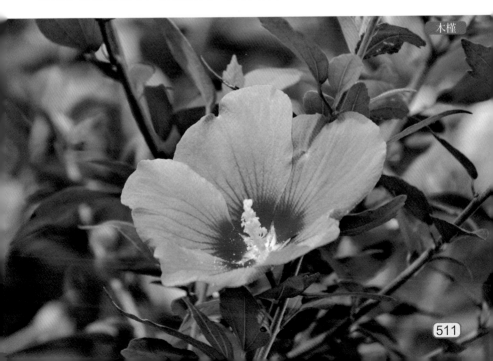

木槿

511

【附方】①**赤白带下。**槿根皮二两切，以白酒一碗半，煎一碗，空心服之。②**头面钱癣。**槿树皮为末，醋调，重汤顿如胶，内敷之。③**牛皮风癣。**川槿皮一两，大风子仁十五个，半夏五钱，锉，河水、井水各一碗，浸露七宿，入轻粉一钱，入水中，秃笔扫涂，覆以青衣，数日有臭涎出，妙。忌浴澡。夏月用尤妙。④**癣疮有虫。**川槿皮煎，入肥皂浸水，频频擦之。或以槿皮浸汁磨雄黄，尤妙。⑤**痔疮肿痛。**藩蓠草根煎汤，先熏后洗。⑥**大肠脱肛。**槿皮或叶，煎汤熏洗，后以白矾、五倍末敷之。

扶 桑

【释名】佛桑、朱槿、赤槿、日及。

【气味】叶及花：甘，平，无毒。

【主治】叶及花：痈疽腮肿，取叶或花，同白芙蓉叶、牛蒡叶、白蜜研膏敷之，即散。

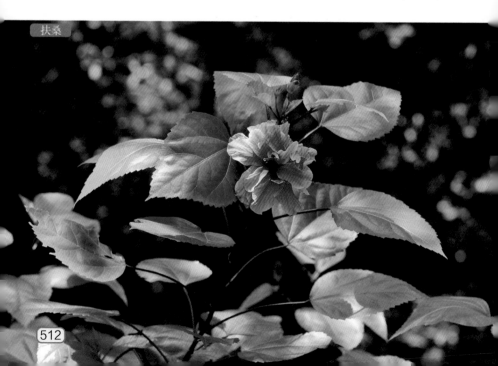

扶桑

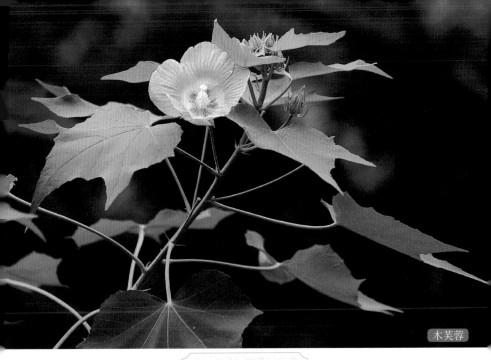

木芙蓉

木芙蓉

【**释名**】地芙蓉、木莲、华木、枹木、拒霜。

【**气味**】叶并花：微辛，平，无毒。

【**主治**】叶并花：清肺凉血，散热解毒，治一切大小痈疽肿毒恶疮，消肿排脓止痛。

【**附方**】①久咳羸弱。九尖拒霜叶为末，以鱼鲊蘸食，屡效。②赤眼肿痛。芙蓉叶末，水和，贴太阳穴。名清凉膏。③经血不止。拒霜花、莲蓬壳等分，为末。每用米饮下二钱。④偏坠作痛。芙蓉叶、黄柏各三钱，为末，以木鳖子仁一个磨醋，调涂阴囊，其痛自止。⑤杖疮肿痛。芙蓉花叶研末，入少许，鸡子清调，涂之。⑥痈疽肿毒。重阳前取芙蓉叶研末，端午前取苍耳烧存性研末，等分，蜜水调，涂四围，其毒自不走散。⑦疔疮恶肿。九月九日采芙蓉叶阴干为末，每以井水调贴。次日用蚰蜒螺一个，捣涂之。⑧头上癞疮。芙蓉根皮，为末。香油调敷。先以松毛、柳枝煎汤洗之。⑨汤火灼疮。油调芙蓉末，敷之。⑩灸疮不愈。芙蓉花研末，敷之。⑪一切疮肿。木芙蓉叶、菊花叶，同煎水，频熏洗之。

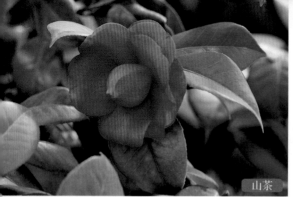
山茶

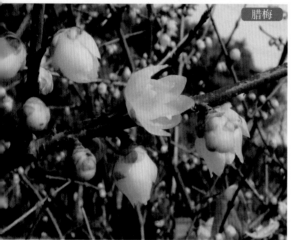
腊梅

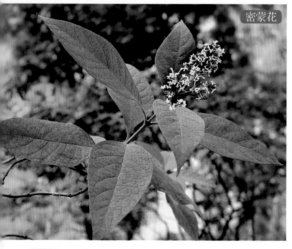
密蒙花

山　茶

【主治】花：吐血衄血，肠风下血，并用红者为末，入童溺、姜汁及酒调服，可代郁金。汤火伤灼，研末，麻油调涂。

腊　梅

【释名】黄梅花。

【气味】花：辛，温，无毒。

【主治】花：解暑生津。

密蒙花

【释名】水锦花。

【气味】花：甘，平、微寒，无毒。

【主治】花：青盲肤翳，赤涩多眵泪，消目中赤脉，小儿麸豆及疳气攻眼。羞明怕日。入肝经气、血分，润肝燥。

【附方】目中障翳。密蒙花、黄柏根各一两，为末，水丸梧桐子大。每卧时汤服十丸至十五丸。

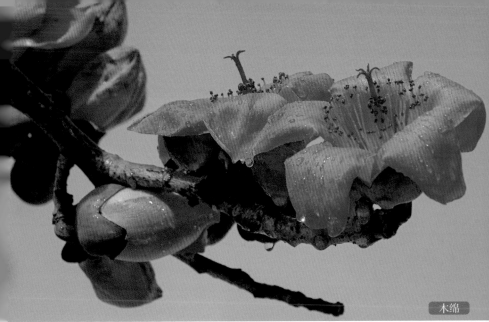

木绵

木　绵

【**释名**】古贝、古终。

【**气味**】白绵及布：甘，温，无毒。

【**主治**】白绵及布：血崩金疮，烧灰用。

柞　木

【**释名**】凿子木。

【**气味**】木皮：苦，平，无毒。

【**主治**】木皮：黄疸病，烧末，水服方寸匕，日三。治鼠瘘难产，催生利窍。

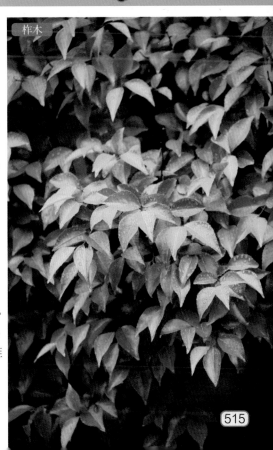

柞木

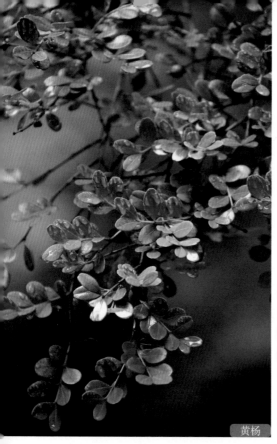

黄杨

黄杨木

【气味】叶：苦，平，无毒。

【主治】叶：妇人难产，入达生散中用。又主暑月生疖，捣烂涂之。

茯　苓

【释名】伏灵、伏菟、松腴、抱根者名伏神、不死面。

【气味】甘，平，无毒。

【主治】胸胁逆气，忧恚惊邪恐悸，心下结痛，寒热烦满咳逆，口焦舌干，利小便。久服，安魂养神，不饥延年。止消渴好睡，大腹淋沥，膈中痰水，水肿淋结，开胸腑，调脏气，伐肾邪，长阴，益气力，保神守中。开胃止呕逆，善安心神，主肺痿痰壅，心腹胀满，小儿惊痫，女人热淋。补五劳七伤，开心益志，止健忘，暖腰膝，安胎。止渴，利小便，除湿益燥，和中益气，利腰脐间血。逐水缓脾，生津导气，平火止泄，除虚热，开腠理。泻膀胱，益脾胃，治肾积奔豚。

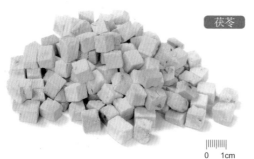

茯苓

|||||||||
0　　1cm

【附方】①养心安神。朱雀丸：治心神不定，恍惚健忘不乐，火不下降，水不上升，时复振跳。常服，消阴养火，全心气。茯神二两（去皮），沉香半两，为末，炼蜜丸小豆大。每服三十丸，食后人参汤下。

②血虚心汗。别处无汗，独心孔有汗，思虑多则汗亦多，宜养心血。以艾汤调茯苓末，日服一钱。③心虚梦泄或白浊。白茯苓末二钱，米汤调下，日二服。苏东坡方也。④虚滑遗精。白茯苓二两，缩砂仁一两，为末，入盐二钱。精羊肉批片，掺药炙食，以酒送下。⑤浊遗带下。威喜丸：治丈夫元阳虚惫，精气不固，小便下浊，余沥常流，梦寐多惊。猪苓四钱半，入内煮二十余沸，取出晒干，择去猪苓，为末，化黄蜡搜和，丸弹子大。每嚼一丸，空心津下，以小便清为度。忌米醋。李时珍曰：《抱朴子》言：茯苓千万岁，其

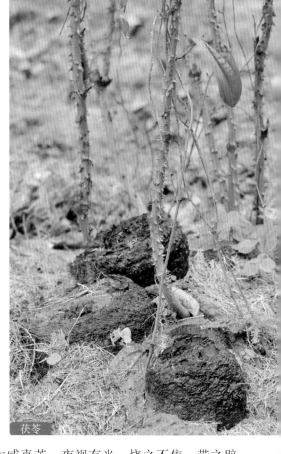

茯苓

上生小木，状似莲花，名曰木威喜芝。夜视有光，烧之不焦，带之辟兵，服之长生。⑥小便不禁。茯苓丸：治心肾俱虚，神志不守，小便不禁。用白茯苓、赤茯苓等分，为末，以新汲水洗去筋，控干，以酒煮地黄汁捣膏搜和，丸弹子大。每嚼一丸，空心盐酒下。⑦小便淋浊。由心肾气虚，神志不守，小便淋沥或梦遗白浊。赤、白茯苓等分，为末，新汲水飞去沫，控干。以地黄汁同捣，酒熬作膏，和丸弹子大。空心盐汤嚼下一丸。⑧下虚消渴。上盛下虚，心火炎烁，肾水枯涸，不能交济而成渴症。白茯苓一斤，黄连一斤，为末，熬天花粉作糊，丸梧桐子大。每温汤下五十丸。⑨下部诸疾。龙液膏：用坚实白茯苓去皮焙研，取清溪流水浸去筋膜，复焙，入瓷罐内，以好蜜和匀，入铜釜内，重汤桑柴灰煮一日，取出收之。每空心白汤下二三匙，解烦郁燥渴。一切下部疾，皆可除。⑩妊娠水肿，小便不利，恶寒。赤茯苓（去皮）、葵子各半两，为末，每服二钱，新汲水下。⑪面黚雀斑。

白茯苓末，蜜和，夜夜敷之，二七日愈。⑫ **猪鸡骨哽**。五月五日，取楮子（晒干）、白茯苓等分，为末，每服二钱，乳香汤下。一方：不用楮子，以所哽骨煎汤下。⑬ **痔漏神方**。赤、白茯苓（去皮）、没药各二两，破故纸四两，石臼捣成一块。春、秋酒浸三日，夏二日，冬五日，取出木笼蒸熟，晒干为末，酒糊丸梧桐子大。每酒服二十丸，渐加至五十丸。⑭ **血余怪病**。手十指节断坏，惟有筋连，无节肉，虫出如灯心，长数尺，遍身绿毛卷，名曰血余。以茯苓、胡黄连煎汤，饮之愈。⑮ **水肿尿涩**。茯苓皮、椒目等分，煎汤，日饮取效。

琥　珀

【**释名**】江珠。

【**气味**】甘，平，无毒。

【**主治**】安五脏，定魂魄，杀精魅邪鬼，消瘀血，通五淋。壮心，明目磨翳，止心痛癫邪，疗蛊毒，破结瘕，治产后血枕痛。止血生肌，合金疮。清肺，利小肠。

【**附方**】① **琥珀散**。止血生肌，镇心明目，破癥瘕气块，产后血晕闷绝，儿枕痛，并宜饵此方。琥珀一两，鳖甲一两，京三棱一两，延胡索半两，没药半两，大黄六铢，熬捣为散。空心酒服三钱匕，日再服。神验莫及，产后即减大黄。② **小便转胞**。真琥珀一两，为末。用水四升，葱白十茎，煮汁三升，入珀末二钱，温服。沙石诸淋，三服皆效。③ **小便淋沥**。琥珀为末二钱，麝香少许。白汤服之，或萱草煎汤服。老人、虚人，以人参汤下。亦可蜜丸，以赤茯苓汤下。④ **小便尿血**。琥珀为末。每服二钱，灯心汤下。⑤

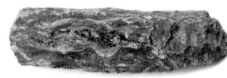

琥珀

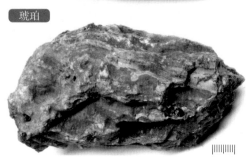

|||||||||
0　　1cm

518

从高坠下，有瘀血在内。刮琥珀屑，酒服方寸匕。或入蒲黄三二匕，日服四五次。⑥金疮闷绝不识人。琥珀研粉，童子小便调一钱，三服瘥。⑦鱼骨哽咽，六七日不出。用琥珀珠一串，推入哽所，牵引之即出。

猪 苓

【释名】豭猪屎、豕橐、地乌桃。

【气味】甘，平，无毒。

【主治】截疟，解毒蛊疰不祥，利水道。久服，轻身耐老。解伤寒温疫大热，发汗，主肿胀满腹急痛。治渴除湿，去心中懊。泻膀胱。开腠理，治淋肿脚气，白浊带下，妊娠子淋胎肿，小便不利。

【附方】①伤寒口渴。邪在脏也，猪苓汤主之。猪苓、茯苓、泽泻、滑石、阿胶各一两。以水四升，煮取二升。每服七合，日三服。呕而思水者，亦主之。②小儿秘结。猪苓一两，以水少许，煮鸡屎白一钱，调服，立通。③通身肿满，小便不利。猪苓五两，为末。熟水服方寸匕，日三服。

雷 丸

【释名】雷实、雷矢、竹苓。

【气味】苦，寒，有小毒。

【主治】杀三虫，逐毒气胃中热。利丈夫，不利女子。作摩膏，除小儿百病，逐邪气恶风汗出，除皮中热结积蛊毒，白虫寸白自出不止。久服，令人阴痿。逐风，主癫痫狂走。

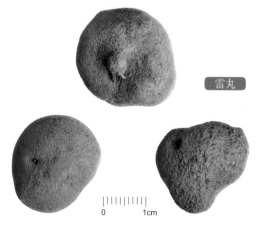

雷丸

【附方】①小儿出汗有热。雷丸四两，粉半斤，为末扑之。②下寸白虫。雷丸，水浸去皮，切焙为末，五更初，食炙肉少许，以稀粥饮服一钱匕。须上半月服，虫乃下。

桑上寄生

【释名】寄屑、寓木、宛童、茑。

【气味】苦，平，无毒。

【主治】腰痛，小儿背强，痈肿，充肌肤，坚发齿，长须眉，安胎。去女子崩中内伤不足，产后余疾，下乳汁，主金疮，去痹。助筋骨，益血脉。主怀妊漏血不止，令胎牢固。

【附方】①膈气。生桑寄生捣汁一盏，服之。②胎动腹痛。桑寄生一两半，阿胶炒半两，艾叶半两，水一盏半，煎一盏，去滓温服，或去艾叶。③毒痢脓血。六脉微小，并无寒热。宜以桑寄生二两，防风、大芎二钱半，炙甘草三铢，为末。每服二钱，水一盏，煎八分，和滓服。④下血后虚。下血止后，但觉丹田元气虚乏，腰膝沉重少力。桑寄生为末。每服一钱，非时白汤点服。

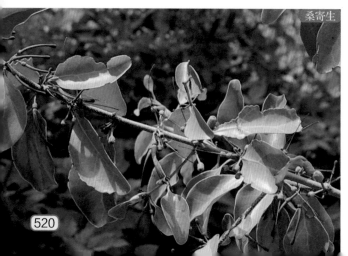

桑寄生

第十三卷 虫 部

蜂 蜜

【释名】 蜂糖，生岩石者名石蜜，石饴，岩蜜。

【气味】 甘，平，无毒。

【主治】 心腹邪气，诸惊痫痉，安五脏诸不足，益气补中，止痛解毒，除众病，和百药。久服，强志轻身，不饥不老，延年神仙。养脾气，除心烦，饮食不下，止肠澼，肌中疼痛，口疮，明耳目。牙齿疳䘌，唇口疮，目肤赤障，杀虫。治卒心痛及赤白痢，水作蜜浆，顿服一碗止；或以姜汁同蜜各一合，水和顿服。常服，面如花红。治心腹血刺痛，及赤白痢，同生地黄汁各一匙服，即下。同薤白捣，涂汤火伤，即时痛止。和营卫，润脏腑，通三焦，调脾胃。

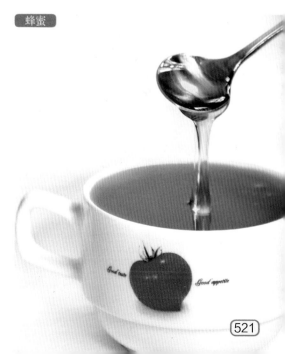

蜂蜜

【附方】 ①大便不通。张仲景《伤寒论》云：阳明病，自汗，小便反利，大便硬者，津液内竭也，蜜煎导之，用蜜二合，铜器中微火煎之，候凝如饴状，至可丸，乘热捻作挺，令头锐，大如指，长寸半许，候冷即硬，纳便道中，少顷即通也。一法：加皂角、细辛为末少许，尤速。②噎不下食。取崖蜜含，微微咽下。③产后口渴。用炼过蜜，不计多少，熟水调服，即止。④难产横生。蜂蜜、真麻油各半碗，煎减半服，立下。⑤天行虏疮。比岁有病天行斑疮，头面及身，须臾周匝，状如火疮，皆戴白浆，随决随生，不即疗，数日必死，差后疮瘢黯色，一岁方灭，此恶毒之气。世人云：建武中，南阳击虏所得，仍呼为虏疮，诸医参详疗之，取好蜜通摩疮上，以蜜煎升麻数匕，拭之。⑥痘疹作痒难忍，抓成疮及疱，欲落不落。百花膏：用上等石蜜，不拘多少，汤和，时时以翎刷之，其疮易落，自无瘢痕。⑦瘾疹瘙痒。白蜜不以多少，好酒调下，有效。⑧口中生疮。蜜浸大青叶含之。⑨阴头生疮。以蜜煎甘草涂之瘥。⑩肛门生疮。肛门主肺，肺热即肛塞肿缩生疮。蜜一升，猪胆汁一枚相和，微火煎令可丸，丸三寸长作挺，涂油纳下部，卧令后重，须臾通泄。⑪热油烧痛。以白蜜涂之。⑫疗肿恶毒。用生蜜与隔年葱研膏，先刺破涂之，如人行五里许，则疗出，后以热醋汤洗去。⑬大风癞疮。取白蜜一斤，生姜二斤捣取汁。先秤铜铛斤两，下姜汁于蜜中消之，又秤之，令知斤两。即下蜜于铛中，微火煎令姜汁尽，秤蜜斤两在，即药已成矣，患三十年癞者，平旦服枣许大一丸，一日三服，温酒下，忌生冷醋滑臭物。功用甚多，不能一一具之。⑭面上黚点。取白蜜和茯苓末涂之，七日便瘥也。⑮目生珠管。以生蜜涂目，仰卧半日，乃可洗之。日一次。⑯误吞铜钱。炼蜜服二升，可出矣。⑰诸鱼骨鲠。以好蜜稍稍服之令下。⑱拔白生黑，治年少发白，拔去白发。以白蜜涂毛孔中，即生黑发。不生，取梧桐子捣汁涂上，必生黑者。

蜜　蜡

【气味】 甘，微温，无毒。

【主治】 蜜蜡：主下痢脓血，补中，续绝伤金疮，益气，不饥，耐老。白蜡：疗久泄澼后重见白脓，补绝伤，利小儿。久服轻身不饥。孕妇胎动，下血不绝，欲死。以鸡子大，煎三五沸，投美酒半升服，立瘥。又主白发，镊去，消蜡点孔中，即生黑者。

【附方】 ①仲景调气饮。治赤白痢，少腹疼痛不可忍，下重，或面青手足俱变者。用黄蜡三钱，阿胶三钱，同熔化，入黄连末五钱，搅匀，分三次服。②千金胶蜡汤。治热痢，及妇人产后下痢。用蜡二棋子大，阿胶二钱，当归

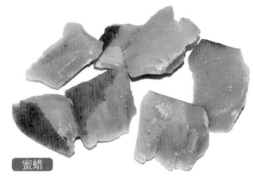

蜜蜡

二钱半，黄连三钱，黄柏一钱，陈廪米半升，水三升，煮米至一升，去米入药，煎至一钟，温服神效。③急心疼痛。用黄蜡灯上烧化，丸芡子大，百草霜为衣。井水下三丸。④肺虚咳嗽。立效丸：治肺虚膈热，咳嗽气急烦满，咽干燥渴，欲饮冷水，体倦肌瘦，发热减食，喉音嘶不出，黄蜡（熔滤令净，浆水煮过）八两，再化作一百二十丸，以蛤粉四两为衣养药，每服一丸，胡桃半个，细嚼温水下，即卧，闭口不语，日二。⑤肝虚雀目。黄蜡不以多少，熔汁取出，入蛤粉相和得所。每用刀子切下二钱，以猪肝二两批开，掺药在内，麻绳扎定。水一碗，同入铫子内煮熟，取出乘热蒸眼。至温，并肝食之，日二，以平安为度，其效如神。⑥头风掣疼。湖南押衙颜思退传方：用蜡二斤，盐半斤相和，于锒锣中熔令相入，捏作一兜鍪，势可合脑大小。搭头至额，其痛立止也。⑦脚上转筋。刘禹锡《传信方》：用蜡半斤销之，涂旧绢帛上，随患大小阔狭，乘热缠脚，须当脚心，便着袜裹之，冷即易，仍贴两手心。⑧暴风身冷。暴风，通身冰冷如瘫痪者。用上方法，随所患大小阔狭摊贴，并裹手足心。⑨风毒惊悸。同上方法。⑩破伤风湿如疟者。以黄蜡一块，热酒化开服，立效。与玉真散对用，尤妙。⑪代指疼痛。以蜡、松胶相和，火炙笼指，即瘥。⑫脚上冻疮。浓煎黄蜡涂之。⑬狐尿刺人肿痛。用热蜡着疮，并烟熏之，令汁出即愈。⑭犬咬疮发。以蜡炙熔，灌入疮中。⑮蛇毒螫伤。以竹筒合疮上，熔蜡灌之，效。⑯汤火伤，疮，赤疼痛，毒腐成脓。用此拔热毒，止疼痛，敛疮口。用麻油四两，当归一两，煎焦去滓。入黄蜡一两，搅化放冷，摊帛贴之，神效。⑰臁胫烂疮。用桃、柳、槐、椿、楝五枝，同荆芥煎汤，洗拭净。以生黄蜡摊油纸上，随

疮大小贴十层，以帛拴定。三日一洗，除去一层不用，一月痊愈。⑱妊娠胎漏。黄蜡一两，老酒一碗，熔化热服，顷刻即止。⑲呃逆不止。黄蜡烧烟熏，二三次即止。⑳霍乱吐利。蜡一弹丸，热酒一升化服，即止。㉑诸般疮毒。臁疮、金疮、汤火等疮。用黄蜡一两，香油二两，黄丹半两，同化开，顿冷，瓶收，摊贴。

蜜 蜂

【释名】蜡蜂。

【气味】甘，平、微寒，无毒。

【主治】风头，除蛊毒，补虚羸伤中。久服令人光泽，好颜色，不老。轻身益气，治心腹痛，面目黄，大人小儿腹中五虫从口吐出者。主丹毒风疹，腹内留热，利大小便涩，去浮血，下乳汁，妇人带下病。大风疠疾。

【附方】大风疠疾，须眉堕落，皮肉已烂成疮者。用蜜蜂子、胡蜂子、

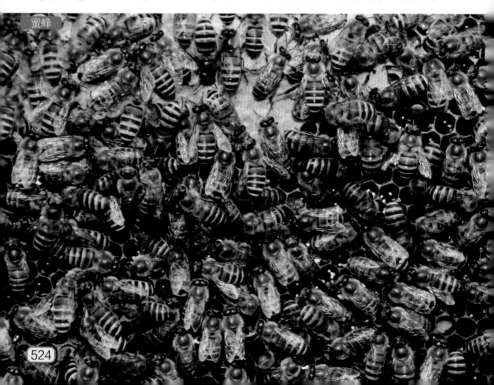
蜜蜂

黄蜂子并炒各一分，白花蛇、乌蛇（并酒浸，去皮、骨，炙干）、全蝎（去土，炒）、白僵蚕（炒）各一两，地龙（去土，炒）半两，蝎虎（全者，炒）、赤足蜈蚣（全者，炒）各十五枚，丹砂一两，雄黄醋熬一分，龙脑半钱，上为末，每服一钱匕，温蜜汤调下，日三五服。

土 蜂

【释名】 蜚零、蟺蜂。

【气味】 蜂子：甘，平，有毒。

【主治】 蜂：烧末，油和，敷蜘蛛咬疮。蜂子：痈肿。利大小便，治妇人带下。酒浸傅面，令人悦白。

【附方】 ①面黑令白。土蜂子未成头翅者，炒食，并以酒浸敷面。②疗肿疮毒，已笃者。二服即愈，轻者一服立效。用土蜂房一个，蛇蜕一条，黄泥固济，煅存性，为末，每服一钱，空心好酒下。少顷腹中大痛，痛止，其疮已化为黄水矣。

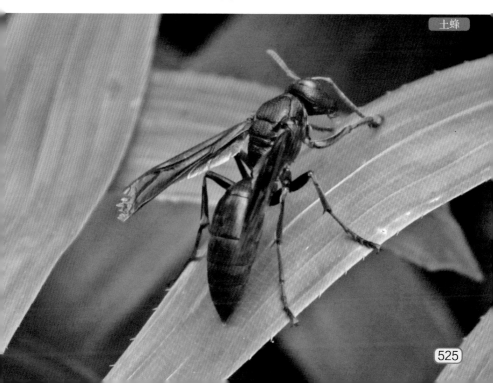

土蜂

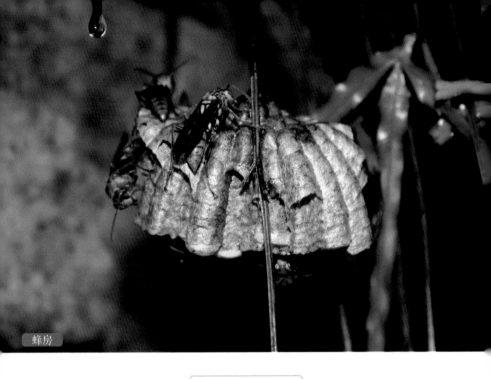

蜂房

露蜂房

【释名】蜂肠、蜂勒、百穿、紫金沙。

【气味】苦，平，有毒。

【主治】惊痫瘈疭，寒热邪气，癫疾，鬼精蛊毒，肠痔。火熬之良。疗蜂毒、毒肿。合乱发、蛇皮烧灰，以酒日服方寸匕，治恶疽恶脉诸毒皆瘥。疗上气赤白痢，遗尿失禁。烧灰酒服，主阴痿。水煮，洗狐尿刺疮。服汁，下乳石毒。煎水，洗热病后毒气冲目。炙研，和猪脂，涂病成瘘。煎水漱牙齿，止风虫疼痛。又洗乳痈、蜂疔、恶疮。

【附方】①脐风湿肿，久不瘥者。蜂房烧末，敷之，效。②手足风痹。黄蜂窠大者一个（小者三四个）烧灰，独头蒜一碗，百草霜一钱半，同捣敷上，一时取下，埋在阴处。忌生冷、荤腥。③风气瘙痒及瘾疹。集验方：蜂房炙、蝉蜕等分，为末，酒服一钱，日三服。梅师方：用露蜂房煎汁二升，入芒硝敷之，日五次。④风热牙肿连及头面。用露蜂房，烧存性，研末，以酒少许调，噙漱之。⑤风虫牙痛。露蜂房煎醋，热漱之。袖珍方：用草蜂房一枚，盐实孔内烧过，研末擦之，盐汤漱去，或取一块咬之，秘方也；普济方。用露蜂房一个，乳香三块，煎水漱之，又同细辛煎水漱之，又露蜂房、全蝎同研，擦之；圣惠方：用蜂房蒂，绵包咬之效。⑥喉痹肿痛。露蜂房灰、白僵蚕等分，为末，每乳香汤服半钱；食医心镜：用蜂房烧灰。每以一钱吹入喉内，不拘大人、小儿。⑦重舌肿痛。蜂房炙研，酒和敷之，日三、四次。⑧舌上出血窍如针孔。用紫金沙（即露蜂房顶上实处）一两，贝母四钱，芦荟三钱，为末，蜜和丸雷丸大。每用一丸，水一小盏，煎至五分，温服。吐血，温酒调服。⑨吐血衄血。方同上。⑩崩中漏下五色，使人无子。蜂房末三指撮，温酒服之，大神效。⑪二便不通。蜂房烧末，酒服二三钱，日二服，不拘大人、小儿。⑫阴痿不兴。蜂窠烧研，新汲井水服二钱，可御十女。⑬阴寒痿弱。蜂房灰，夜敷阴上，即热起。⑭阴毒腹痛。露蜂房三钱烧存性，葱白五寸，同研为丸，男左女右，着手中，握阴卧之，汗出即愈。⑮寸白蛔虫。蜂窠烧存性，酒服一匙。虫即死出。⑯乳石热毒壅闷，头痛口干，便溺赤少者。用蜂房煮汁五合服，乳石末从小便中下，大效；《图经》云：用十二分炙，以水二升，煮八合，药毒上攻。⑰药毒上攻。如圣散：用蜂房、甘草等分。麸炒黄色，去麸为末，水二碗，煎八分，临卧顿服。明日取下恶物。⑱鼻外䶎瘤，脓水血出。蜂房炙研，酒服方寸匕，日三服。⑲头上疮癣。蜂房研末，腊猪脂和，涂之效。⑳软疖频作。露蜂房二枚，烧存性。以巴豆二十一粒，煎清油二三沸，去豆。用油调敷，甚效。㉑风瘘不合。露蜂房一枚，炙黄研末。每以一钱，腊猪脂和涂。㉒下部漏痔。大露蜂房烧存性研，掺之。干则以真菜子油调。㉓蜂螫肿疼。蜂房，为末，猪膏和敷。或煎水洗。

五倍子

【释名】 文蛤、百虫仓。五倍子生于盐肤木上，乃虫所造也。

【气味】 酸，平，无毒。

【主治】 齿宣疳䘌，肺脏风毒流溢皮肤，作风湿癣疮，瘙痒脓水，五痔下血不止，小儿面鼻疳疮。肠虚泄痢，为末，熟汤服之。生津液，消酒毒，治中蛊毒、毒药。口疮掺之，便可饮食。

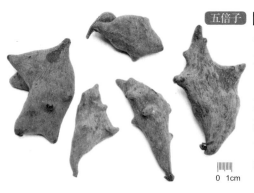

五倍子 【附方】①**虚劳遗浊**。玉锁丹：治肾经虚损，心气不足，思虑太过，真阳不固，漩有余沥，小便白浊如膏，梦中频遗，骨节拘痛，面黧肌瘦，盗汗虚烦，食减乏力，此方性温不热，极有神效。用五倍子一斤，白茯苓四两，龙骨二两，

0 1cm

为末，水糊丸梧子大。每服七十丸，食前用盐汤送下，日三服。②**寐中盗汗**。五倍子末、荞麦面等分，水和作饼，煨熟。夜卧待饥时，干吃二三个，勿饮茶水，甚妙。③**自汗盗汗**。常出为自汗，睡中出为盗汗。用五倍子研末，津调填脐中，缚定，一夜即止也。④**心疼腹痛**。五倍子生研末。每服一钱，铁杓内炒，起烟黑色者为度。以好酒一钟，倾入杓内，服之立止。⑤**消渴饮水**。五倍子为末，水服方寸匕，日三服。⑥**暑月水泄**。五倍子末，饭丸黄豆大。每服二十丸，荷叶煎水下，即时见效。⑦**热泻下痢**。五倍子一两，枯矾五钱，为末，糊丸梧子大。每服五十丸，米汤送下。⑧**泻痢不止**。五倍子一两，（半生半烧），为末，糊丸梧子大。每服三十丸，红痢烧酒下；白痢水酒下；水泄，米汤下。《集灵》：用五倍子末，每服一钱。⑨**滑痢不止**。用五倍子醋炒七次，为末，米汤送下。⑩**脾泄久痢**。五倍子炒半斤，仓米炒一升，白丁香、细辛、木香各三钱，花椒五钱。为末，每服一钱，蜜汤下，日二服。忌生冷、鱼肉。⑪**赤痢不止**。文蛤炒研末，水浸乌梅肉和，丸梧子大。每服七十丸，乌梅汤下。⑫**肠风下血**。五倍子、白矾各半两，为末，顺流水丸梧子大。每服七丸，米饮下。忌酒。⑬**脏毒下血**。五倍子不拘多少，为末，大鲫鱼一枚，去肠胃鳞腮，填药令满，入瓶煅存性，为末，每服一钱，温酒下。⑭**粪后下血**，不拘大人、小儿。五倍子末，艾汤服一钱。⑮**肠风脏毒**，下血不止。五倍子半生半烧，为末，陈米饭和，丸如梧子大。每服二十丸，食前粥饮送下，日三服。⑯**酒痢肠风下血**。见百药煎，二十丸。⑰**大肠痔疾**。五倍子煎汤熏洗，或烧烟熏之，自然收缩。⑱**脱肛不收**。《三因方》：用五倍子末三钱，入白矾一块，水一碗煎汤，洗之立效；《简

便》：用五倍子半斤，水煮极烂，盛坐桶上熏之，待温，以手轻托上，内服参、芪、升麻药；《普济方》：用五倍子、百草霜等分，为末，醋熬成膏，鹅翎扫敷上，即入。⑲ 产后肠脱。五倍子末，掺之。或以五倍子、白矾煎汤，熏洗。⑳ 女人阴血，因交接伤动者。五倍子末掺之，良。㉑ 孕妇漏胎。五倍子末，酒服二钱，神效。㉒ 风毒攻眼。肿痒涩痛不可忍者，或上下睑、眦赤烂，或浮翳、瘀肉侵睛。神效驱风散：用五倍子一两，蔓荆子一两半，为末，每服二钱，水二盏，铜、石器内煎汁去滓，乘热洗。留滓再煎用。大能明目去涩。㉓ 小便尿血。五倍子末，盐梅捣和，丸梧子大。每空心酒服五十丸。㉔ 风眼赤烂。《集灵方》：用五倍子存性，为末，入飞过黄丹少许，敷之。日三上，甚良；《普济方》：用五倍子研末敷之。名拜堂散。㉕ 耳疮肿痛。五倍子末，冷水调涂。湿则干掺之。㉖ 聤耳出脓。《普济方》：用五倍子末吹之。《经验》：用五倍子焙干一两，全蝎烧存性三钱，为末，掺耳中。㉗ 鼻出衄血。五倍子末，吹之。仍以末同新绵灰等分，米饮服二钱。㉘ 牙缝出血不止者。五倍子烧存性，研末，敷之即止。㉙ 齿动摇及外物伤动欲落者。五倍子、干地龙（炒）等分，为末，先以姜揩过，然后敷之。㉚ 牙龈肿痛。五倍子一两，瓦焙研末。每以半钱敷痛处，片时吐去涎。内服去风热药。㉛ 风牙肿痛。五倍子一钱，黄丹、花椒各

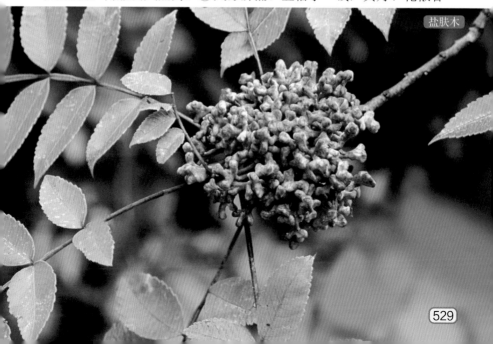

盐肤木

529

五分，为末，掺之即止也。五倍末，冷水调，涂颊外，甚效。㉜唇紧作痛。五倍子、诃子等分，为末，敷之。㉝天行口疮。五倍子末掺之，吐涎即愈。㉞咽中悬痛，舌肿塞痛。五倍子末、白僵蚕末、甘草末等分，白梅肉捣和，丸弹子大。噙咽，其痛自破也。㉟口舌生疮。《儒门事亲》，赴筵散。用五倍子、密陀僧等分，为末，浆水漱过，干贴之。《院方》加晚蚕蛾。《澹寮方》：用五倍子一两，滑石半两，黄柏蜜炙半两，为末，漱掺之，便可饮食。㊱白口恶疮，状似木耳，不拘大人、小儿。并用五倍子、青黛等分，为末，以筒吹之。㊲走马牙疳。五倍子、青黛、枯矾、黄柏等分，为末，先以盐汤漱净，掺之，立效。㊳牙龈疳臭。五倍子（炒焦）一两，枯矾、铜青各一钱，为末。先以米泔漱净，掺之。绝效方也。㊴疳蚀口鼻。五倍子烧存性研末，掺。㊵小儿口疳。白矾装入五倍子内，烧过同研，掺。㊶下部疳疮。《全幼心鉴》：用五倍子、枯矾等分，研末。先以盐水洗过，擦之；《杏林摘要》：用五倍子、花椒（去子，炒）各一钱，细辛（焙）三分，为末，先以葱汤洗净，搽之。一二日生肉也。㊷阴囊湿疮出水不瘥。用五倍子、腊茶各五钱，腻粉少许，研末。先以葱椒汤洗过，香油调搽，以瘥为度。㊸鱼口疮毒初起，未成脓者。用南五倍子，炒黄研末，入百草霜等分，以腊醋调，涂于患处，一日一夜即消。㊹一切诸疮。五倍子、黄柏等分，为末，敷之。㊺一切肿毒。五倍子，炒紫黑色，蜜调，涂之。《简便》：治一切肿毒，初起无头者。五倍子、大黄、黄柏等分，为末，新汲水调涂四周，日三五次。㊻一切癣疮。五倍子去虫、白矾烧过各等分，为末，搽之。干则油调。㊼癞头软疖及诸热疮。用五倍子七个，研末，香油四两，熬至一半，布绞去渣，搽之。三四遍即可，勿以水洗之。㊽风癞湿烂。五倍子末，津调涂之。㊾头疮热疮，风湿诸毒。用五倍子、白芷等分，研末。掺之，脓水即干。如干者，以清油调涂。㊿疮口不收。五倍子焙，研末。以腊醋脚调，涂四围，效。51一切金疮。五倍子、降真香等分，炒，研末。敷之，皮肉自痊，名啄合山。52金疮出血不止者。五倍子末贴之。若闭气者，以五倍子末二钱，入龙骨末少许，汤服，立效。53杖疮肿痛。五倍子，去穰，米醋浸一日，慢火炒黄，研末，干掺之。不破者，醋调涂之。54手足皲裂。五倍子末，同牛骨髓，填纳缝中，即安也。55鸡骨哽咽。五倍子末，掺入喉中，即化下。56小儿脱肛。五倍子为末，先以艾绒卷倍子末成筒，放便桶内，以瓦盛之。令病者坐于桶上，以火点着，使药烟熏入肛门，其肛自上。随后将白矾为末，复搽肛门，其肛自紧，再不复脱。�57**鱼口便毒**。五倍子不拘多少，以净瓦器盛之，用陈醋熬成膏，用绵布摊贴之，如干即换，三五次即愈。�58**偏坠气痛**。用五倍子一个，放食盐少许在内，以火纸包定，用水浸湿，放文武火灰内，煨存性。为末，酒调服。

桑螵蛸

【**气味**】咸、甘，平，无毒。

【**主治**】伤中疝瘕阴痿，益精生子，女子血闭腰痛，通五淋，利小便水道。疗男子虚损，五脏气微，梦寐失精遗溺。久服益气养神。炮熟空心食之，止小便利。

【**附方**】①**小便不通**。桑螵蛸（炙黄）三十枚，黄芩二两，水煎。分二服。②**妇人胞转**，小便不通。用桑螵

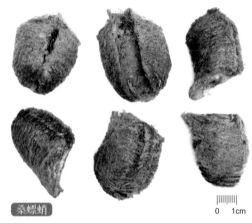

桑螵蛸

0   1cm

蛸炙为末，饮服方寸匕，日三。③**妇人遗尿**。桑螵蛸酒炒为末，姜汤服二钱。④**咽喉肿塞**。桑上螳螂窠一两（烧灰），马屁勃半两，研匀，蜜丸梧子大。煎犀角汤，每服三五丸。⑤**咽喉骨哽**。桑螵蛸醋煎，呷之。⑥**小儿软疖**。桑螵蛸烧存性，研末，油调敷之。

蚕

【**释名**】白死者名白僵蚕。

【**气味**】咸、辛，平，无毒。

【**主治**】小儿惊痫夜啼，去三虫，灭黑黯，令人面色好，男子阴痒病。

女子崩中赤白，产后余痛，灭诸疮瘢痕。为末，卦疔肿，拔根极效。治口噤发汗。同衣中白鱼、鹰屎白等分，治疮灭痕。以七枚为末，酒服，治中风失音，并一切风疾，小儿客忤，男子阴痒痛，女子带下。焙研姜汁调灌，治中风、急喉痹欲绝，下喉立愈。散风痰结核瘰疬，头风，风虫齿痛，皮肤风疮，丹毒作痒，痰疟症结，妇人乳汁不通，崩中下血，小儿疳蚀鳞体一切金疮，疔肿风痔。

【附方】 ①一切风痰。白僵蚕七个直者，细研，姜汁一茶脚，温水调灌之。②风痰喘嗽，夜不能卧。白僵蚕炒研、好茶末各一两，为末，每用五钱，卧时泡沸汤服。③酒后咳嗽。白僵蚕焙研末，每茶服一钱。④喉风喉痹。《仁存》开关散：用白僵蚕炒、白矾（半生半烧）等分，为末，每以一钱，用自然姜汁调灌，得吐顽痰，立效；小儿加薄荷、生姜少许，同调。一方：用白梅肉和丸，绵裹含之，咽汁也。《朱氏集验》：用白僵蚕炒半两，生甘草一钱，姜汁调服，立愈。《圣惠》：用白僵蚕三七枚，乳香一分为末，每以一钱烧烟，熏入喉中，涎出即愈。⑤急喉风痹。王氏《博济》如圣散：用白僵蚕、天南星（刮皮）等分，生研为末，每服一字，姜汁调灌，涎出即愈。后以生姜炙过，含之。《百一选方》无南星。⑥撮口噤风。面黄赤，气喘，啼声不出。由胎气挟热，流毒心脾，故令舌强唇青，聚口发噤。用直僵蚕二枚去嘴，略炒为末，蜜调敷唇中，甚效。⑦偏正头风并夹脑风，连两太阳穴痛。《圣惠方》：用白僵蚕为末，葱茶调服方寸匕；叶椿治头风：用白僵蚕、高良姜等分，为末，每服一钱，临卧时茶服，日二服。⑧猝然头痛。白僵蚕为末去丝。每用熟水下二钱，立瘥。⑨牙齿疼痛。白僵蚕直者、生姜同炒赤黄色，去姜为末，以皂角水调擦之，即止。⑩风虫牙痛。白直僵蚕炒、蚕蜕纸（烧）等分，为末。擦之。良久，以盐汤漱口。⑪疟疾不止。白僵蚕直者一个，切作七段，绵裹为丸，朱砂为衣，作一服。日未出时，面向东，用桃、李枝七寸煎汤，吞下。⑫腹内龟病。《普济方》诗云：人间龟病不堪言，肚里生成硬似砖。自死僵蚕白马尿，不过时刻软如绵，神效。⑬面上黑黯。白僵蚕末，水和搽之。⑭粉滓面䵟。令人面色好，用白僵蚕、黑牵牛、细辛等分，为末，如澡豆，日用之。⑮瘾疹风疮，疼痛。白僵蚕焙研，酒服一钱，立瘥。⑯野火丹毒从背上两胁起者。僵蚕二七枚，和慎火草捣涂。⑰小儿鳞体。皮肤如蛇皮鳞甲之状，由气血否涩，亦曰胎垢，

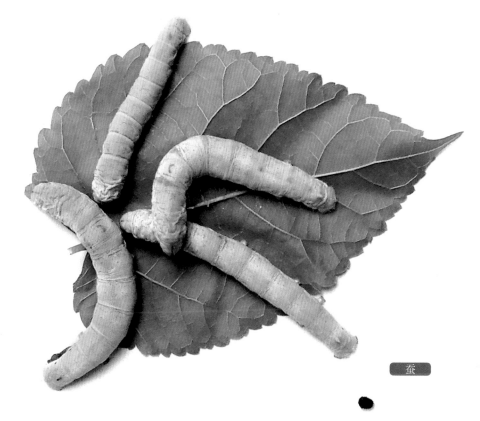

蚕

又曰蛇体。白僵蚕，去嘴，为末，煎汤浴之。一加蛇蜕。⑱ **小儿久疳体虚不食**。诸病后，天柱骨倒，医者不识，谓之五软者。用白僵蚕直者，炒研。每服半钱，薄荷酒下。名金灵散。⑲ **小儿口疮通白者**。白僵蚕，炒黄。拭去黄肉、毛，研末，蜜和敷之，立效。⑳ **风疳蚀疮**。同上方。㉑ **项上瘰疬**。白僵蚕为末，水服五分，日三服，十日瘥。㉒ **风痔肿痛**。发、歇不定者，是也。白僵蚕二两，洗锉，炒黄为末，乌梅肉和丸梧桐子大。每姜蜜汤空心下五丸，妙。㉓ **一切金疮及刀斧伤**。白僵蚕炒黄研末，敷之立愈。㉔ **乳汁不通**。白僵蚕末二钱，酒服。少顷，以脂麻茶一盏热投之，梳头数十遍，奶汁如泉也。㉕ **崩中下血不止**。用白僵蚕、衣中白鱼等分，为末，井华水服之，日二。㉖ **重舌木舌**。僵蚕，为末，吹之，吐痰甚妙；一方：僵蚕一钱，黄连蜜炒二钱，为末，掺之，涎出为妙。㉗ **肠风下血**。僵蚕（炒，去嘴、足）、乌梅肉焙各一两，为末，米糊丸梧子大。每服百丸，食前白汤下，一日三服。

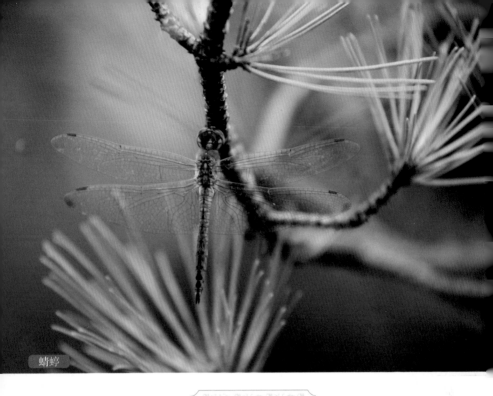

蜻蜓

蜻蛉（蜻蜓）

【**释名**】蜻虹、蜻蜓、虹蛏、负劳、诸乘、纱羊。

【**气味**】微寒，无毒。

【**主治**】强阴，止精。壮阳，暖水脏。

斑 蝥

【**释名**】斑猫、龙尾、螌虫、龙蚝，斑蚝。

【**气味**】辛，寒，有毒。

【**主治**】寒热，鬼疰蛊毒，鼠瘘，恶疮疽，蚀死肌，破石癃。治疥癣，堕胎。治瘰疬，通利水道。疗淋疾，敷恶疮瘘烂。治疝瘕，解疔毒、猘犬毒、沙虱毒、蛊毒、轻粉毒。

【**附方**】①内消瘰疬，不拘大人、小儿。《经验方》：用斑蝥一两（去

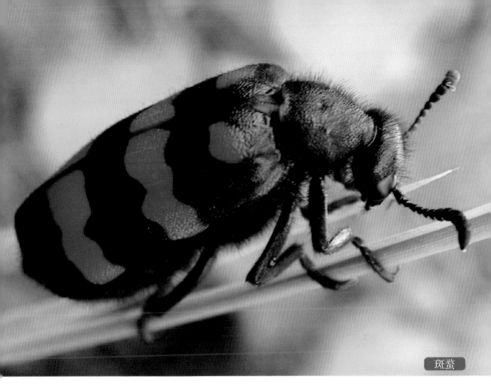

翅、足），以粟一升同炒，米焦去米不用，入干薄荷四两为一丸，减
至一丸后，每日五丸，以消为度；《广利》：治瘰疬 经久不瘥，用斑蝥
一枚，去翅、足，微炙，以浆水一盏，空腹吞之，用蜜水亦可，重者
不过七枚瘥也。②瘘疮有虫。八月中多取斑蝥，以苦酒浸半日，晒干。
每用五个（铜器炒熟为末），巴豆一粒，黄犬背上毛二七根（炒研），
朱砂五分，同和苦酒顿服，其虫当尽出也。③痈疽拔脓，痈疽不破，
或破而肿硬无脓。斑蝥为末，以蒜捣膏，和水一豆许，贴之。少顷脓
出，即去药。④疔肿拔根。斑蝥一枚捻破，以针划疮上，作米字形样，
封之，即出根也。⑤血疝便毒。不拘已成、未成，随即消散，斑蝥三
个（去翅、足、炒），滑石三钱，同研，分作三服，空心白汤下，日
一服，毒从小便出。如痛，以车前、木通、泽泻、猪苓煎饮，名破毒
饮，甚效。⑥积年癣疮：《外台》。用斑蝥半两，微炒为末，蜜调敷之。
《永类》：用斑蝥七个，醋浸，露一夜，搽之。⑦面上瘢瘰大风，面上
有紫瘢瘰未消。用干斑蝥末，以生。以软帛拭去药，以棘针挑破，近
下令水出干。不得剥其疮皮，及不可药近口、眼。若是尖瘢瘰子，
即勿用此，别用胆矾末合药以治之。⑧疣痣黑子。斑蝥三个，人言少

许。以糯米五钱，炒黄，去米，入蒜一个，捣烂点之。⑨中沙虱毒。斑蝥二枚，一枚末服，一枚烧至烟尽，研末，敷疮中，立瘥。⑩塞耳治聋。斑蝥（炒），二枚杵枣核大，绵裹塞之。

蜘 蛛

【释名】次量、蠾蝓、蚰蚳。

【气味】微寒，有小毒。

【主治】大人、小儿癀，及小儿大腹丁奚，三年不能行者。蜈蚣、蜂、虿螫人，取置咬处，吸其毒。主蛇毒温疟，止呕逆霍乱。取汁，涂蛇伤。烧啖，治小儿腹疳。主口喝、脱肛、疮肿、胡臭、齿䶛。斑者，治疟疾疔肿。

【附方】①中风口喝。向火取蜘蛛摩偏急颊车上，候正即止。②止截疟疾。葛洪方：用蜘蛛一枚，同饭捣丸，吞之。《杨氏家藏》：用蜘蛛一枚，着芦管中，密塞，绾项上，勿令患人知之。《海上》：用蜘蛛三五枚，绵包，系寸口上。《宣明方》：用大蜘蛛三枚，信砒一钱，雄黑豆四十九粒，为末，滴水为丸豌豆大，先夜以一丸献于北斗下，次早纸裹插耳内，立见神圣。一丸可医二人。③泄痢脱肛。疼痛已久者，黑圣散主之。大蜘蛛一个，瓠叶两重包扎定，合子内烧存性，入黄丹少许，为末，先以白矾、葱、椒煎汤洗，拭干，以前药末置软帛上，托入收之，甚是有效也。④走马牙疳，出血作臭。用蜘蛛一枚，铜绿半钱，麝香少许，杵匀擦之。无蛛用壳。⑤齿䶛断烂。用大蜘蛛一个，以湿纸重裹，荷叶包之，灰火煨焦为末，入麝香少许，杵匀擦之。⑥聤耳出脓。蜘蛛一个，胭脂坯子半钱，麝香一字，为末，用鹅翎吹之。⑦吹奶疼痛。蜘蛛

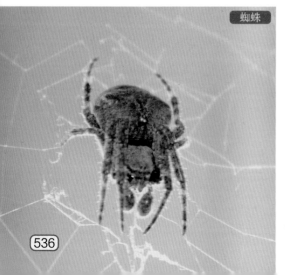

蜘蛛

一枚，面裹烧存性，为末，酒服即止，神效。⑧便毒初起。大黑蜘蛛一枚，研烂，热酒一碗，搅服，随左右侧卧取利。不退再服，必效。⑨疔肿拔根。取户边蜘蛛，杵烂，醋和，先挑四畔血出，根稍露，敷之，干即易。一日夜根拔出，大有神效。⑩腋下狐臭。大蜘蛛一枚，以黄泥入少赤石脂末，及盐少许，和匀裹蛛，煅之为末，入轻粉一字，醋调成膏。临卧敷腋下，明早登厕，必泄下黑汁也。⑪蜂蝎螫伤。蜘蛛研汁涂之，并以生者安咬处吸其毒。⑫蜈蚣咬伤。同上。⑬蛇虺咬伤。蜘蛛捣烂敷之，甚效。⑭一切恶疮。蜘蛛晒，研末，入轻粉，麻油涂之。

蝎

【释名】 杜白、主簿虫。

【气味】 甘，辛，平，有毒。

【主治】 诸风瘾疹，及中风半身不遂，口眼㖞斜，语涩，手足抽掣。小儿惊痫风搐，大人痎疟，耳聋疝气，诸风疮，女人带下阴脱。

【附方】 ①天钓惊风，翻眼向上。用干蝎全者一个（瓦炒好），朱砂三绿豆大，为末，饭丸绿豆大。外以朱砂少许，同酒化下一丸，顿愈。②大人风涎。即上方，作一服。③风淫湿痹，手足不举，筋节挛疼。先与通关，次以全蝎七个瓦炒，入麝香一字研匀，酒三盏，空心调服。如觉已透则止，未透再服。如病未尽除，自后专以婆蒿根洗净，酒煎，日二服。④破伤中风。《普济方》：用干蝎、麝香各一分，为末，敷患处，令风速愈。《圣惠》：用干蝎（酒炒）、天麻各半两为末，以蟾酥二钱，汤豆淋酒下，甚者加至三丸，取汗。⑤肾气冷痛。《圣惠》定痛丸：治肾脏虚，冷气攻脐腹，疼痛不可忍，及两胁疼痛，用干

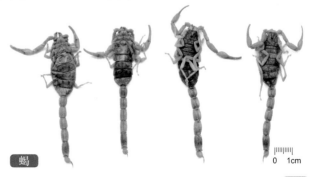

蝎

|||||| 0 1cm

蝎七钱半，焙为末，以酒及童便各三升，煎如稠膏，丸梧子大，每温酒下二十丸。⑥小肠疝气。用紧小全蝎焙为末，每发时服一钱，入麝香半字，温酒调服。少倾再进，神效。⑦肾虚耳聋。十年者，二服可愈。小蝎四十九个，生为度。研末，温酒服之。至一二更时，更进一服，至醉不妨，次日耳中如笙簧声，即效。⑧耳暴聋闭。全蝎，去毒，为末，酒服一钱，以耳中闻水声即效。⑨脓耳疼痛。蝎梢七枚，去毒焙，入麝香半钱为末，挑少许入耳中，日夜三四次，以愈为度。⑩偏正头风，气上攻不可忍。用全蝎二十一个，地龙六条，土狗三个，五倍子五钱，为末，酒调，摊贴太阳穴上。⑪风牙疼痛。全蝎三个，蜂房二钱，炒研，擦之。⑫肠风下血。干蝎炒、白矾烧各二两，为末，每服半钱，米饮下。⑬子肠不收。全蝎，炒，研末。口噙水，鼻中㗖之，立效。⑭诸痔发痒。用全蝎不以多少，烧烟熏之，即效，秘法也。⑮诸疮毒肿。全蝎七枚，栀子七个，麻油煎黑，去滓，入黄蜡，化成膏，敷之。

水 蛭

【释名】 蜞、至掌、大者名马蜞、马蛭、马蟥、马鳖。

【气味】 咸、苦，平，有毒。

【主治】 逐恶血瘀血月闭，破血瘕积聚，无子，利水道。治女子月闭，欲成血劳。

【附方】 ①漏血不止。水蛭，炒为末，酒服一钱，日二服，恶血消即愈。②产后血晕。血结聚于胸中，或偏于少腹，或连于胁肋。用水蛭炒、虻虫（去翅、足，炒）、没药、麝香各一钱，为末。以四物汤调下，血下痛止，仍服四物汤。③折伤疼痛。水蛭，新瓦焙为细末，酒服一钱。食顷作痛，可更一服。痛止，便将折骨药封，以物夹定，调理。④跌扑损伤，瘀血凝滞，心腹胀痛，大小便不通，气绝欲死。用红蛭（石灰炒黄）半两，大黄、牵牛头末各二两，为末，每服二钱，热酒调下，当下恶血，以尽为度，名夺命散。⑤坠跌打击，内伤神效方。水蛭、麝香各一两锉碎，烧令烟出，为末，酒服一钱，当下蓄血。未止再服，其效如神。⑥杖疮肿痛。水蛭，炒研，同朴硝等分，

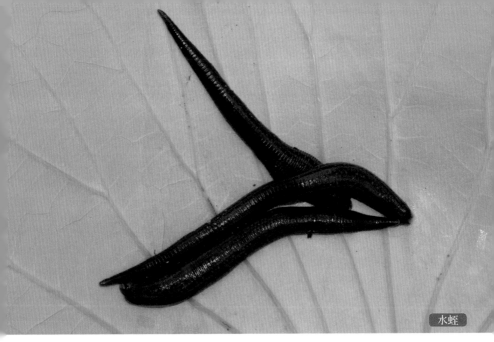

水蛭

研末，水调敷之。⑦赤白丹肿。以水蛭十余枚，令唖病处，取皮皱肉白为效。冬月无蛭，地中掘取，暖水养之令动。先净人皮肤，以竹筒盛蛭合之，须臾咬唖，血满自脱，更用饥者。⑧痈肿初起。同上方法。⑨纫染白须。谈野翁方：用水蛭为极细末，以龟尿调，捻须梢，自行入根也；一用白乌骨鸡一只，杀血入瓶中，纳活水蛭数十于内，待化成水，以猪胆皮包指，蘸捻须梢，自黑入根也。《普济》：用大水蛭七枚为末，汞一两，以银三两作小盒盛之，用蚯蚓固济半指厚，深埋马粪中，四十九日取出，化为黑油，以鱼脬笼指，每蘸少许捻须上，其油自然倒行至根，变为黑色也。又黑须倒卷帘方：用以鸡冠血磨京墨与食，过四五次盐泥涂之。干时放地上，火煅五寸香；二次，退开三寸火，又五寸香；三次，再退远火，又五寸香，取出为末，将猪胆皮包指，承末搽须梢，即倒上也。

蚱　蝉

【**释名**】蜩、齐女。

【**气味**】咸、甘，寒，无毒。

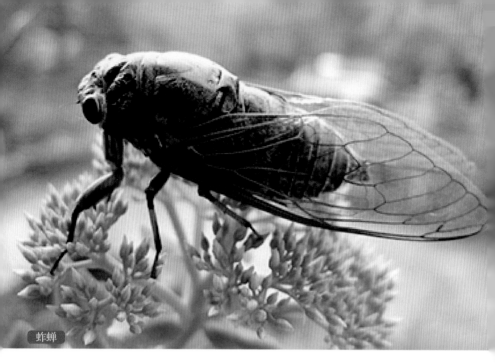

蚱蝉

【主治】 小儿惊痫夜啼，癫病寒热。惊悸，妇人乳难，胞衣不出，能堕胎。小儿痫绝不能言，小儿惊哭不止，杀疳虫，去壮热，去肠中幽幽作声。

【附方】 ①百日发惊。蚱蝉去翅、足，炙三分，赤芍药三分，黄芩二分，水二盏，煎一盏，温服。②破伤风病，无问表里，角弓反张。秋蝉一个，地肤子炒八分，麝香少许，为末，酒服二钱。③头风疼痛。蚱蝉二枚生研，入乳香、朱砂各半分，丸小豆大。每用一丸，随左右纳鼻中，出黄水为效。

蝉 蜕

【释名】 蝉壳、枯蝉、腹蜟。

【气味】 咸、甘，寒，无毒。

【主治】 小儿惊痫，妇人生子不下。烧灰水服，治久痢。儿壮热惊痫，止渴。研末一钱，井华水服以水煎汁服，治小儿疮疹出不快，甚良。风及疔肿毒疮，大人失音，小儿噤风天吊，惊哭夜啼，阴肿。

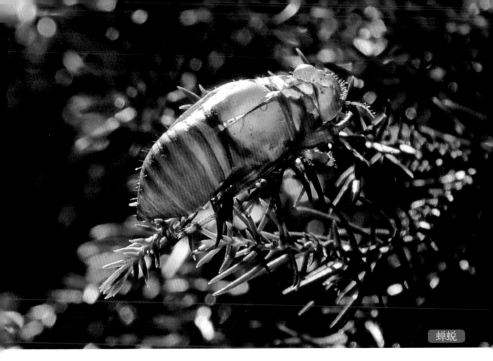

蝉蜕

【附方】①小儿夜啼。《心鉴》：治小儿一百二十日内夜啼，用蝉蜕四十九个，去末，分四服，钓藤汤调灌之。《普济方》蝉花散：治小儿夜啼不止，状若鬼祟，用截，为末，一字，薄荷汤入酒少许调下，或者不信，将上半截为末，煎汤调下，即复啼也。古人立方，莫知其妙。②破伤风病发热。《医学正传》：用蝉蜕，炒研，酒服一钱，神效。《普济方》：用蝉蜕，为末，葱涎调，涂破处，即时取去恶水，立效，名追风散。③头风旋晕。蝉壳一两，微炒为末，非时酒下一钱，白汤亦可。④痘疮作痒。蝉蜕三七枚，甘草炙一钱，水煎服之。⑤痘后目翳。蝉蜕为末，每服一钱，羊肝煎汤下，日二。⑥聤耳出脓。蝉蜕半两烧存性，麝香半钱炒，上为末，绵裹塞之。追出恶物，效。⑦小儿阴肿。多因坐地风袭，及虫蚁所吹。用蝉蜕半两，煎水洗。仍服五苓散，即肿消痛止。⑧胃热吐食。清膈散：用蝉蜕五十个，去泥，滑石一两，为末，每服二钱，水一盏，入蜜调服。⑨疗疮毒肿，不破则毒入腹。《青囊杂纂》：用蝉蜕，炒为末，蜜水调服一钱，外以津和，涂之。《医方大成》：用蝉蜕、僵蚕等分，为末，醋调，涂疮四周，候根出，拔去再涂。

蜣蜋

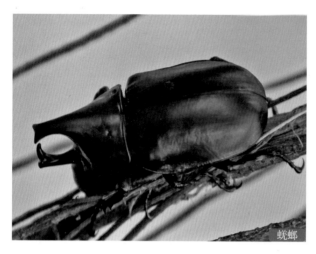

蜣蜋

【释名】蛣蜣、推丸、推车客、黑牛儿、铁甲将军、夜游将军。

【气味】咸，寒，有毒。

【主治】小儿惊痫瘈疭，腹胀寒热，大人癫疾狂易。手足端寒，肢满贲豚。捣丸塞下部，引痔虫出尽，永瘥。治小儿疳蚀。能堕胎，治疰忤。和干姜傅恶疮，出箭头。烧末，和醋傅蜂瘘。去大肠风热。治大小便不通，下痢赤白，脱肛，一切痔瘘疔肿，附骨疽疮，疬疡风，灸疮出血不止，鼻中息肉，小儿重舌。

【附方】①膈气吐食。用地牛儿二个，推屎虫一公一母，同入罐中，待虫食尽牛儿，以泥裹煨存性，用去白陈皮二钱，以巴豆同炒过，去豆，将陈皮及虫为末，每用一二分，吹入咽中。吐痰三四次，即愈。②赤白下痢。黑牛散：治赤白痢、噤口痢及泄泻。用黑牛儿（即蜣蜋，一名铁甲将军），烧研，每服半钱或一钱，烧酒调服，小儿以黄酒服，立效。③大肠脱肛。蜣蜋，烧存性，为末，入冰片研匀。掺肛上，托之即入。④大小便闭，经月欲死者。《本事》推车散：用推车客七个（男用头，女用身），土狗七个（男用身，女用头），新瓦焙，研末。用虎目树南向皮，煎汁调服，只一服即通。⑤大肠秘塞。蜣蜋（炒，去翅、足）为末，热酒服一钱。⑥小便转胞不通。用死蜣蜋二枚，烧末，井华水一盏调服。⑦小便血淋。蜣蜋研水服。⑧痔漏出水。唐氏方：用蜣蜋一枚阴干，入冰片少许，为细末，纸捻蘸末入孔内。渐渐生肉，药自退出，即愈。⑨附骨疽漏。蜣蜋七枚，同大麦捣敷。⑩一切恶疮及沙虱、水弩、恶疽。五月五日取蜣螂蒸过，阴干为末，油和敷之。⑪疔肿恶疮。杨柳上大乌壳硬虫或地上新粪内及泥堆中者，生取，以蜜汤浸死，新瓦焙焦，为末，先以烧过针拨开，好醋调，敷之。⑫大赫疮疾，急防毒气入心。先灸，后用干蜣螂为末，和盐水敷四围，如韭叶阔、日一上之。⑬疬疡风病。取涂中死蜣螂杵烂，揩疮令热，封之。⑭鼻中息肉。蜣螂十枚，纳青竹筒中，油纸密封，置厕坑内，四十九日取出晒干，入麝香少许，为末涂之，当化为水也。⑮沙尘入目。取生蜣螂一枚，手持其背，于眼上影之，自出。

天 牛

【释名】天水牛、八角儿、一角者名独角仙。

【气味】有毒。

【主治】疟疾寒热，小儿急惊风，及疔肿、箭镞入肉，去痣靥。

【附方】①疔肿恶毒。透骨膏：用八角儿（杨柳上者，阴干去壳）四个（如冬月无此，用其窠代之），蟾酥半钱，巴豆仁一个，粉霜、雄黄、麝香少许。先以八角儿研如泥，入熔化黄蜡少许，同众药末和作膏子，密收，每以针刺疮头破出血，用榆条送膏子（麦粒大）入疮中，以雀粪二个放疮口，疮回即止，不必再用也，忌冷水，如针破无血，系是着骨疔，即男左女右中指甲末，刺出血糊药，又无血，即刺足大跚血糊药。如都无血，必难医也。②箭镞入肉。用天水牛（取一角者），小瓶盛之，入硇砂一钱，同水数滴在内。待自然化水，取滴伤处，即出也。③寒热疟疾。猪膏丸：治疟疾发渴，往来不定。腊猪膏二两，独角仙一枚，独头

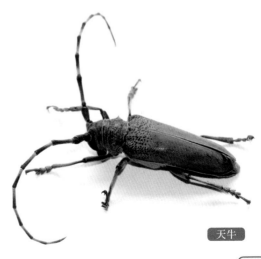

天牛

蒜一个，楼葱一握，五月五日三家粽尖。于五月五日五更时，净处露头赤脚，舌拄上，回面向北，捣一千杵，丸皂子大。每以新绵裹一丸，系臂上，男左女右。

蝼 蛄

【释名】蟪蛄、天蝼、蝼蝈、蟹、仙姑、石鼠、梧鼠、土狗。

【气味】咸，寒，无毒。

【主治】产难，出肉中刺，溃痈肿，下哽噎，解毒，除恶疮。水肿，头面肿。利大小便，通石淋，治瘰疬瘰骨哽。治口疮甚效。

【附方】①十种水病，肿满喘促不得卧。《圣惠方》：以蝼蛄五枚，焙干为末，食前白汤服一钱，小便利为效；杨氏：加甘遂末一钱，商陆汁一匙，取下水为效，忌盐一百日。小便秘者，《圣惠》：用蝼蛄下截焙研，水服半钱，立通。《保命集》：用蝼蛄一个，葡萄心七个，同研，露一夜，日干研末，酒服。《乾坤秘韫》：用端午日取蝼蛄，阴干，分头、尾焙收。治上身用头末七个，治中用腹末七个，治下用尾末七

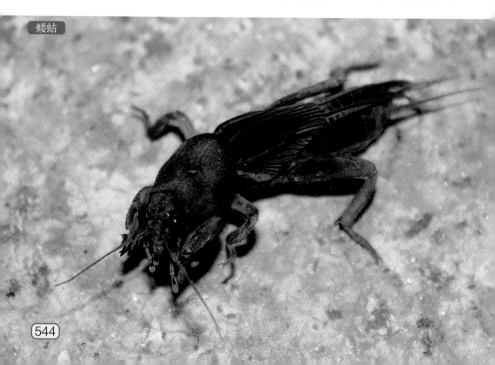

个，食前酒服。②**大腹水病**。《肘后》：用蝼蛄，炙熟，日食十个。《普济》半边散，治水病。用大戟、芫花、甘遂、大黄各三钱，为末，以土狗七枚（五月能飞者），捣葱铺新瓦上焙之，待干去翅、足。每个剪作两半边，分左右记收。欲退左即以左边七片焙研，入前末二钱，以淡竹叶、天门冬煎汤，五更调服。候左退三日后，服右边如前法。③**小便不通**。葛洪方：用大蝼蛄二枚，取下体，以水一升渍饮，须臾即通。《寿域方》：用土狗下截焙研，调服半钱，生研亦可。谈野翁方：加车前草，同捣汁服。《唐氏经验方》：用土狗后截，和麝捣，纳脐中，缚定，即通。《医方摘要》：用土狗一个炙研，入冰片、麝香少许，翎管吹入茎内。④**大小便闭，经月欲死**。《普济方》：用土狗、推车客各七枚，并男用头，女用身，瓦焙焦为末，以向南樗皮煎汁饮，一服神效。⑤**牙齿疼痛**。土狗一个，旧糟裹定，湿纸包，煨焦，去糟研末，敷之立止。⑥**紧唇裂痛**。蝼蛄烧灰，敷之。⑦**塞耳治聋**。蝼蛄五钱，穿山甲（炮）五钱，麝香少许，为末，葱汁和丸，塞之，外用嗜鼻药，即通。⑧**颈项瘰疬**。用带壳蝼蛄七枚，生取肉，入丁香七粒于壳内，烧过，与肉同研，用纸花贴之。

䗪 虫

【释名】地鳖、土鳖、蚵蚾虫，

【气味】咸，寒，有毒。

【主治】心腹寒热洗洗，血积癥瘕，破坚，下血闭，生子大良。月水不通，破留血积聚。通乳脉，用一枚，擂水半合，滤服。勿令知之。行产后血积，折伤瘀血，治重舌木舌口疮，小儿腹痛夜啼。

【附方】①**下瘀血汤**。治产妇腹痛有干血。用䗪虫二十枚（熬，去足），桃仁二十枚，大黄二两，为末，炼蜜杵和，分为四丸。每以一丸，酒一升，煮取八合，温服，当下血也。②**木舌肿强塞口，不治杀人**。虫炙五枚，食盐半两，为末，水二盏，煎十沸，时时热含吐涎，瘥乃止。③**重舌塞痛**。地鳖虫和生薄荷研汁，帛包捻舌下肿处。④**腹痛夜啼**。䗪虫（炙）、芍药、芎䓖各二钱。为末，每用一字，乳汁调下。⑤**折伤接骨**。杨拱《摘要方》：用土鳖焙存性，为末。每

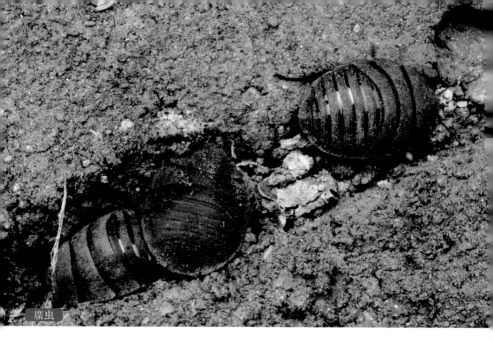
䗪虫

服二、三钱，接骨神效；一方：生者擂汁酒服；《袖珍方》：用蚵蚾
虫（即土鳖）六钱（隔纸砂锅内焙干），自然铜二两（用火煅，醋淬
七次），为末，每服二钱，温酒调下（病在上食后，病在下食前），神
效；董炳《集验方》：用土鳖（阴干）一个临时旋研入药。乳香，没
药，龙骨，自然铜（煅醋淬）各等分，麝香少许为末。每服三分，入
土鳖末，以酒调下，须先整定骨，乃服药，否则接挫也。乃家传秘
方，慎之。又可代杖。

<h1 style="text-align:center">蟾　蜍</h1>

【释名】 鼀𪓣、𪓵𪓚、蚵蚾、癞蛤蟆。

【气味】 辛，凉，微毒。

【主治】 阴蚀，疽疠恶疮，猘犬伤疮，能合玉石。烧灰傅疮，立验。
又治温病发斑困笃者，去肠，生捣食一二枚，无不瘥者。捣烂绞汁
饮，或烧末服。杀疳虫，治鼠漏恶疮。烧灰，傅一切有虫恶痒滋胤
疮。治疳气，小儿面黄癖气，破癥结。烧灰油调，傅恶疮。主小儿劳
瘦疳疾，最良治一切五疳八痢，肿毒，破伤风病，脱肛。

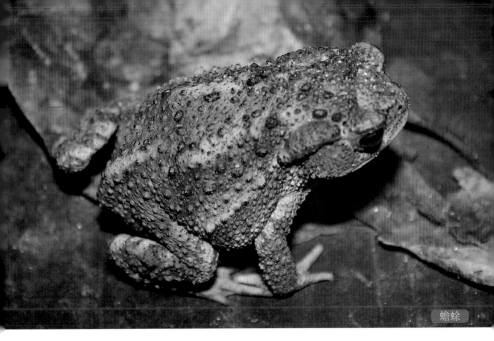

蟾蜍

【附方】①腹中冷癖，水谷癖结，心下停痰，两胁痞满，按之鸣转，逆害饮食。大蟾蜍一枚，去皮、肠，支解之。芒硝强人一升，中人七合，弱人五合，水七升，煮四升，顿服，得下为度。②五疳八痢。面黄肌瘦，好食泥土，不思乳食。用大干蟾蜍一枚（烧存性），皂角（去皮、弦）一钱（烧存性），蛤粉（水飞）三钱，麝香一钱，为末，糊丸粟米大。每空心米饮下三四十丸，日二服。名五疳保童丸。③走马牙疳，侵蚀口鼻。干蛤蟆（黄泥裹固煅过）、黄连各二钱半，青黛一钱，为末，入麝香少许和研，敷之。④疳蚀腮穿。金鞭散：治疳疮，腮穿牙落。以抱退鸡子软白皮，包活土狗一个，放入大蛤蟆口内，草缚泥固煅过，取出研末，贴之，以愈为度。⑤小儿口疮。五月五日蛤蟆炙研末，敷之即瘥。⑥一切疳蜃。无问去处，皆能治之。蛤蟆，烧灰，醋和敷，一日三五度。⑦阴蚀欲尽。蛤蟆灰、兔屎等分为末，敷之。⑧月蚀耳疮。五月五日蛤蟆，烧末，猪膏和敷。⑨一切湿疮。蟾蜍烧灰，猪脂和敷。⑩癞风虫疮。干蛤蟆一两（炙），长肥皂一条（炙，去皮、子，蘸酒再炙）为末，以竹管引入羊肠内，系定，以麸铺甑内，置药麸上蒸熟，入麝香半钱，去麸同捣，为丸如梧子大。每温酒服二十一丸。⑪附骨坏疮久不瘥，脓汁不已，或骨从疮孔中出。用大蛤蟆一个，乱头发一鸡子大，猪油四两，煎枯去滓，待凝如膏，

547

先以桑根皮、乌头煎汤洗，拭干，煅龙骨末糁四边，以前膏贴之。⑫**发背肿毒未成者**。用活蟾一个，系放疮上，半日蟾必昏愦，置水如前法，其蟾必踉跄。再易一个，其蟾如旧，则毒散矣。累验极效。若势重者，以活蟾一个（或二三个）破开，连肚乘热合疮上，不久必臭不可闻，再易二三次也。⑬**肿毒初起**。大蛤蟆一个剁碎，同炒锻石研如泥，敷之，频易。⑭**破伤风病**。用蟾二两半，切剁如泥，入花椒一两，同酒炒熟，再入酒二盏半，温热服之。少顷通身汗出，神效。⑮**折伤接骨**。大蛤蟆生研如泥，劈竹裹缚其骨，自痊。⑯**大肠痔疾**。蟾蜍一个，以砖砌四方，安于内，泥住，火煅存性为末，以猪广肠一截，扎定两头，煮熟切碎，蘸蟾末食之。如此三四次，其痔自落。

蛙

【**释名**】长股 、田鸡、青鸡、坐鱼、蛤鱼。

【**气味**】甘，寒，无毒。

【**主治**】小儿赤气，肌疮脐伤，止痛，气不足。小儿热疮，杀尸疰病虫，去劳劣，解热毒。食之解劳热。利水消肿。烧灰，涂月蚀疮。

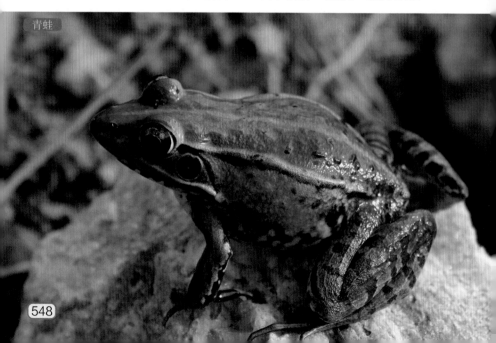

青蛙

【附方】①蛤馔，治水肿。用活蛙三个，每个口内安铜钱一个，上着胡黄连末少许。以雄猪肚一个，茶油洗净，包蛙扎定，煮一宿，取出，去皮、肠，食肉并猪肚，以酒送下。忌酸、咸、鱼、面、鸡、鹅、羊肉，宜食猪、鸭。②水蛊腹大，动摇有水声，皮肤黑色。用干青蛙二枚（以酥炒），干蝼蛄七枚（炒），苦壶芦半两（炒）。上为末，每空心温酒服二钱，不过三服。③毒痢噤口。水蛙一个，并肠肚捣碎，瓦烘热，入麝香五分，作饼，贴脐上，气通即能进食也。④诸痔疼痛。青蛙丸：用青色蛙长脚者一个，烧存性，为末，雪糕和，丸如梧子大。每空心先吃饭二匙，次以枳壳汤下十五丸。⑤虫蚀肛门，虫蚀肾腑，肛尽肠穿。用青蛙一枚，鸡骨一分，烧灰吹入，数用大效。⑥癌疮如眼。上高下深，颗颗累垂，裂如瞽眼，其中带青，头上各露一舌，毒孔透里者，是也。用生井蛙皮，烧存性为末掺，或蜜水调敷之。

蝌斗（蝌蚪）

【释名】活师、活东、玄鱼、悬针、水仙子、蛤蟆台。

【气味】甘，平，无毒。

【主治】火飙热疮及疥疮，并捣碎敷之。又染髭发，取青胡桃子上皮，和捣为泥染之，一染不变也。

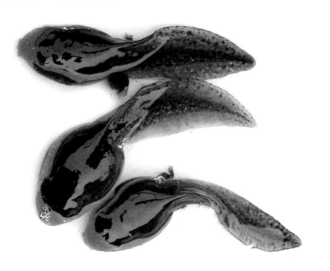

蝌蚪

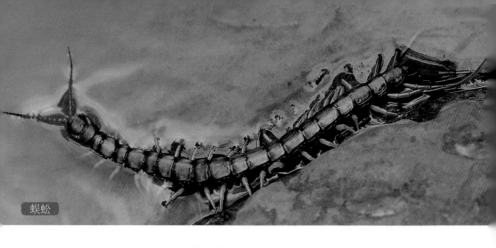
蜈蚣

蜈 蚣

【释名】蒺藜、蝍蛆、天龙。

【气味】辛，温，有毒。

【主治】鬼疰蛊毒，啖诸蛇、虫、鱼毒，杀鬼物老精温疟，去三虫。疗心腹寒热积聚，堕胎，去恶血。治癥癖。小儿惊痫风搐，脐风口噤，丹毒秃疮瘰疬，便毒痔漏，蛇瘕蛇瘴蛇伤。

【附方】①天吊惊风。目久不下，眼见白睛，及角弓反张，声不出者，双金散主之。用大蜈蚣一条去头足，酥炙，用竹刀批开，记定左右；又以麝香一钱，亦分左右各记明，研末包定，每用左边者吹左鼻，右边者吹右鼻，各少许，不可过多。若眼未下，再吹些须，眼下乃止。②破伤中风欲死。《圣惠》：用蜈蚣研末擦牙，追去涎沫，立瘥。《儒门事亲》：用蜈蚣头、乌头尖、附子底、蝎梢等分，为末，每用一字或半字，热酒灌之，仍贴疮上，取汗愈。③口眼㖞斜，口内麻木者。用蜈蚣三条，一蜜炙，一酒浸，一纸裹煨，并去头足；天南星一个，切作四片，一蜜炙，一酒浸，一纸裹煨，一生用；半夏、白芷各五钱，通为末，入麝少许，每服一钱，热酒调下，日一服。④腹内蛇癥。误食菜中蛇精，成蛇瘕，或食蛇肉成瘕，腹内常饥，食物即吐。以赤足蜈蚣一条炙，研末，酒服。⑤蝮蛇螫伤。蜈蚣研末傅之。⑥丹毒瘤肿。用蜈蚣一条，白矾一皂子大，雷丸一个，百部二钱，研末，醋调傅之。⑦瘰疬溃疮。茶、蜈蚣二味，炙至香熟，捣筛为末。先以甘草汤洗净，傅之。⑧聤耳出脓。蜈蚣末，吹之。⑨小儿秃疮。大蜈蚣一条，盐一分，入油内浸七日，取油搽之，极效。⑩便毒初起。黄脚蜈蚣一条，瓦焙存性，为末，酒调服，取汗即散。⑪痔疮疼痛。《直指》：用赤足蜈蚣焙为末，入片脑少许，唾调傅之。《孙氏集效》用蜈蚣三四条，香油煮一二沸，浸之，再入五倍子末二三钱，瓶收密封，如遇痛不可忍，点上油，即时痛止，大效。⑫腹大如箕。用蜈蚣三五条，酒炙研末，每服一钱，以鸡子二个，打开入末在内，搅匀纸糊，沸汤煮熟食之。日一服，连进三服瘳。⑬脚肚转筋。蜈蚣烧，猪脂和傅。⑭女人趾疮，甲内恶肉突出不愈。蜈蚣一条，焙研傅之，外以南星末，醋和傅四围。

马 陆

【释名】百足、百节、千足、马蚿、马蠸、刀环虫、飞蚿虫、马蟟、马轴。

【气味】辛，温，有毒。

【主治】腹中大坚癥，破积聚息肉，恶疮白秃。疗寒热痞结，胁下满。辟邪疟。

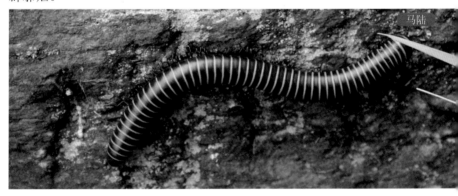

马陆

蚯 蚓

【释名】螼蚓、胸朒、坚蚕、蜿蟺、曲蟺、土龙、地龙子、寒蚓、附蚓、歌女。

【气味】白颈蚯蚓：咸，寒，无毒

【主治】白颈蚯蚓：蛇瘕，去三虫伏尸，鬼疰蛊毒，杀长虫。化为水，疗伤寒，伏热狂谬，大腹黄疸。温病，大热狂言，饮汁皆瘥。炒作屑。去蛔虫。去泥，盐化为水，主天行诸热，小儿热病癫痫，涂丹毒，傅漆疮。葱化为汁，疗耳聋。治中风、痫疾、喉痹。解射冈毒。炒为末，主蛇伤毒。治脚风。主伤寒疟疾，大热狂烦，及大人、小儿小便不通，急慢惊风、历节风痛，肾脏风注，头风齿痛，风热赤眼，木舌喉痹，鼻息聤耳，秃疮瘰疬，卵肿脱肛，解蜘蛛毒，疗蚰蜒入耳。

【附方】①伤寒热结，六七日狂乱，见鬼欲走。以大蚓半斤去泥，用人溺煮汁饮，或生绞汁亦可。②阳毒结胸按之极痛，或通而复结，喘促，大躁狂乱。取生地龙四条洗净，研如泥，入生姜汁少许，蜜一匙，薄荷汁少许，新汲水调服，若热炽者，加片脑少许。即与揉心下，片时自然汗出而解。不应，再服一次，神效。③诸疟烦热太躁。用上方服之甚效，亦治瘴疟。④小便不通。蚯蚓捣烂浸水，滤取浓汁半碗服，立通。⑤老人尿闭。白颈蚯蚓、茴香等分杵汁，饮之即愈。⑥慢惊虚风。用平正附子去皮脐，生研为末，以白颈蚯蚓于末内滚之，候定，刮蚓上附末，丸黄米大，每服十丸，米饮下。⑦急慢惊风。五月五日取蚯蚓，竹刀截作两段，急跳者作一处，慢跳者作一处，各研烂。入朱砂末和作丸，记明急惊用急跳者，慢惊用慢跳者，每服五七丸，薄荷汤下。⑧小儿卵肿。用地龙连土为末，津调傅之。⑨劳复卵肿或缩入腹，腹中绞痛，身体重，头不能举，小腹急热，拘急欲死。用蚯蚓二十四枚，水一斗，煮取三升，顿服取汗。或以蚯蚓

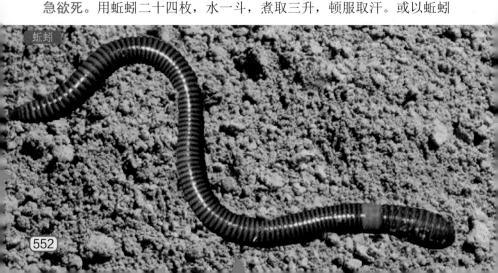

蚯蚓

数升，绞汁服之，并良。⑩**手足肿痛欲断**。取蚓三升，以水五升，绞汁二升半，服之。⑪**风热头痛**。地龙炒研、姜汁半夏饼、赤茯苓等分为末，每服一字至半钱，生姜、荆芥汤下。⑫**头风疼痛**。龙珠丸：用五月五日取蚯蚓，和脑、麝杵，丸梧子大，每以一丸纳鼻中，随左右。先涂姜汁在鼻，立愈。⑬**偏正头痛不可忍者**。《圣惠》龙香散：用地龙去土焙、乳香等分为末，每以一字作纸捻，灯上烧烟，以鼻嗅之。《澹寮方》：加人指甲等分，云徐介翁方也。每服一捻，香炉内慢火烧之，以纸筒引烟入鼻熏之。口噙冷水，有涎吐去。仍以好茶一盏点呷，即愈。⑭**风赤眼痛**。地龙十条，炙为末，茶服三钱。⑮**风虫牙痛**。盐化地龙水，和面纳齿上，又以皂荚去皮，研末涂上，虫即出，又同玄胡索、荜茇末塞耳。⑯**牙齿裂痛**。死曲蟮为末，傅之即止。⑰**齿缝出血不止**。用地龙末、枯矾各一钱，麝香少许，研匀，擦之。⑱**牙齿动摇及外物伤动欲落，诸药不效者**。干地龙炒、五倍子炒等分为末，先以生姜揩牙，后傅擦之。⑲**木舌肿满，不治杀人**。蚯蚓一条，以盐化水涂之，良久渐消。⑳**咽喉卒肿不下食**。地龙十四条，捣涂喉外。又以一条，着盐化水，入蜜少许，服之。㉑**喉痹塞口**。《普济》：用韭地红小蚯蚓数条，醋擂取食之，即吐出痰血二三碗，神效。《圣惠》用地龙一条研烂，以鸡子白搅和，灌入即通。㉒**鼻中息肉**。地龙炒一分，牙皂一挺，为末，蜜调涂之，清水滴尽即除。㉓**耳卒聋闭**。蚯蚓入盐，安葱内，化水点之，立效。㉔**聤耳出脓**。生地龙、釜上墨、生猪脂等分，研匀，葱汁和，捻作挺子，绵裹塞之。《圣惠方》用地龙为末，吹之。㉕**耳中耵聍，干结不出**。用白蚯蚓入葱叶中化为水，滴耳令满。不过数度，即易挑出。蛐蜒入耳地龙为末，入葱内，化水点入，则蛐蜒亦化为水。㉖**白秃头疮**。干地龙为末，入轻粉，麻油调搽。㉗**瘰疬溃烂流串者**。用荆芥根下段，煎汤温洗，良久着疮破紫黑处，以针刺去血，再洗三四次。用韭菜地上蚯蚓一把，五更时收取，炭火上烧红为末，每一匙，入乳香、没药、轻粉各半钱，穿山甲九片，炙为末，油调傅之，如神。此武进朱守仁所传有验方。㉘**蜘蛛咬疮，遍身皆有**。以葱一枚去尖头，将蚯蚓入叶中，紧捏两头，勿令泄气，频摇动，即化为水，以点咬处，甚效。㉙**阳证脱肛**。以荆芥、生姜煎汤洗之，用地龙（蟠如钱样者去土）一两，朴消二钱，为末，油调傅之。㉚**中蛊下血如烂肝者**。以蚯蚓十四枚，苦酒三升渍至蚓死，服水。已死者皆可活。③¹**疬风痛痒**。白颈蚯蚓去土，以枣肉同捣，丸梧子大，每美酒下六十丸，忌姜、蒜。③²**对口毒疮已溃出脓**。取韭地蚯蚓捣细，凉水调傅，日换三四次。③³**耳聋气闭**。蚯蚓、川芎各两半，为末，每服二钱，麦门冬汤下，服后低头伏睡。一夜一服，三夜立效。③⁴**口舌糜疮**。地龙、吴茱萸研末，醋调生面和，涂足心，立效。

蜗 牛

【**释名**】蠡牛、蚹蠃、蜒蝓、山蜗、蜗蠃、蜓蚰蠃。

【**气味**】咸，寒，有小毒。

【**主治**】贼风㖞僻，踠跌，大肠下脱肛，筋急及惊痫。生研汁饮，止消渴。治小儿脐风撮口，利小便，消喉痹，止鼻衄，通耳聋，治诸肿毒痔漏，制蜈蚣、蝎虿毒，研烂涂之。

【**附方**】①**小便不通**。蜗牛捣贴脐下，以手摩之，加麝香少许更妙。②**大肠脱肛**。圣惠：治大肠久积虚冷，每因大便脱肛。用蜗牛一两烧灰，猪脂和傅，立缩；又治上证及痢后脱肛，用干蜗牛一百枚，炒研，每用一钱，以飞过赤汁磁石末五钱，水一盏，煎半盏调服。日三。③**痔疮肿痛**。丹溪：用蜗牛浸油涂之，或烧研傅之。济生：用蜗牛一枚，入麝香少许在内，碗盛，次日取水涂之。④**发背初起**。活蜗牛二百个，以新汲水一盏，汤瓶中封一夜，取涎水，入真蛤粉旋调，扫傅疮上。日十余度，热痛止则疮便愈。⑤**瘰疬未溃**。连壳蜗牛七个，丁香七粒，同烧研，纸花贴之。⑥**瘰疬已溃**。蜗牛烧研，轻粉少许，用猪脊髓调，傅之。⑦**喉痹肿塞**。用蜗牛绵裹，水浸含咽，须臾立通，又用蜗牛七枚，白梅肉三枚，研烂，绵裹含回，立效。⑧**喉风肿痛**。端午日午时，取蜒蚰十余条，同盐三四个，小瓶内封固，俟化成水，收水点之。⑨**喉塞口噤**。蜒蚰二七枚，白梅肉炒二七枚，白矾半生半烧二钱，研为末，每水调半钱服，得吐立通。⑩**耳腮痄肿及喉下诸肿**。用蜗牛同面研，傅之。⑪**面上毒疮初起者**。急寻水蜒蚰一二条，用酱少许共捣，涂纸上贴之，即退，纸上留一小孔出气，此乃凌汉章秘传极效方也。⑫**赤白翳膜**。生蜗牛一枚，捣丹砂末于内，火上炙沸，以绵染汁傅眦中，日二。⑬**鼻血不止**。蜗牛煿干一枚，乌贼骨

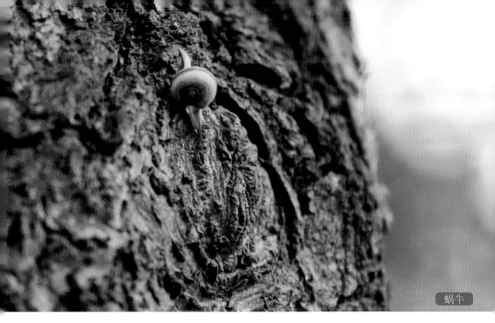

半钱，研末吹之。⑭滴耳聋闭。蜗牛膏用蜗牛一两，石胆、钟乳粉各二钱半，为末，瓷盒盛之，火煅赤，研末，入片脑一字，每以油调一字，滴入耳中。无不愈者。⑮蚰蜒入耳。蜗牛椎烂，置于耳边，即出也。⑯染须方。用蜒蚰四十条，以京墨水养之三日，埋马屎中一月取出，以白丝头试之，如即黑到尾，再入马屎中埋七日，再取试之，性缓乃以搦须。庶不致黑皮肤也。⑰消渴引饮不止。崔元亮《海上方》：用蜗牛十四枚形圆而大者，以水三合，密器浸一宿。取水饮之，不过三剂愈。《圣惠》：用蜗牛焙半两，蛤粉、龙胆草、桑根白皮炒各二钱半，研末，每服一钱，楮叶汤下。

蛞 蝓

【释名】陵蠡、附蜗、蜒蚰螺。

【气味】咸，寒，无毒。

【主治】贼风喎僻，轶筋及脱肛，惊痫挛缩。蜈蚣、蝎毒。肿毒焮热，热疮肿痛。

【附方】脚胫烂疮，臭秽不可近。用蜒蚰十条，瓦焙研末，油调敷之，立效。

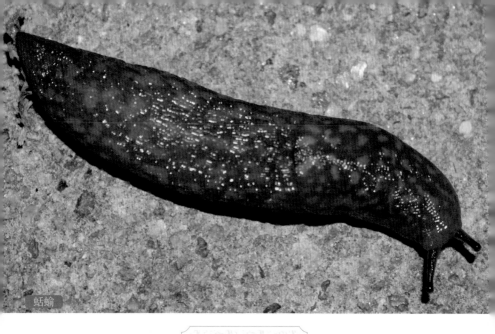

蛞蝓

水 黾

【释名】水马。

【气味】有毒。

【主治】令人不渴，杀鸡犬。

水黾

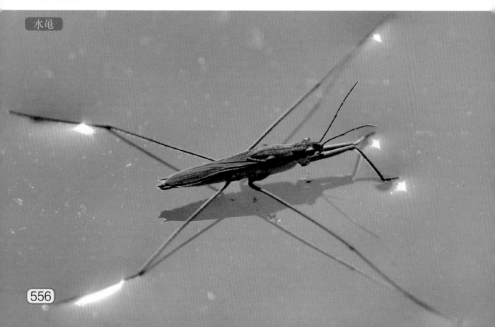

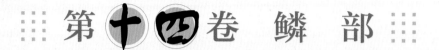

第十四卷 鳞 部

鲮鲤（穿山甲）

【释名】龙鲤、穿山甲、石鲮鱼。

【气味】甲：咸，微寒，有毒。

【主治】甲：五邪，惊啼悲伤，烧灰，酒服方寸匕。小儿惊邪，妇人鬼魅悲泣，及疥癣痔漏。疗蚁瘘疮癫，及褚痒疾。烧灰敷恶疮。又治山岚瘴疟，除痰疟寒热，风痹强直疼痛，通经脉，下乳汁，消痈肿，排脓血，通窍杀虫。

【附方】①中风瘫痪，手足不举。用穿山甲（左瘫用右甲，右痪用左甲，炮熟）、大川乌头炮熟、红海蛤如棋子大者各二两，为末，每用

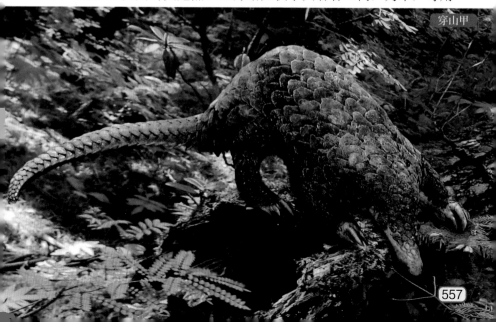

穿山甲

557

半两，捣葱白汁和成浓饼，径寸半，随左右贴脚心，缚定。密室安坐，以贴药脚浸热汤盆中，待身麻汗出，急去药。宜谨避风，自然手足可举。半月再行一次，除根。忌口，远色，调养。亦治诸风疾。②热疟不寒。穿山甲一两，干枣十个，同烧存性，为末，每服二钱，发日，五更井花水服。③下痢里急。穿山甲、蛤粉等分，同炒研末。每服一钱，空心温酒下。④肠痔气痔出脓血。用穿山甲烧存性一两，肉豆蔻三枚，为末，每米饮服二钱。甚者加蝟皮灰一两，中病即止。⑤鼠痔成疮肿痛。用穿山甲烧存性一两香，鳖甲一两，麝香半钱，为末，每服一钱半，真茶汤服，取效。⑥蚁瘘不愈。穿山甲二七枚烧灰，猪脂调敷。⑦乳汁不通。涌泉散：用穿山甲炮研末，酒服方寸匕，日二服，外以油梳匕乳，即通。⑧吹奶疼痛。穿山甲炙焦，木通各二两，自然铜（生用）半两，为末，每服二钱，酒下，取效。⑨痘疮变黑。穿山甲、蛤粉炒为末。每服五分，入麝香少许每服二钱半，温酒下。⑩马疔肿毒。穿山甲烧存性、贝母等分为末，酒调服，三四次。乃用下药，利去恶物即愈。⑪便毒便痈。穿山甲半两，猪苓二钱，并以醋炙研末，酒服二钱，外穿山甲和麻油、轻粉涂之。或只以末涂之。⑫瘰疬溃坏。集验方：用鲮鲤甲二十一片烧研，敷之。《寿域方》：用穿山甲土炒、斑蝥、熟艾等分，为四壮，效。⑬蚁入耳内。鲮鲤甲烧研，水调，灌入即出。⑭聤耳出脓。穿山甲烧存性，麝香少许，吹之。三日水干即愈。⑮耳内疼痛。穿山甲二个，夹土狗二个，同炒焦黄，为末，每吹一字入耳内。亦治耳聋。⑯耳鸣耳聋，卒聋，及肾虚，耳内如风、水、钟、鼓声。用穿山甲一大片以蛤粉炒赤，去粉，蝎梢七个，麝香少许，为末，以麻油一滴化蜡，和作梃子，绵裹塞之。⑰火眼赤痛。穿山甲一片为末，铺白纸上，卷作绳，烧烟熏之。⑱倒睫拳毛。穿山甲，竹刀刮去肉，将羊肾脂抹甲上，炙黄，如此七次，为末，随左右眼，用一字嗒鼻内，口中噙水，日用三次，二月取效。

石龙子（蜥蜴）

【释名】山龙子、泉龙、石蜴、蜥蜴、猪婆龙，守宫。

【气味】咸，寒，有小毒。

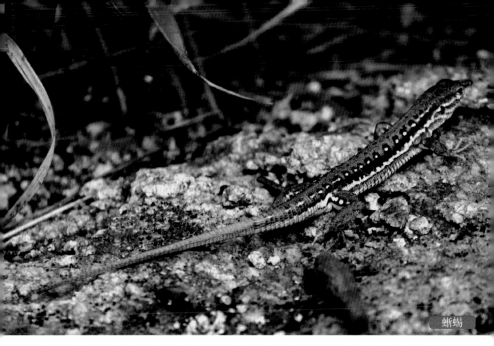

蜥蜴

【**主治**】五癃邪结气，利小便水道，破石淋下血。消水饮阴㿗，滑窍破血。娠妇忌用。

【**附方**】①小儿阴㿗。用蜥蜴一枚烧灰，酒服。②诸瘘不愈。用蜥蜴（炙）三枚，地胆（炒）三十枚，斑蝥（炒）四十枚，为末，蜜丸小豆大。每服二丸，白汤下。治诸法不效者。

蛤蚧

【**释名**】蛤蟹、仙蟾。

【**气味**】咸，平，有小毒。

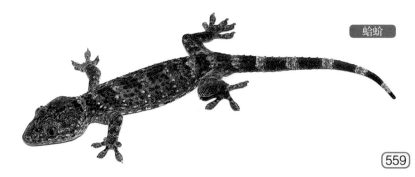

蛤蚧

【主治】久咳嗽，肺劳传尸，杀鬼物邪气，下淋沥，通水道。下石淋，通月经，治肺气，疗咳血。肺痿咯血，咳嗽上气，治折伤。补肺气，益精血，定喘止嗽，疗肺痈消渴，助阳道。

【附方】久嗽肺痈。久嗽不愈，肺积虚热成痈，咳出脓血，晓夕不止，喉中气塞，胸膈噎痛。用蛤蚧、阿胶、鹿角胶、生犀角、羚羊角各二钱半，用河水三升，银石器内文火熬至半升，滤汁。时时仰卧细呷，日一服。

蛇 蜕

【释名】蛇皮、蛇壳、龙退、龙子衣、龙子皮、弓皮、蛇符。

【气味】咸、甘，平，无毒。火熬之良。权曰：有毒。畏磁石及酒。孕妇忌用。

【主治】小儿百二十种惊痫、蛇痫，癫疾瘛疭，弄舌摇头，寒热肠痔，蛊毒。大人五邪，言语僻越，止呕逆，明目。烧之疗诸恶疮。喉痹，魍魉。炙用辟恶，止小儿惊悸客忤。煎汁傅痱疡，白癜风。催生。安胎。止疟。辟恶去风杀虫。烧末服，治妇人吹奶，大人喉风，退目翳，消木舌。敷小儿重舌重腭，唇紧解颅，面疮月蚀，天泡疮。大人疔肿，漏疮肿毒。煮汤，洗诸恶虫伤。

【附方】①喉痹。《心镜》：治小儿喉痹肿痛。烧末，以乳汁服一钱。

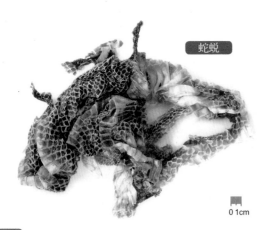
蛇蜕

0 1cm

②缠喉风疾。杜壬方：用蛇蜕（炙）、当归等分，为末，温酒服一钱，取吐。一方：用蛇皮揉碎烧烟，竹筒吸入即破。一方：蛇皮裹白梅一枚，噙咽。③大小口疮。蛇蜕皮浸软，拭口内，一二遍即愈。仍以药贴足心。④痘后目翳。周密《齐东野语》云：小儿痘

后障翳。用蛇蜕一条（洗焙），天花粉五分，为末。以羊肝破开，夹药缚定，米泔水煮食。予女及甥，皆用此得效，真奇方也。

白花蛇

【释名】 蕲蛇、褰鼻蛇。

【气味】 肉：甘，咸，温，有毒。

【主治】 肉：中风湿痹不仁，筋脉拘急，口面㖞斜，半身不遂，骨节疼痛，脚弱不能久立，暴风瘙痒，大风疥癞。治肺风鼻塞，浮风瘾。通治诸风，破伤风，小儿风热，急慢惊风搐搦，瘰疬漏疾，杨梅疮，痘疮倒陷。

【附方】 ①驱风膏。治风瘫疬风，遍身疥癣。用白花蛇肉四两，酒炙，天麻七钱半，薄荷、荆芥各二钱半，为末，好酒二升，蜜四两，石器熬成膏。每服一盏，温汤服，日三服。急于暖处出汗，十日效。②世传白花蛇酒。治诸风无新久，手足缓弱，口眼㖞斜，语言塞涩，或筋脉挛急，肌肉顽痹，皮肤燥痒，骨节疼痛，或生恶疮、疥癞等疾。用白花蛇一条，温水洗净，头尾各去三寸，酒浸，去骨刺，取净肉一两。入全蝎炒、当归、防风、羌活各一钱，独活、白芷、天麻、赤芍药、甘草、升麻各五钱，剉碎，以绢袋盛贮。用糯米二斗蒸熟，如常造酒，以袋置缸中，待成，取酒同袋密封，煮熟，置阴地七日出毒。每温饮数杯，常令相续。此方乃蕲人板印，以侑蛇馈送者，不知所始也。③瑞竹白花蛇酒，治诸风疬癣。用白花蛇一条，酒润，去皮骨，取肉绢袋盛之。蒸糯米一斗，安曲于缸底，置蛇于曲上，以饭安蛇上，用物密盖。三七日取酒，以蛇晒干为末，每服三五分，温酒下。仍以浊酒并糟作饼食之，尤佳。④濒湖白花蛇酒。治中风伤湿，半身不遂，口目㖞斜，肤肉瘤痹，骨节疼痛，及年久疥癣、恶疮、风癞诸症。用白花蛇一条，取龙头虎口，黑质白花，尾有佛指甲，目光不陷者为真，以酒洗润透，去骨刺，取肉四两，真羌活二两，当归身二两，真天麻二两，真秦艽二两，五加皮二两，防风一两，各剉匀，以生绢袋盛之，入金华酒坛内，悬胎安置，入糯米生酒醅五壶浸袋，箬叶密封。安坛于大锅内，水煮一日，取起，埋阴地七日取出。每饮一二杯。仍以滓日干碾末，酒糊丸梧子大。每服五十丸，用煮酒吞下，切忌见风犯欲，及鱼、羊、鹅、面发风之物。⑤鸡峰白花蛇膏。治营卫不和，阳少阴多，手足举动不快。用白花蛇酒煮，去皮骨，瓦焙，取肉一两，天麻、狗脊各二两，为细末，以银盏盛无灰酒一升浸之，重汤煮稠如膏，银匙搅之，入生姜汁半杯，同熬匀，瓶收。每服半匙头，用好酒或白汤化服，日二次，神效极佳。⑥治癞白花蛇膏。白花蛇五寸，酒浸，去皮骨，炙干，雄黄一两，水飞研匀，以白沙蜜一斤，杏仁一斤，去皮研烂，同炼为膏，每服一钱，温酒化下，日三。须先服通天再造散，下去虫物，乃服此除根。⑦总录白花蛇散。治脑风头痛，时作时止，及偏头风。用白花蛇酒浸，去皮骨、天南星浆水煮软切，炒，各一两，石膏、荆芥各二两，地骨皮二钱半，为末，每服一钱，茶下，日三服。⑧洁古白花蛇散。治大风病。白花蛇、乌梢蛇各取净肉二钱，酒炙，雄黄二钱，大黄五钱，为末，每服二钱，白汤下，三日一服。⑨三蛇愈风丹。治疬风，手足麻木，眉毛脱落，皮肤瘙痒，及一切风疮。白花蛇、乌梢蛇、土蝮蛇各一条，并酒浸，取肉晒干，苦参头末四两，为末，以皂角一斤切，酒浸，去酒，以水一碗，挼取浓汁，石器熬膏和丸梧子大，每服七十丸，煎通圣散下，以粥饭压之，日三服。三日一浴，取汗避风。⑩三因白花蛇散。治九漏瘰疬，发项腋之间，痒痛，憎寒发热。白花蛇（酒浸，取肉）二两（焙），生犀角一两二钱五分，镑研，黑牵牛五钱，半生半炒，青皮五钱，为末，每服二钱，入腻粉五分，五更时，糯米饮调下，利下恶毒为度。十日一服，可绝病根，忌发物。⑪俗传白花蛇丸。治杨梅疮。先服发散药，后服此。用花蛇肉酒炙、龟板酥炙、穿山甲炙、蜂房炙、汞粉、朱砂各一钱，为末，红枣肉捣丸梧子大，每服七丸，冷茶下，日三，忌鱼肉，服尽即愈，后服土茯苓药调之。方《广心法附余》治杨梅疮：用花蛇肉一钱，银朱二钱，铅二钱，汞二钱，为末，作纸捻九，每用一条，于灯盏内香油浸，点灯安烘炉里，放被中，盖卧熏之，勿透风，一日三次。⑫托痘花蛇散。治痘疮黑陷。白花蛇连骨炙，勿令焦，三钱，大丁香七枚，为末。每服五分，以水和淡酒下，神效。移时身上发热，其疮顿出红活也。

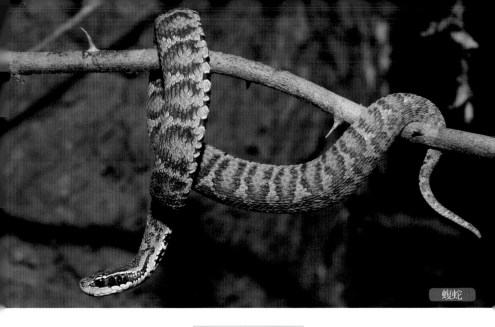

蝮蛇

蝮　蛇

【释名】反鼻蛇。

【气味】胆：苦，微寒，有毒。

【主治】胆：蜃疮。杀下部虫。疗诸漏，研敷之。若作痛，杵杏仁摩之。

【附方】白癜。大蝮蛇一条，勿令伤，以酒一斗渍之，糠火温令稍热，取蛇一寸，和腊月猪脂捣傅。

鲤　鱼

【气味】甘，平，无毒。

【主治】煮食，治咳逆上气，黄疸，止渴。治水肿脚满，下气。治怀妊身肿，及胎气不安。煮食，下水气，利小便。作鲙，温补，去冷气，痃癖气块，横关伏梁，结在心腹。治上气，咳嗽喘促。烧末，能发汗，定气喘咳嗽，下乳汁，消肿。米饮调服，治大人小儿暴痢。用童便浸煨，止反胃及恶风入腹。

【附方】 ①水肿。范汪：用大鲤鱼一头，醋三升，煮干食。一日一作；外台用大鲤一尾，赤小豆一升，水二斗，煮食饮汁，一顿服尽，当下利尽即瘥。②妊娠水肿。方同上。③水肿胀满。赤尾鲤鱼一斤，破开，不见水及盐，以牛矾五钱研末，入腹内，火纸包裹，外以黄土泥包，放灶内煨熟取出，去纸、泥，送粥。食头者上消，食身、尾者下消，一日用尽，屡试经验。④妊娠感寒。用鲤鱼一头烧末，酒服方寸匕，令汗出。⑤胎气不长。用鲤鱼肉同盐、枣煮汁，饮之。⑥胎动不安及妇人数伤胎，下血不止。鲤鱼一个治净，阿胶炒一两，糯米一合，水二升，入葱、姜、橘皮、盐各少许，煮臛食。五七日效。⑦乳汁不通。用鲤鱼一头烧末，每服一钱，酒调下。⑧咳嗽气喘。用鲤鱼一头去鳞，纸裹炮熟，去刺研末，同糯米煮粥，空心食。⑨反胃吐食。用鲤鱼一头，童便浸一夜，炮焦研末，同米煮粥食之。

鲩鱼（草鱼）

【释名】 草鱼。

【气味】 肉：甘，温，无毒。胆：苦，寒，无毒。

【主治】 肉：暖胃和中。胆：喉痹飞尸，暖水和搅服。一切骨鲠、竹木刺在喉中，以酒化二枚，温呷取吐。

鲂鱼（鲢鱼）

【释名】 鲢鱼。

【气味】 甘，温，无毒。

【主治】 温中益气。多食，令人热中发渴，又发疮疥。

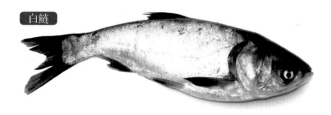

白鲢

章 鱼

【气味】甘、咸，寒，无毒。

【主治】养血益气。

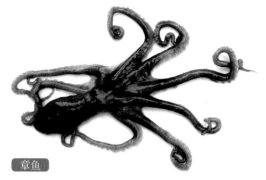

章鱼

鱵 鱼

【释名】鮠、鲳鯀鱼、昌鼠

【气味】甘，平，无毒。 腹
中子：有毒。令人痢下。

【主治】令人肥健，益气力。

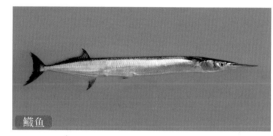

鱵鱼

鲫 鱼

【释名】鲋鱼。

【气味】甘，温，无毒。

【主治】合五味煮食，主虚羸。温中下气。止下痢肠痔。夏月热痢有
益，冬月不宜。合莼作羹，主胃弱不下食，调中益五脏。合茭首作
羹，主丹石发热。生捣，涂恶核肿毒不散及病疮。同小豆捣，涂丹
毒。烧灰，和酱汁，涂诸疮十年不瘥者。以猪脂煎灰服，治肠痈。合
小豆煮汁服，消水肿。炙油，涂妇人阴疮诸疮，杀虫止痛。酿白矾
烧研饮服，治肠风血痢。酿硫黄煅研，酿五倍子煅研，酒服，并治下
血。酿茗叶煨服，治消渴。酿胡蒜煨研饮服，治膈气。酿绿矾煅研饮
服，治反胃。酿盐花烧研，掺齿疼。酿当归烧研，揩牙乌髭止血。酿
砒烧研，治急疳疮。酿白盐煨研，搽骨疽。酿附子炙焦，同油涂头疮
白秃。

【附方】①鹘突羹，治脾胃虚冷不下食。以鲫鱼半斤切碎，用沸豉汁

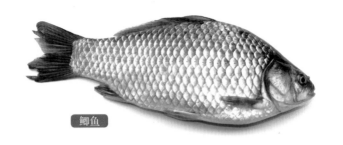

鲫鱼

投之，入胡椒、莳萝、姜、橘末，空心食之。②卒病水肿。用鲫鱼三尾，去肠留鳞，以商陆、赤小豆等分，填满扎定，水三升，煮糜去鱼，食豆饮汁。二日一作，不过三次，小便利，愈。③消渴饮水。用鲫鱼一枚，去肠留鳞，以茶叶填满，纸包煨熟食之。不过数枚即愈。④酒积下血。酒煮鲫鱼，常食最效。⑤肠痔滴血。常以鲫鱼作羹食。⑥肠风血痔。用活鲫鱼，翅侧穿孔，去肠留鳞，入白矾末二钱，以棕包纸裹煨存性，研末。每服二钱，米饮下，每日二服。⑦血痢噤口。方同上。⑧反胃吐食。用大鲫鱼一尾，去肠留鳞，入绿矾末令满，泥固煅存性，研末。每米饮服一钱，日二。⑨膈气吐食。用大鲫鱼去肠留鳞，切大蒜片填满，纸包十重，泥封，晒半干，炭火煨熟，取肉和平胃散末一两杵，丸梧子大，密收。每服三十丸，米饮下。⑩小肠疝气。每顿用鲫鱼十个，同茴香煮食。久食自愈。⑪妊娠感寒时行者。用大鲫一头烧灰，酒服方寸匕，无汗腹中缓痛者，以醋服，取汗。⑫热病目暗。因瘥后食五辛而致。用鲫鱼作臛食之。⑬目生弩肉。鲜鲫鱼，取一片，中央开窍，贴于眶上，日三五度。⑭妇人血崩。鲫鱼一个，长五寸者，去肠，入血竭、乳香在内，绵包烧存性，研末。每服三钱，热酒调下。⑮小儿齁喘。活鲫鱼七个，以器盛，令儿自便尿养之，待红，煨熟食，甚效。一女年十岁用此，永不发也。⑯小儿舌肿鲜。鲫鱼切片贴之，频换。⑰小儿丹毒。从髀起流下，阴头赤肿出血。用鲫鱼肉切五合，赤小豆末二合，捣匀，入水和，傅之。⑱小儿秃疮。千金：用鲫鱼烧灰，酱汁和涂，用鲫鱼去肠，入皂矾烧研搽。一危氏：用大鲫去肠，入乱发填满，烧研，入雄黄末二钱，先以蔍水洗试，生油调搽。⑲小儿头疮。昼开出脓，夜即复合。用鲫鱼长四寸一枚，去肠，大附子一枚，去皮研末填入，炙焦研傅，捣蒜封之，效。⑳走马牙疳。用鲫鱼一个去肠，入砒一分，生地黄一两，纸包烧存性，入枯白矾、麝香少许，为末掺之。㉑牙疳出血。大鲫鱼一尾，去肠留鳞，入当归末，泥固烧存性，入煅过盐和匀，日用。㉒揩牙乌须。方同上。㉓刮骨取牙。用鲫鱼一个去肠，入砒在内，露于阴地，待有霜刮下，瓶收，以针搜开牙根，点少许，咳嗽自落。又方：用硇砂入鲫鱼肉，煨过瓶收，待有霜刮取，如上法用。㉔诸疮肿毒。鲫鱼（一斤者）去肠，柏叶填满，纸裹泥包煅存性，入轻粉二钱，为末，麻油调搽。㉕恶疮似癞，十余年者。鲫鱼烧研，和酱清傅之。㉖浸淫毒疮。凡卒得毒气攻身，或肿痛，或赤痒，上下周匝，烦毒欲死，此浸淫毒疮也。生鲫鱼切片，和盐捣贴，频易之。㉗骻上便毒。鲫鱼一枚，山药五钱，同捣敷之，即消。㉘骨疽脓出。黑色鲫鱼一个去肠，入白盐令满扎定，以水一盏，石器内煮至干焦为末，猪油调搽，少痛勿怪。㉙手足瘭疽。累累如赤豆，剥之汁出。大鲫鱼长三四寸者，乱发一鸡子大，猪脂一升，同煎膏，涂之。㉚臁胫生疮。用中鲫鱼三尾洗净，穿山甲二钱，以长皂荚一挺，劈开两片夹住扎之，煨存性，研末，先以井水洗净脓水，用白竹叶刺孔贴之，候水出尽，以麻油、轻粉调药傅之，日一次。㉛小儿撮口，出白沫。以艾灸口之上下四壮。鲫鱼烧研，酒调少许灌之，仍掐手足，儿一岁半，则以鱼网洗水灌之。㉜妇人阴疮。方见主治。

鲈　鱼

【释名】四鳃鱼。

【气味】甘，平，有小毒。虽有小毒，不甚发病。

【主治】补五脏，益筋骨，和肠胃，治水气。多食宜人，作鲊尤良。曝干甚香美。益肝肾。安胎补中。作鲙尤佳。

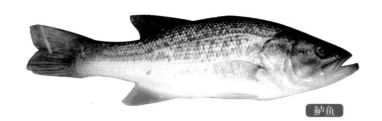

鲈鱼

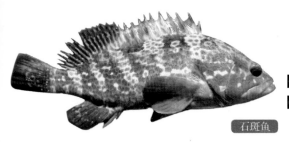

石斑鱼

石斑鱼

【释名】石矾鱼、高鱼。
【气味】有毒，令人吐泻。

金 鱼

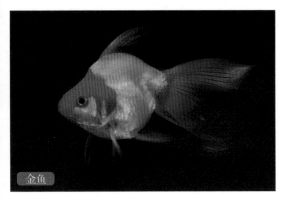

金鱼

【气味】甘、咸，平，无毒。
【主治】久痢。
【附方】久痢噤口，病势欲死。用金丝鲤鱼一尾，重一二斤者，如常治净，用盐、酱、葱，必入胡椒末三四钱，煮熟，置病人前嗅之，欲吃随意。连汤食一饱，病即除根，屡治有效。

泥 鳅

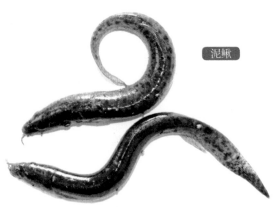

泥鳅

【释名】泥鳅、鳛鱼。
【气味】甘，平，无毒。
【主治】暖中益气，醒酒，解消渴。同米粉煮，调中收痔。
【附方】①消渴饮水。用泥鳅鱼十头阴干，去头尾，烧灰，干荷叶等分为末。每服二钱，新汲水调下，日三，名沃焦散。②喉中物哽。用生鳅鱼线缚其头，以尾先入

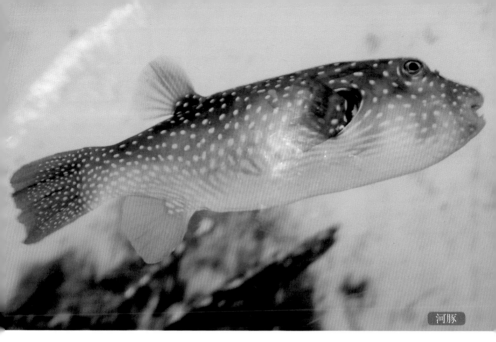

喉中，牵拽出之。③揩牙乌髭。泥鳅鱼，槐蕊、狼把草各一两，雄燕子一个，酸石榴皮半两，捣成团，入瓦罐内，盐泥固济，先文后武，烧炭十斤，取研，日用，一月以来，白者皆黑。④阳事不起。泥鳅煮食之。⑤牛狗羸瘦。取鳅鱼一二枚，从口鼻送入，立肥也。

河　豚

【释名】 鲵鮧、鯯鮧。

【气味】 甘，温，大毒。

【主治】 补虚，去湿气，理腰脚，去痔疾，杀虫。伏砒砂。

乌贼鱼

【释名】 乌鲗、墨鱼、缆鱼，干者名鲞，骨名海螵蛸。

【气味】 肉：酸，平，无毒。骨：咸，微温，无毒。

【主治】 肉：益气强志。益人，通月经。肉：女子漏下赤白经汁，血

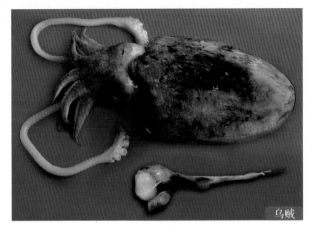
乌贼

闭，阴蚀肿痛，无子。惊气入腹，腹痛环脐，丈夫阴中寒肿，令人有子，又止疮多脓汁不燥。治眼中热泪，及一切浮翳，研末和蜜点之。久服益精。主女子血枯病，伤肝唾血下血，治疟消瘿。研末，敷小儿疳疮，痘疮臭烂，丈夫阴疮，汤火伤，跌伤出血。烧存性，酒服，治妇人小户嫁痛。同鸡子黄，涂小儿重舌鹅口。同蒲黄末，敷舌肿，血出如泉。同槐花末吹鼻，止衄血。同白矾末吹鼻，治蝎螫疼痛。同麝香吹耳，治聤耳有脓及耳聋。

【附方】①**阴囊湿痒**。乌贼骨、蒲黄，扑之。②**赤白目翳**。圣惠：治伤寒热毒攻眼，生赤白翳，用乌鲗鱼骨一两，去皮为末，入龙脑少许点之，日三；治诸目翳：用乌鲗骨、五灵脂等分为细末，熟猪肝切片，蘸食，日二。③**赤翳攀睛**。照水丹：治眼翳惟厚者尤效，及赤翳攀睛贯瞳人，用海螵蛸一钱，辰砂半钱，乳细水飞澄取，以黄蜡少许，化和成剂收之，临卧时，火上旋丸黍米大，揉入眦中，睡至天明，温水洗下。未退，更用一次，即效。④**雀目夜眼**。乌贼骨半斤为末，化黄蜡三两和，捏作钱大饼子，每服一饼，以猪肝二两，竹刀批开，掺药扎定，米泔水半碗，煮熟食之，以汁送下。⑤**血风赤眼**，女人多之。用乌贼鱼骨二钱，铜绿一钱，为末，每用一钱，热汤泡洗。⑥**疳眼流泪**。乌贼鱼骨、牡蛎等分为末，糊丸皂子大。每用一丸，同猪肝一具，米泔煮熟食。⑦**底耳出脓**。海螵蛸半钱，麝香一字，为末，以绵杖缴净，吹入耳中。⑧**鼻疮疳䘌**。乌贼鱼骨、白及各一钱，轻粉二字，为末，搽之。⑨**小儿脐疮出血及脓**。海螵蛸、胭脂为末，油调搽之。⑩**头上生疮**。海螵蛸、白胶香各二钱，轻粉五分，为末。先以油润净乃搽末，二三次即愈。⑪**疬疡白驳**。先以布拭赤，用乌贼骨磨三年酢，涂之。⑫**疔疮恶肿先刺出血**。以海螵蛸末掺之，其疔即出。⑬**蝎螫痛楚**。乌贼骨一钱，白矾二分，为末噙鼻。在左壁者噙左鼻，在右壁者嗜右鼻。⑭灸疮不瘥。乌贼骨、白矾等分为末，日日涂之。⑮小儿痰鞕多年。海螵蛸末，米饮服一钱。⑯小便血淋。海螵蛸末一钱，生地黄汁调服。又方：海螵蛸、生地黄、赤茯苓等分，为末。每服一钱，柏叶、车前汤下。⑰大肠下血。不拘大人小儿，脏毒肠风及内痔，下血日久，多食易饥。先用海螵蛸炙黄，去皮研末，每服一钱，木贼汤下。三日后，服猪脏黄连丸。⑱卒然吐血。乌贼骨末，米饮服二钱。⑲骨鲠在喉。乌贼鱼骨、陈橘红焙等分为末，寒食面和饧，丸芡子大。每用一丸，含化咽汁。⑳舌肿出血如泉。乌贼骨、蒲黄各等分，炒为细末，每用涂之。㉑跌破出血。乌贼鱼骨末，傅之。

水 母

【释名】水母、樗蒲鱼、石镜。

【气味】咸，温，无毒。

【主治】妇人劳损，积血带下，小儿风疾丹毒，汤火伤。疗河鱼之疾。

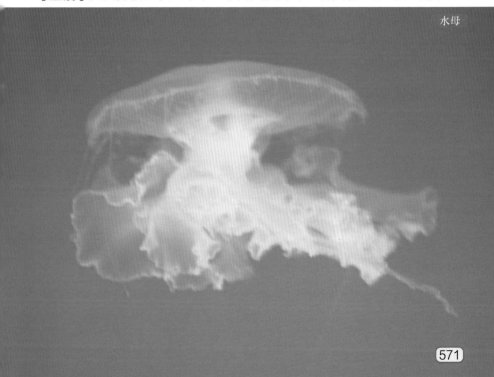

水母

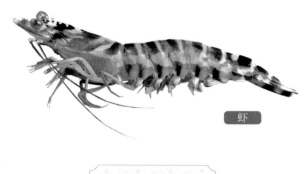

虾

鰕（虾）

【释名】俗作虾。

【气味】甘，温，有小毒。

【主治】五野鸡病，小儿赤白游肿，捣碎敷之。作羹，治鳖瘕，托痘疮，下乳汁。法制，壮阳道；煮汁，吐风痰；捣膏，敷虫疽。

【附方】①鳖瘕疼痛。类编：陈拱病鳖瘕，隐隐见皮内，痛不可忍。外医洪氏曰：可以鲜虾作羹食之。久久痛止。明年又作，再如前治而愈，遂绝根本。②补肾兴阳。用虾米一斤，蛤蚧二枚，茴香、蜀椒各四两，并以青盐化酒炙炒，以木香粗末一两和匀，乘热收新瓶中密封。每服一匙，空心盐酒嚼下，甚妙。③宣吐风痰。用连壳虾半斤，入葱、姜、酱煮汁，先吃虾，后吃汁，紧束肚腹，以瓴探引取吐。④臁疮生虫。用小虾三十尾，去头、足、壳，同糯米饭研烂，隔纱贴疮上，别以纱罩之，一夜解下，持看皆是小赤虫，即以葱、椒汤洗净，用旧茶笼内白竹叶，随大小剪贴，一日二换，待汁出尽，逐日煎苦楝根汤洗之，以好膏贴之。将生肉，勿换膏药，忌发物。

海 马

【释名】水马。

【气味】甘，温、平，无毒。

【主治】妇人难产，带之于身，甚验。临时烧末饮服，并手握之，即易产。主难产及血气痛。暖水脏，壮阳道，消瘕块，治疗疮肿毒。

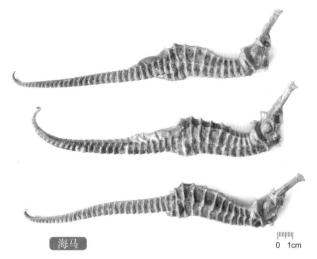

海马

0 1cm

【附方】①海马汤，治远年虚实积聚癥块。用海马雌雄各一枚，木香一两，大黄炒、白牵牛炒各二两，巴豆四十九粒，青皮二两，童子小便浸软，包巴豆扎定，入小便内再浸七日，取出麸炒黄色，去豆不用，取皮同众药为末。每服二钱，水一盏，煎三五沸，临卧温服。②海马拔毒散。治疗疮发背恶疮有奇效。用海马炙黄一对，穿山甲黄土炒、朱砂、水银各一钱，雄黄三钱，龙脑、麝香各少许为末，入水银研不见星，每以少许点之，一日一点，毒自出也。

鲍 鱼

【释名】鳆鱼、萧折鱼、干鱼。

鲍鱼

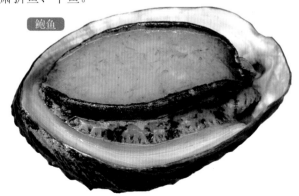

【气味】肉：辛，臭，温，无毒。

【主治】肉：坠堕骇。蹶厥箪折，瘀血、血痹在四肢不散者，女子崩中血不止。煮汁，治女子血枯病伤肝，利肠。同麻仁、葱、豉煮羹，通乳汁。

水 龟

【**释名**】玄衣督邮。

【**气味**】甲：甘，平，有毒。

【**主治**】甲：治漏下赤白，破癥瘕痎疟。五痔阴蚀，湿痹、四肢重弱，久服，轻身不饥。惊恚气，心腹痛，不可久立，骨中寒热，伤寒劳复，或饥体寒热欲死，以作汤，良。久服，益气资智，使人能食。烧灰，治小儿头疮难燥，女子阴疮。壳：主久咳，断疟。炙末酒服，主

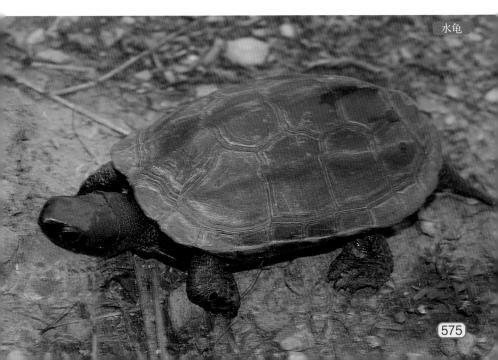

水龟

风脚弱。版：治血麻痹。烧灰，治脱肛。**下甲**：补阴，主阴血不足，去淤血，止血痢，续筋骨，治劳倦，四肢无力。治腰脚酸痛，补心肾，益大肠，止久痢久泻，主难产，消痈肿。烧灰，敷臁疮。

【附方】①**补阴丸**。丹溪方：用龟下甲（酒炙）、熟地黄（九蒸九晒）各六两，黄柏（盐水浸炒）、知母（酒炒）各四两，石器为末，以猪脊髓和，丸梧子大。每服百丸，空心温酒下。一方：去地黄，加五味子炒一两。②**疟疾不止**。龟壳烧存性，研末。酒服方寸匕。③**抑结不散**。用龟下甲酒炙五两，侧柏叶炒一两半，香附童便浸，炒三两，为末，酒糊。④**胎产下痢**。用龟甲一枚，醋炙为末，米饮服一钱，日二。⑤**难产催生**。秘录：用龟甲烧末，酒服方寸匕。摘玄：治产三五日不下，垂死，及矮小女子交骨不开者。用干龟壳一个酥炙，妇人头发一握烧灰，川芎、当归各一两。每服秤七钱，水煎服。如人行五里许，再一服。生胎、死胎俱下。⑥**肿毒初起**。败龟版一枚，烧研，酒服四钱。⑦**小儿头疮**。龟甲烧灰敷之。⑧**臁疮朽臭**。生龟一枚取壳，醋炙黄，更煅存性，出火气，入轻粉、麝香。葱汤洗净，搽敷之。⑨**人咬伤疮**。龟版骨、鳖肚骨各一片，烧研，油调搽之。

瑇瑁

【释名】玳瑁。

【气味】甲：甘，寒，无毒。

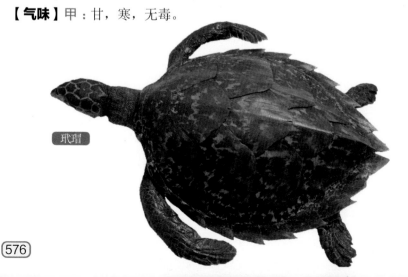

玳瑁

【主治】甲：解岭南百药毒。破癥结，消痈毒，止惊痫。疗心风，解烦热，行气血，利大小肠，功与肉同。磨汁服，解蛊毒，生佩之，辟蛊毒。解痘毒，镇心神，急惊客忤，伤寒热结狂言。

【附方】①解蛊毒。生玳瑁磨浓汁，水服一盏即消。②预解痘毒。遇行时服此，未发内消，已发稀少。用生玳瑁、生犀角各磨汁一合，和温服半合，日三服，最良。③痘疮黑陷。乃心热血凝也。用生玳瑁、生犀角同磨汁一合，入猪心血少许，紫草汤五匙，和匀，温服。④迎风目泪。乃心肾虚热也。用生玳瑁、羚羊角各一两，石燕子一双，为末，每服一钱，薄荷汤下，日一服。

鳖

【释名】团鱼、神守。

【气味】甲：咸，平，无毒。

【主治】甲：心腹癥瘕，坚积寒热，去痞疾息肉，阴蚀痔核恶肉。疗温疟，血瘕腰痛，小儿胁下坚。宿食，症块痃癖，冷瘕劳瘦，除骨

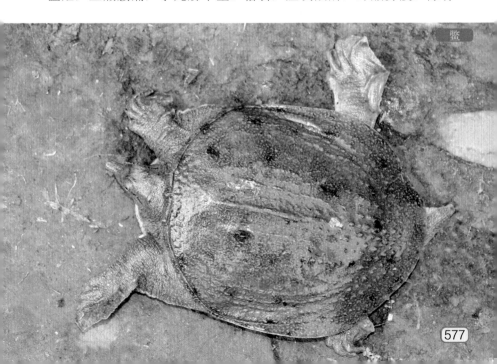

热，骨节间劳热，结实壅塞，下气，妇人漏下五色，下瘀血。去血气，破癥结恶血，堕胎，消疮肿肠痈，并扑损瘀血。补阴补气。除老疟疟母，阴毒腹痛，劳复食复，斑痘烦喘，小儿惊痫。妇人经脉不通，难产，产后阴脱，丈夫阴疮石淋，敛溃痈。

【附方】①老疟劳疟。用鳖甲醋炙研末，酒服方寸匕。隔夜一服，清早一服，临时一服，无不断者。入雄黄少许，更佳。②奔豚气痛，上冲心腹。鳖甲醋炙三两，京三棱煨二两，捣二味为末，桃仁去皮尖四两，汤浸研汁三升，煎二升，入末不住手搅，煎良久，下醋一升，煎如饧，以瓶收之。每空心温酒服半匙。③血瘕癥癖。甄权曰：用鳖甲、琥珀、大黄等分作散，酒服二钱，少时恶血即下。若妇人小肠中血下尽，即休服也。④痃癖癥积。甄权曰：用鳖甲醋炙黄研末，牛乳一合，每调一匙，朝朝服之。⑤妇人漏下。甄权曰：鳖甲醋炙研末，清酒服方寸匕，日二。又用干姜、鳖甲、诃黎勒皮等分为末，糊丸。空心下三十丸，日再。⑥劳复食复。笃病初起，受劳伤食，致复欲死者。鳖甲烧研，水服方寸匕。⑦卒得腰痛不可俯仰。用鳖甲炙研末，酒服方寸匕，日二。⑧沙石淋痛。用九肋鳖甲醋炙研末，酒服方寸匕，日三服。石出瘥。⑨阴虚梦泄。九肋鳖甲烧研。每用一字，以酒半盏，童尿半盏，葱白七寸同煎。去葱，日晡时服之，出臭汗为度。⑩吐血不止。鳖甲、蛤粉各一两同炒色黄，熟地黄一两半晒干，为末，每服二钱，食后茶下。⑪痈疽不敛。不拘发背一切疮。用鳖甲烧存性，研掺甚妙。⑫肠痈内痛。鳖甲烧存性研，水服一钱，日三。⑬阴头生疮，人不能治者。鳖甲一枚烧研，鸡子白和敷。

蟹

【释名】螃蟹、郭索，雄曰蜋蚬，雌曰博带、无肠公子。

【气味】咸，寒，有小毒。

【主治】胸中邪气，热结痛，喎僻面肿。能败漆。烧之致鼠。杀莨菪毒，解鳝鱼毒、漆毒，治疟及黄疸。

【附方】

（1）石蟹：①湿热黄疸。蟹烧存性研末，酒糊丸如梧桐子大。每

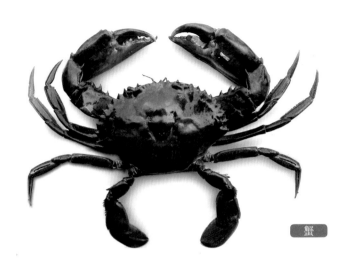

蟹

服五十丸，白汤下，日服二次。即好。②中鳝鱼毒。食蟹即解。

（2）蟹爪：①千金神造汤。治子死腹中，并双胎一死一生，服之令死者出，生者安，神验方也。用蟹爪一升，甘草二尺，东流水一斗，以苇薪煮至二升，滤去滓，入真阿胶三两令烊，顿服或分二服。若人困不能服者，灌入即活。②下胎蟹爪散。治妊妇有病欲去胎。用蟹爪二合，桂心、瞿麦各一两，牛膝二两，为末，空心温酒服一钱。

（3）壳：①崩中腹痛。毛蟹壳烧存性，米饮服一钱。②蜂虿螫伤。蟹壳烧存性，研末，蜜调涂之。③熏辟壁虱。蟹壳烧烟熏之。

牡　蛎

【释名】 牡蛤、蛎蛤。

【气味】 咸、平、微寒，无毒。

【主治】 伤寒寒热，温疟洒洒，惊恚怒气，除拘缓鼠瘘，女子带下赤白。久服，强骨节，杀邪鬼，延年。除留热在关节营卫，虚热去来不定，烦满心痛气结，止汗止渴，除老血，疗泄精，涩大小肠，止大小便，治喉痹咳嗽，心胁下痞热。粉身，止大人、小儿盗汗。同麻黄根、蛇床子、干姜为粉，去阴汗。治女子崩中，止痛，除风热风疟，鬼交精出。男子虚劳，补肾安神，去烦热，小儿惊痫去胁下坚满，瘰

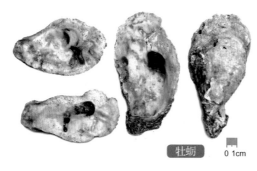
牡蛎

0 1cm

痹，一切疮肿。化痰软坚，清热除湿，止心脾气痛，痢下赤白浊，消疝瘕积块，瘰疬结核。

【附方】①心脾气痛，气实有痰者。牡蛎煅粉，酒服二钱。②疟疾寒热。牡蛎粉、杜仲等分为末，蜜丸梧子大。每服五十丸，温水下。③气虚盗汗。上方为末，每酒服方寸匕。④虚劳盗汗。牡蛎粉、麻黄根、黄芪等分。为末，每服二钱，水一盏，煎七分，温服，日一。⑤产后盗汗。牡蛎粉、麦麸炒黄等分。每服一钱，用猪肉汁调下。⑥消渴饮水。腊日或端午日，用黄泥固济牡蛎，煅赤研末。每服一钱，用活鲫鱼煎汤调下。只二三服愈。⑦百合变渴。伤寒传成百合病，如寒无寒，如热无热，欲卧不卧，欲行不行，欲食不食，口苦，小便赤色，得药则吐利，变成渴疾，久不瘥者。用牡蛎熬二两，栝蒌根二两，为细末。每服方寸匕，用米饮调下，日三服取效。⑧病后常衄，小劳即作。牡蛎十分，石膏五分，为末，酒服方寸匕亦可蜜丸，日三服。⑨小便淋闭，服血药不效者。用牡蛎粉、黄柏炒等分为末，每服一钱，小茴香汤下，取效。⑩小便数多。牡蛎五两。烧灰，小便三升，煎二升，分三服。神效。⑪梦遗便溏。牡蛎粉，醋糊丸梧子大。每服三十丸，米饮下，日二服。⑫水病囊肿。牡蛎粉二两，干姜炮一两。研末，冷水调糊扫上。须臾囊热如火，干则再上。小便利即愈。一方，用葱汁、白面同调。小儿不用干姜。⑬月水不止。牡蛎煅研，米醋搜成团，再煅研末。以米醋调艾叶末熬膏，丸梧子大。每醋艾汤下四五十丸。⑭金疮出血。牡蛎粉敷之。⑮破伤湿气，口噤强直。用牡蛎粉，酒服二钱，仍外敷之，取效。⑯发背初起。古贲粉灰，以鸡子白和，涂四围，频上取效。⑰男女瘰疬。经验方：用牡蛎研末四两，玄参末三两，面糊丸梧子大。每服三十丸，酒下，日三服。服尽除根。⑱甲疽溃痛。肉裹趾甲，脓血不瘥者。用牡蛎头浓处，生研为末，每服二钱，红花煎酒调下，日三服。仍用敷之，取效。⑲面色黧黑。牡蛎粉研末，蜜丸梧子大。每服三十丸，白汤下，日一服。并炙其肉食之。

580

真 珠

【释名】珍珠、蚌珠。

【气味】咸、甘，寒，无毒。

【主治】镇心。点目，去肤翳障膜。涂面，令人润泽好颜色。涂手足，去裹塞耳，主聋。磨翳坠痰。

【附方】①安魂定魄。真珠末豆大一粒，蜜一蚬壳，和服，日三。尤宜小儿。②卒忤不言。真珠末，用鸡冠血和，丸小豆大。以三四粒纳口中。③灰尘迷目。用大珠拭之则明也。④妇人难产。真珠末一两，酒服，立出。⑤胞衣不下。真珠一两研末，苦酒服。⑥子死腹中。真珠末二两，酒服，立出。⑦瘢痘不发。珠子七枚为末，新汲水调服。⑧痘疮疔毒。方见谷部豌豆下。⑨肝虚目暗，茫茫不见。真珠末一两，白蜜二合，鲤鱼胆二枚，和合，铜器煎至一半，新绵滤过瓶盛。频点取瘥。⑩青盲不见。方同上。⑪小儿中风，手足拘急。真珠末水飞一两，石膏末一钱。每服一钱，水七分，煎四分，温服，日三。⑫目生顽翳。真珠一两，地榆二两，水二大碗煮干，取真珠以醋浸五日，热水淘去醋气，研细末用。每点少许，以愈为度。

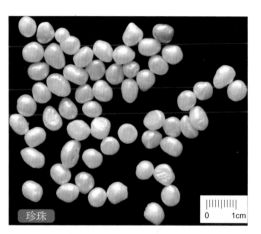

珍珠

0   1cm

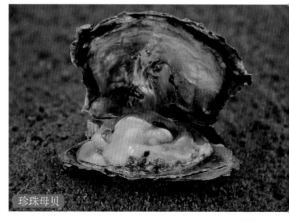

珍珠母贝

石决明

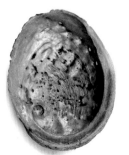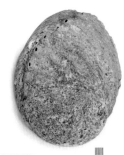

石决明

0 1cm

【释名】九孔螺，壳名千里光。

【气味】咸，平，无毒。

【主治】目障翳痛，青盲。久服，益精轻身热，青盲内障，骨蒸劳极。水飞，点外障翳。通五淋。

【附方】①羞明怕日。用千里光、黄菊花、甘草各一钱，水煎。冷服。②痘后目翳。用石决明火煅、研，谷精草各等分，共为细末。以猪肝蘸食。③小便五淋。用石决明去粗皮，研为末，飞过。熟水服二钱，每日二服。如淋中有软硬物，即加朽木末五分。④肝虚目翳。凡气虚、血虚、肝虚，眼白俱赤，夜如鸡啄，生浮翳者。用海蚌壳烧过成灰、木贼焙各等分为末，每服三钱，用姜、枣同水煎，和渣通口服。⑤青盲雀目。用石决明一两烧过存性，外用苍术三两去皮。为末，每服三钱，以猪肝批开，入药末在内扎定，砂罐煮熟，以气熏目。待冷，食肝饮汁。⑥解白酒酸。用石决明数个，以火炼过，研为细末。将酒荡热，以决明末搅入酒内，盖住。一时取饮之，其味即不酸。

海　蛤

【气味】苦、咸，平，无毒。

【主治】咳逆上气，喘息烦满，胸痛寒热。疗阴痿。主十二水满急痛，利膀胱大小肠。治水气浮肿，下小便，治嗽逆上气，项下瘤瘿。疗呕逆，胸胁胀急，腰痛五痔，妇人崩中带下。止消渴，润五脏，治服丹石人有疮。消热利湿，化痰饮，消积聚，除血痢，妇人血结胸，伤寒反汗搐搦，中风瘫痪。

【附方】①水痫肿满。用海蛤、杏仁、汉防己、枣肉各二两，葶苈六

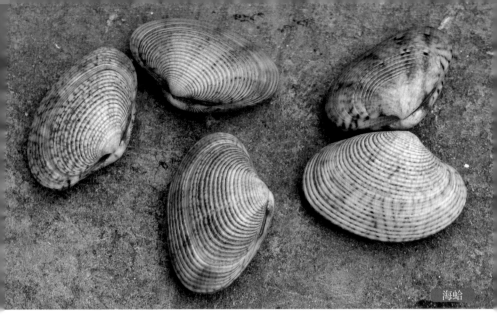

海蛤

两，为末研，丸梧子大。一服十丸，服至利下水为妙。②水肿发热，小便不通者，海蛤汤主之。海蛤、木通、猪苓、泽泻、滑石、黄葵子、桑白皮各一钱，灯心三分，水煎服，日二。③石水肢瘦，其腹独大者，海蛤丸主之。海蛤煅粉、防己各七钱半，葶苈、赤茯苓、桑白皮各一两，陈橘皮、郁李仁各半两，为末，蜜丸如梧子大。每米饮下五十丸，日二次。④气肿湿肿。用海蛤、海带、海藻、海螵蛸、海昆布、凫茨、荔枝壳等分，流水煎服，日二次。⑤血痢内热。海蛤末，蜜水调服二钱，日二。伤寒血结，胸膈痛不可近。⑥伤寒搐搦。伤寒出汗不彻，手脚搐者。用海蛤、川乌头各一两，穿山甲二两，为末，酒丸如弹子大，捏扁，置所患足心下。别擘葱白盖药，以帛缠定。于暖室中热水浸脚至膝上，水冷又添，候遍身汗出为度。凡一二日一作，以知为度。⑦中风瘫痪。方同上。又具鲮鲤甲下。⑧衄血不止。蛤粉一两，槐花半两炒焦，研匀。每服一钱，新汲水调下。

文　蛤

【释名】花蛤。

【气味】咸，平，无毒。

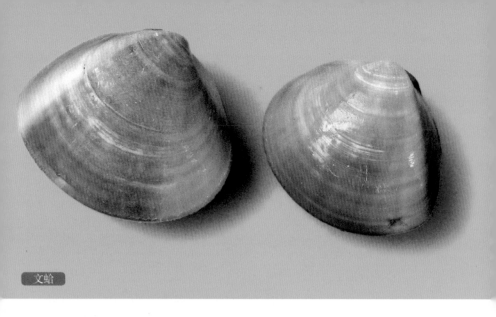

文蛤

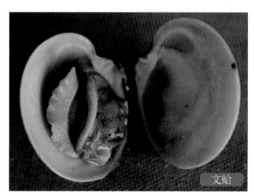

文蛤

【主治】恶疮，蚀五痔。咳逆胸痹，腰痛胁急。鼠瘘大孔出血，女人崩中漏下。能止烦渴，利小便，化痰软坚，治口鼻中蚀疮。

【附方】①伤寒文蛤散。张仲景云：病在阳，当以汗解，反以冷水噀之，或饮水，反不渴者，此散主之。文蛤五两为末，每服方寸匕，沸汤下，甚效。②疳蚀口鼻，数日欲尽。文蛤烧灰，以腊猪脂和，涂之。

蛤 蜊

【气味】肉：咸，冷，无毒。

【主治】肉：润五脏，止消渴，开胃，治老癖为寒热，妇人血块，宜煮食之醒酒。

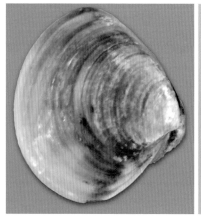
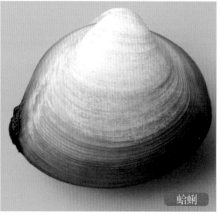

蛤蜊

魁 蛤

【释名】魁陆、蚶。

【气味】肉：甘，平，无毒。

【主治】肉：痿痹，泄痢便脓血。

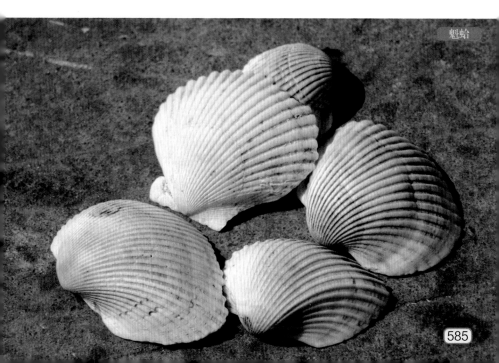

魁蛤

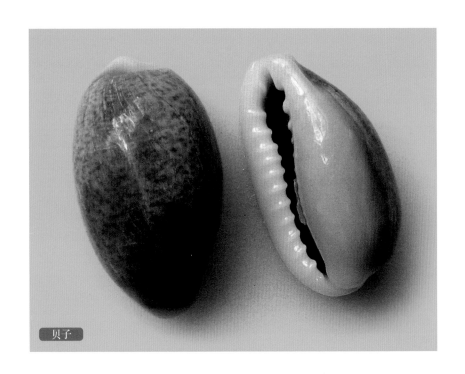

贝子

【释名】贝齿、白贝、海肥。

【气味】咸，平，有毒。

【主治】目翳，五癃，利水道，鬼疰蛊毒，腹痛下血。温疟寒热，解肌，散结热。烧研，点目去翳。伤寒狂热。下水气浮肿，小儿疳蚀吐乳。治鼻渊出脓血，下痢，男子阴疮，解漏脯、面臛诸毒，射冈毒，药箭毒。

【附方】①目花翳痛。贝子一两，烧研如面，入龙脑少许点之。若有息肉，加真珠末等分。②鼻渊脓血。贝子烧研。每生酒服二钱，日三服。③二便关格，不通闷胀，二三日则杀人。以贝齿三枚，甘遂二铢，为末，浆水和服，须臾即通也。④小便不通。白海肥一对，生一个，烧一个，为末，温酒服。⑤下疳阴疮。白海肥三个，煅红研末，搽之。⑥食物中毒。孙真人：贝子一枚，含之自吐。圣惠方：治漏脯毒，面臃毒，及射罔在诸肉中有毒。并用贝子烧研，水调半钱服。⑦中射罔毒。方同上。⑧药箭镞毒。贝齿烧研，水服三钱，日三服。

紫 贝

【释名】文贝、砑螺。

【气味】咸，平，无毒。

【主治】明目，去热毒。小儿癍疹目翳。

【附方】癍疹入目：紫贝一个（即砑螺也），生研细末，用羊肝切片，掺上扎定，米泔煮熟，瓶盛露一夜，空心嚼食之。

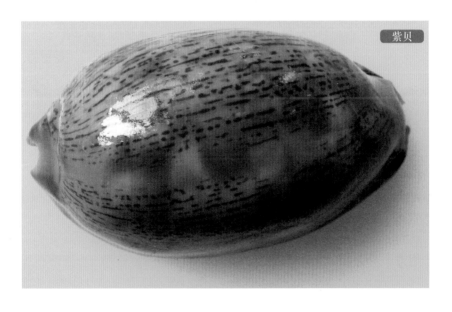

紫贝

海 螺

【释名】流螺、假猪螺。

【气味】肉：甘，冷，无毒。

【主治】肉：目痛累年，或三四十年。生螺，取汁洗之。或入黄连末

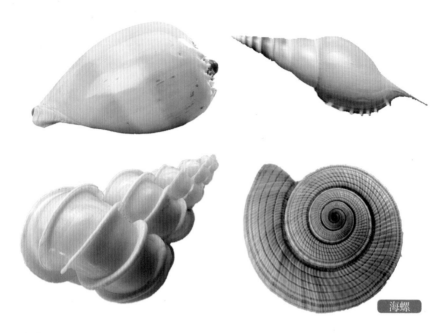

海螺

在内，取汁点之。合菜煮食，治心痛。

田 螺

【气味】 甘，大寒，无毒。

【主治】 目热赤痛，止渴。煮汁，疗热醒酒。用真珠、黄连末内入，良久，取汁注目中，止目痛。

【附方】 ①消渴饮水日夜不止，小便数者。《心镜》：用田螺五升，水一斗，浸一夜，渴即饮之，每日一换水及螺，或煮食饮汁亦妙。《圣惠》：用糯米二升，煮稀粥一三升在内，待螺食粥尽，吐沫出，乃收任性饮之，立效。②肝热目赤。《药性论》：用大田螺七枚洗净，新汲水养去泥秽，换水一升浸洗取起，于净器中，着少盐花于甲内，承取自然汁点目，逐个用了，放去之。③烂弦风眼。方法同上，但以铜绿代盐花。④饮酒口麋。螺、蚌煮汁饮。⑤酒醉不醒。用水中螺、蚌，葱、豉煮食饮汁，即解。⑥小便不通，腹胀如鼓。用田螺一枚，盐半匕，生捣，敷脐下一寸三分，即通。熊彦诚曾得此疾，异人授此方

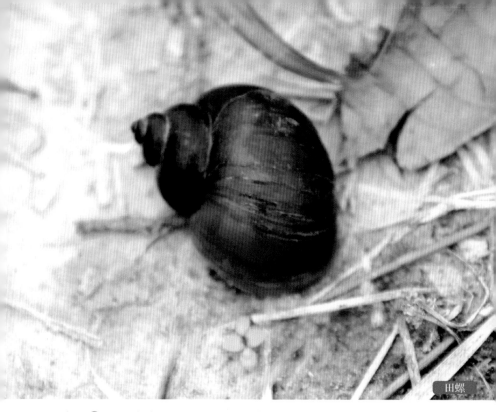

田螺

果愈。⑦噤口痢疾。用大田螺二枚捣烂，入麝香三分作饼，烘热贴脐间。半日，热气下行，即思食矣。甚效。⑧肠风下血酒毒者。大田螺五个，烧至壳白肉干，研末，作一服，热酒下。⑨**大肠脱肛，脱下三五寸者**。用大田螺二三枚，将井水养三四日，去泥。用鸡爪黄连研细末，入厣内，待化成水。以浓茶洗净肛门，将鸡翎蘸扫之。以软帛托上，自然不再复发也。⑩反胃呕噎。田螺洗净水养，待吐出泥，澄取晒半干，丸梧子大。每服三十丸，藿香汤下。烂壳研服亦可。⑪**水气浮肿**。用大田螺、大蒜、车前子等分，捣膏摊贴脐上，水从便旋而下。象山县民病此，得是方而愈。⑫酒疸诸疸。用田螺将水养数日，去泥，取出生捣烂，入好酒内，用布帛滤过，将汁饮之，日三服，自效。⑬脚气攻注。用生大田螺捣烂，敷两股上，便觉冷趋至足而安。又可敷丹田，利小便。董守约曾用有效；孙氏：用田螺一枚，用针刺破，入白矾末同埋一夜，取螺内水扫疮上，又善能止痛也，甚妙；《袖珍》：用马齿苋汤洗净，捣活螺蛳敷上，其病即愈。⑭腋气狐臭。《乾坤生意》：用田螺一个，水养，俟厣开，挑巴豆仁一个在内，取置杯内，夏一夜，冬七夜，自然成水。常取搽之，久久绝根。又方：大田螺一个，入麝香三分在内，埋露地七七日，取出。看患洗拭，以墨涂上，再洗。看有墨处是患窍，以螺汁点之，三五次即瘥。⑮瘰疬溃破。用田螺连肉烧存性，香油调搽。⑯疔疮恶肿。用田螺入冰片，化水点疮上。⑰风虫癣疮。用螺蛳十个，槿树皮末一两，同入碗内蒸熟，捣烂，入矾红三钱，以盐水调搽。⑱绕指毒疮。生手足指上。以活田螺一枚，生用捣碎缚之，即瘥。⑲妬精阴疮。大田螺二个，和壳烧存性，入轻粉同研，敷之，效。

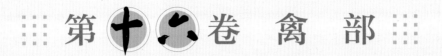

第十六卷 禽部

鹅

【释名】家雁、舒雁。

【气味】肉：甘，平，无毒。

【主治】肉：利五脏。解五脏热，服丹石人宜之。煮汁，止消渴。

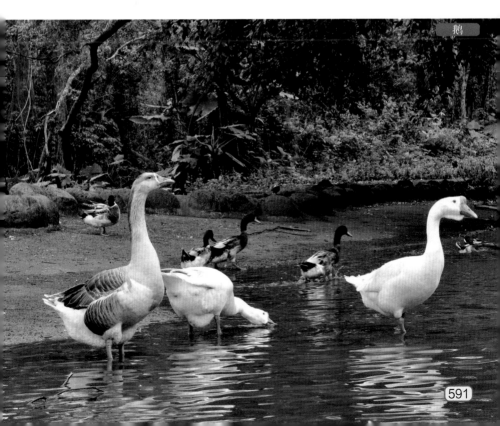

鹅

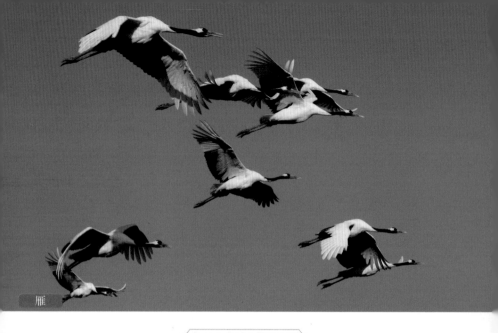

雁

雁

【释名】鸿。

【气味】肉：甘，平，无毒。

【主治】肉：风麻痹。久食助气，壮筋骨。利脏腑，解丹石毒。

鹜（鸭）

【释名】鸭、舒凫、家凫、𪆧鹜。

【气味】肉：甘，大寒，无毒。

【主治】肉：补虚除客热，和脏腑，利水道，疗小儿惊痫。解丹毒，止热痢。头生疮肿。

鸡

【释名】烛夜。

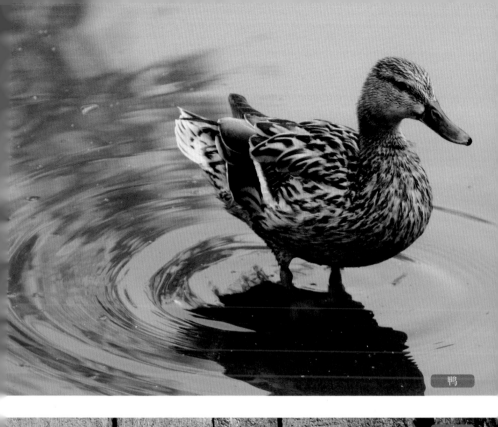

鸭

鸡

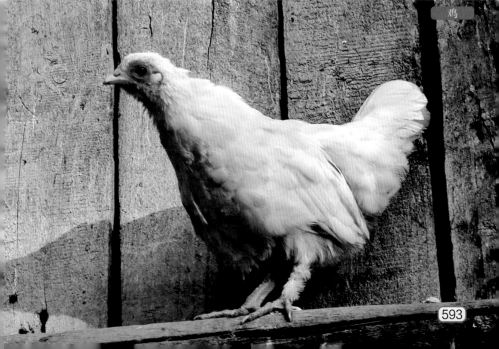

丹雄鸡肉

【气味】甘，微温，无毒。

【主治】女人崩中漏下，赤白沃。通神，杀恶毒，辟不祥。补虚温中止血。能愈久伤乏疮不瘥者。补肺。

白雄鸡肉

【气味】酸，微温，无毒。藏器曰：甘，寒。

【主治】下气，疗狂邪，安五脏，伤中消渴。调中除邪，利小便，去丹毒。

乌雄鸡肉

【气味】甘，微温，无毒。

【主治】补中止痛。止肚痛，心腹恶气，除风湿麻痹，补虚羸，安胎，治折入肉。

黑雌鸡肉

【气味】甘、酸，温、平，无毒。

【主治】作羹食，治风寒湿痹，五缓六急，安胎。安心定志，除邪辟恶气，治血邪，破心中宿血，治痈疽，排脓补新血，及产后虚羸，益色助气。治反胃及腹痛，折骨痛，乳痛。又新产妇以一只治净，和五味炒香，投二升酒中，封一宿取饮，令人肥白。又和乌油麻二升熬香末之，入酒中极效。

黄雌鸡肉

【气味】甘、酸、咸，平，无毒。《日华》曰：性温。患骨热人勿食。

【主治】伤中消渴，小便数而不禁，肠澼泄痢，补益五脏，续绝伤，疗五劳，益气力。治劳劣，添髓补精，助阳气，暖小肠，止泄精，补水气。补丈夫阳气，治冷气瘦着床者，渐渐食之，良。以光粉、诸石末和饭饲鸡，煮食甚补益。治产后虚羸，煮汁煎药服，佳。

乌骨鸡

【气味】甘，平，无毒。

【主治】补虚劳羸弱，治消渴，中恶鬼击心腹痛，益产妇，治女人崩中带下，一切虚损诸病，大人小儿下痢噤口，并煮食饮汁，亦可捣和丸药。

【附方】①赤白带下。白果、莲肉、江米各五钱，胡椒一钱，为末。乌骨鸡一只，如常治净，装末入腹煮熟，空心食之。②遗精白浊下元虚惫者。用前方食之良。③脾虚滑泄。乌骨母鸡一只治净，用豆蔻一两，草果二枚，烧存性，掺入鸡腹内，扎定煮熟，空心食之。

鸡冠血（三年雄鸡者良）

【气味】 咸，平，无毒。

【主治】 乌鸡者，主乳难。治目泪不止，日点三次，良。亦点暴赤目。丹鸡者，治白癜风。并疗经络间风热。涂颊，治口㖞不正；涂面，治中恶；卒饮之，治缢死欲绝，及小儿猝惊客忤。涂诸疮癣，蜈蚣、蜘蛛毒，马啮疮，百虫入耳。

鸡血（乌鸡、白鸡者良）

【气味】 咸，平，无毒。

【主治】 折骨痛及痿痹，中恶腹痛，乳难。治剥驴马被伤，及马咬人，以热血浸之。白癜风，疬风，以雄鸡翅下血涂之。热血服之，主小儿下血及惊风，解丹毒蛊毒，鬼排阴毒，安神定志。

鸡内金

【气味】 甘，平，无毒。

【主治】 泄痢。小便频遗，除热止烦。止泄精并尿血，崩中带下，肠风泻血。治小儿食疟，疗大人淋漓反胃，消酒积，主喉闭乳蛾，一切口疮，牙疳诸疮。

【附方】 ①小便遗失。用鸡内金一具，并肠烧存性，酒服。男用雌，女用雄。②小便淋沥痛不可忍。鸡肶内黄皮五钱，阴干烧存性，作一服，白汤下，立愈。③膈消饮水。鸡内金（洗，晒干）、栝蒌根（炒）各五两，为末，糊丸梧桐子大。每服三十丸，温水下，日三。④反胃吐食。鸡内金一具，烧存性，酒调服。男用雌，女用雄。⑤消导酒积。鸡内金、干葛为末，等分，面糊丸梧桐子大。每服五十丸，酒下。⑥噤口痢疾。鸡内金焙研，乳汁服之。⑦小儿疟疾。用鸡内金黄皮烧存性，乳服。男用雌，女用雄。⑧喉闭乳蛾。鸡肶黄皮勿洗，阴干烧末，用竹管吹之即破，愈。⑨一切口疮。鸡内金烧灰敷之，立效。⑩鹅口白疮。烧鸡肶黄皮为末，乳服半钱。⑪走马牙疳。经验方：用鸡肶黄皮（不落水者）五枚，枯矾五钱，研搽立愈。心鉴方：用鸡肶黄皮，灯上烧存性，入枯矾、黄柏末等分，麝香少许。先以米泔洗漱后，贴之。⑫阴头疳蚀。鸡内金（不落水）拭净，新瓦焙脆，出火毒，为细末。先以米泔水洗疮，乃搽之。亦治口疳。⑬谷道生疮久不愈。用鸡内金烧存性为末，干贴之，如神。⑭**脚胫生疮**。雄鸡肫内皮，洗净贴之。一日一易，十日愈。⑮**疮口不合**。鸡内金皮，日贴之。⑯**发背初起**。用鸡肫黄皮（不落水者）阴干，临时温水润开贴之，随干随润，不过三五个，即消。⑰**发背已溃**。用鸡肫黄皮，同绵絮焙末搽之，即愈。⑱**金腮疮蚀**。初生如米豆，久则穿蚀。用鸡内金（焙）、郁金等分，为末，盐浆漱了贴之。忌米食。⑲**小儿疣目**。鸡肫黄皮擦之，自落。⑳**鸡骨哽咽**。活鸡一只打死，取出鸡内金洗净，灯草裹，于火上烧存性。竹筒吹入咽内，即消，不可见肉。

鹖雉（山鸡）

【**释名**】鹖鸡、山鸡、山雉。
【**气味**】肉：甘，平，有小毒。
【**主治**】肉：五脏气喘不得息者，作羹食。炙食，补中益气。

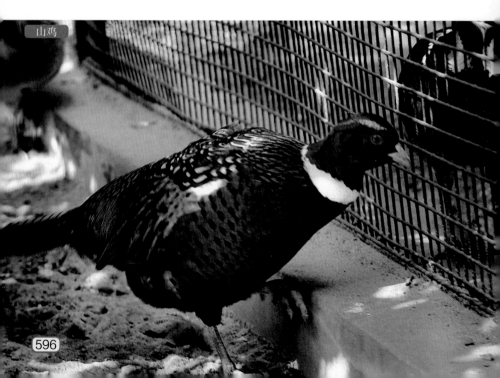

山鸡

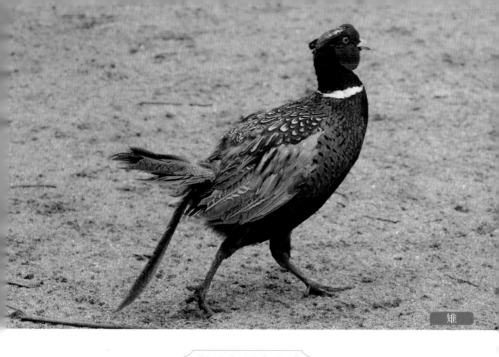

雉

雉

【释名】野鸡。

【气味】肉：酸，微寒，无毒。

【主治】肉：补中，益气力，止泄痢，除蚁瘘。

【附方】①脾虚下痢，日夜不止。野鸡一只，如食法，入橘皮、葱、椒、五味，和作馄饨熟煮，空心食之。②产后下痢。用野鸡一只，作馄饨食之。③消渴饮水，小便数。用野鸡一只，五味煮取（三升以来）汁饮之。肉亦可食，甚效。④心腹胀满。野鸡一只（不拘雄雌），茴香（炒）、马芹子（炒）、川椒（炒）、陈皮、生姜等分，用醋以一夜蒸饼和雉肉作馅料，外以面皮包作馄饨，煮熟食。仍早服嘉禾散，辰服此，午服导气枳壳丸。

鹧　鸪

【释名】越雉。

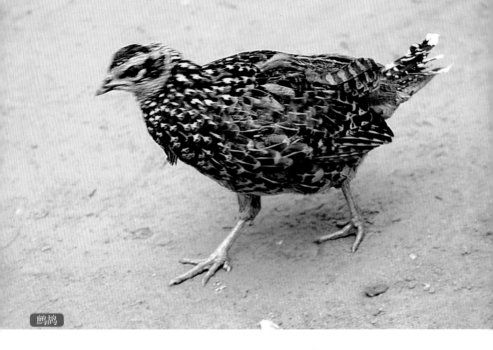

鹧鸪

【气味】肉：甘，温，无毒。

【主治】肉：岭南野葛、菌子毒，生金毒，及温瘴久，欲死不可瘥者，合毛熬酒渍服之。或生捣取汁服，最良。酒服，主蛊气欲死。能补五脏，益心力聪明。

鸽

【释名】鹁鸽、飞奴。

【气味】肉：咸，平，无毒。诜曰：暖。

【主治】肉：解诸药毒，及人、马久患疥，食之立愈。调精益气，治恶疮疥癣，风瘙白癜，疬疡风，炒熟酒服。虽益人，食多恐减药力。

【附方】

（1）白鸽肉：①消渴饮水不知足。用白花鸽一只，切作小片，以土苏煎，含咽。②预解痘毒。每至除夜，以白鸽煮炙饲儿，仍以毛煎

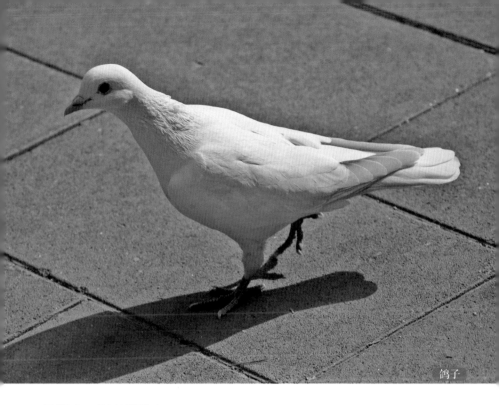

鸽子

汤浴之，则出痘稀少。

（2）卵：预解痘毒。小儿食之，永不出痘，或出亦稀。用白鸽卵一对，入竹筒封，置厕中，半月取出，以卵白和辰砂三钱，丸绿豆大。每服三十丸，三豆饮下，毒从大小便出也。

雀

【释名】 瓦雀、宾雀。

【气味】 肉：甘，温，无毒。

【主治】 肉：冬三月食之，起阳道，令人有子。壮阳益气，暖腰膝，缩小便，治血崩带下。益精髓，续五脏不足气。宜常食之，不可停辍。

【附方】 ①补益老人。治老人脏腑虚损羸瘦，阳气乏弱。雀儿五只（如常治），粟米一合，葱白三茎，煮粥。②心气劳伤。朱雀汤：治心气劳伤，因变诸疾。用雄雀一只（取肉炙），赤小豆一合，人参、赤

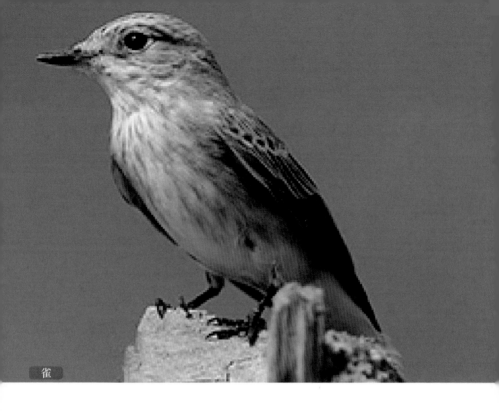

雀

茯苓、大枣肉、紫石英、小麦各一两，紫菀、远志肉、丹参各半两，甘草（炙）二钱半，细锉拌匀，每服三钱，用水一盏，煎六分，去渣，食远温服。③肾冷偏坠疝气。用生雀三枚，燎毛去肠，勿洗，以舶上茴香三钱，胡椒一钱，缩砂、桂肉各二钱，入肚内，湿纸裹，煨熟，空心食之，酒下，良。④小肠疝气。用带毛雀儿一枚去肠，入金丝矾末五钱缝合，以桑柴火煨成炭，为末。空心无灰酒服。年深者，二服愈。⑤赤白痢下。腊月取雀儿，去肠肚皮毛，以巴豆仁一枚入肚内，瓶固济，存性，研末。以好酒煮黄蜡百沸，取蜡和，丸梧桐子大。每服一二十丸。红痢，甘草汤下；白痢，干姜汤下。⑥内外目障。治目昏生翳，远视似有黑花，及内障不见物。用雀儿十个去毛翅足嘴，连肠胃骨肉研烂，磁石醋淬七次水飞、神曲炒、青盐、肉苁蓉酒浸炙各一两，菟丝子酒浸三日晒三两，为末，以酒二升，少入炼蜜，同雀、盐研膏和，丸梧桐子大。每温酒下二十丸，日二服。

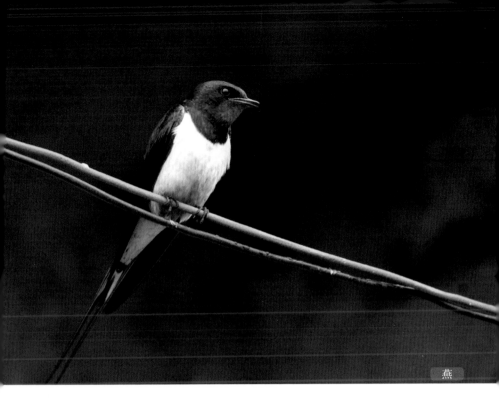

燕

燕

【释名】乙鸟、玄鸟、鸷鸟、鹥鹏、游波、天女。

【气味】肉：酸，平，有毒。尿：辛，平，有毒。

【主治】肉：出痔虫、疮虫。屎：破五癃，利小便。疗痔，杀虫，去目翳。治口疮，疟疾。作汤，浴小儿惊痫。

【附方】①解蛊毒。取燕屎三合炒，独蒜去皮十枚和捣，丸梧桐子大。每服三丸，蛊当随利而出。②厌疟疾。燕屎方寸匕，发日平旦和酒一升，令病患两手捧住吸气。③下石淋。用燕屎末，以冷水服五钱。旦服，至食时，当尿石水下。④通小便。用燕屎、豆豉各一合，糊丸梧桐子大。每白汤下三丸，日三服。⑤止牙痛。用燕子屎，丸梧桐子大。于疼处咬之，丸化即疼止。⑥小儿猝惊。似有痛处而不知。用燕窠中粪，煎汤洗浴之。

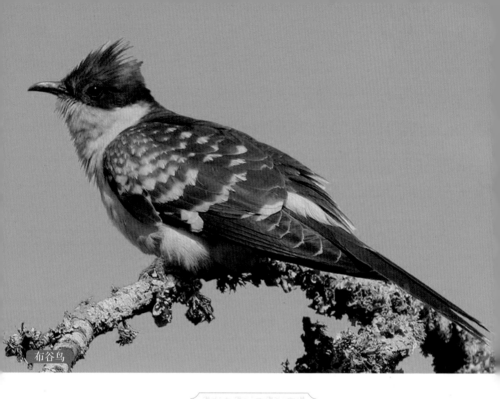
布谷鸟

鸤鸠（布谷）

【释名】 布谷、鹁鸪、获谷、郭公。

【气味】 肉：甘，温，无毒。

【主治】 肉：安神定志，令人少睡。

啄木鸟

【释名】 斫木、䴕。

【气味】 肉：甘、酸，平，无毒。

【主治】 肉：痔瘘，及牙齿疳䘌虫牙。烧存性，研末，纳孔子中，不过三次。追劳虫，治风痫。

【附方】 ①疮脓水不止，不合。用啄木一只或火老鸦亦可，盐泥固济，煅存性研末，酒下二钱匕。②追劳取虫。用啄木禽一只，朱砂四两，

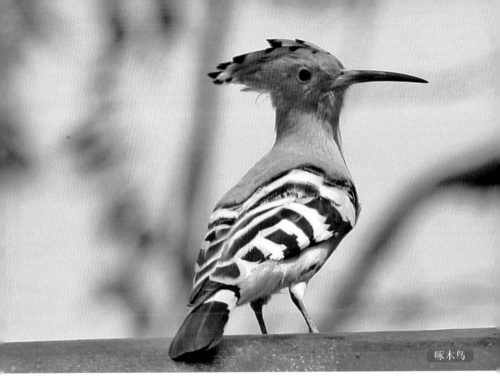

啄木鸟

精猪肉四两。饿令一昼夜，将二味和匀，喂之至尽。以盐泥固济，煅一夜。五更取出，勿打破，连泥埋入土中二尺。次日取出破开，入银、石器内研末。以无灰酒入麝香少许，作一服。须谨候安排，待虫出，速钳入油锅煎之。后服《局方》嘉禾散一剂。③ 多年痫病。取腊月啄木鸟一个，无灰酒三升。先以瓦罐铺荆芥穗一寸厚，安鸟于上，再以穗盖一寸，倾酒入内，盐泥固济，炭火煅之，酒干为度。放冷取出为末，入石膏二两，铁粉一两，炮附子一两，朱砂、麝香各一分，龙脑一钱，共研匀。每服一钱，先服温水三两口，以温酒一盏调服即卧。发时又一服，间日再服，不过十服即愈。

乌 鸦

【释名】鸦乌、老雅、鹎鶋、楚乌、大觜乌。

【气味】肉：酸、涩，平，无毒。

【主治】肉：瘦病咳嗽，骨蒸劳疾。腊月以瓦瓶泥固烧存性，为末，

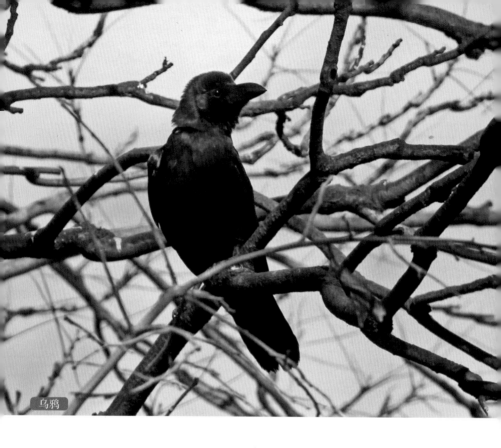

乌鸦

每饮服一钱。又治小儿痫疾及鬼魅。治暗风痫疾，及五劳七伤，吐血咳嗽，杀虫。

【附方】①五劳七伤，吐血咳嗽。乌鸦一枚，栝蒌瓢一枚，白矾少许，入鸦肚中，缝扎煮熟，作四服。②暗风痫疾。用腊月乌鸦一个，盐泥固济，于瓶中煅过，放冷取出为末，入朱砂末半两，每服一钱，酒下，日三服，不过十日愈。又方：用浑乌鸦一个，瓶固煅研，胡桃七枚，苍耳心子七枚，为末，每服一钱，空心热酒下。③疝气偏坠。即前胡桃、苍耳方，加入新生儿胎衣一副，煅研入之。④经脉不通，积血不散。用乌鸦散主之。乌鸦去皮毛，炙，三分，当归（焙）、好墨各三分，延胡索（炒），蒲黄炒，水蛭以糯米炒过，各半两，芫青（糯米炒过）一分，为末，每服一钱，酒下。⑤虚劳瘵疾。乌鸦一只，绞死去毛肠，入人参片、花椒各五钱，缝合。水煮熟食，以汤下。鸦骨、参、椒焙研，枣肉丸服。

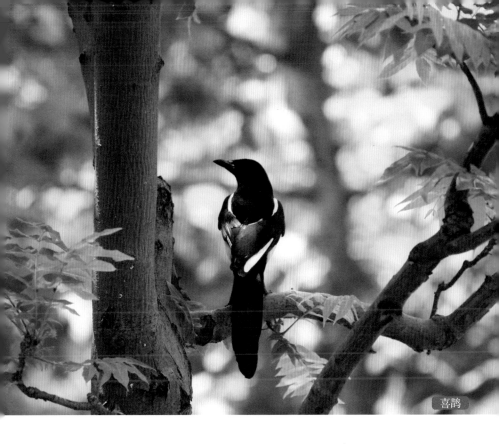

鹊

【**释名**】飞驳乌、喜鹊、干鹊。

【**气味**】肉：甘，寒，无毒。

【**主治**】肉：石淋，消结热。可烧作灰，以石投中解散者，是雄也。治消渴疾、去风及大小肠涩，并四肢烦热，胸膈痰结。妇人不可食。冬至埋鹊于圊前，辟时疾温气。

杜 鹃

【**释名**】杜宇、子巂、子规、鹎鴂、催归、怨鸟、周燕、阳雀。

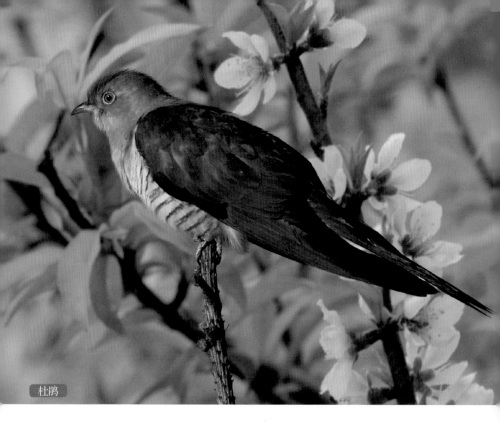

杜鹃

【气味】肉：甘，平，无毒。

【主治】肉：疮瘘有虫，薄切炙热贴之，虫尽乃已。

第十七卷 兽部

豕（猪）

【释名】猪、豚、豟、豯、豵。

【气味】肉：酸，冷，无毒。

【主治】肉：疗狂病久不愈。压丹石，解热毒，补肾气虚竭。疗水银风，并中土坑恶气。

【附方】①噤口痢疾。腊肉脯，煨熟食之，妙。②上气咳嗽，烦满气喘。用猪肉切作馄子，猪脂煎熟食之。③浮肿胀满，不食心闷。用猪脊肉一双，切作生，以蒜、薤食之。④身肿攻心。用生猪肉以浆水洗，

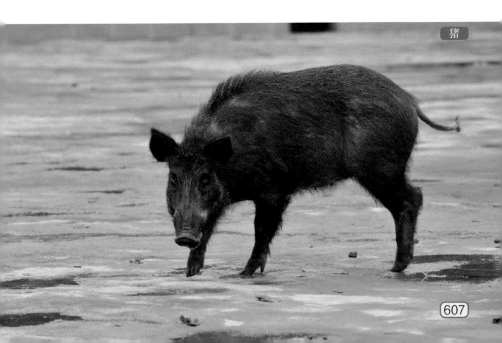

猪

607

压干切脍，蒜、薤啖之，一日二次，下气去风，乃外国方也。⑤破伤风肿。新杀猪肉，乘热割片，贴患处。连换三片，其肿立消。⑥风狂歌笑，行走不休。用猳猪肉一斤，煮熟切脍，和酱、醋食。或羹粥炒，任服之。⑦解丹石毒，发热困笃。用肥猪肉五斤，葱、薤各半斤，煮食或作臛食。必腹鸣毒下，以水淘之得石，沙石尽则愈。⑧解钟乳毒，下利不止。食猪肉则愈。⑨伤损不食。凡打扑伤损，三五日水食不入口。用生猪肉二大钱，打烂，温水洗去血水，再擂烂，以阴阳汤打和。以半钱用鸡毛送入咽内，却以阴阳汤灌下之。其食虫闻香拱开瘀血而上，胸中自然开解。此乃损血凝聚心间，虫食血饱，他物虫不来探故也。谓之骗通之法。⑩打伤青肿。炙猪肉热拓之。⑪小儿重舌。取三家屠肉，切指大，摩舌上，儿立啼。⑫小儿痘疮。猪肉煮汁洗之。⑬小儿火丹。猪肉切片贴之。⑭漆疮作痒。宜啖猪肉，嚼穄谷涂之。⑮男女阴蚀。肥猪肉煮汁洗，不过二十斤瘥。⑯山行辟蛭。山水中，草木上，有石蛭，着人足，则穿肌入肉中，害人。但以腊猪膏和盐涂足胫趾，即不着人也。⑰竹刺入肉。多年熏肉，切片包裹之，即出。

狗

【释名】 犬、地羊。

【气味】 肉：咸、酸，温，无毒。

【主治】 肉：安五脏，补绝伤，轻身益气。宜肾。补胃气，壮阳道，暖腰膝，益气力。补五劳七伤，益阳事，补血脉，浓肠胃，实下焦，填精髓，和五味煮，空心食之。凡食犬若去血，则力少不益人。

【附方】 ①戊戌酒。大补元气。用黄犬肉一只，煮一伏时，捣如泥，和汁拌炊糯米三斗，入曲如常酿酒。候熟，每旦空心饮之。②戊戌丸。治男子、妇人一应诸虚不足，骨蒸潮热等证。用黄童子狗一只，去皮毛肠肚同外肾，于砂锅内用酒醋八分，水二升，入地骨皮一斤，前胡、黄芪、肉苁蓉各四两，同煮一日。去药，再煮一夜。去骨，再煮肉如泥，擂滤。入当归末四两，莲肉、苍术末各一斤，厚朴、橘皮末十两，甘草末八两，和杵千下，丸梧桐子大。每空心盐酒下五七十丸。③虚寒疟疾。黄狗肉煮臛，入五味，食之。④气水鼓胀。狗肉

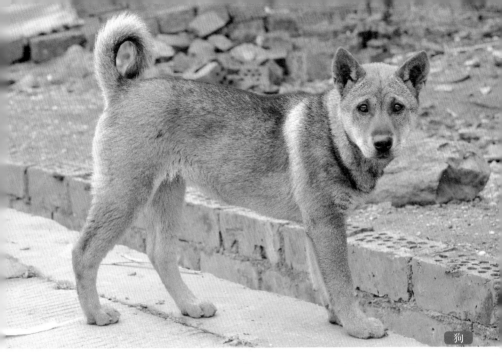

一斤切，和米煮粥，空腹食之。⑤浮肿尿涩。肥狗肉五斤熟蒸，空腹食之。

羊

【释名】 羖、羝、羯。

【气味】 肉：苦、甘，大热，无毒。

【主治】 肉：缓中，字乳余疾，及头脑大风汗出，虚劳寒冷，补中益气，安心止惊。止痛，利产妇。治风眩瘦病，丈夫五劳七伤，小儿惊痫。开胃健力。

【附方】 ①羊肉汤。张仲景治寒劳虚羸，及产后心腹疝痛。用肥羊肉一斤，水一斗，煮汁八升，入当归五两，黄芪八两，生姜六两，煮取二升，分四服，胡洽方无黄芪，《千金方》有芍药。②补益虚寒。用精羊肉一斤，碎白石英三两，以肉包之，外用荷叶裹定，于一石米下蒸熟，取出去石英，和葱、姜作小馄饨子。每日空腹，以冷浆水吞一百枚，甚补益。③壮阳益肾。用白羊肉半斤切生，以蒜、薤食之。三日一度，其妙。④**五劳七伤虚冷**。用肥羊肉一腿，密盖煮烂，绞取汁服，并食肉。⑤**骨蒸久冷**。羊肉一斤，山药一斤，各烂煮研如泥，下米煮粥食之。⑥**骨蒸传尸**。用羊肉一拳大煮（熟），皂荚一尺（炙），以无灰酒一升，铜铛内煮三五沸，去滓，入黑饧一两。令病患先啜肉汁，乃服一合，当吐虫如马尾为效。⑦**虚寒疟疾**。羊肉作腥饼，饱食之，更饮酒暖卧取汗。燕国公常见有验。⑧**脾虚吐食**。羊肉半斤作生，以蒜、薤、酱、豉、五味和拌，空腹食之。⑨**虚冷反胃**。羊肉去脂作生，以蒜薤空腹食之，立效。⑩**壮胃健脾**。羊肉三斤切，粱米二升同煮，下五味作粥食。⑪**老人膈痞，不下饮食**。用羊肉四两（切），白面六两，橘皮末一分，姜汁搜如常法，入五味作腥食，每日一次，大效。⑫**胃寒下痢**。羊肉一片，莨菪子末一两和，以绵裹纳下部。二度瘥。⑬**身面浮肿**。商陆一升，水二斗，煮取一斗，去滓。羊肉一斤切入内煮熟，下葱、豉、五味调和如腥法，食之。⑭**腰痛脚气**。木瓜汤：治腰膝疼痛，脚气。羊肉一脚，草果五枚，粳米二升（即胡豆）半升，木瓜二斤，取汁，入沙糖四两，盐少许，煮肉食之。⑮**消渴利水**。羊肉一脚，瓠子六枚，姜汁半合，白面二两，同盐、葱炒食。⑯**损伤青肿**。用新羊肉贴之。⑰**妇人无乳**。用羊肉六两，獐肉八两，鼠肉五两，作腥啖之。⑱**伤目青肿**。羊肉煮熟，熨之。⑲**小儿嗜土**。买市中羊肉一斤，令人以绳系，于地上拽至家，洗净，炒炙食。或煮汁亦可。⑳**头上白秃**。羊肉如作脯法，炙香，热拓上，不过数次瘥。

羊

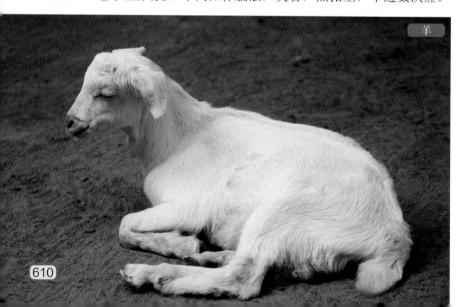

610

牛

【气味】 黄牛肉：甘，温，无毒。

【主治】 黄牛肉：安中益气，养脾胃。补益腰脚，止消渴及唾涎（孙思邈）。

【附方】 ①小刀圭。凡一切虚病，皆可服之。用小牛犊儿未交感者一只，腊月初八日或戊己日杀之，去血㸇毛洗净，同脏腑不遗分寸，大铜锅煮之。每十斤，入黄芪十两，人参四两，茯苓六两，官桂、良姜各五钱，陈皮三两，甘草、蜀椒各二两，食盐二两，淳酒二斗同煮，水以八分为率，文火煮至如泥，其骨皆捶碎，并滤取稠汁。待冷以瓮盛之，埋于土内，露出瓮面。凡饮食中，皆任意食之，或以酒调服更妙。肥犬及鹿，皆可依此法作之。②返本丸。补诸虚百损。用黄犍牛肉去筋膜切片，河水洗数遍，仍浸一夜，次日再洗三遍，水清为度。用无灰好酒同入坛内，重泥封固，桑柴文武火煮一昼夜，取出（如黄沙为佳，焦黑无用）焙干为末听用。山药（盐炒过）、莲肉（去心盐炒过并去盐）、白茯苓、小茴香（炒）各四两，为末，每牛肉半斤，入药末一斤，以红枣蒸熟去皮和捣，丸梧桐子大。每空心酒下五十丸，日三服。③腹中痞积。牛肉四两切片，以风化锻石一钱擦上，蒸熟食。常食痞积自下。④腹中癖积。黄牛肉一斤，恒山三钱，同煮熟。食肉饮汁，癖必自消，甚效。⑤牛皮风癣。每五更炙牛肉一片食，以酒调轻粉敷之。

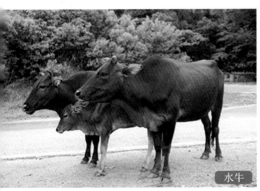
水牛

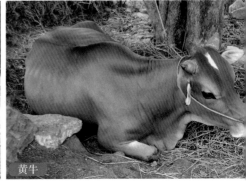
黄牛

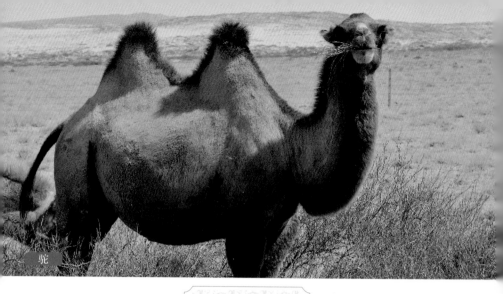

驼

驼

【**释名**】橐驼、骆驼。驼脂即驼峰。

【**气味**】驼脂：甘，温，无毒。

【**主治**】驼脂：顽痹风瘙，恶疮毒肿死肌，筋皮挛缩，踠损筋骨。火炙摩之，取热气透肉。亦和米粉作煎饼食之，疗痔。治一切风疾，皮肤痹急，及恶疮肿漏烂，并和药敷之。主虚劳风，有冷积者，以烧酒调服之。

阿 胶

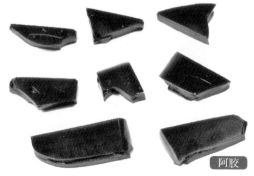

阿胶

【**释名**】敷致胶。

【**气味**】甘，平，无毒。

【**主治**】心腹内崩，劳极洒洒。如疟状，腰腹痛，四肢酸痛，女子下血，安胎。久服，轻身益气。丈夫小腹痛，虚劳羸瘦，阴气不足，脚酸不能久立，养肝气。坚筋骨，益气止痢。疗吐血衄血，血淋尿血，肠风下痢。女人血痛血枯，经水不调，无子，崩中带下，胎前产后诸疾。男女一切风病，骨节疼痛，水气浮肿，虚劳咳嗽喘急，肺痿唾脓血，及痈疽肿毒。和血滋阴，除风润燥，化痰清肺，利小便，调大肠，圣药也。

【附方】 ①瘫缓偏风。治瘫缓风及诸风，手脚不遂，腰脚无力者。驴皮胶微炙熟。先煮葱豉粥一升，别贮。又以水一升，煮香豉二合，去滓入胶，更煮七沸，胶烊如饧，顿服之。及暖，吃葱豉粥。如此三四剂即止。若冷吃粥，令人呕逆。②肺风喘促，涎潮眼窜。用透明阿胶切炒，以紫苏、乌梅肉（焙研）等分，水煎服之。③老人虚秘。阿胶（炒）二钱，葱白三根。水煎化，入蜜二匙，温服。④赤白痢疾。黄连阿胶丸：治肠胃气虚，冷热不调，下痢赤白，里急后重，腹痛口渴，小便不利。用阿胶（炒过，水化成膏）一两，黄连三两，茯苓二两。为末，捣丸梧子大。每服五十丸，粟米汤下，日三。⑤吐血不止。千金翼：用阿胶（炒）二两，蒲黄六合，生地黄三升，水五升，煮三升，分三服。经验：治大人、小儿吐血。用阿胶（炒）、蛤粉各一两，辰砂少许，为末，藕节捣汁，入蜜调服。⑥肺损呕血并开胃。用阿胶（炒）三钱，木香一钱，糯米一合半，为末，每服一钱，百沸汤点服，日一。⑦大衄不止，口耳具出。用阿胶（炙），蒲黄半两，每服两钱，水一盏，生地黄汁一合，煎至六分，温服。急以帛系两乳。⑧月水不调。阿胶一钱，蛤粉炒成珠，研末，热酒服即安。一方入辰砂末半钱。10月水不止：阿胶炒焦为末，酒服二钱。⑨妊娠胎动。《删繁》：用阿胶（炙研）二两，香豉一升，葱一升，水三升，煮二物取一升，入胶化服；《产宝》，胶艾汤：用阿胶（炒）二两，熟艾叶二两，葱白一升。水四升，煮一升半，分温两服。⑩久嗽经年。阿胶（炒）、人参各二两，为末，每用三钱，豉汤一盏，葱白少许，煎服，日三次。

牛 黄

【释名】 丑宝。

【气味】 苦，平，有小毒。

【主治】 惊痫寒热，热盛狂痉，除邪逐鬼。疗小儿百病，诸痫热，口

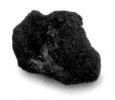

牛黄

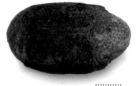

|||||||||
0   1cm

不开，大人狂癫，又堕胎。久服，轻身增年，令人不忘。主中风失音口噤，妇人血噤惊悸，天行时疾，健忘虚乏。安魂定魄，辟邪魅，猝中恶，小儿夜啼。

益肝胆，定精神，除热，止惊痫，辟恶气，除百病。清心化热，利痰凉惊。痘疮紫色，发狂谵语者可用。

【附方】①初生三日去惊邪，辟恶气。以牛黄一豆许，以赤蜜如酸枣许，研匀，绵蘸令儿吮之，一日令尽。②七日口噤。牛黄为末，以淡竹沥化一字，灌之。更以猪乳滴之。③初生胎热或身体黄者。以真牛黄一豆大，入蜜调膏，乳汁化开，时时滴儿口中。形色不实者，勿多服。④惊痫嚼舌，迷闷仰目。牛黄一豆许研，和蜜水灌之。⑤小儿惊候。小儿积热毛焦，睡中狂语，欲发惊者。牛黄六分，朱砂五钱，同研。以犀角磨汁，调服一钱。⑥腹痛夜啼。牛黄一小豆许，乳汁化服。仍书田字于脐下。⑦痘疮黑陷。牛黄二粒，朱砂一分，研末。蜜浸胭脂，取汁调搽，一日一上。

狗　宝

【气味】 甘、咸，平，有小毒。

【主治】 噎食及痈疽疮疡。

【附方】①噎食症数月不愈者。用狗宝为末，每服一分，以威灵仙二两、盐二钱，捣如泥，将水一钟搅匀，去滓调服，日二。不过三日愈，后服补剂。②狗宝丸。治痈疽发背诸毒，初觉壮热烦渴者。用癞狗宝一两，腊月黑狗胆、腊月鲤鱼胆各一枚，蟾酥二钱，蜈蚣炙七条，硇砂、乳香、没药、轻粉、雄黄、乌金石各一钱，粉霜三钱，麝香一分，同为末，用首生男儿乳一合，黄蜡三钱，熬膏和，丸绿豆大。每服一丸或三丸，以白丁香七枚，研，调新汲水送下。暖卧，汗出为度。不过三服立效，后食白粥补之。③赤疔疮。狗宝丸：用狗宝八分，蟾酥二钱，龙脑二钱，麝香一钱，为末，好酒和，丸麻子大。

每服三丸，以生葱三寸同嚼细，用热葱酒送下，暖卧，汗出为度。后服流气追毒药，贴拔毒膏，取愈。④反胃膈气。丁丹崖祖传狗宝丸：用硫黄、水银各一钱，同炒成金色，入狗宝三钱，为末，以鸡卵一枚，去白留黄，和药搅匀，纸封泥固，火煨半日，取出研细。每服五分，烧酒调服，不过三服见效。

象

【释名】 伽耶。

【气味】 象牙：甘，寒，无毒。

【主治】 象牙：诸铁及杂物入肉，刮牙屑和水敷之，立出。治痫病，刮齿屑，炒黄研末，饮服。生煮汁服，治小便不通。烧灰饮服，治小便多。诸物刺咽中，磨水服之，亦出，旧梳屑尤佳。主风痫惊悸，一切邪魅精物，热疾骨蒸及诸疮，并宜生屑入药。

【附方】 ①小便不通胀急者。象牙生煎服之。②小便过多。象牙烧灰，饮服之。③痘疹不收。象牙屑，铜铫炒黄红色为末，每服七八分或一钱，白水下。④诸兽骨鲠。象牙磨水吞之。⑤骨刺入肉。象牙刮末，以水煮白梅肉调涂，自软。⑥铁箭入肉。象牙刮末，水和敷之，即出也。

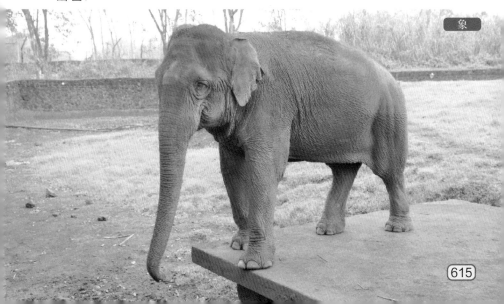

象

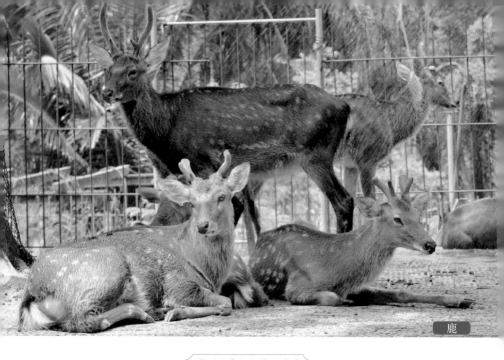

鹿

鹿

【**释名**】斑龙。

【**气味**】鹿茸：甘，温，无毒。

【**主治**】鹿茸：漏下恶血，寒热惊痫，益气强志，生齿不老。疗虚劳，洒洒如疟，羸瘦，四肢酸疼，腰脊痛，小便数利，泄精溺血，破瘀血在腹，散石淋痈肿，骨中热疽，养骨安胎下气，杀鬼精物，久服耐老。不可近丈夫阴，令痿。补男子腰肾虚冷，脚膝无力，夜梦鬼交，精溢自出，女人崩中漏血，赤白带下，炙末，空心酒服方寸匕。壮筋骨。生精补髓，养血益阳，强筋健骨，治一切虚损，耳聋目暗，眩晕虚痢。

【**附方**】① 斑龙丸，治诸虚。用鹿茸酥炙，或酒炙亦可、鹿角胶炒成珠、鹿角霜、阳起石煅红酒淬、肉苁蓉酒浸、酸枣仁、柏子仁、黄芪蜜炙各一两，当归、黑附子炮、地黄九蒸九焙各八钱，辰朱砂半钱，各为末，酒糊丸梧子大，每空心温酒下五十丸。② 鹿茸酒。治阳事虚痿，小便频数，面色无光。用嫩鹿茸一两，去毛切片，山药末一两，绢袋裹，置酒坛中，七日开瓶，日饮三盏。将茸焙作丸服。③ 肾虚腰痛，不能反侧。鹿茸炙、菟丝子各一两，舶茴香半两，为末，以羊肾二对，法酒煮烂，捣泥和，丸梧子大，阴干。每服三五十丸，温酒下，日三服。④精血耗涸。面色黧黑，耳聋目昏，口渴腰痛，白浊，上燥下寒，不受峻补者。鹿茸酒蒸、当归酒浸各一两，焙为末，乌梅肉煮膏捣，丸梧子大。每米饮服五十丸。⑤腰膝疼痛，伤败者。鹿茸涂酥炙紫为末，每酒服一钱。⑥小便频数。鹿茸一对，酥炙为末。每服二钱，温酒下，日三服。⑦虚痢危困，因血气衰弱者。鹿茸酥炙一两为末，入麝香五分，以灯心煮枣肉，和丸梧子大。每空心米饮下三五十丸。⑧饮酒成泄。骨立不能食，但饮酒即泄。用嫩鹿茸酥炙、肉苁蓉煨一两，生麝香五分，为末，陈白米饭丸梧子大。每米饮下五十丸，名香茸丸。⑨室女白带，因冲任虚寒者。鹿茸酒蒸焙二两，金毛狗脊、白敛各一两，为末，用艾煎醋，打糯米糊丸梧子大。每温酒下五十丸，日二。

马

【气味】肉：辛、苦，冷，有毒。

【主治】肉：伤中，除热下气，长筋骨，强腰脊，壮健，强志轻身，不饥。作脯，治寒热痿痹。煮汁，洗头疮白秃。

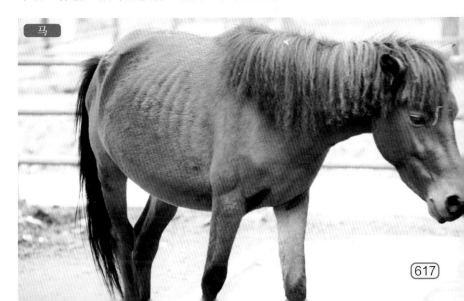

马

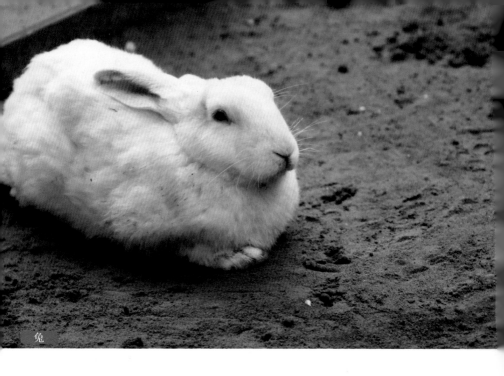

兔

兔

【释名】 明视。谓之明视，言其目不瞬而了然也。

【气味】 肉：辛，平，无毒。

【主治】 肉：补中益气。热气湿痹，止渴健脾。生食，压丹石毒。腊月作酱食，去小儿豌豆疮。凉血，解热毒，利大肠。

【附方】 消渴羸瘦。用兔一只，去皮、爪、五脏，以水一斗半煎稠，去滓澄冷，渴即饮之。

鼬鼠（黄鼠狼）

【释名】 黄鼠狼、䶅鼠、鬷鼠、地猴。

【气味】 肉：甘，臭，温，有小毒。

【主治】 肉：煎油，涂疮疥，杀虫。

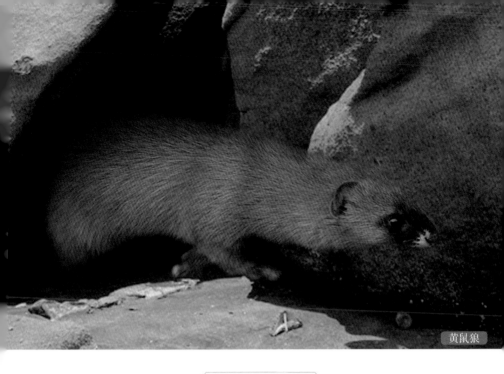

黄鼠狼

猬（刺猬）

【释名】毛刺、蝟鼠

【气味】皮：苦，平，无毒。

【主治】皮：五痔阴蚀，下血赤白，五色血汁不止，阴肿，痛引腰背，酒煮杀之。疗腹痛疝积，烧灰酒服。治肠风泻血，痔病有头，多年不瘥，炙末，白饮服方寸匕。烧灰吹鼻，止衄血。甚解一切药力。

【附方】①五痔下血。《衍义》云：用皮合穿山甲等分烧存性，入肉豆蔻一半，末之，空腹热米饮服二钱，妙。《外台》：用皮方三指大，熏黄如枣大，熟艾一钱，穿地作坑，调和取便熏之，取口中有烟气为佳。火气稍尽即停，三日将息，更熏之，三度永瘥。勿犯风冷，羹臛将养，切忌鸡、鱼、猪、生冷，二十日后补之。②肠痔有虫。猬皮烧末，生油和涂。③肠风下血。白刺猬皮一枚铫内脏焦，去皮留刺，木贼半两炒黑，为末，每服二钱，热酒调下。④蛊毒下血。猬皮烧末，水服方寸匕，当吐出毒。⑤五色痢疾。猬皮烧灰，酒服二钱。⑥大肠脱肛。猬皮一斤（烧），磁石（煅）五钱，桂心五钱，为末，每服

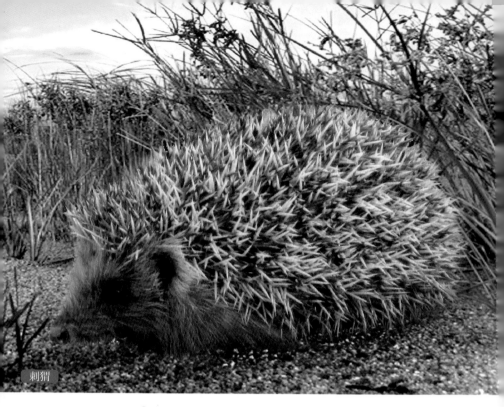

刺猬

二钱，米饮下。⑦塞鼻止衄。猬皮一枚，烧末。每用半钱，绵裹塞
之，数易之瘥。⑧鼻中息肉。皮炙为末，绵裹塞之三日。⑨眼睫倒
刺。猬刺、枣针、白芷、青黛等分为末，随左右目搐鼻中，口含冷
水。⑩反胃吐食。猬皮烧灰，酒服。或煮汁，或五味淹炙食。⑪小
儿惊啼，状如物刺。用猬皮三寸烧末，敷乳头饮儿。⑫猘犬咬伤。猬
皮、头发等分烧灰，水服。

附录A：古今度量衡对照表

汉制	宋制
1石=四钧=29760克	1石=120斤=70800克
1钧=三十斤=7440克	1斤=16两=590克
1斤=16两=248克=液体250毫升	1两=36.9克
1两=24铢=15.625克	1钱=10分=3.69克
1斛=10斗=20000毫升	1石=2斛=100000毫升
1斗=10升=2000毫升	1斛=5斗=50000毫升
1升=10合=200毫升	1斗=10升=1000毫升
1合=2龠=20毫升	1升=10合=1000毫升
1龠=5撮=10毫升	1合=10毫升

注：宋朝以前古代方剂用汉制度量衡，宋代以后古代方剂用宋制度量衡。

附录B：古代医家用药剂量对照表

单位	换算值
一方寸匕	约等于2.7毫升，或金石类药末约2克；草木类药末约1克
一钱匕	约等于5分6厘，或2克强
一刀圭	约等于一方寸匕的十分之一
一撮	约等于四刀圭
一勺	约等于十撮
一合	约等于十勺
一枚	以铜钱中较大者为标准计算
一束	以拳尽量握足，去除多余部分为标准计算
一片	以一钱重量作为一片计算
一字	古铜钱面有四字，将药末填去钱面一字的量
一茶匙	约等于4毫升
一汤匙	约等于15毫升
一茶杯	约等于120毫升
一饭碗	约等于240毫升

索　引

A

阿胶 / 612

阿魏 / 471

艾 / 139

安石榴 / 412

安息香 / 469

庵罗果 / 409

B

巴戟天 / 53

菝葜 / 279

白扁豆 / 344

白豆蔻 / 109

白花蛇 / 561

白及 / 64

白芥 / 361

白敛 / 281

白茅 / 87

白前 / 94

白石英 / 4

白头翁 / 62

白微 / 93

白鲜 / 82

白英 / 290

白芷 / 101

百部 / 274

百合 / 382

柏 / 453

败酱 / 181

稗 / 332

斑蝥 / 534

半边莲 / 204

半夏 / 235

薄荷 / 133

鲍鱼 / 573

贝母 / 84

贝子 / 586

毕澄茄 / 437

荜茇 / 113

萆薢 / 278

蓖麻 / 220

萹蓄 / 200

鳖 / 577

槟榔 / 429

菠薐 / 372

檗木 / 473

补骨脂 / 115

C

蚕 / 531

蚕豆 / 343

蝉蜕 / 540

蟾蜍 / 546

菖蒲 / 299

常山、蜀漆 / 223

车前 / 191

沉香 / 459

陈廪米 / 347

柽柳 / 491

橙 / 415

赤小豆 / 338

茺蔚 / 144

椿樗 / 477

茈胡 / 74

慈姑 / 451

慈石 / 15

葱 / 355

D

大豆豉 / 344

大黄 / 206

大戟 / 212

大蓟、小蓟 / 153

大麻 / 323

大麦 / 326

大青 / 157

代赭石 / 16

瑇瑁 / 576

丹参 / 60

丹砂 / 5

淡竹叶 / 179

当归 / 95

刀豆 / 343

稻米 / 328

灯心草 / 169

鹳雉 / 596

地肤 / 186

地黄 / 170

地锦 / 311

地衣草 / 315

地榆 / 59

丁香 / 461

冬瓜 / 387

豆腐 / 346

豆黄 / 347

独活 / 78

杜衡 / 91

杜鹃 / 605

杜仲 / 476

E

鹅 / 591

恶实 / 161

F

番红花 / 152

番木鳖 / 259

矾石 / 28

防风 / 76

防己 / 286

榧实 / 428

蜂蜜 / 521

凤仙 / 244

扶桑 / 512

茯苓 / 516

浮石 / 13

附子 / 226

蝮蛇 / 563

覆盆子 / 254

G

甘草 / 31

甘蕉 / 166

甘蓝 / 198

甘遂 / 214

甘蔗 / 446

柑 / 415

橄榄 / 427

干姜 / 366

高良姜 / 107

藁本 / 100

鸽 / 598

葛 / 271

钩藤 / 289

狗 / 608

狗宝 / 614

狗脊 / 51

狗尾草 / 197

枸杞、地骨皮 / 506

枸橼 / 416

蓏 / 302

谷精草 / 202

骨碎补 / 308

瓜蒂 / 442

贯众 / 52

鬼臼 / 239

桂 / 457

H

蛤蚧 / 559

蛤蜊 / 584

海带 / 305

海蛤 / 582

海金沙 / 203

海螺 / 587

海马 / 572

海桐 / 482

海芋 / 250

海藻 / 305

诃黎勒 / 489

合欢 / 486

何首乌 / 275

河豚 / 569

黑大豆 / 335

红蓝花 / 151

厚朴 / 475

胡瓜 / 389

胡黄连 / 70

胡椒 / 435

胡卢巴 / 158

胡萝卜 / 371

胡麻油 / 321

胡麻子 / 319

胡荽 / 368

胡桃 / 421

壶卢 / 386

葫 / 357

虎耳草 / 312

虎掌、天南星 / 232

虎杖 / 198

琥珀 / 518

花乳石 / 19

滑石 / 9

桦木 / 492

槐 / 484

茴香 / 369

黄精 / 42

黄连 / 66

黄耆 / 33

黄芩 / 71

黄杨木 / 516

火炭母草 / 198

藿香 / 126

J

鸡 / 592

鸡冠 / 150

蒺藜 / 201

戟 / 379

芰实 / 449

鲫鱼 / 565

假苏 / 131

姜黄 / 117

姜石 / 20

酱 / 350

金橘 / 417

金樱子 / 500

金鱼 / 568

荆三棱 / 120

韭 / 353

酒 / 351

桔梗 / 41

菊 / 137

橘 / 413

卷柏 / 316

决明 / 185

K

榼藤子 / 261

蝌斗 / 549

苦菜 / 376

苦参 / 80

苦瓜 / 391

苦瓠 / 386

款冬花 / 184

魁蛤 / 585

昆布 / 306

栝楼 / 267

蛞蝓 / 555

L

腊梅 / 514

莱菔 / 362

兰草 / 127

狼毒 / 211

狼尾草 / 332

雷丸 / 519

梨 / 405

藜 / 380

藜芦 / 225

蠡实 / 159

李 / 393

鲤鱼 / 563

荔枝 / 425

栗 / 403

连翘 / 195

莲藕 / 447

楝 / 482

蒝苕 / 217

粱 / 331

林檎 / 410

鲮鲤 / 557

硫黄 / 26

刘寄奴草 / 147

柳 / 490

龙胆 / 88

龙葵 / 180

龙脑香 / 470

龙眼 / 426

蝼蛄 / 544

漏卢 / 155

卢会 / 473

芦 / 164

炉甘石 / 10

鲈鱼 / 567

鹿 / 616

露蜂房 / 526

络石 / 292

绿豆 / 340

葎草 / 291

M

麻黄 / 166

马 / 617

马鞭草 / 192

马勃 / 317

马齿苋 / 374

马兜铃 / 260

马兰 / 129

马陆 / 551

麦门冬 / 177

麦芽 / 349

曼陀罗花 / 245

蔓荆 / 509

芒硝 / 24

毛茛 / 249

没药 / 467

梅 / 397

礞石 / 19

猕猴桃 / 445

米醋 / 350

密蒙花 / 514

蜜蜂 / 524

蜜蜡 / 522

茗 / 440

茉莉 / 126

牡丹 / 105

牡荆 / 508

牡蛎 / 579

木鳖子 / 257

木耳 / 392

木芙蓉 / 513

木瓜 / 406

木槿 / 511

木绵 / 515

木贼 / 168

苜蓿 / 373

N

奈 / 409

硇砂 / 25

泥鳅 / 568

牛 / 611

牛黄 / 613

牛膝 / 174

女贞 / 503

P

蓬莪茂（蓬莪术）/ 119

蓬砂 / 30

砒石 / 14

枇杷 / 418

葡萄 / 444

蒲公英 / 378

朴消 / 23

Q

漆 / 478

荠 / 372

骐驎竭 / 468

千里及 / 296

牵牛子 / 262

前胡 / 75

芡实 / 448

茜草 / 285

蜣螂 / 542

荞麦 / 327

茄 / 384

秦艽 / 73

秦皮 / 485

青黛 / 196

青蒿 / 142

青葙 / 149

清风藤 / 295

蜻蛉 / 534

蚯蚓 / 551

瞿麦 / 187

雀 / 599

雀麦 / 326

鹊 / 605

R

人参 / 35

忍冬 / 293

肉苁蓉 / 46

肉豆蔻 / 114

S

三七 / 65

桑 / 495

桑螵蛸 / 531

桑上寄生 / 520

沙参 / 40

沙糖 / 446

莎草 / 122

山茶 / 514

山豆根 / 282

山奈 / 106

山楂 / 408

山茱萸 / 499

杉 / 456

珊瑚 / 3

商陆 / 210

芍药 / 103

蛇床 / 99

蛇含 / 194

蛇黄 / 20

蛇莓 / 256

蛇蜕 / 560

射干 / 241

神麹 / 348

升麻 / 79

生姜 / 364

鸤鸠 / 602

石斑鱼 / 568

石胆 / 18

石膏 / 7

石胡荽 / 313

石斛 / 307

石灰 / 12

石决明 / 582

石龙芮 / 249

石龙子 / 558

石蒜 / 86

石韦 / 309

石钟乳 / 11

食盐 / 21

豕 / 607

使君子 / 256

柿 / 410

蜀椒 / 432

鼠李 / 502

薯蓣 / 381

术 / 49

水龟 / 575

水龟 / 556

水母 / 571

水萍 / 302

水靳 / 368

水苏 / 136

水仙 / 87

水蛭 / 538

丝瓜 / 389

松 / 454

菘 / 360

苏 / 134

酸浆 / 182

酸枣 / 498

缩砂蔤 / 110

锁阳 / 47

T

檀香 / 463

桃 / 399

天麻 / 48

天门冬 / 272

天名精 / 163

天牛 / 543

田螺 / 588

甜瓜 / 442

铁锈 / 2

葶苈 / 190

通脱木 / 288

桐 / 480

铜青 / 1

兔 / 618

土蜂 / 525

土茯苓 / 280

菟丝子 / 251

驼 / 612

W

蛙 / 548

豌豆 / 342

鲩鱼 / 564

王不留行 / 188

王瓜 / 269

威灵仙 / 283

薇蕪 / 44

卫矛 / 504

猬 / 619

文蛤 / 583

莴苣 / 377

蜗牛 / 554

乌蔹莓 / 290

乌头 / 228

乌鸦 / 603

乌药 / 464

乌芋 / 450

乌贼鱼 / 569

无花果 / 431

吴茱萸 / 438

梧桐 / 480

蜈蚣 / 550

五倍子 / 527

五加 / 504

五敛子 / 428

五味子 / 252

鹜 / 592

X

西瓜 / 444

臯耳 / 162

细辛 / 90

鰕 / 572

夏枯草 / 146

仙茅 / 57

苋 / 374

相思子 / 494

香蒲 / 301

香薷 / 130

象 / 615

橡实 / 424

小麦 / 325

蝎 / 537

蟹 / 578

辛夷 / 458

杏 / 393

荇菜 / 304

芎䓖 / 97

雄黄 / 6

徐长卿 / 92

续断 / 154

续随子 / 216

玄参 / 58

玄明粉 / 24

悬钩子 / 255

旋覆花 / 148

薰陆香 / 466

Y

鸭跖草 / 179

亚麻 / 322

延胡索 / 83

雁 / 592

燕 / 601

羊 / 609

羊蹄 / 298

羊踯躅 / 246

阳起石 / 15

杨梅 / 418

野菊 / 138

饴糖 / 349

益智子 / 111

薏苡仁 / 333

茵陈蒿 / 142

银杏 / 419

淫羊藿 / 55

罂粟 / 334

罂子桐 / 481

樱桃 / 419

迎春花 / 183

营实、蔷薇 / 266

柚 / 416

鼬鼠 / 618

榆 / 491

鲉鱼 / 564

禹余粮 / 17

玉 / 2

玉蜀黍 / 330

玉簪 / 243

郁金 / 118

郁李 / 501

鸢尾 / 242

芫花 / 247

远志 / 54

月季花 / 266

云母 / 3

云实 / 219

芸薹 / 359

Z

糟 / 352

枣 / 404

蚤休 / 240

皂荚 / 487

泽兰 / 128

泽泻 / 297

柞木 / 515

蚱蝉 / 539

樟 / 463

章鱼 / 565

鹧鸪 / 597

䗪虫 / 545

真珠 / 581

鰔鱼 / 565

榛 / 423

卮子 / 497

知母 / 45

蜘蛛 / 536

枳 / 496

枳椇 / 432

雉 / 597

猪苓 / 519

竹笋 / 384

苎麻 / 156

啄木鸟 / 602

梓 / 479

紫贝 / 587

紫参 / 63

紫草 / 61

紫花地丁 / 205

紫荆 / 510

紫石英 / 4

紫菀 / 176

紫葳 / 264

棕榈 / 493

昨叶何草 / 316

酢浆草 / 310